本书献给我的老师、学生
和所有热爱中医的人。

刘鸣

写给大学生和中医爱好者的
中医读本

渐晓中医
——中医是什么

刘 鹏 著

东 南 大 学 出 版 社
·南 京·

图书在版编目(CIP)数据

渐晓中医：中医是什么 / 刘鹏著. — 南京：东南
大学出版社，2014.4
ISBN 978-7-5641-4885-0

Ⅰ.①渐… Ⅱ.①刘… Ⅲ.①中医学-普及读物
Ⅳ.①R2-49

中国版本图书馆 CIP 数据核字(2014)第 070645 号

渐晓中医——中医是什么

出版发行	东南大学出版社	
社　　址	南京市四牌楼 2 号(邮编：210096)	
出 版 人	江建中	
责任编辑	褚　蔚(Tel：025-83790586)	
经　　销	全国各地新华书店	
印　　刷	兴化印刷有限责任公司	
开　　本	700mm×1000mm　1/16	
印　　张	24.5	
字　　数	439 千字	
版　　次	2014 年 4 月第 1 版	
印　　次	2014 年 4 月第 1 次	
书　　号	ISBN 978-7-5641-4885-0	
定　　价	58.00 元	

本社图书若有印装质量问题,请直接与营销部联系,电话:025-83791830

让我欢喜让我忧

（代自序）

我读大学时是学中医临床的,如果本科毕业就去工作,现在的我很可能是一县市级中医院的中医大夫。我本科临床实习时,碰到了张国平师兄,他是山东洪均生先生洪派陈式太极拳传人哈乐之先生的亲传弟子,精于医,擅针灸,又一直热心于传统武术的弘扬,我在大学也学过一两年洪派陈式太极拳,性味相投就与张师兄越走越近。张师兄看我对中医一片热爱,对《黄帝内经》《伤寒论》《金匮要略》等中医经典很熟悉,临证开方喜用经方,文章写得还算可以,平素也喜欢与人交流中医,就建议我继续考研,将来若能当一名大学老师就最好了,他对我说:"把对中医的热爱传递给学生,以一人之力而影响万千中医学子,要比看千万个病人更重要。"这句话深深触动了我,让我以之为目标而继续求学,最终也影响了我的职业选择。

读硕士、博士期间,生活所迫,我曾在济南的一些医学职业院校讲过中医课,《中医基础理论》《中医诊断学》《中医内科学》等等,当时年龄还小,讲课经验也少,学校就把其他专家教授不愿意讲的"3+2"交给我上课。所谓"3+2"就是初中毕业后直接上大学,前三年相当于高中三年,后两年相当于专科两年,最后毕业能拿一个大专文凭,大都是家长感觉孩子升学无望而走的捷径。这些学生基础很差,所以一般老师们都不愿意教。校方虽不明言,但心里却盘算得很清楚,教授讲课课时费很高,就让教授去教基础好一点的班级,也可谓人尽其用,研究生授课课时费少,就让他们去教挑剩的班级,这种安排我也理解。我从农村来,知道农村父母供养孩子上学的不易,所以讲课绝对不能敷衍,无论面对什么样的学生,都要把课讲好。当时压力很大,学生都是非中医学专业,基础也相对较差,而且学校安排的课时数也很少,既要讲明白,还要讲好,的确是很难。当时我就尝试首先以相对通俗易懂的语言来讲述中医学的大概,首先得让他们觉得中医有意思、有内涵、生活中能用得到,接着打破教材的篇章顺序,挑其重点而厘分为一个个专题进行讲解。没有想到效果非常不错,班里还经常会有其他班级的学生过来旁听。好多学生毕业以后还依然和我保持联系,咨询中医的相关问题。每每看到他们发来的短信和QQ留言,回忆当初上课的情形,表达对中医的热爱,心里会觉得特别暖,会感觉作为一名老师能把课讲好真的是很骄傲的一件事。博士毕业后我留校任教,就职于山东中医药大学中医文献研究所,主要给学校的非医学专业讲授《中医学概论》,另开设了《神农本草经选读》面向全校各专业(医学专业学生居多)讲授中医方药。《中医学概论》实则包括了《中国医学史》《中医基础理论》《中医诊断学》等多门中医专业课程。《神农本草经选读》虽然基于《神农本草经》,但却兼及《中药学》和《方剂学》的核心内容,涉及中医对中药药性和功效的认识以及组方治病等诸多知识点。通过这两门课我基本上囊括了中医学理、法、方、药的每个方面,课程的内容很庞杂,但课时数却并不多,我依然延续了之前的教学理念和方法,在学生中的反响不错。能够看到非医学专业的大学生通过我的授课而喜欢上传统文化和中医,我觉得特别高兴,这就是我所说的"让我欢喜"的原因之一。

"让我欢喜"的另一个原因是,社会上有越来越多的中医爱好者,他们既对中医的养生治病感兴趣,希望通过学习中医而强身健体,又对中医学所蕴含的传统文化魅力产生浓厚的兴趣,医虽小技但蕴含大道,希望通过学习中医而知晓传统。"让我忧"的是,身边的中医爱好者很多,但真正有清晰认识的人却很少;讲中医的书很多,但既通俗易懂又能正确传递知识的却相对较少;零散讲养生或某某病家庭保健治疗的科普读物很多,但系统讲解中医方方面面的书却很少;戏说中医的书、讲故事的书很多,但讲授涉及关键问题专业知识的却很少。而这些内容,恰恰深刻影响着中医爱好者对中医的认知和学习。也正是因为这诸多的"少",滋生了许多伪中医的产生,当伪中医的把戏被揭穿,真正的中医也遭其遗臭,浇灭了中医爱好者的热情。因此,作为中医院校讲中医的大学教师,我感觉有责任向身边的人传递最起码的中医知识,特别是给中医爱好者相对全面和规范的指导,使他们对中医的热爱与应用不至于太盲目和偏离正道。

正是基于这样的欢喜与忧虑,为了让更多的人读懂中医,进而热爱中医,正确地使用中医,我写了这本小书。是书基本上是根据我平常讲课所用讲稿整理而成,保留了讲课时的一些口语化表达,或许会让大家读起来不至于那么冰冷。全书共分八章,八章内容的关键词是身体、疾病、养生与治疗,这正是中医学所关心的全部。大致而言,第一章"中医是什么",谈中医之称谓,叙中医从何而来,为的是让大家从宏观上把握中医一以贯之的特色与优势,相信大家看了以后肯定会明白中医为何姓"中";第二章"从阴阳说起"和第三章"五行之是非",解阴阳之道,析五行之变,重在讲解中医学是如何援文入医,如何把传统文化的基本思想作为构建自身理论体系的工具。同时,借阴阳五行之近代遭遇,略谈中医古今之变,鉴于往事,有资于治道。相信大家看了这一章以后便不再觉得阴阳五行是一种毫无道理的骗人把戏,而是会感觉拿到了一把打开中医大门的钥匙;第四章"中医学的身体观",通过讲解身体的厘分、身体的动力和身体的特点,以说明中医学对人体正常结构和功能的认识,大家平常经常会听到的五脏六腑、经络、精、气、血、津液等等在这一章都有所讲述;第五章"中医学的疾病观",重点讲解中医学对疾病的认识,涉及病因、发病机制、诊断等多个方面,最终目的是让大家能够通过我的讲解而学会如何分析疾病;第六章"中医学的养生观",围绕大家日常最感兴趣的中医养生问题,讲述了中医养生的原则和常见养生方法,希望大家能依此而形成正确的养生理念;第七章"中医学的治疗观",先讲宏观治疗原则,后讲相对具体的用药之法与组方之法,爱好中医者可由此章而知中医方药之来龙去脉,学中医者可由该章内容而知用药组方之标准线何在。最后一章"我思故我在",再重申我对于中医之态度。八章内容从简入难,由点及面,层层递进,这就是我将书名定为"渐晓中医"的原因所在。

该书基本定位在写给大学生和中医爱好者的中医读本。大学生是一个相对特殊的群体,他们有相对较好的文化基础,对未知事物充满好奇和探索精神,在时下"中国风"逐渐兴起的历史时期,他们又对传统文化表现出浓厚的兴趣,几乎每个高校都有与国学相关的社团,不少非医学院校还成立了中医学社。讲课时我接触到了许多85后和90后,他们富于想象,充满梦想,思维活跃,对许多问题有着清晰而条理的表述。只要你能讲述出中医学的魅力所在,他们会对中医抱有极大的热爱,这一点是远远超乎我最初的想象的。若单凭讲课,能和学生交流的机会太少了,所以我想写一本给大学生看的中医读本。再说中医爱好者,他们远不是像一些中医专业人士所想象的那么无知和幼稚,社会的整体文化水平在不断提高,社会文化氛围也越来越浓，他们中的许多具有很好的文化素养，不少中医爱好者还自发组织各种形式的学习活动请专业人士授课。我身边的好多朋友都是中医爱好者，包括我的爱人，都不满足于中医科普读物的浮光掠影式的论述，很想对中医有更加全面和深入的认知，但是直接看中医专业书籍又看不懂，而且内容太多，光最基本的教材就有《中医基础理论》《中医诊断学》《中药学》《方剂学》等等，既没有太多时间去一一研读，又不好把握重点。有的朋友歇班时还去大学旁听过我的《中医学概论》，感觉听得懂，还很有意思，一直鼓励我写一本讲中医的通俗读本送给大家。所以，我想写一本送给中医爱好者的中医读本。

当然了，除了非医学专业的大学生和中医爱好者，我还想把这本书写给中医专业的大学生，他们对于中医的理解基本上是依靠教材而形成的。现代中医教材的编写有其特定的社会文化背景，基本上延续和发展了近代医家汇通中西医学的思想和理念，很多内容是以西医学为参照而对传统中医学进行了筛选和重塑，这种重塑有的是对传统理论的发展，有的则已经背离传统而失去了传统中医的特色。好多中医学生读了中医古籍后，会向我抱怨，怎么和教材差别这么大，为什么学了教材还是看不懂古籍，往往是书越读而困惑越多。我讲课时也时常会给他们讲一些与教材上完全不一样的东西，戏称"颠覆一下"，没想到学生会对我这些不一样的论述特别感兴趣。比如，每年讲《神农本草经选读》时我都会花一讲三个课时的时间和大家讨论中药从何而来、古人如何标识中药的药性等最为基本的问题，我个人的观点与教材相差很大，在这本书的第七章中我也详细讲了，但学生们特别爱听，效果特别好。所以我就想，大学生不是小孩子，他们有自己的思考和评判，给大学生的授课固然不能完全脱离教材，但应该展现每个老师的个性观点，我有时候会开玩笑说"大家上课听我讲的，考试看教材上讲的"，没有同学会因为我所讲的与教材上不一致而大脑混乱，相反的是他们会感觉我在很认真地备课，很认真地对待他们，下课结束时还经常报之以掌声。这本书中的好多内容便是一些类似的个人观点，当然这些观点的形成也离不开学生们带给我的启发，那就不妨作为教材的补充供中医专业大学生思考吧。好多问题我并没有给出最终的答案，仅仅是在表述自己天马行空的想法，如果你能有你的答案，我想这本书的目的也就达到了。另外，我在书中引用了一些古籍的经典论述，在脚注中详细注明了文献出处，许多影响较大的医籍我都配了插图，并在图注中简要介绍了该书的来龙去脉，中医专业的大学生可以此为线索找原书来读读，对于非中医专业的爱好者来说不做强求，但中医科班儿的要学好中医就必须去读中医古籍，这是中医的命脉所在。任何一个中医大家，没有不通过研习中医古籍就能成功的。

我之前曾给身边的朋友和学生们一个承诺，要写一本大家都能看懂的中医书，谢谢你们一直的鼓励和不停的督促，让我得以完成这本小书。这本小书是我的第二本著作，虽然没有我之前的学术专著来得那么早，但却是我一直最想写的一本书，是我感觉能影响更多人的一本书。这本书酝酿了有将近七八年的时间，真正写作的时间却并不长，因为书中的内容都是我讲课时无数次讲过的，一提起笔就感觉停不下，写作时也经常不由想起许多人许多事，想起我学医十三年来给予过我帮助的师长们，想起我站在讲台上所面对的台下的一双双眼睛，想起授课完毕的那个雪夜学生送我去赶班车，感慨万千。合上这本书，我再问我自己什么是中医，能否给中医下一个定义，或许大家也有这样的疑问，我的答案如下："中医学是围绕人类生命的延续与质量的提高而形成的一门科学，古人称其为'生生之具'。她高度关注个体生命自身的完整性与独特性，以及与自然、社会的紧密关联性，把生命置于动态的流变中，全面考察其生长壮老已，未病防病，已病防变，因人、因时、因地制宜，形成了独特的理、法、方、药体系，是中国古代科技与传统文化的优秀代表和集中体现者。"这也是我2013年撰写中国科协《中国中医药学科史》绪论时写下的一段话。您的呢？

刘　鹏
2013 年 10 月 14 日于泉城济南望雪山房

目录

Contents

第一章

中医是什么

要讲中医，我们得先说一下中医究竟是什么，中医之称谓有何特别的意义？中医是一门医学，它与其他医学有何不同，或者说，它之所以成为中医的特色与优势在哪里？中医形成发展于中国，它暗含了中国传统文化怎样的特质，寄托了中国古人怎样的生命观？

知其大，然后方能视其细。这一章便是为其大者而设。

一　中医之称谓

中医是什么？往大处讲，就如同教科书上所表述的，是对中国历代劳动人民与疾病作斗争的经验的总结。这里不谈这么宏大的事儿，仅仅依据个人理解谈一点与中医有关的背后的故事。中医，英文翻译作"TCM"，也就是 Traditional Chinese medicine，意即"传统中国医学"。就我个人而言，我很喜欢这个翻译，因为它在说明地域的同时也突出了传统，隐约强调了中医应该延续了某一种一贯的理念和思维方式，似乎没有这个传统，就难以称得上是中医了。看来中医的确是个有故事的角儿，诸位听我慢慢讲来。

（一）有病不治，常得中医

"有病不治，常得中医。"

中医的称谓由来已久，在古代文献中便有记载，例如，《汉书·艺文志》中引谚语讲："有病不治，常得中医。"[①]但这里说的"中医"却不是现在讲的中医。按我个人的理解，这句话是说好多疾病，即使没有经过医生治疗，也会自愈，这种痊愈率甚至可以达到一个中等医生的水平了。

不能过度医疗，不要稍微有点身体不舒服就马上去吃药。

清代医家俞震《古今医案按》中讲："至于病随药变，实有其事，所以旧有不服药为中医之说。"[②]有时候，疾病会因为失治误治而变得更加糟糕，所以，碰到这种情况，想想看还不如一开始便不吃药呢。细细品味，这句话并不是有意要贬低医生的作用，更不是说得病之后不去寻求积极的治疗，而是说不能过度医疗，不要稍微有点身体不舒服就马上去吃药。身边的确有很多人打个喷嚏就感觉自己感冒了，赶紧去吃感冒药，还美其名曰"预防感冒"，这种盲目用药只会使身体的正常免疫功能受到大大的伤害。而且，即使是生病了也不能单纯靠药物来消灭疾病，而要充分调动人体自我的正气，以发挥其自我修复和祛邪外出的能力。这暗含了中国古人对于生命与疾病的一贯理解，简言之，要"以人为本"，尤其是理解疾病时切莫眼里只有"病"，不要忘了还有

---

① 汉·班固撰；唐·颜师古注.汉书.北京：中华书局，1962.1778.
② 清·俞震等辑；袁钟，图娅点校.古今医案按.沈阳：辽宁科学技术出版社，1997.90.

个"人"在，要通过调理"人"来愈"病"，这种理解也成为中医学有别于其他医学的重要特点。

医生是干什么的？好多人会想当然地回答道：治病的。这种回答没有错，但至少不能概括出中医的全部。

首先，因为中医一直把治未病作为医生职业之核心，以及评价医者医疗水平的重要标准。相关的论述和传说故事一直延续在中医学和其他传统文化典籍中。

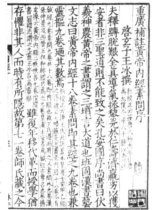

《黄帝内经》书影
《黄帝内经》由《素问》与《灵枢》组成，非一时一人之产物，约集结成书于两汉之际，被后世医家尊奉为中医之经典，今人将其作为中医理论体系形成的标志。唐代王冰将《素问》重新编次，另增补了7篇内容，并详加注释，后经宋代校正医书局林亿等人校正，名为《重广补注黄帝内经素问》，通行版本是明嘉靖二十九年（1550）顾从德影宋刻本。《灵枢》在很长时间内曾经失传，北宋元祐八年（1093）高丽进呈《黄帝针经》，宋哲宗曾下诏颁发天下，后亡。现存《灵枢》是南宋史崧献其家藏旧本的基础上重新校正而成，以明代赵府居敬堂刊本为通行本。

例如，《黄帝内经》中强调"不治已病而治未病"、"不治已乱而治未乱"，如果病已成而后药之，乱已成而后治之，就好比是渴了以后再去挖井，临到打仗了才去铸造兵器，为时已晚了。再如，《鹖冠子》中记载扁鹊有兄弟三个，都是医生，扁鹊的病人最多，二哥次之，大哥的最少。所以人们就夸赞扁鹊的医术最为高明。扁鹊说：其实我的医术相比于两个哥哥是最差的了，因为大哥治病是没等疾病发生就已经防患于未然了，所以很少有人会病了以后再跑来找大哥看病的。二哥治病稍逊于大哥，有一部分能见微知著而防患于未然，有一部分要等发病了以后才明白是怎么一回事，才能进行针对性治疗，所以找二哥看病的病人要比大哥多一些。至于我自己，则是医术最差的了，不能在发病之前就能让病人通过自行调理而治未病，所以找我看病的人最多。

也正是因为这些原因，中医学把养生放到很重要的位置，翻看历代的中医古籍，大部分是把养生、治未病之类的篇章，放在全书之首。例如，《黄帝内经素问》上来第一篇便是"上古天真论"，乍一看这一篇的内容，根本不是在治病。所以不同的人看《黄帝内经》会有不同的体会，据我了解，不是做临床医生的人，往往很喜欢《黄帝内经》，因为他知道养生的重要，喜欢看这本书里对养生的精辟论述，如何饮食，如何作息，如何避寒暑，如何调节情志等等，非常详细，可操作性很强。恰恰是不少临床医生却往往不喜欢看，老感觉《黄帝内经》扯来扯去，恨不得这本书全是讲不传之秘方的，最好是拿过来就能用，用上就能治病。若有这种想法，只能说明对中医的了解还很少、很片面。

其次，退一步讲，即使是治病，传统中医学从生命本身的自我调节与康复能力出发，非常重视调动人身正气来达到邪去病安的最终目的。所以，能不用药就不用药，能少用药就少用药。

好多人看隋代巢元方的《诸病源候论》时也许会不理解，怎么治病时老谈一些导引吐纳之类的练功方法，哪里有开几副中药来得痛快？之前我也有这样的疑惑。后来在青岛海慈医疗集团时，发现我练太极拳时的一个师兄张国平经常教病人一些练功方法来治疗哮喘等疾病，我问他这是从哪里学的，他告诉我是《诸病源候论》。我才恍然大悟，古人之言不虚，中医治病绝不是一个"药"字可以概括得了的。在古人眼中，疾病并非"天外来客"，它的形成与机体自身的功能状态密切相关。因此，即使应用中药疗病，开中药的目的并不是把活生生的人放在一旁不闻不顾，不是把活生生的人当作解剖台上的尸体或实验室里的小白鼠，不是像做体外实验一样，单纯靠药物来杀死某种细菌或病毒，而是充分考虑生命本身与中药的互动作用，借助中药重新开启、激发和协调机体正气来战胜疾病。

当然了，这不是说中医这样做就多么高明，其他医学就要低一筹，也不是说治疗疾病只有中医中药这一条途径。而是说，如果不按照这种思维来使用中药了，就很难称得上是名副其实的中医了，充其量只能说是挂着中医的幌子，在行其他医学之实了。正是因为中医学的这个特点，才决定了中医看病一定要把病人当作一个活生生的生命来看待，要充分考虑病人的体质、饮食习惯、作息习惯、生活环境等因素对机体的影响，要充分考虑个体差异，才能更好地使中药进入机体后发挥最大的效能。谈到这里我忽然想起我的一位老师讲的一句话，他说如果病人失眠你作为医生就只知道开酸枣仁，那么一斤酸枣仁可能还没有一片安眠药效果来得快。现在我们经常抱怨中医不好使，中药不好用，但有没有静下心来想想自己对中医理解有多少，是否理解了古人是如何看待生命与疾病的。

有时候看到"有病不治，常得中医"这句话，再考虑到现在中医的发展境况，会不免有些心酸。中医是个好东西，但如果没有

《诸病源候论》书影

该书由隋代巢元方等集体编撰。全书共五十卷，包括内、外、妇、儿、五官科之各种病候，论述各种疾病之病因、病理与证候，并在诸证之后附以养生导引法。是中医学中最早、最具规模而又系统全面之证候分类论病著作，也是我国第一部病因、病理、证候学专著。

良好的临床疗效作保证,是难以说明自身优势的。要说明自身的优势和存在的必要,不是要让自己的治病理念和方法越来越向西医学靠近,而是必须静下心来看看古人是如何认识生命的,是如何认识疾病与身体的密切关系的,是如何理解身体与中药的互动作用的。现代中医人应该需要有些属于自己的思考了。

（二）西医与中医

现在谈中医,实际上是与西医有所对比而形成的一个称谓。中医是对西医未进入中国时中国固有医学的称谓,其中又专指和特指汉民族医药学。近代时期也有很多称之为"国医"的。

西医学早在明末便已传入中国。熊月之《西学东渐与晚清社会》附录"西学东渐大事记"中认为1552年西班牙的沙勿略,受耶稣会派遣,到达广州西南一百五十多公里的上川岛上,开展传教事业,停留仅四个月,便病死那里。这是耶稣会来华第一人。1569年传教士在澳门设立医院,为人治病,是为西医传入中国之始①。当时主要是传教士在传教之余应用西医学治疗疾病,以使人们感恩上帝的"救赎",皈依于教会。简言之,最初的西医学传入中国仅仅是为了传教之方便。西医学的传入对中国的影响是渐进的,从最初的不理解,到后来的理解与深信,经历了一个漫长的历程。

西医学的不少理论,尤其是解剖学,对国人的震撼是极大的。西医解剖学以相对独立的形式传入中国,则以明末清初由邓玉函翻译、毕拱辰润定的《泰西人身说概》和由罗雅谷、龙华民、邓玉函合译的《人身图说》两书的成书为标志。后又有康熙皇帝学习西方解剖学知识时,由巴多明的解剖学讲稿而译成的满文版《钦定格体全录》。虽然西医解剖学在明末清初便已传入中国,但直至清中后期,中国学者方有大量的评判和回应,如俞正燮的《书〈人身图说〉后》、王学权《重庆堂随笔》②"论解剖"等。可以说,西医解剖学知识对中医学的影响,虽始于明末,而真正

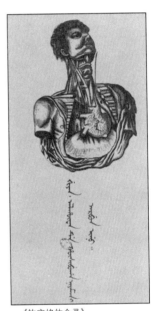

《钦定格体全录》书影

---

① 熊月之著.西学东渐与晚清社会.上海:上海人民出版社,1994.737.
② 王学权于嘉庆戊辰(1808年)著《医学随笔》二卷,后由其子王永嘉为之辑注,其孙王大昌于嘉庆丙子(1816年)为之诠次,缮成稿本。最后由其曾孙王孟英于咸丰壬子(1852年)详加阐发,并易名为《重庆堂随笔》。

西医解剖学知识对中医学的影响，真正的冲击却发生在清末。

的冲击却发生在清末。

通过当时国人的记载，我们可以很明显地感受到国人对西医的误解和妖魔化。例如，魏源在其《海国图志》中云：

> 凡入教，人病将死，必报其师。师至，则妻子皆跪室外，不许入，良久气绝，则教师以白布裹死人之首，不许解视，盖睛已去矣。有伪入教者，欲试其术，乃伴病数日不食，报其师至，果持小刀近前，将取睛，其人奋起夺击之，乃踉跄遁。闻夷市中国铅百斤可煎文银八两，其余九十二斤，仍可卖还原价，惟其银必以华人睛点之乃可用，而西洋人之睛不济事也。①

再如，俞正燮在其《癸巳类稿》中收《书〈人身图说〉后》一文，文中有曰：

> 此书在中国二百年矣，未有能读之者。今求其指归，则中土人肺六叶，彼土四叶；中土人肝七叶，彼土三叶；中土人心七窍，彼土四窍；中土人睾九二，彼土睾九四；中土人肠二，彼土肠六；中土人肝生左，肺生右，肝系在心系左，彼土心系在肝系左；中土人心带五系，彼土心有大耳二，小耳十一，则所谓四窍者，又有二大孔，十一小孔。

> 惜藏府经络，事非众晓，藏府不同，故立教不同，其人好传教，欲中土人学之。不知中国人自有藏府经络，其能信天主教者，必中国藏府不全之人，得此等千百，于西洋教何益？②

俞正燮看到西医解剖学著作《人身图说》与传统中医学对身体脏腑描述之间的差异后，并没有分析两种医学身体理论差异的根本原因在于观察重点和视角的不同，而是认为中西方之人"禀赋不同，亦不足怪"，"中国人自有藏府经络"。进而更加猛烈地否定西方宗教，抨击信奉天主教者"必中国藏府不全之人"。他所说的，中国人两个睾丸，西方人四个睾丸，更是成为千古笑料。

① 清·魏源撰. 海国图志(中). 长沙：岳麓书社，1998.841.

② 清·俞正燮撰. 癸巳类稿. 北京：商务印书馆，1957.545-547.

西医学传入中国的早期并没有从根本上撼动中国人对中医的信任,因为那时的中国人还未曾感觉到自己的传统文化与医学是落后的,甚至还有一种优越感。而是当鸦片战争以后,国人痛定思痛,师夷之长技以制夷,开始主动学习西方的先进科学技术后,正如《邵氏危言·纲纪》所云:"道光咸丰以来,中国再败于泰西,使节四出,交聘于外。士大夫之好时务者,观其号令约束之明,百工杂艺之巧,水陆武备之精,贸易转输之盛,反顾报然,自以为贫且弱也。于是西学大兴,人人争争言其书,习其法,欲以变俗。"[①]

受这种思潮影响,"科学"也由之逐渐成为先进与优越的代名词。按当时之思维,似乎合乎科学、合乎西方的逻辑思维便是好的,与之不合的旧事物自然成为被批判的对象。尤其是五四新文化运动以后,对传统不乏盲目的激烈批判也波及了中医学,废止中医的呼声曾一度很高。例如,1929 年 2 月,余云岫在南京政府卫生部召开的第一届中央卫生委员会上提出《废止旧医以扫除医事卫生之障碍案》,案中讲:"旧医一日不除,民众思想一日不变,新医事业一日不向上,卫生行政一日不能进展。"[②]1934年 8 月 5 日,《大公报》所载傅斯年《所谓"国医"》一文中讲:"中国现在最可耻、最可恨、最可使人短气的事,不是匪患,不是外患,而应是所谓西医中医之争。匪患虽不得了,然如政治有办法,不怕不能解决,日本的侵略虽不得了,如我们有决心,有准备,加以极大之努力,而且善于利用局势,日本总有受教训之一日。只有中医西医之争,真把中国人的劣根性暴露得无所不至!以开了四十年学校的结果,中医还成问题!受了新式教育的人,还在那里听中医的五行六气等等胡说!自命为提倡近代化的人,还在那里以政治的或社会的力量作中医的护法者!这岂不是明显表示中国人的脑筋仿佛根本有问题?"[③]

对传统的片面感知和对科学的过度迷恋,时至今日依然深刻影响着我们对传统文化各个方面的评价,中医学自然也不例外。以"科学"二字作为唯一的评价标准,暂不论是否与中医学

对传统的片面感知和对科学的过度迷恋,影响着我们对传统文化各个方面的评价。

①　杨家骆编.戊戌变法文献汇编(第 1 册).台北:鼎文书局,1973.181.
②　祖述宪编著.余云岫中医研究与批判.合肥:安徽大学出版社,2006.217.
③　傅斯年.所谓"国医".独立评论,1934,第 115 号.17.

独特的医学人文理论模式相合，单就这种评价理念来说，便是不具备科学精神的表现。相较于对"科学"的学习，我们最缺乏的实际上是"科学精神"，缺乏以更加理性、全面的视角来审视身边的事物。不理解的不一定没道理，看不到的不一定不存在，类似这样最起码的科学精神，是需要我们在评价事物时逐步培养起来的。以科学的精神来审视、评价和研究中医学，要比武断地以"科学"作为单一标准来评价和重新切割中医学更为重要和急迫。

在今天的社会背景下，谈到中医，不可能不提到西医。最关键的是应该如何来提西医，如何正确地理解中医与西医的关系。重览西医进入中国后中西医学相互碰撞的历史，尤其是近代医家汇通中西医学所作出的努力，我们可以明白，在新时期发展中医学，不是要像近代的一些医家一样来说明西医学的理论雏形在传统中医学里面早就全有了，不是要仅仅停留在说明中医与西医相比有多少个医学史上的"第一次"，不是要不自信地把自己完全否定，也不是以西医学为参照来重新解读和架构传统中医学理论，而是要在认真梳理和解读自身的基础上，认知自己优势的同时，也要正确面对自身的不足。优势的东西要积极发挥，没必要借西医学来说明自己。如果谈自身的优势时，还不忘把西医搬出来对比一番，从表面上看着似乎是说明自己比别人强，但实质上恰恰是一种没底气和不自信的表现。

中医在认知自己优势的同时，也要正确面对自身的不足。

生活中很有意思的一个现象是，西医学很少拿中医来说事，中医学却总是喜欢谈西医。济南千佛山兴国禅寺里面有四个字"莫向外求"，说得很好，借用来说中医也很贴切，中医要想发展，必须要把眼光和焦点放到自己身上。同时，不足的东西，不行就是不行，为何不用西医呢？时至今天好多人的文章还有个"文革"气息，容不得别人说中医一点不是，只要说中医不行，那就是叛徒和汉奸，就应该被骂。这种逻辑和做法，真的是会毁掉中医的。自信一点，包容一点，平心静气一点，这才是应有的态度。我个人所理解的中西医结合，不是非要让两种医学在理论上相通互融，因为在现阶段这样很容易使中医学削足适履而成为西医学的注脚，事实也证明在过去的中西医结合中经常有这种倾向。中西医结合是要放到临床中来说事儿，中西医学都有各自的治疗优势,各取其优势以实现最高的临床治愈率,这才是中西医学的结合点和结合的最终目的。

说到中医的优势和特点,以《中医基础理论》教材为代表,概括为整体观念和辨证论治。讲起整体观念,好多人会想当然地说中医如何如何好,西医没有整体观念,差老远了。其实,西医也讲整体观念,也一样注重人自身的整体性,无论是对生理功能的阐发还是对疾病发病机制的论述,都一样注重身体各部的相互影响,也一样注重自然和社会对人的影响。只不过是关注整体的方式和视角,与中医学相比较,有所不同而已。

在评价别人时,一定首先要对对方有一个清晰和全面的了解才行。大而广之,中医学如果想有比较成熟的发展,必须多拿自己说事儿,少作一些不恰当的对照和比附。从教学的角度来讲,我一直认为如果要想培养学生对中医真正的、持久的兴趣和热爱,不是你在课堂上一味地讲中医怎么好、西医怎么局限和不行,而是教给学生一种理性的科学精神和态度,让他们了解中医治病特色与优势的同时,认真地评价中医的不足和西医的优势,这样才能激发他们探索中医和发展中医的欲望。纵览中医发展之历史,中医理论自身与当时疾病谱系变化的不相称,往往是中医理论获得突破性发展的最好驱动和契机,看看金元四大家的出现和明清温病学说的形成便很容易明白这个道理。

谈到西医,谈到现代技术,必须要说一下中医现代化的问题。好多人错误地认为中医现代化就是中医学的西医化。我曾在《中国中医药报》上写过一篇小文章来谈论这个问题,后又被《中国财经报》转载,看来部分认识还是能引起许多人的共鸣的。我个人认为,现代化是一个过程而不是一个结果,现代化有着具体历史时期的目标和任务,但我们不应该把现代化定义为诸如西医化这样的结果。

好多人错误地认为中医现代化就是中医学的西医化。

例如,汉代医家张仲景,被后世尊奉为"医圣",他所作的《伤寒杂病论》序文,今天读来依然让人动容,序中云:"余宗族素多,向余二百,建安纪年以来,犹未十稔,其死亡者,三分有二,伤寒十居其七。感往昔之沦丧,伤横夭之莫救,乃勤求古训,博采众方,撰用《素问》《九卷》《八十一难》《阴阳大论》《胎胪药录》,并《平脉辨证》,为《伤寒杂病论》。"面对伤寒的高死亡率,张仲景在

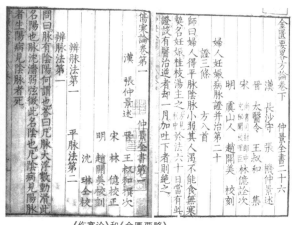

《伤寒论》和《金匮要略》书影

《伤寒论》与《金匮要略》合称《伤寒杂病论》,《伤寒论》主要是其中讲述外感病辨治的部分,《金匮要略》即《金匮要略方论》,主要是其中讲述内伤杂病辨治的部分。《伤寒杂病论》在宋代以后被医家推崇到很高的位置,张仲景被尊为"医圣",书中之方被尊为"经方",今人称其为中医学辨证论治体系形成的标志。

继承先贤医家经验的基础上,结合当时所需而创新伤寒辨治体系,站在当时来看,这不正是对古代的现代化吗?

再如,张仲景所创之方被其后医家尊为"经方",历代沿用而不衰,但明清时期温病肆虐,当时的医家又发现若单纯用经方来治温病并不好使,穷则思变,明清医家又创卫气营血辨证、三焦辨证等方法,创制了一系列治疗温病的经典方剂,比如大家现在感冒时会用到的维C银翘片就是在清代温病医家吴鞠通所创银翘散的基础上加工而成的。明清温病医家的创新,在当时看来不也是一种现代化吗?

中国医学史中这样的例子实在是太多了,不正是先辈们在继承和创新的过程中,实践、体现现代化的有力说明吗?站在具体的历史时期,面对新的社会结构,面对新的疾病,面对新的影响疾病的相关因素,在认真学习、研读经典的基础上,在有效继承的基础上,创新出应对新疾病的理论和方法,这就是现代化。简言之,我认为,在继承基础上的创新就是现代化的内涵。

离开了继承的创新绝不是现代化,现在我们好多人拿西医学的理论和方法或者用现代科学技术来研究中医和解释中医,处处碰壁后就开始怀疑中医的科学性,为什么我们非得用实验来证明不是建立在实验(狭义上的实验,不能等同于实践的内涵)基础上的中医学呢?为什么我们不用我们自己的中医理论体系、用优秀的丰富的传统文化理论来阐释和研究中医呢?读读医学史我们知道中医产生、发展和壮大的基础和西医学是完全不同的,我们必须要清楚自身的定位,我们越是抛开了中医成长的基础和大环境来研究中医,我们离真正的中医就越来越远;同样的,没有了创新的继承,只会导致古方今病不相宜的窘势,使得我们永远都跟不上疾病的步伐。

结合中医的称谓,讲了以上这么多,其实想阐发的关键无非是以下几个方面:首先,重温西医进入中国后中西医学碰撞、汇通的历史,有助于我们了解既往对中医和西医的误解,有助于我们更加成熟和理智地面对彼此;其次,中医要想发展,必须要把目光集中在自己身上，不能过多地受西医学影响；再者，在合理评价自我的同时，也要更加理性地看待和评价西医学。

（三）医之别称

在古代还有很多与中医相关的别称，其中有不少一直沿用至今，例如，岐黄、悬壶、杏林等。透过这些别称，也能发现很多有意思的事儿。

1. 岐黄

"岐黄"之称源于《黄帝内经》。该书内容以黄帝与岐伯等人的问答而形成，《黄帝内经》被奉为中医的经典，向来为历代医家所重视，所以经常以"岐黄"来指称中医。前段时间看央视的《中国汉字听写大会》节目，曾提问到"岐黄"一词，现场观众中参与听写的成人体验团竟然很少有人能拼写正确，我们对自己的传统文化知之太少了。

《黄帝内经》托名"黄帝"而作，"黄帝"也是先秦黄老之学经常谈到的。黄老之学是托古黄帝与老子，无非是说明自身理论之正统与渊源之深。其学说以道家思想为主体，又融合了当时颇有影响的诸子百家之说，是对先秦诸子之说的总结和发展。黄老之学所讨论的重点，例如阴阳五行学说、精气学说等等，在《黄帝内经》中都有明显的展现。可以说，以《黄帝内经》为代表，中医学理论体系的构建曾广泛应用黄老之学的文化思想，来架构医家对人体生理病理现象的观察和大量的医疗实践经验。如果没有这些传统文化思想的加工，中医学不可能形成系统化的理论体系。魏启鹏讲："在黄学的理论指导下，中国古典医学已经有意识地强调天、地、人相参地物质世界的同一性，并以此为规律来理解和把握人体生理病理机制，作为医学界认识论的一个重要原则。"[1]

1973 年在长沙马王堆汉墓出土了一批简帛文献，其中不少是中医类文献，例如，《足臂十一脉灸经》《阴阳十一脉灸经》《脉法》《阴阳脉死候》《五十二病方》《养生方》《杂疗方》《胎产书》《十问》《合阴阳》《杂禁方》《天下至道谈》《却谷食气》《导引图》等，这

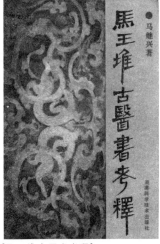

《马王堆古医书考释》书影

《马王堆古医书考释》，马继兴著。马王堆古医书所记载的内容不仅只是中国医学早期面貌的反映，其文化意义远不只局限于医学领域。同时，它也是古代生物学、古代性学、人类学、民俗学的渊薮，这些文献资料为揭示中华早期文明形态提供了有益的借鉴。

---

[1]　魏启鹏. 马王堆汉墓帛书《黄帝书》笺证. 北京：中华书局，2004.308.

些文献比《黄帝内经》要早得多,论述也很零散和不成系统。例如,《足臂十一脉灸经》《阴阳十一脉灸经》中的经脉还未曾与脏腑五行系统相配属。从马王堆医学文献到《黄帝内经》,其间固然有医疗实践经验的不断积累,但阴阳五行学说等对这些经验的理论化和系统化是至关重要的。中医与传统文化的这种密切关联,从《黄帝内经》一开始便已非常明显,而且也一直延续在其后的发展过程中。

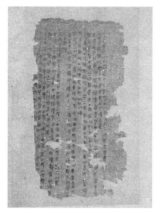 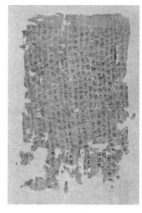 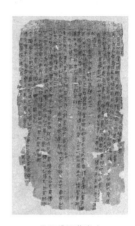

马王堆汉墓出土　　　　　　马王堆汉墓出土　　　　　　马王堆汉墓出土
《足臂十一脉灸经》　　　　《阴阳十一脉灸经》　　　　《五十二病方》

透过中医学,我们可以看到不同时期的主流文化思想在其中大都有鲜明的体现。谢观在其《中国医学源流论》"医学大纲"、"儒学比例"和"医学变迁"三章节中,对传统文化与中医学发展的休戚相关性做了简明的阐述,其云:"自西周以前为萌芽之期;春秋战国为成熟之期;两汉之世为专门传授之期;魏晋至唐为蒐葺残缺之期;两宋至明为新说代兴之期;起自明末,盛于有清,为主张复古之期。此一切学术皆然,而医学亦莫能外也。"①中医学与传统文化的这种密切关系,使得中医学具有自然科学和人文科学的双重属性,也决定了要想正确解读中医学理论,就必须对传统文化有一定的理解和把握。这不是说学习中医需要把古代的传统文化典籍读个遍,在现代社会这也很难行得通,而是说最起码要对与中医学理论密切相关的传统文化思

_____

① 谢观著;余永燕点校.中国医学源流论.福州:福建科技出版社,2003.9.

想有所学习和掌握。

　　不同的文化背景会有不同的思维方式和说理方式。同样的生命现象处于不同的文化背景中，也因之往往会有不同的理解角度和诠释方式。从这层意义上讲，文化对医学的加工和重塑作用是巨大的。中医学理论如果没有传统文化的影响，便很难有现在的外貌与实质。中医学理论这种独特的医学人文双重特点，要求对中医学的研究不能完全照搬自然科学模式，文史研究的一些理念和思路也应当借鉴。从这层意义上讲，中医学若要与现代科技对话进行现代研究，必须要首先明白传统中医学理论有哪些是基于生命活动的事实本身，有哪些仅仅是基于传统文化的类比诠释，两者又是如何渗透影响的，这样才能明白应该借鉴何种现代科技方法，使传统中医理论以更合乎时代特点的话语系统被现代人所接受，以及不同研究方法的适用范围和局限性，然后才能选择传统与现代科技相结合的切入点和突破点。

　　例如，受理学重视易学的影响，金元医家经常把易理作为医理之外的、辅助性的文化阐释，用以更好地说明和论证其医学观点，例如，金元四大家刘完素曰："易教体乎五行八卦，儒教存乎三纲五常，医教要乎五运六气，其门三，其道一，故相须以用而无相失，盖本教一而已矣。"[1]金元四大家张从正以《易》之卦象比喻人之器官："观卦者，视之理也。视者，目之用也。目之上纲则眨，下纲则不眨，故观卦上巽而下坤。颐卦者，养之理也。养者，口之用也，口之下颔则嚼，上颔则不嚼，故颐卦上艮而下震。"[2]以观卦为视之理，以颐卦为养之理。李杲以易象喻药理，"荷叶之物中央空，象震卦之体。震者，动也，人感之生"[3]。戴良《丹溪翁传》称金元四大家朱震亨治病"参之以太极之理，《易》《礼记》《通书》《正蒙》诸书之义，贯穿《内经》之言，以寻其指归"[4]。但必须明白的是，从理论的建构角度而言，此类比附性文化阐释的作用与《黄帝内经》《伤寒论》等经典论据、特定历史时期的疾病谱变化等现实依据相比，已属次要。因此我们的中医现代研究无须

中医学理论独特的医学人文双重特点

----

[1]　金·刘完素著；孙桐校注.素问玄机原病式.江苏：江苏科学技术出版社，1985.6.
[2]　金·张子和著.儒门事亲.上海：上海科学技术出版社，1959.74.
[3]　金·李杲撰.珍本医籍丛刊——兰室秘藏.北京：中医古籍出版社，1986.8.
[4]　元·朱震亨著；彭建中点校.丹溪心法.沈阳：辽宁科学技术出版社，1997.119.

借助各种新方法试图去阐释此种说理方式,既是徒劳又毫无实际意义。

另外,《黄帝内经》中岐伯的回答除了谈论与医学相关的问题,很多时候还涉及治国理念。以医喻政的方式,让我想起了《战国策》中对伊尹的记载,伊尹作"厨师"也是为了以此亲近君主,以饮食之道谈论治国之法。宋代范仲淹曾有"不为良相,便为良医"之说,在旧社会,科举失意而寄情于医药是很普遍的现象,在阐释中医理法方药的同时阐释其忧国参政之情绪,医人医国,形成了独特的"儒医"群体,在宋代以降尤为明显。"秀才学医,笼中捉鸡",话糙理不糙,习儒之人对传统文化典籍有很深的理解和把握,中医学与传统文化又密切相关,所以学习中医会相对简单。翻看一下中国医学史,直至近代,名医大都有如此的背景。医虽为卫护生命之术,但依古人之见,医为小道,医生的地位很低。不少医家也因之经常淡化自己的医者身份,即使是医术高明者。

时过境迁,今天医生的社会地位与收入已经成为很多人羡慕的对象,这固然是好事,但儒与医身份的断裂,传统文化发展的断层,却使今天的中医人很难达到古之医者的水平。医在今天已不是"小道",但如今的中医理论似乎难以再有古代中医那样的气势,创造力已大不如从前,临床疗效也难以让大家满意。古代中医文献中对医者高超临床技艺的描述,在不少人看来已经成为一种近似讲故事般的"传说"。

可见,中医发展的动力,并非完全依赖于医者地位的提升和医疗环境的改变,而在于对与中医学密切相关的背景知识有相当的理解和把握才行。由《黄帝内经》中岐黄的对话内容我们很容易发现,现在的中医从思维方式、论说医理等方面已经与古代大不相同了。虽不好简单地评价其优劣,但当中医发展面临困难,当名老中医不止一次说中医教育没有培养出真正的中医人才时,或许我们应该回过头去认真看一下传统中医究竟是怎么一回事儿。

2. 悬壶

"悬壶"之称谓源自《后汉书》,该书方术列传载费长房曾学道于一市中卖药老翁,该老翁"悬一壶于肆头,及市罢,辄跳入壶

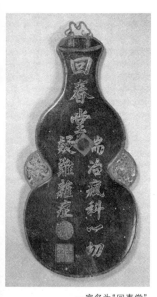

一家名为"回春堂"
的壶形牌匾

中。市人莫之见,唯长房于楼上睹之,异焉,因往再拜奉酒脯。翁知长房之意其神也"①。壶亦即葫芦,是道家人物常用的"道具",大概葫芦的形态与道家常讲的混沌之态相似。悬壶之称表明了中医学与道家有密切的关联。

　　中医学与道家不仅仅在养生方面有相通之处,道家内丹术对身体内在功能状态的体悟也曾直接影响了中医学脏腑理论的形成,例如,源于《难经》、流行于明清之季的命门学说,便曾借鉴了道教的论述和理学思想,将肾间丹田位置称为命门,作为人身生命的发源和根本动力所在,人之生先生命门,再继生五脏六腑和肢体百骸。关于这个问题的详细论述,大家可以参阅拙著《中医学身体观解读——肾与命门理论的建构与演变》。道教的炼丹术在一定程度上也促进了中药学的发展,尤其是金石药的使用。中医与道家关系如此密切,《道藏》也因之把许多中医典籍收入其中。道家文化背景下的中医学研究也一直是中医学与传统文化相关性研究的重点。

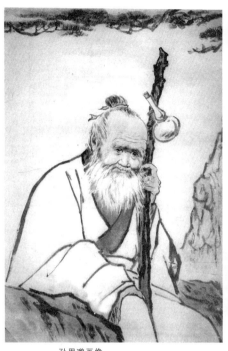

孙思邈画像
孙思邈为唐代著名医家,后人称其为"药王"。
该画像为近现代著名画家蒋兆和先生所绘。

　　方术是方技与数术的总称。《汉书·艺文志》方技类分医经、经方、房中、神仙四门。以今日之眼光,房中与神仙这些愚昧的东西,应该与医学扯不上联系,但事实却恰恰相反。1973年在长沙马王堆汉墓出土的方技类文献,医经有《足臂十一脉灸经》《阴阳十一脉灸经》《脉法》《阴阳脉死候》;经方有《五十二病方》;房中有《养生方》《杂疗方》《胎产书》《十问》《合阴阳》《杂禁方》《天下至道谈》;神仙有《却谷食气》《导引图》。房中、神仙类文献无论从数量还是内容来看,都远比医经、经方文献要丰富得多。这说明,房中、神仙类文献对当时医药体系形成的影响,要远比医经、经方类文献大得多。而且,房中、神仙类著作中对人体生理的阐释要远比医经、经方类文献成熟得多,例如,五脏、六腑等脏腑知识,并没有出现在医经、经方类文献中,而是出现在《十问》等房中文献中,这就说明房中、神仙之学曾流行于当时的社

---

①　宋·范晔撰;唐·李贤等注.后汉书(第十册).北京:中华书局,1965.2743.

会,而且对同为方技的中医学理论产生了重要影响。

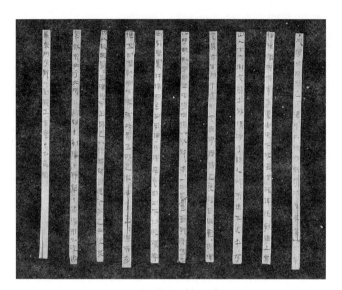

马王堆汉墓出土《合阴阳》

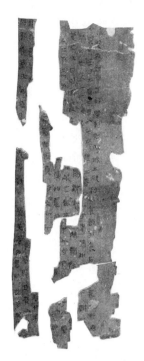

马王堆汉墓出土《却谷食气》

尽管在《黄帝内经》中我们已看不到明显的房中、神仙之学对医学的影响,但还是有不少蛛丝马迹可以告诉我们,它们之间曾经的密切相关与互相渗透。例如,《素问·阴阳应象大论》载:"帝曰:调此二者奈何? 岐伯曰:能知七损八益,则二者可调,不知用此,则早衰之节也。"①将"七损八益"作为调摄阴阳的重要方法,阴阳平衡,调序有常,则能防止早衰。历代医家对七损八益的解释,引经据典,颇有文采,但难言其关键。若不是因为马王堆汉墓中房中文献《天下至道谈》的出土,恐怕没有人会把中医学与房中联系起来,更不会想到"七损"是指七种不利于房中养生的方法,"八益"是八种有益于房中养生的方法。因为,在不同历史时期,受政治、经济等多方面因素的影响,传统文化中不同类别知识体系的"显影"程度是不一样的。房中、神仙等知识在

① 山东中医学院,河北医学院校释.黄帝内经素问校释.北京:人民卫生出版社,1982.83.

经典文化中越来越呈现一种低度"显影"。因此,受经典文化的
影响,我们不敢想象方技文献曾经是风行于当时社会的主流文
化,更不会想象到房中会对医学产生影响。

再如,隋代巢元方《诸病源候论》在各病候正文之后附有大
量养生导引内容,其源正是方技之学。又如,《黄帝内经》中以胃
气言脉象较多,把胃气之有无作为判断脉象顺逆之关键,如《素
问·平人气象论》言"平人"即正常人的脉象时说:"平人之常气
禀于胃,胃者平人之常气也,人无胃气曰逆,逆者死。"①但是在
《难经》中却有很大不同,并没有把胃气作为脉之主导,而是把
"肾间动气"作为脉之根本,如《难经》第八难云:"诸十二经脉者,
皆系于生气之原。所谓生气之原者,谓十二经之根本也,谓肾间
动气也。"②"肾间"也就是丹田这个位置,是方技中房中、神仙之
学反复论述的,"肾间动气"也恰恰是房中、神仙类文献讨论的重
点。关于方技之学对中医理论构建的影响,我曾以肾与命门为
例进行过系统探讨,读者若有兴趣,可以查阅拙著《中医学身体
观解读——肾与命门理论的建构与演变》,在此不再展开详细
论述。

关于方技之学对
中医理论构建的
影响,可以查阅拙
著《中医学身体观
解读》一书。

方术之士与中医的密切关联,在古代文献中有大量记载。
例如,大家都知道的神医扁鹊是我国正史记载的第一位医家,
《史记·扁鹊仓公列传》载:"扁鹊者,渤海郡郑人也,姓秦氏,名
越人。少时为人舍长。舍客长桑君过,扁鹊独奇之,常谨遇之。
长桑君亦知扁鹊非常人也。出入十余年,乃呼扁鹊私坐,间与语
曰:我有禁方,年老,欲传与公,公毋泄。扁鹊曰:敬诺。乃出其
怀中药予扁鹊,饮是以上池之水,三十日当知物矣。乃悉取其禁
方书尽与扁鹊。忽然不见,殆非人也。扁鹊以其言饮药三十日,
视见垣一方人。以此视病,尽见五藏症结,特以诊脉为名耳。"③
长桑君的禁方与择人传道的方式,都颇具方术之士的神秘色彩。

这种神秘色彩即使是在《黄帝内经》中也有隐约的表述,《黄
帝内经》的好多篇章都强调"非其人勿传"。例如,《素问·金匮
真言论》中云:"故善为脉者,谨察五脏六腑,一逆一从,阴阳、表

① 山东中医学院,河北医学院校释.黄帝内经素问校释.北京:人民卫生出版社,1982.242-243.
② 南京中医学校校释.难经校释.北京:人民卫生出版社,1979.17
③ 汉·司马迁著.史记(全十册).北京:中华书局,1959.2785.

里、雌雄之纪,藏之心意,合心于精,非其人勿教,非其真勿授,是谓得道。"①《素问·气交变大论》中云:"余闻得其人不教,是谓失道,传非其人,慢泄天宝。"②这种神秘,在强调所授之道重要性的同时,也说明了中医学与早期方技之学千丝万缕的联系。

站在今天,我们当然需要捅破这些神秘,但若能以严谨的治学态度,将中医学放置于其形成发展的具体历史时期,客观地评价方技之学对中医学理论构建的影响,则会有许多不一样的发现。

3. 杏林

"杏林"之称谓源于葛洪《神仙传》,是书载董奉:

> 居山间为人治病,不取钱物。使人重病愈者,使栽杏五株,轻者一株。如此数年,计得十万余株,郁然成林。而山中百虫群兽游戏杏下,竟不生草,有如耘治也。于是杏子大熟,君异(作者注:董奉之字)于杏林下作簞仓,语时人曰:"欲买杏者,不须来报,径自取之。得将谷一器置仓中,即自往取一器杏去。"每有一谷少而取杏去多者,即有三四头虎噬逐之,此人怖惧而走,杏即倾覆,虎乃还去,到家量杏,一如谷少。又有人空往偷杏,虎逐之,到其家,乃啮之至死,家人知是偷杏,遂送杏还,叩头谢过,死者即活。自是以后,买杏者皆于林中自平量之,不敢有欺者。君异以其所得粮谷,赈救贫穷,供给行旅,岁消三千斛,尚余甚多。③

"虎守杏林"论述的重点是对医患双方道德的关注和褒贬。

《神仙传》所载的这则"虎守杏林"的故事很有意思,它论述的重点绝不是字面意义上的买杏与卖杏之间的公平交易,而是对医患双方道德的关注和褒贬。传统中医学一直把对医德的重视作为医者应该首先具备的素养,唐代医家孙思邈所作的《大医精诚》也因之向来为历代医家所推崇。没有良好的医德,没有对患者细致入微的体贴和发自内心的关怀,即使医疗技术再如何精湛,也难以"大医"之称名之。

---

① 山东中医学院,河北医学院校释.黄帝内经素问校释.北京:人民卫生出版社,1982.58.
② 山东中医学院,河北医学院校释.黄帝内经素问校释.北京:人民卫生出版社,1982.919.
③ 晋·葛洪撰;胡守为校释.神仙传校释.北京:中华书局,2010.335.

而且事实也证明，没有良好的医德，似乎很少能拥有精湛的医疗技术。这或许与传统中医学反复强调的因人、因时、因地制宜辨治原则有密切关系。因为传统中医学注重个体化的诊治方案，医生如果没有医德，没有对患者发自内心的关注，便很难静下心来询问和体察与患者疾病密切相关的起居问题、饮食问题、地域问题、发病始末等显得繁琐却又极为重要的问题。而这些问题往往是临证取得疗效的关键所在。

每每读到历代名医家的医案类著作，大都细致入微，丝丝入扣，仿佛侦探小说一样，耐人寻味。也每每联想到现在不少临床中医大夫，一上午看四五十个病人，问诊形同虚设，不说几句话，就单凭所谓的经验，处以某某几号经验方，更有甚者摸着病人的脉，却和旁边的大夫聊着杂事儿。不是看病好、精、准，所以才看四五十个病人，而是为了多挣钱而已，何德之有？正如清代赵晴初《存存斋医话稿》中所言："医事难矣哉，学识荒陋者无论矣。其在术精名重，日诊百十人，精神不逮，大意处辄复误人。盖晨夕酬应，无少息时，索索无精思，昏昏有俗情，虽贤哲不免也。……是故医家临诊辨证，最要凝神定气，反复推详，慎毋相对斯须，便处方药也。"[1]

有时候我们抱怨现在的中医大夫已经远远没有古代医家的水平了，我想原因固然有很多，但医德之淡化或丧失也应该是其中重要的一方面。我想，继承和发展传统中医学，不光是传承医疗技术，应该还有医德，更何况医德与中医临证水平的提高密切相关。

> 继承和发展传统中医学，不光是传承医疗技术，应该还有医德。

"虎守杏林"的故事中还有很值得寻味的是它对患者道德素养的关注。董奉治病不收患者之钱，但使其栽种杏树，买杏人置谷取杏，公平交易，若有人多取少置，则有老虎维持道德公平。读到这里我会不由想到现今医患道德水平之间的不对称所导致的医患纠纷的反复出现。医患纠纷的发生，固然受医者群体道德水平不高的影响，也与整个社会道德水平的降低密切相关。患者受整个社会道德水平的影响，自然会对原本应正常的医患关系产生认识的偏差。医患纠纷的解决，既需要医生重温医德

---

① 清·赵晴初著.存存斋医话稿.上海:上海科学技术出版社,1986.17.

建设的意义,不要忘记医疗事业的社会公益性质,切莫错误地以经济关系分析医患之间的关系,又需要借由整个社会道德水平的提高,使患者能认识到客观医疗水平与医生职业所愿之间的矛盾和差异,能够合理评价医生的职业功能。医患之间需要互相理解、互相尊重,彼此道德水平的提高是解决医患纠纷的重点所在。

从另外一个角度来看"虎守杏林",这可以说是传统中医学的早期广告之一。董奉让患者植杏树,久而久之杏树成林,患者望一片杏林会感觉到医者水平之高,择医自然会依杏林之规模而定。医者无言,但自然会收到良好的效益。联想到时下对中医的宣传和推广,最好的方式并不是借助各种媒体平台来说中医有多好,相比于西医有多少优势,而是能够通过确切的疗效说明自身存在的必要、意义与优势。没有了临床疗效的客观事实支撑,单纯地宣传中医的优势很容易给人自我吹嘘和标榜的感觉。在提升中医临证水平的基础上,加大科普宣传中医的力度,让更多的民众看到中医的疗效、相信中医的理论,中医之"杏林"才会越来越繁盛,更多的人望见这片杏林之茂盛,自然会信任中医、应用中医和宣传中医。

要有临床疗效的客观事实支撑

从这层意义上讲,中医的确是个好东西,但常常缺乏好的临床大家来显现中医的好处。不得不承认中医大家已经越来越少,这也是时下中医每每被诟病时,中医人反驳却没底气的地方。因此,如何提高中医临床疗效,如何固守中医院中医临床阵地,如何在梳理历代中医文献的基础上借由传统中医理论的继承和创新来重振和发展中医临床,对中医发展的未来走向至关重要。尽管不能说所有的中医研究都是为了临床应用,但时下中医研究的当务之急应突出为临床服务这个主题。单就中医临床研究而言,也要突破既往单一研究理念的束缚,不要把新名词包装旧东西当做是创新性研究,不要把自身园囿于现代医学的藩篱来说明自己,而是尝试通过更多更加贴切传统中医学理论模式的基础研究并密切结合临床一线实践,来推进中医临床的发展。

二 中医从何而来

（一）从"醫"字说起

"医"是"醫"之初文，也是"醫"的简化字。"医"之甲骨文如右图所示，其形像以勾形器具取出身体内之箭矢。而后右上所添之"殳"，其形像手持器具状。下部之"酉"为"酒"之简写。由此从"醫"字我们至少可以发现早期医药知识与外科及酒的密切关联。

受生存客观条件的限制，人与动物的搏斗，氏族部落之间的战斗等，都极易出现外伤，可以说，外伤是远古时期极为普遍的疾患，与内伤疾病相比往往显得更为急迫和急需治疗。所以，可以想象，早期医学知识的积累应该是以外科医疗实践经验为主。"醫"字的上半部分所描述的正是这段史实。

下半部分"酉"所指代的"酒"，中医学称其为"百药之长"，说明中医学对酒的应用非常广泛，且渊源已久。酒本身便是一味具有辛散之性的中药，能够通行瘀滞，舒筋活络，而且也可以用于其他中药之炮制，加强其他中药行散之力。尽管酒在中医中应用广泛，"醫"之造字也形象显示了中医与酒之间的密切关系，但酒的应用在中医学发展历史中恐怕并不是很早。越是激烈的、显而易见的东西越容易引起人们的注意，这是一般的认识规律，就中药的使用而言，我个人感觉那一些容易引起人体激烈反应的动植物等才是最容易发现其药用价值的。

在远古时期，农耕未兴，为了生存的需要，先民需要从自然界获取动植物等作为食物以维持生活，在品尝动植物的过程中很容易发生中毒反应，但也正是因为这些亲身经验的漫长积累而使先民掌握了哪些东西是可以作为食物食用的，久而久之会形成相对稳定的食物谱系。品尝动植物不小心中毒的经历也并非全无益处，还很有可能因为这些中毒反应而歪打正着减轻了身体的某些病痛，比如中药中毒常见的吐泻反应也是中医常用的吐法和下法。这是因为许多有毒中药的有效剂量和中毒剂量很接近，产生中毒反应时，也往往是其疗效得以发挥之时，正如

由"醫"可知，早期医学与外科及酒密切关联。

《尚书·说命》所言"若药弗瞑眩,厥疾弗瘳"[1],如果喝药之后不出现眩晕的中毒反应,那么疾病不会痊愈。当这些品尝动植物中毒与缓解某种病痛的个体经验经过几代人的不断积累后,自然会成为一种原始朴素的医疗经验而代代相传。可以想象,在饮食尚难以满足的远古时期,吃饱饭活下来才是生活的主旋律,是先民每日奔波的目的,在这个阶段还不可能去主动的寻求药物来治病。因此,发现某些动植物的药用价值,也只能是寻找食物过程中的意外收获。也只能是一些作用剧烈的中毒反应之后碰巧发生的缓解身体痛苦的经历,才会被他们记忆深刻。那些作用平和的动植物,在他们吃饭尚且是大问题的时候,是不可能去主动品尝和体验它们的药用价值的。

在《黄帝内经》中,无论是对人体生理、病理现象的总结和论述,还是对中药药性及组方原则的阐发,都已显得较为成熟和系统。以《黄帝内经》的集结成书为代表的中医学理论体系的形成,不是无源之水,亦不是一蹴而就,而是必须以大量的医学实践经验为储备和基础。就中药理论的形成而言,《黄帝内经》中已经以五味酸、苦、甘、辛、咸与四气寒、热、温、凉来标识药性和阐发药物的作用机制,这些理论的形成固然有赖于阴阳五行学说等传统文化思想的架构,但若没有其前逐步积累起来的药物学知识,便失去了理论形成的基础,是不可能实现的。

(二)中医学的起源

中医学的起源问题,是《中国医学史》教材阐发的重点,是讲授中医课程时往往要首先涉及的问题,同时也是实际教学过程中容易引起学生困惑的难点。对中医学起源问题的认识是否恰当、全面,是考查学生是否能够以比较审慎、客观的态度来理解历史问题的一个重要参考。

以往的几版《中国医学史》教材认为,医药的起源是出之于人类的生产和生活实践,主要是与疾病斗争的实践。同时,以此为标准,对其他几种医学起源观点,例如医源于圣人、医源于巫、医源于动物的本能,进行了评判。我个人认为,对于其他医学起

---

① 李民,王健撰.尚书译注.上海:上海古籍出版社,2004.170.

源观点的批判不能太过,批判的太过就忽视了医学起源过程中复杂而具体的多种促成因素。任何事物的产生是极其复杂的,对主要原因的研究是相对系统和集中的,对于诸多次要原因和诸多促成因素的研究则是相对零乱、分散和复杂的,但忽视了这种研究则容易把问题简单化。从某种意义上讲,对这些促成因素的研究更有助于研究事物产生发展衰败的全貌及其原因。研究问题不能舍本逐末,但是不等同于对末的忽略。舍弃了这种末的研究,历史研究也许会变得索然无味。

1. 医源于圣人

在历史创造者的问题上,主要存在着英雄主义和劳动人民是历史创造者的分歧,英雄主义过分夸大了杰出历史人物的作用,把他定义为历史的创造者。"医源于圣人",简言之,就是人们把集体的功绩放在了某一个杰出人物的身上。这种逻辑简单和固化了历史中的因果关系,固然有悖于事实,但其中透露出的部分信息却提供给我们另一种研究中医学的思路。

首先,中医学典籍所依托的某些"圣人",提示了相关传统文化思想对中医学理论构建的影响。《淮南子·修务训》中云:"世俗之人,多尊古而贱今,故为道者必托之于神农、黄帝而后能入说。"[①]在中医学产生之初及其以后发展的某些历史阶段,是普遍具有这种倾向的,黄帝、扁鹊等人就是这样的许多人的集合体。了解了"医源于圣人"这种思想的来龙去脉,我们就知道了中医理论的奠基之作《黄帝内经》其书名便有明显的先秦黄老气息,因此我们就可以通过研究黄老学派的许多著作来研究《黄帝内经》中某些理论的建构,这是极其具有实际意义的一项工作,也是中医药文化研究的重点内容之一。

其次,对代表性医家的研究有助于了解中医学理论体系的多样性和灵活性。杰出历史人物的作用是不容否认的,他在一定程度上推动、加速了历史的发展,历史也因他们的存在,在既定的时间和空间内可能会呈现出某种特征性。中医学的产生也是如此,如果没有杰出医家的出现,中医学的发展将会或者说至少会缓慢得多。他们在一定程度上影响或决定了中医学理论内

如果没有杰出医家的出现,中医学的发展将会或者说至少会缓慢得多。

---

① 张双棣撰. 淮南子校释. 北京:北京大学出版社,1997.2008.

涵的表达方式和外貌特征,他们的作用是不容忽视的。也正是因为这个原因,通过对具体医家的学习更有助于我们把握中医学理论体系的特质。

2. 医源于巫

仅是把巫简单地理解为一种迷信活动、理解为唯心主义来加以批判,是不够全面和正确的。

"医源于巫"的问题还是需要去做更多的研究和探讨的,仅是把巫简单地理解为一种迷信活动、理解为唯心主义来加以批判是不够全面和正确的。结合具体的历史文化背景,对巫的起源以及巫的表现形式和内涵,进行相对准确和合理的解读,是需要我们去做更深入的工作的。

首先,对巫术思维的研究有助于我们了解早期医学的面貌。原始思维是一种集体无意识的、非理性思维的、自在性和自发性的思维,限于当时的思维发展水平,远古人在生活中遵循着同类相生或结果类似于原因的思维规律和原则。为了更好地生存,为了征服和利用自然,他们试图去沟通自然界的一切,于是便以一种他们想象中行之有效的方式去实践着一切,这种远古思维方式的集中承载者便是"巫"。它以谋求控制自然力为目的,形成了一定的仪式,它的基本目的无非是想在与自然界和平相处的基础上,来获得最基本的乃至更大的物质上和精神上的保障。

中国传统文化的特点中很鲜明的一点就是"天人合一",老子所讲"天之道,利而不害"说的就是这个道理,天人合一的整体观念是《黄帝内经》中的一个重要思维方式,也是中医学的特色和优势。巫从一定意义上讲是天人合一思想的原始形态。远古时期的巫,有着知识分子和技术人员的多重身份,可以推知最初的医疗技术亦是掌握在他们手中,因此他们原始的、试图与大自然沟通的、类似于天人合一的思想,会影响着原始医学的思维模式及其形成构建。

其次,就具体理论而言,我发现,在马王堆出土的古医籍中,对外生殖器的用药,有两个很鲜明的特点:首先,是取药物以外用方式来刺激外生殖器,取诸药温灼之性(刺激之性),还未发展到后世"温肾阳"等相关概念。其次,更常用的是采取外用或内服"卵"制剂(以内服为主)来促进男女生殖功能。这种取卵入药的方式,实际上是原始男性生殖器崇拜时期卵生生殖图腾文化在早期医学中的应用和体现①。

最后，我再顺便简单介绍一下祝由科。祝由科是古代官方医学分科中的一科，不是仅仅存在某一个历史时期，也不是大家凭想当然认为的那样只存在于遥远愚昧的远古时期，而是曾经一直延续到清代。这就说明，祝由的存在是有其合理性的，要不然也不会持续那么长时间，更不会成为宫廷医学的一部分。所以，我们不能主观地来曲解和盲目否定它。更加深入地去解读它的内涵，了解它与医学治疗的异同及离合，才是比较审慎和客观的态度。

相比于其他内（大方脉、伤寒等）、外（疮疡、接骨金镞等）、妇（妇人等）、儿（小方脉等）、五官（眼、口齿、咽喉等）诸科，视由科相对不好理解一些，也最容易让人误读。《素问·移精变气论》中讲："往古人居禽兽之间，动作以避寒，阴居以避暑，内无眷暮之累，外无伸宦之形，此恬憺之世，邪不能深入也。故毒药不能治其内，针石不能治其外，故可移精祝由而已。"由文意可知邪在浅者，可祝由而已。祝由之目的在于"移精变气"。王冰曰："移谓移易，变谓变改，皆使邪不伤正，精神复强而内守也。"②可见，祝由之目的在于使"精神复强而内守"。《灵枢·贼风》有云："其所从来者微，视之不见，听而不闻，故似鬼神。黄帝曰：其祝而已者，其故何也？岐伯曰：先巫者，因知百病之胜，先知其病之所从生者，可祝而已也。"③此处对巫的认识耐人寻味，"鬼神"只是说明我们对某些病因未有实质性的把握，故而名之曰"鬼神"。巫是早期医术的承载者，常人未识之病因，亦即"鬼神"，对巫者而言则常知其所来，明其治疗之法。

今人多以为祝由即今日之精神疗法，是不恰当的。廖育群在《医者意也》一书中曾讲，咒禁之术中虽然有"语言"行为，但与现代的心理疗法存在本质性不同。首先，咒语的对象并不是患者本身，而是能够接受语言讯息的对象，例如动物、鬼怪、神灵等。其次，咒语的作用方式不是要影响患者的精神活动，而是要求神赐力、威慑受禁对象。再者，咒术作为一种治疗方法，其适

今人多以为祝由即今日之精神疗法，是不恰当的。

---

① 刘鹏著.中医学身体观解读.南京:东南大学出版社,2013.59.
② 唐·王冰撰.黄帝内经素问.北京:人民卫生出版社,1963.82.
③ 河北医学院校释.灵枢经校释(下册).北京:人民卫生出版社,1982.152.

用的范围不仅不限定在精神疾患的范围,而且主要是针对各种躯体疾患。《灵枢·官能》云:"疾毒言语轻人者,可使唾痈咒病。"①与前文所论相参,更明祝由之本质,远非今人所论之"精神疗法"。可为佐证。

从另外一个角度来看,即使是要考察祝由与心理学之间的关联性,我认为,虽然古人并不把祝由等同于心理疗法,也不可能从心理治疗的解读来理解祝由会产生疗效的原因,但它治疗疾病的内在机制一定与心理学密切相关。今天我们不再使用祝由了,但其中所蕴含的合理成分倒不失为现代中医心理学的借鉴和补充。

3. 医源于动物的本能

"医源于动物的本能"说明了人和动物一样具有和自然抗争以求得生存的本能。本能仅仅是一种最基本和原始的驱动力,只有在本能基础上的进一步探索才能使人类拥有与动物截然不同的生存方式。即使是极为原始的衣食住行活动,也成为人类有别于动物的显著标志之一,而且起到了最基本的卫生保健作用,也就是医学的作用。

中医学绝不可能是一朝一夕突然产生的,而是经过了漫长的历史时期。在这个漫长的历史时期中,人这一高级动物的求生本能促使他们寻找生存的最基本保障,为了填饱肚子他们必须到自然界中去寻求食物,这一最基本的行动又经历了漫长的时间,他们逐渐积累了对自然界中诸多动植物可供选择范围的认知,不再盲目地去寻求食物。随着时间的积累,他们就有可能,也必然有能力,从这些基本的食物中体会出它们的"药用"价值——即发现某种食物会缓解某种痛楚。这种能力并非是很高级的,因为我们知道好多动物都具有这种寻求某种植物解毒疗伤的能力,渐渐地就会有意识地用某种食物来缓解某种痛楚。当然了,这个"渐渐"的过程,时间会是很漫长的。当有了对这种"痛楚——寻求某种食物"的简单模式的认识后,我们可以想象若干年以后人们肯定会想"其他的动植物是不是也具有某种解除痛楚的作用呢?"在这种想法的鼓动下,必然会让他们迈出更

> 随着时间的积累,人类就有可能,也必然有能力,从这些基本的食物中体会出它们的"药用"价值。

---

① 河北医学院校释.灵枢经校释(下册).北京:人民卫生出版社,1982.312.

有意义的一步。

在关于药物起源的问题上，诸多的参考文献都写到一个"尝"字，例如，《帝王世纪》中讲"伏羲氏……乃尝味百药"、"黄帝使岐伯尝味草本"①；《淮南子》有"……神农……尝百草之滋味"②，等等。尽管是夸大了个别关键历史人物的作用，但也从一定角度说明了人们在长期的生活实践中不断积累经验的客观事实。因此，我认为，"医源于动物的本能"是简化和忽视了由本能到医学产生的诸多长期的复杂的过程，是简单的机械化，但是，这种观点从另一个侧面带给了我们关于医学从原始迈向成熟的思考。

综合以上所论，我们可以发现以上关于医学起源的几个观点是并不矛盾的，而是它们各自关注的时间段和论述的重点有所不同。不因其弊而尽弃其利，对它们进行合理地评价有助于我们了解中医学形成发展的全貌。

（三）中医理论形成的两个重要方式

实践是理论得以形成的重要渊源之一，但若简单地把实践当作是一切理论的唯一来源，则是大错特错。这里需要首先强调一下，理论不同于真理，它仅仅是对于某些问题的尝试性解答，所以它可以是某种猜测或假设性的判断。因此，理论得以形成的方式是多样化的，除了可以从实践探索中直接总结形成，还可以是从既有理论进行进一步推理而形成的，可以仅仅是不经过实践而来的思维加工。

同样的道理，就中医而言，中医理论也并不是全部从中医临床实践中而来，很多仅仅是基于简单事实基础上的推理而形成的理论。其实早在中医经典《黄帝内经》中便已经透露了这一点，例如，《素问·示从容论》中讲："览观杂学，及于比类，通合道理。"③"及于比类"，便是通过类比的方式来形成理论，它并不完全经由实践的总结。

基于简单事实作大量推理而形成的中医理论，有其利弊之

中医理论也并不是全部从中医临床实践中而来，很多仅仅是基于简单事实基础上的推理而形成的理论。

① 晋·皇甫谧撰.帝王世纪.北京:中华书局,1985.2、5.
② 张双棣撰.淮南子校释.北京:北京大学出版社,1997.1939.
③ 山东中医学院,河北医学院校释.黄帝内经素问校释.北京:人民卫生出版社,1982.1239.

处。言其利,它在一定程度上弥补了因客观条件所限而形成的认识不足,使诸多原本零散和表面上看起来毫不相关的经验事实变得相对系统和密切相关,可以对人体的正常生理与病理变化及疾病的诊断治疗作大致的阐释。

言其弊端,包容性很强,随意性就很大。比如,实践发现某些具有相似生长环境、颜色、气味的中药具有治疗某一类疾病的疗效,若单纯从推理的角度来说,似乎具有相同生长环境、颜色、气味的中药具有相同的性效,这也的确是古人阐发中药性效的重要方式之一。但事实上,具有相似生长环境、颜色、气味的中药,在实践中往往会发现不一定具有相类似的效果,具有同样疗效的中药也不一定具有相似的生长环境、颜色、气味等。推论而形成的理论必须经过临床实践的验证,才能决定是否可以应用。古人依据推论而对部分中药所作的阐发之所以代代流传并应用至今,其根本原因并不是因为推论的合理性,而是因为合理的推论恰巧与实践相符。

正因为此,中医学的取象比类一定要谨慎,取象比类所形成的理论不一定正确,这一点我每次讲课时都务必要讲给学生听,讲述中医学的取象比类时要强调的不是它有多么先进,而是它受客观条件的限制,通过事物的表象很难完全把握事物的内在规律。也正是因为这个原因,中药性效理论的界定是多种理论假说共同作用的结果。传统中医学在阐释中药的作用机制时,会借助多种理论,哪一种理论更适合阐释中药之性效,便应用哪一种理论。正如徐灵胎在其《神农本草经百种录》中所言:"凡药之用,或取其气,或取其味,或取其色,或取其形,或取其质,或取其性情,或取其所生之时,或取其所成之地。"[①]对于中药功效得以发生的机理,有时候需要从寒热温凉四气来阐释,有时候需要从酸苦甘辛咸五味来解释,有时候需要颜色来解释,有时候需要从形状来解释,有时候需要从质地来解释,有时候需要从生长习性、生长时间和地域来解释。之所以会出现这么多的"有时候",是因为这些理论还不是解释问题的最终极理论,仅仅能解释问题的某一些局部,每一种理论都有其适用的范围和局限性。

传统中医学在阐释中药的作用机制时,会借助多种理论,哪一种理论更适合阐释中药之性效,便应用哪一种理论。

① 清·徐大椿编著.神农本草经百种录.北京:人民卫生出版社,1956.18.

就中药理论而言，简单地说它完全源于实践或取象比类式的推理都是片面和武断的。就我个人的理解而言，在中医学形成与发展的早期，往往是一些零散的对某药治疗某病的实践经验。而后，以《黄帝内经》的集结成书为标志，当中医学开始借鉴阴阳五行学说等传统文化思想来系统化和理论化其医疗实践经验后，中医学才开始大量通过推理来界定具体药物的性味、归经等。

详言之，中药的性味，很难说是完全通过亲口品尝的实践得出来的结论，如果说酸、苦、甘、辛、咸五味中某一单一的味道或许还可以通过品尝而判断，那么不少中药一药兼有数味则很难是通过品尝来界定的。中药的四气寒、热、温、凉，就更难说是通过亲口品尝而感觉到的了。而且，如果真的是完全通过品尝而界定的，那么历代本草书籍中对中药性味的记载应该不会出现很大的偏差，毕竟人们的味觉是大致相同的，但事实是历代本草对同一药物性味的记载往往有所不同。我个人感觉，中药性味的界定固然有亲口品尝的实践基础，但在很大程度上是通过实践了解了某些中药的治疗作用后，为了阐发中药的作用机制而借助阴阳五行学说所作的反向推理和理论加工。

比如某些药治疗肝病具有很好的疗效，而肝在五行与酸味相对应，那么判断这些药为酸味，品尝这些中药时或许恰巧具有酸味，但是其中某些中药便无酸味。这些肝病表现于外的征象有寒热之别，那么治疗这些肝病的中药自然便有寒热之别，再根据这些中药作用的强弱而有寒、凉、热、温程度的不同。无明显寒热者，则定义为平性。中药四气寒热温凉的界定一定有其物质基础，但若拘泥于通过现代药理研究标识某种物质成分来界定四气，经常会得到与历代本草记载明显不同，甚至是截然相反的结论。

中药的归经，一药归一经或数经，如果是靠口服中药后体会药物是流走于哪一些经络的，似乎很不现实，极少数人的个体体验也很难让所有人信服，而且极易使人们形成"中医源于圣人"的误解。就中药理论发展历史来看，中药归经理论的形成相比于中药四气五味理论要晚得多，在金元以后方有大量的论述和阐发，它的形成并不是说早期医家没有通过口服中药后自我体

中药性味的界定在很大程度上是通过实践了解了某些中药的治疗作用后，为了阐发中药的作用机制而借助阴阳五行学说所作的反向推理和理论加工。

会到药气在身体内的趋向性流动，而是后世医家为了更好地阐发中药进入机体后的选择性治疗作用而形成的一种假说而已。换言之，是根据中药对某些疾病的选择性治疗作用，即某种中药特别宜于治疗某种疾病，再根据此疾病与某脏腑某经络密切相关，从而断定该药进入机体后会有所选择地进入该脏腑和经络之中。比如某药治疗肾病效果很好，那么就认为它能归肾经。

如果我们对这些问题都没有清楚的客观评价，而是认为这些理论都源于"高人"的"内证"体验，更有甚者还借此大肆宣扬中医，那么中医给民众的感觉并不是它有多么伟大和高明，而是故弄玄虚，如此一来只会导致民众对中医的不信任。当然了，我并不是说某些人的"内证"体验都是骗人的，而是强调"内证"体验的客观存在与中医理论来源于"内证"体验完全是两个问题，你可以说可以通过"内证"体验或其他方式来验证某些中医理论假说的正确性，但不能颠倒逻辑说这些中医理论完全源于它们。对于中医的一些未解之谜，可以有大胆的猜测，但这些猜测最起码要经得起推敲和可重复的大量验证，猜测也应符合科学精神，这是中医现代化研究必须要注意的。

关于实践与推理的问题，可以再结合脏腑经络谈一点有意思的事儿。我们常说眼见为实，但事实上是眼见不一定为实，当你面对古代医家所绘制的脏腑图和经络图时，如果认为古人见到的脏腑经络就是这个样子，认为古人就是面对解剖事实一笔一画描绘下来的，那就错了。我发现古代医家对中医脏腑经络的描绘，虽然有实地临摹，但也经常是在粗略观察基础上对脏腑经络功能的一种图像表达而已，可以说是一种推测性的描绘。

脏腑图古代多称为"内景图"，也有称"存真图"者，例如，北宋杨介《存真图》；"经络图"一般无统一称谓，常以每条经络之名称单独命名，但亦有统称为"外景图"者，例如，朱肱《内外二景图》中，以"内景"称脏腑，以"外景"称经络。

由五代道士烟萝子所绘的"内境左侧之图"、"内境右侧之图"、"内境正面之图"、"内境背面之图"六幅脏腑图，是中国现存最早的脏腑图，见于南宋石泰及其门人所编《修真十书》之《杂著捷径》，收入正统《道藏》。宋代所绘的脏腑图，主要有两种：一种

古代医家对中医脏腑经络的描绘，虽然有实地临摹，但也经常是在粗略观察基础上对脏腑经络功能的一种图像表达而已，可以说是一种推测性的描绘。

是宋仁宗庆历年间,广西地方官府处死欧希范等五十六名反叛者,对死者进行了解剖,宜州推官吴简与医生、画工观察了这些尸体的内脏器官,并由画工宋景描绘成图谱,名《欧希范五脏图》。此原图已佚,明代《循经考穴编》载有《欧希范五脏图》一幅,日本医家梶原性全《顿医抄》和《万安方》也收入了一幅《欧希范五脏图》。另一种是,宋徽宗崇宁年间,处决反叛者,李夷行对尸体内脏进行了观察,其后杨介根据李夷行的观察,绘制成《存真图》。此图已佚,部分图像及文字说明存于元代孙焕重刻的《玄门脉诀内照图》中。这些图像成为宋代以后医学著作中脏腑图的基础。后来影响较大的还有清代王清任在其《医林改错》中所绘的脏腑图,王氏将其名为"亲见改正脏腑图",与之前的脏腑图相比较,更为精致。但观其新绘的脏腑形象,亦多是在前人所绘的基础上做了部分修正,恐非完全是依据"亲见诸脏腑"而绘,比如下图中的肝胆图很明显不是对其解剖形态的描绘。

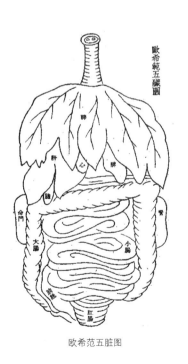

欧希范五脏图

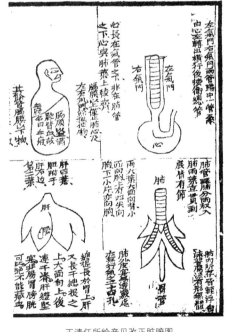

王清任所绘亲见改正脏腑图

通过诸多脏腑图可以看到,古人对脏腑位置的判断是大致准确的。对心、肾、胃、肠、膀胱等脏腑形态的描绘与解剖所见的粗略形态相比较，也是大致相同的。这就说明，古人对身体的观察是基于一定的解剖基础的，这种解剖或源于宰割动物时的有意观察，或源于像古文献所记载的对反叛者戮尸时有意无意的观察。不能认为中医学脏腑理论的构建没有解剖观察的作用。再者，最重要的是需要明白，由解剖观察所获得的粗略身体知识，不足以阐发和解释身体所表现出来的复杂的生理功能。所以，古人就逐步把当时主流文化思想中的某些理论，如阴阳学说、五行学说、精气学说等等，引入中医学中用以归纳和阐释身体所表现出来的复杂生理病理变化。当这种脏腑知识作为《黄帝内经》的主体而历代流传时，我们很容易发现，之后的诸多脏腑图的绘制，实际上是根据粗略的解剖观察首先绘制出脏腑的大致位置，然后又根据《黄帝内经》对脏腑功能及其脏腑间联系的阐发，进一步以图像的形式来表述这些经典理论。这也是为什么传统中医脏腑图旁边常注以经典原文阐释的原因所在。

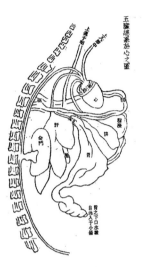

五脏总系于心之图

　　例如，《灵枢·五癃津液别》云："五脏六腑，心为之主。"[1]明代医家张景岳注曰："心为脏腑之主，故五脏之系皆入于心。"[2]我们从人身正面、侧面图中能够看到古人在心与其余四脏之间以线相连，如《循经考穴编》更直接载有"五脏总系于心之图"，这实际上是对心为五脏六腑之主的图像表达。

　　就经络图而言，它所描绘的重点也不是经络的解剖形态，因为通过大量的实践我们已经明白若单纯从解剖的角度来探寻经络的实质是不可能实现的，所以经络图所描绘的是经络的功能循行，也就是具体经络之气的大致流行输布路线，而并非是描绘一条条通过解剖可以看到的线路。尽管《黄帝内经》等古医籍对经络的一些描述也的确有一些部分与人体浅表显而易见的血管相吻合，但这种吻合在与阴阳五行、五脏六腑密切结合起来的十二经脉系统中已经很难再直接寻觅到踪影。这也更加说明了，中医学对身体的认知并不是完全基于解剖实践，而是粗略解剖实践基础上又融合了大胆的推理。

图为写意，中医的脏腑图和经络图实际上想描绘和表达的是身体各部所展现出来的功能联系。

　　综合以上所述，图为写意，中医的脏腑图和经络图实际上想描绘和表达的是身体各部所展现出来的功能联系。或者说，按照古

　①　河北医学院校释.灵枢经校释(上册).北京:人民卫生出版社,1982.533.

　②　明·张介宾编著.类经(附:类经图翼　类经附翼).北京:中国中医药出版社,1997.248.

人绘画的思维来看,中医脏腑经络图是想通过静止的画面来传达"气"在身体中所产生的各种变化,这种绘画观和绘画传递的重点也正是中国国画所强调的,正如葛红兵所言:"中国人相信身体虚践,这种虚践来自'神'、'气'、'志'、'精'等等虚体,而不是来自肌肉、骨骼等实体。……中国人相信人的自我操控来自于'气'。中国人强调要通过练'神'养'气'而达到'美身'的境界。所以,我们看到中国古代文人画中的身体都以展现'神'和'气'为主题。"①

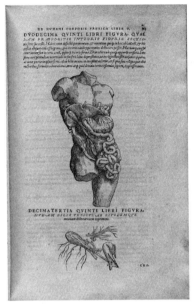

《人体构造》书影

我们可以再把视野聚焦于西医解剖学。维萨里是近代解剖学的奠基人,生活年代是 1514 至 1564 年,相当于我国的明代。1543 年,维萨里的《人体构造》一书正式出版,书中附有大量精美的解剖图,右图即是美国国家医学图书馆所藏该书的解剖书影。通过对比,我们很容易发现中西医学描绘身体时的巨大差异,西医学是描绘真实的解剖所见,是一种透视画法,而传统中医学则是重点展现人体的功能动态性,而非呈现人的肉体属性。老子讲:"人之生也柔弱,其死也坚强。草木之生也柔脆,其死也枯槁。故坚强者死之徒,柔弱者生之徒。"②这里说的"柔弱"并不是指人力量的大小强弱,而是指充满生生之气的身躯,柔软而有温度,而不是死亡后僵硬冰冷的尸体。中国人物绘画无须去解剖人体,而是重在显现生生之气,是透过静态的图像来传递动态的变化。中国人不是不知道人的肉体属性,只是关注的焦点并不在这里,借用《庄子》中的一段表述来说就是"吾非不知,羞而不为也"③。

概括以上所说,中医理论的形成,既源于医疗实践的不断总结,又得益于传统文化思想和思维模式对这些实践经验的梳理、重塑和升华。基于事实,大胆推理,这种模式弥补了当时社会医疗视野的局限,没有真正意义上的解剖学,却最大程度上实现了对人体结构与功能复杂性和联系性的认识,没有药理学的研究路数,却实现了对中药性效的认知和对疾病的治疗。这多少有些无奈,却也成就了中医学的特色。有特色并不意味着完全正

---

① 葛红兵,宋耕著.身体政治.上海:上海三联书店,2005.28.
② 陈鼓应著.老子注译及评介.北京:中华书局,1984.342.
③ 陈鼓应注译.庄子今注今译.北京:中华书局,1983.318.

中医理论的形成，既源于医疗实践的不断总结，又得益于传统文化思想和思维模式对这些实践经验的梳理、重塑和升华。

确，中医理论中的不少推理也的确很难经得住事实的推敲，也难以作为一种普适性方法来解决所有问题，对于今天的我们而言，传承中医就必须明白中医理论基于实践与推理而形成的利弊，扬其利而避其弊。

第二章

从阴阳说起

现在学中医的人都要先从阴阳、五行学起,与其说是在学习一些基本的传统文化学说,倒不如说是在学习传统文化中的一些基本论理工具,这好比是学习数理化时要首先熟知某些公式一样。中医学之所以借助阴阳五行学说来阐发五脏系统的运行机制,原因大致有二:

首先,中医学植根于中国,传统文化的思想、理念、思维、方法等在它身上都打上了鲜明的印迹。阴阳五行学说是中国传统文化的核心思想之一,是中国传统文化的重要符号,在传统文化的各个领域,例如天文、建筑、绘画等,都有鲜明的展现。作为一种主流文化思潮,阴阳五行学说自然会被中医学广泛应用,成为中医学构建理论体系的重要工具之一。

其次,从阴阳五行学说自身的理论特质而言,它是古人诠释宇宙、天地、时空之理的核心理论,而宇宙、天地、时空之理在古人心目中恰恰是万事万物必须遵循的基本定律。在古人的思维中,一切事物只有以一定的方式与宇宙时空密切相连并协调相系,才能说这种事物获得了其存在和发展的根本缘由和动力。传统中医学的发展也不例外,一切有关身体的经验和知识,必须经过时空理法的"包装",才能以与整个传统文化相协调的理论外貌,为人们所理解、认可和传承。

一　何谓阴阳

　　古人对阴阳的理解起初并不是多么抽象。《说文解字》中阐释"阴"为"闇也。水之南、山之北也","阳"为"高、明也"。段玉裁解释阴说:"闇者,闭门也。闭门则为幽暗。"解释阳说:"闇之反也。"[①]多么简单的道理,关上门,屋子里变暗了,这就是阴;打开门,变亮了,这就是阳。后来,阴阳才慢慢地逐渐变得抽象。当然了,也只有高度抽象的概念才能作为一种普遍性的说理与概括工具。只有高度抽象化和理论化,才使得它能包容更多事物。这好比是老子《道德经》中所言说的"道",老子用女性生殖器、山谷等许多中空之物来形容和比拟"道",但这种可以用具体事物所言说的"道"并不是老子所要表达的终极所在,"道可道,非常道",只有脱离了具体事物所限,并被高度抽象化和理论化,"道"才能作为宇宙万物的终极。

　　可以说,大多数理论的发展都要经历这样一种"升华"的过程,五行学说、精气学说等等亦是如此。所以,在阅读中国古代传统文化典籍时,切不可因为古人经常用日常生活中的具体事物来比拟和形象言说某些抽象概念的内涵,就认为古人所要表达的最终内涵就限于此。这一点的确很重要,阅读古籍时我们会很容易发现,与现代知识体系相比较,古人并不擅长对某个概念下定义,即清晰地说明这个概念的内涵以及外延,而是习惯借助生活中的寻常之物通过比喻的方式来说明抽象的概念。这样的例子举不胜举,日之阴晴,月之圆缺,一草一木,花鸟鱼虫,都可以被用来说明抽象的理论。这种理念也正是古人反复倡导的

通过体悟身边之物来理解天地之理

"格物致知",通过体悟身边之物来理解天地之理。与清晰界定内涵及外延的现代定义方法相比较,中国古人虽失之于宽泛,但通过形象的比拟来描述抽象的概念,也极易被更多的人所理解。

　　中医学诞生于中国,自然会应用上述的说理方式来解释人体的生理病理变化以及治疗原则与具体治疗方法。但凡事皆有

---

　　①　清·段玉裁撰. 说文解字注(第五册). 北京:商务印书馆,1996.590.

利弊,传统文化的这种说理方式使得中医学理论很接地气儿,深入浅出的解说易于为大部分民众所理解,但在一定程度上决定了中医学理论太过宽泛和不甚严谨。当大部分普通人并不知晓具体中医理论的适用范围和可应用之"度"时,便很容易把某些表面上看起来讲得通的伪科学错误地归属为中医理论。

例如,中医学在应用中药治疗疾病时,的确存在吃动物脏器以补人身脏腑、吃与人身某部位相似之植物以治相应部位之病变、根据动植物的生长特性来解说其治疗作用等用药方式,名其为"取象比类",即有相似征象的事物可以归为一类,它们之间存在某种联系。但这仅是中医学诸多用药方式中的一种,除此之外,尚有四气、五味、归经等理论,而且"取象比类"也不是一条普适原则,仅能应用于阐释某些中药的作用机制。但大部分普通人并不知道这个道理,伪养生专家张悟本说吃茄子能吸取体内毒素,不少民众一想这有道理啊,生活中炒茄子时就得多放油,因为茄子吸油啊,同样的道理,生吃茄子肯定能吸体内油脂等,于是纷纷效仿。好多伪中医便是利用普通民众对于中医学的热情以及认识局限,将其错误观点包装成表面上看起来既符合生活常识又符合中医理论的理论学说,从而大肆行骗。大家看看电视上的假药广告,便很容易明白这种暗度陈仓之法了。一旦露馅,却又很容易让大众觉得中医理论就是骗人的。这实在是对中医不公。

所以,要想真正学习中医,就不能被这些旁门左道所迷惑,不要认为一个"取象比类"就能把中医说透了,不是听起来有道理的事儿就一定是正确的,而是必须要从阴阳五行学说这些最基本的理论入手,详细了解其理论内涵的精华所在、适用范围及其局限性,这才是学习中医之正道。

(一)阴阳三要

还是再回到阴阳这个话题,以《中医基础理论》教材为代表,对阴阳的定义为:阴阳是对自然界中某些相关联的事物或现象双方对立统一属性的概括。它既可以用来表示两个事物,也可以用来表示一个事物内部的两部分。这个定义中至少有以下三个要素需要我们把握。

深入浅出的解说易于为大部分民众所理解,但当大部分普通人并不知晓具体中医理论的适用范围和可应用之"度"时,便很容易把某些表面上看起来讲得通的伪科学错误地归属为中医理论。

首先，只有某些相关联的事物或现象才能用阴阳用来表示，言外之意，如果两个事物或现象之间没有可以相比较的关联点，那么就不能用阴阳来指称。所以，讲阴阳的内涵，以及判断两个事物之间的阴阳属性，必须首先要找到一可以联系彼此的关联点。比如，上与下，因为"高度"这个关联点而密切相关，可以用阴阳来表示，上为阳，下为阴。水与火，可以因为彼此运动的趋向性这个关联点而密切相关，水向低处流，火性炎上，水为阴，火为阳；或者是依据温度这个关联点，通常情况下水的温度要低于火的温度，水为阴，火为阳。

如果说两个事物没有可相互比较的关联点，那么就不能用阴阳来区分，这一点是我们在应用阴阳学说时经常容易忽略的。

另外，阴阳是用来概括某些事物或现象的，所以，如果不与具体的事物相结合，就很难说阴是什么、阳是什么，离开了具体的事物或现象而谈阴阳是没有意义的。明代医家赵献可曾云："夫言阴阳者，或指天地，或指气血，或指乾坤，此对待之体。""阴阳者，虚名也。"①实在是很有见地。理解了这个道理就很容易明白目前比较流行的诸如"气阴两虚"的说法是不恰当的，请问气阴两虚中的"阴"指的是什么？是血还是津液，还是其他？如果是指代血的话，那就是气血两虚。如果是指代津液的话，那就是气津两虚。说气血两虚，或者是气津两虚，这样的表述都很明晰。但是说"气阴两虚"就不好理解其确切内涵了。好多人学一辈子中医，临床上作诊断时经常对病人说"你阴虚"、"你阳虚"啊，给你开点"养阴药"或"补阳药"吧，但自己却不明白所说的阴和阳到底代表什么。是把气分为阴气、阳气，而言阴气虚、阳气虚呢？还是把气与血，或者是把气与津放在一起相比较呢？在他们的概念体系中，似乎气、血、津液、阴、阳都是独立的、代表具体的东西了。教材中所讲的补气药、补血药、养阴药、补阳药似乎仅仅是一个符号而已，"究竟是什么"的问题谁都不管。

"阴阳者，虚名也。"

———————————————

① 明·赵献可著.医贯.北京:人民卫生出版社,1959.7、11.

　　其次,阴阳是对事物对立统一属性的概括。阴阳本身便是对立,这毫无疑问,关键在于对立的目的并不是彼此间的你存我亡,而是维持一个协调统一和谐的状态。不光是阴阳如此,中国传统文化中的很多思想都在追求这样一种"和"的境界。说到"和",并不是说两个事物完全相同那才叫"和","和"的目的不是为了去塑造一个与自己相类似甚至是完全一致的对方。按照中国传统文化的认识,"以他平他"这才叫"和"。一个事物要想正常发展,除了推动力之外,还需要一种抑制力,推动力与抑制力之间的动态平衡,才是事物稳健发展和存在的最好保证。这仿佛是对子女的教育,你越是所有事情都随他了,他的性格是有残缺的,不利于他的未来成长,慈母严父,恩威并施,这才是中国人教育子女的传统经验。

阴阳对立的目的并不是彼此间的你存我亡,而是维持一个协调统一和谐的状态。

　　就阴阳而言,古人讲孤阳不长、独阴不生,道理也正在于此,阴阳的任何一方失去了对方的正常抑制作用,是难以获得持续性发展的。传统中医学广泛借鉴了传统文化对阴阳的论述,用阴阳来说明身体各部功能之间的对立与统一,尤为注重两者之间通过正常的对立制约所达到的最终和谐状态。比方说,大家都知道"气"运行的正常对人体生命的重要性,传统中医学在论述如何维持气的正常运行时,除了会讲肝的疏泄功能对条达气运行的重要性,除了表述类似的推动力对气运行的重要作用外,还通过许多阴阳对立关系来说明对立统一对于气的重要调节。例如,就单一五脏而言,肺主气司呼吸,肺的宣发与肃降,一外一内,一上一下,一阳一阴,阴阳对立统一方能调节气的运行,使之归于平衡。就脏与腑之间的配合而言,脾胃同处于中焦,脾主升清,其气以升为顺,胃主降浊,其气以降为顺,一脏一腑,一升一降,一阴一阳,阴阳对立统一至关重要,也正是因为这个原因,在临床上治疗脾胃病或言消化系统疾病,其中很关键的一个因素便是调节好脾胃之间的矛盾关系,用药有升有降,为的就是调节好这个平衡。如果一个医生对脾胃阴阳之间的这种关系还把握不清,其用药便无从彰显中医学治疗消化系统疾病历来的优势。就脏与脏而言,中医学还着重阐发了左升右降的问题,通过调节肝升发与肺肃降之间的阴阳关系,来保证气的运行正常。

　　再者,阴阳可以用来标志两个事物,也可以用来标志一个事物内部的两部分。中医学用阴阳来说明人体的内与外、上与下、前与后、脏与腑等等,这都是用阴阳来标志两个事物。用阴阳来把气一分为二,其中相对偏运动、温煦的属阳气,偏宁静、濡润的属阴气,这是用阴阳来标志同一事物内部的两部分。

阴阳学说实际上是阐释不同事物间的联系机制以及自身运作机制的最朴素的学说,从这个角度讲,用阴阳来标识不同事物,就是为了来说明不同事物间发生密切联系的机制;标识同一事物,则是为了说明事物自身的运作机制。

(二)阴阳之道

用阴阳来阐明事物间或事物自身的作用机制,除了前面我们讲到的最根本的对立制约统一关系,还有阴阳的互根互用、阴阳的消长平衡、阴阳的转化等。关于阴阳用以阐发事物作用机制的这几种关系,我们可以下面的太极图为例进行形象的解读。

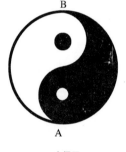

太极图

关于太极图的形象,好多地方都能见得到,但所见图像的绘制却未必正确。左图中白色为亮色,代表的是阳,与之相对的黑色是暗色,代表的是阴,这里颜色之光亮与灰暗就是前面我们所说的区分阴阳时的"关联点"。太极图中阴阳左右各一半,代表的是前面我们反复阐发的阴阳平衡所致的和谐状态,问题是,究竟左侧是白色,还是黑色,右侧是黑色,还是白色,是可以任意搭配吗?

好多人认为是可以任意互换位置的。其实不然,按照中国传统文化来看,左升右降,所以左侧的一半应该是阳,右侧的一半应该是阴。从 A 到 B 的过程正是阳慢慢升腾的过程,从 B 到 A 正是阴慢慢下降的过程。那为什么是左升右降,而不是右升左降呢?

这与中国古人仰观天象、俯察地理的亲身经验密切相关。生活在现代社会,我们在享受高科技现代生活的同时,我们的感官也逐渐被各种电子产品所取代,失去了原本应有的敏锐度和感知力。古人则不然,客观生活条件的束缚却意外地解放了他们的感官,在他们与大自然宇宙时空最为直接的接触中,有限的感官体验与无限的想象相结合,迸发出了许多极其有价值的学说,他们对天文与地理的敏锐感知、深层洞悉和阐发,在极其漫长的历史时期内都一直走在世界最前列。左升右降的论断也正是在这个过程中所感知到的最基本的规律。

人居天地之间,背北面南,其左侧为四方之东,右侧为四方之西,一轮红日每天早晨从东方升起,傍晚从西方落下,这不就是左升右降嘛。你或许会问,为什么非要背北面南,干吗不背南面北呢?大家想想中国最典型的民居就明白了,房子都是背北面南,这样的设计最切合中国的地理环境,这样能接受到最充足的阳光,居住起来最舒服。在农村生活的老百姓就最懂得这个道理了,大家去故宫看看也会豁然开朗,皇帝都是坐北面南。

啰嗦了这么多,无非是强调对阴阳的感知和理解都源于先民最直接的生活经验,阴阳在太极图中之布局与位置也都暗含着最基本的宇宙规律。如果不明白这个规律,就很容易把太极图画错,把阴画成升,把阳画成降,左右颠倒,上下颠倒。

1. 阴阳互根互用

阴阳互根互用是说阴阳任何一方的存在都必须以另一方的存在为前提和基础,太极图中如果缺失了任何一半都称不上是太极图。不光如此,大家看图中白色的阳中有一黑色的代表阴的圆圈,这叫作阳中有阴;黑色的阴中有一白色的代表阳的圆圈,这叫作阴中有阳。正是因为阳中有阴、阴中有阳,同气相求,所以,阴与阳便从根儿上就有一个互相亲近、协调、融合成一个和谐整体的"姻缘",互根互用也就理所当然了。

我们不妨以大自然现象来说明,没有地便无所谓天,没有天也无所谓地,天为阳,地为阴,古人讲"地气上为云""天气下为雨",地气蒸腾向上为云,天上的云彩又降雨于地,这种循环是我们很小就明白的道理。那么,为什么属阴的地气能上升,属阳的天气能下降呢?不是说阳主升、阴主降吗?这里怎么似乎颠倒了?究其原因,就是阳中有阴,同类相求,所以有趋向于阴的内作用力,阴中有阳,有趋向于阳的内作用力。

这又涉及阴阳交感的问题,阴阳互根互用共存于一个整体中,既然是一个整体系统,两者之间就必须存在交流,如果没有交流就谈不上整体。阴阳交流的一个重要方式就是交感,如同前面我们所讲的,天气向下,地气向上,两者和合。这个过程就

对阴阳的感知和理解都源于先民最直接的生活经验,阴阳在太极图中之布局与位置也都暗含着最基本的宇宙规律。

仿佛是男女交合孕育下一代一样,这种和合交感暗藏了生生不息的生机,天地万物得以化育和生长。如果天地隔绝,天地阴阳之气不得交感,云雨不兴,那么万物便没有了生机。

2. 阴阳消长平衡

阴阳消长平衡,是说阴阳彼此都不是完全静止的,而是无时无刻不处在动态消长的盈虚变化之中,但是这种盈虚消长又不是任意的、没有克制的,而是万变不离其宗,一定要保持平衡的合和状态。

从太极图中来看,从 A 至 B 的过程中,阳气在逐渐增大,阴气在逐渐减小,这正如同是四季中由冬至向夏至的转换,也正好比是一天之中由午夜向日中的转换,这个过程叫作阳长阴消。从 B 至 A 的过程中,阴气在逐渐增大,阳气在逐渐减小,这正如同是四季中由夏至向冬至的转换,也正好比是一天之中由日中向午夜的转换,这个过程叫作阴长阳消。

大自然有这样的规律,人体的阴阳也随着四季阴阳和一天阴阳之消长变化而呈现出规律性的变化,所以《黄帝内经》中反复强调与宇宙自然阴阳变化规律相谐对于养生的重要意义,要"法于阴阳","春夏养阳,秋冬养阴",乃至是每个季节的作息规律都有详尽的论述。例如,《素问·四气调神大论》中云:

人体的阴阳也随着四季阴阳和一天阴阳之消长变化而呈现出规律性的变化,所以养生强调要"法于阴阳"。

> 春三月,此谓发陈。天地俱生,万物以荣,夜卧早起,广步于庭,被发缓形,以使志生,生而勿杀,予而勿夺,赏而勿罚,此春气之应,养生之道也;
>
> 夏三月,此谓蕃秀。天地气交,万物华实,夜卧早起,无厌于日,使志勿怒,使华英成秀,使气得泄,若所爱在外,此夏气之应,养长之道也;
>
> 秋三月,此谓容平。天气以急,地气以明,早卧早起,与鸡俱兴,使志安宁,以缓秋刑,收敛神气,使秋气平,无外其志,使肺气清,此秋气之应,养收之道也;
>
> 冬三月,此谓闭藏。水冰地坼,勿扰乎阳,早卧晚起,必待日光,使志若伏若匿,若有私意,若已有得,去寒就温,无泄皮肤,使气亟夺,此冬气之应,养藏之

道也。①

春夏秋冬,四季分明,阴阳之气消长变化,天之阳气春生、夏长、秋收、冬藏,人之起卧、性情等也要与之相合。春季阳气萌生,发育万物,养生宜夜卧早起以发初生之阳气,披散头发,宽缓衣带,松散漫步,和缓以应春气,以布发生之阳气;夏季阳气极旺,万物茂盛,起卧与春季相同,人与天地之阳气俱盛,所以不宜潜藏;秋季阴长阳消,早卧避初寒之气以养阳,早起与鸡鸣同时,但比春夏稍迟,说明在顺天养阳的同时也开始爱护逐渐消退之阳气;冬季阳气最弱,万物闭藏,早卧晚起,必待日光,便是与天地闭藏之性相协调,以固护人体之阳气。

生理状况如此,一旦生病,疾病的发展变化也与自然界之阴阳变化密切相关,随四季或一日不同时段之差异而呈现出或轻或重的变化,好多疾病的发病也呈现出一定的季节倾向,所以,在制定治疗疾病的具体方案时也需要密切关注自然界阴阳消长变化对人体和疾病的影响,这也是传统中医学辨治疾病的重要特色和优势。直至今日在中医院临床书写病历时,还要注明节气。至于是否真正做到了考虑自然与疾病之间的密切关联性,还是流于形式,那就另当别论了。但是,若想成为一名地道的中医,就必须要关心这些问题,对于运气学说,也就是气候与疾病等相关问题等,要有所涉猎和研究。

在制定治疗疾病的具体方案时也需要密切关注自然界阴阳消长变化对人体和疾病的影响,这也是传统中医学辨治疾病的重要特色和优势。

3. 阴阳转化

阴阳的相互转化,即阴转化为阳,阳转化为阴,说的正是物极必反的道理。如果说前面所讲的阴阳消长是一种未曾引起质的改变的、渐进的变化的话,是一种量变的话,那么阴阳的相互转化则是一种质的改变,往往是在前者基础上发生的一种迅速改变,由量变到质变。

从太极图上来看,A、B 两个点正是量变到了极点要发生质变转换的点,A 是阴盛到极致而转化为阳,B 是阳盛到极致而转化为阴。还是以四季为例,A 所代表的恰如冬至,B 所代表的恰如夏至。冬至时阴虽最盛,但是阴盛转阳,已经孕育了阳气的萌芽了。小时候听有生活经验的老人们会说"冬至一阳生",讲的

---

① 山东中医学院,河北医学院校释.黄帝内经素问校释.北京:人民卫生出版社,1982.15-20.

是将竹子剖开取里面那一层非常薄的白膜，烧成灰，当然是非常非常的轻了，在冬至凌晨时会慢慢浮起来的，真假我没有试过，也不知道现在住在不接地气的高楼里，在环境破坏如此猛烈、季节转换不甚明显的今天，是否还能发现到大自然的这一奇妙现象，但是至少说明了冬至这一天阳气开始慢慢产生，自然界万物也随阳气之生发而复苏。在我小时候，父亲经常会对我说，过了这一天，天就一点点"变长"了，"变长"的意思不是说一天超过24小时了，而是说天黑的时间就越来越晚了，白天变长了，这也是阳气逐渐增强的缘故，在北方，冬至这一天要吃热腾腾的饺子，这个习俗的由来或许是想借此而养人体渐长之阳气吧。与冬至相对，夏至这一天，阳虽极盛，但要转阴了，在北方，夏至这一天要吃凉面，这种习俗的由来或许是与顺应自然以养人身阴气有关吧。

关于阴阳的消长平衡以及阴阳的转化，我们还可以通过另外一种形象的方式来解读一下。接着从太极图说起，古人讲太极生两仪，两仪生四象，四象生八卦。宋代理学家周敦颐又讲"无极而太极"，这并不是说从无极又生出太极，而是无极与太极为一体，无极为未分之太极，太极乃已分之无极。中国传统文化思想的思辨性是很强的，没有先后、始终、具体物象的概念才能作为宇宙之本原，但为了用语言来表述这个本原衍生他物的过程，又不得不用先后等词汇来表达，所以老子才会说"道可道，非常道"，宇宙本原之"道"用语言无法言说，但又不得不用语言来表述。中国传统文化中类似的概念和表述很多，值得大家用心体会，不可太钻牛角尖了。

这是题外话，接着再往下说。太极动而生阳，动极而静，静而生阴，静极复动，一动一静，互为其根，这其中便蕴含了前面我们讲过的阴阳互根互用、阴阳消长、阴阳转化。太极分阴分阳，这便是两仪。阴阳又可再分，阴根据阴之多少，又可分为太阴、少阴，阳根据阳之多少，又可分为太阳、少阳，这就是四象，阴阳的再分使诠释事物时更有层次。四象又生成八卦，关于八卦如何画，宋代朱熹在其《八卦取象歌》中曾作了很形象的比拟，"乾

太极生两仪，两仪生四象，四象生八卦

三连,坤六断,震仰盂,艮覆碗,离中虚,坎中满,兑上缺,巽下断"[1],乾卦由三根直线组成,直线叫作"阳爻",代表的是阳,坤卦由三条中间断裂的直线组成,每一条断裂的直线叫作"阴爻",代表的是阴,其他几卦由阳爻和阴爻共同组成。

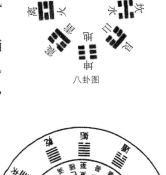

八卦图

八卦两两组合又可生成六十四卦。六十四卦中又有十二消息卦。所谓"消",是指阳气之渐消;所谓"息",是指阴气之渐息。从图中我们可以很明显地看到,这十二个卦中,从姤卦到坤卦,阴爻的个数在逐渐增加,阳爻在逐渐减少以至全无,故称为"消卦"。与这六个卦相对应,从复卦到乾卦这六个卦,阳爻的个数在逐渐增加,阴爻的个数在逐渐减少,故称为"息卦"。十二消息卦还可以与十二月相配,配以地支,分别为:复主十一月(子),临主十二月(丑),泰主正月(寅),大壮主二月(卯),夬主三月(辰),干主四月(巳),姤主五月(午),遁主六月(未),否主七月(申),观主八月(酉),剥主九月(戌),坤主十月(亥)。与四季相配,泰、大壮、夬配春,乾、姤、遁配夏,否、观、剥配秋,坤、复、临配冬。另外还可与二十四节气相配,如图中所示。从图中阴阳与阳爻的变化,我们可以很明显感受到阴阳之间的消长。另外,姤卦代表夏至,为一阴生,从全为阳爻的乾卦到姤卦,正是阳盛转阴的最好展现;复卦代表冬至,为一阳生,从全为阴爻的坤卦到复卦,正是阴盛转阳的最好展现。

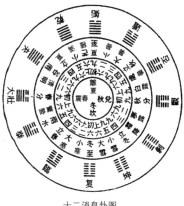

十二消息卦图

二 阴阳之常

阴阳并不是中医学的独创和发明,而是借鉴了传统文化中的阴阳学说,可以说,阴阳几乎渗透在传统文化的方方面面中,体现在中国人生活的许多细节之中。中国是个农业大国,对阴阳四时节气规律的把握,直接关系到农业收成,是与"民以食为天"密切相关的大事,所以,普通老百姓也许讲不出高深的理论来,但是日常耕作都能做到不违农时,这自然得益于农民代代相传的对四时阴阳的把握,而且他们朴素的语言中也常常蕴含了

---

[1] 宋·朱熹.周易本义.北京:中国书店,1994.5.

对阴阳的体会，上文我们曾经以冬至、夏至为例进行了说明，这里不再重复了。

除了这种朴素的感知，阴阳互制而又终归和合的关系也逐渐升华为一种理念渗透进中国人的生活逻辑之中。比如，清代王永彬在其《围炉夜话》中讲了这样一段话，"莲朝开而暮合，至不能合，则将落矣，富贵而无收敛意者，尚其鉴之。草春荣而冬枯，至于极枯，则又生矣，困穷而有振兴志者，亦如是也。"[①]阴阳开合，张弛有道，自然之理如此，人生亦是如此。读来让人回味无穷。可以说，如果不懂阴阳，不懂这极抽象却又极实在的学说，便不能理解中国传统文化的精华所在。

中医学理法方药体系的每个细节都渗透着阴阳，无论是说明人体的生理结构与功能，还是阐发人体的病理变化，无论是制定宏观的辨治原则，还是阐发具体的方药配伍，都能见到阴阳学说的身影。可以说，在中医学中阴阳无处不在。在接下来的讲述中，我们便围绕这些核心问题，通过"阴阳之常"与"阴阳之变"来说明中医学对传统文化阴阳学说的应用和发展。

这里所谓的"阴阳之常"，即中医学应用阴阳学说来说明人体的正常变化。我主要讲述中医学如何应用阴阳学说来说明人体的结构、功能以及体质等。

（一）阴阳与人身结构

通过阴阳的概念我们已经了解无论是两个事物还是一个事物内部的两部分，都可以用阴阳来说明它们的属性。对于人体的大致结构，无非是上下、前后、左右、内外等，都可以用阴阳来标识它们的对立统一属性。而且，用阴阳来说明彼此的属性也很简单，上为阳、下为阴、前为阴、后为阳，左为阳、右为阴，内为阴、外为阳。但需要进一步深究的问题是，中医学为何要用阴阳来如此分析人体的结构，这种看起来不免有些简陋和粗疏的分类有何意义，西医学没用如此分析照样能治病，中医学是否可以废除阴阳对人体结构的大致分析呢？就我个人的理解而言，阴阳对人体上下、前后、左右、内外的说明，究其目的来看，可以分

> 阴阳开合，张弛有道，自然之理如此，人生亦是如此。

> 中医学理法方药体系的每个细节都渗透着阴阳。

---

① 清·王永彬著. 围炉夜话. 太原：山西古籍出版社,2001.73.

为浅与深两个层次。

就浅层次而言，中医学借用阴阳学说是为了比较粗线条地说明人体的大致结构属性。比方说，以脐为分界，其上为阳、其下为阴；就胸腹与背而言前后，背为阳、胸腹为阴。这种大致的分类表面上觉得似乎意义不大，但是会对临床治疗原则的制定和方药的选择大有用处。例如，《素问·阴阳应象大论》中讲："其高者，因而越之。其下者，引而竭之。"①治疗时讲究"同气相求"，对于头面部疾病，我们就可以选择一些叶、花等性质偏于上浮的药物，对于人体下部的疾病，我们就可以选择一些根茎、果实等性质偏于下沉的药物。

就深层次而言，上下、前后、左右、内外阴阳属性的界定是为了方便于阐释更为深层的脏腑系统和经络系统的阴阳属性。

就脏腑而言，脏腑居于胸腹腔之内，若与外在形体官窍相比，自然是属于阴，后者则为阳，但是这种内外阴阳的粗略比较还不足以阐发脏腑各自的位置特点与功能属性，所以要依据新的标准将阴阳进行再分。

脏与腑，脏为实质性器官，其主要功能为贮藏精气而不能无故外泄于外，以免精气流失而导致身体虚羸；腑为中空性器官，其功能以通为要，"六腑以通为用"，这比较好理解。以胃肠为例，《伤寒论》中讲"阳明之为病，胃家实是也"②，"胃家"所指代的并不仅仅是胃，还包括小肠、大肠等，可想而知，如果胃肠不能通畅了，不能正常通降了，那么胃肠消化饮食物之后的糟粕便不能正常完全排出于体外，从而会导致便秘、口臭等各种病证的产生。2008年前后我还在上博士时，曾经在济南的一所职业学院为护理系的学生讲中医课，有一次班里一女生的一个男朋友找我看病，从该学校的黄台校区坐几个小时的公交车来我讲课的郭店校区，说是头痛几年了，轻时昏沉，重时疼痛，曾在老家的县医院看过，查体无事，家人遂以为他是偷懒装病不想学习，可他确实难受，更觉得委屈。因为中午没事，我便和他聊了很久，生活起居、饮食习惯一一问及，后来才知道他有很严重的便秘，胃肠不得通畅，浊气不能下降，自然会逆而上行，这好比是下水道，

上下、前后、左右、内外阴阳属性的界定可用于阐释更为深层的脏腑系统和经络系统的阴阳属性。

① 山东中医学院，河北医学院校释.黄帝内经素问校释.北京：人民卫生出版社，1982.94.
② 中医研究院编.伤寒论语译.北京：人民卫生出版社，1959.116.

如果堵塞了就会上逆，浊气上泛头面清窍，自然会导致头面昏沉，甚则疼痛。考虑到这种情况，我没有给他开通常意义上治疗头痛的药，而是给他开了通降胃肠的方药，泻胃肠郁火，兼以增补阴津，佐以行气之药，以标本兼顾。告诉他要放松心情，合理饮食。后来慢慢就忘记了这件事，直到几个月后的春节，接到一个陌生电话说："老师，谢谢您当时没有觉得我是在装病，和我聊那么多，吃了一个月的药，头痛好多了，已经基本没感觉了。"讲这么多，无非是想说明就脏腑各自的功能特点而言，脏以内藏为要，腑以外泄为顺，两者相比较，内藏为阴，外泄为阳，所以，脏为阴，腑为阳。

脏以内藏为要，腑以外泄为顺，脏为阴，腑为阳。

脏也可以根据上下、左右等阴阳划分标准进行再分。

不单如此，脏也可以根据上下、左右等阴阳划分标准进行再分。例如，《素问·金匮真言论》中讲："故背为阳，阳中之阳，心也。背为阳，阳中之阴，肺也。腹为阴，阴中之阴，肾也。腹为阴，阴中之阳，肝也。腹为阴，阴中之至阴，脾也。"[①]心、肺、肾、肝、脾五脏与腑相对而言皆属阴，但是五者的相对位置与功能特点有所不同，所以阴阳有别。心肺与肾肝脾相比，前两者位置较高、属阳，后三者位置较低、属阴。心在五行属火，火性炎上以明，其功能以明净为要，肺在五行属金，金性沉降，其功能以清肃为要，故心肺虽同属阳，但就功能而言，心为阳中之阳，肺为阳中之阴。肾在五行属水，水性趋下，肝在五行属木，木性升发条达，所以肾与肝虽同属阴，但就功能而言，肾为阴中之阴，肝为阴中之阳。

这里需要顺便谈一下阴阳与五行的问题，就传统文化中阴阳学说与五行学说发展的轨迹来看，两者经历了由各自相对独立的发展到相互融合的历程。两者的融合，使阴阳的再分更加具备可行性和拥有合理性，使五行的作用机制更加细化。以《黄帝内经》为代表，中医学所应用的主体，正是阴阳与五行融合后所形成的更为成熟和灵活的阴阳五行学说。也正是借助于此，五脏可以依据大致位置厘分阴阳后，再根据五行之属性与功能特点，将阴阳进行再分。明白了这个道理，我们就很容易理解上面所引《黄帝内经》文中为何将脾定为至阴了，因为，将阴阳进行再分，即阴再分为阴阳，阳再分为阴阳，如此只能与四个脏相对

---

① 山东中医学院，河北医学院校释.黄帝内经素问校释.北京：人民卫生出版社，1982.55.

应,五脏有五,尚有一脏无法对应,脾在五行属土,土性厚德载物,能化生万物,恰如母体,亦如道家老庄所言之道,属阴无疑,阴上加阴,定义为至阴。

就经络而言,上下、前后等对阴阳属性的厘分,也是为了更进一步说明经络的循行与大致位置。需要首先强调的是,经络并非是我们从图谱中所看到的一条条在体表的线条,这些线条无非是为了便于直观地显示经气的流行走向而不得已为之,因为经络至今为止还很难从解剖层面上来理解和显现。手足三阴经与三阳经,手三阴经从胸走手,手三阳经从手走头,足三阳经从头走足,足三阴经从足走胸腹,三阴经是循行于胸腹与手足内侧,因为这些位置属阴,三阳经是循行于头面与手足外侧,因为这些位置属阳。

借三阴三阳,顺便说一下传统文化与中医学的关系问题。其实中医学对传统文化不单是借鉴,而是有所发展的,从三阴三阳我们可以很明显地看到这一点。传统文化对阴阳的厘分是二分法,即分为太阴、少阴、太阳、少阳,用这种二分法来说明四季或一日阴阳之消息变化没有任何问题,但是来说明人体的五脏、经脉、疾病发展变化等问题时却显得不足,因此中医学采用了阴阳三分法,将阳厘分为阳明、少阳、太阳,将阴厘分为太阴、厥阴、少阴,这些都是对传统文化阴阳学说的丰富。

> 传统文化对阴阳的厘分是二分法,而中医学采用了阴阳三分法,将阳厘分为阳明、少阳、太阳,将阴厘分为太阴、厥阴、少阴,这些都是对传统文化阴阳学说的丰富。

那么中医学为什么会对阴阳进行三分呢? 说白了也简单,穷则思变,当阴阳二分法不足以用来说明人体更为复杂的生理变化时自然会有所改变。后续章节在谈论中医学的身体观时,还会详细讲到人体的五脏系统以及十二经脉系统。十二经脉,手足分别有六经,中医学用“手某阴(阳)经”和“足某阴(阳)经”来称谓,很明显这是阴阳学说、脏腑学说相结合的产物。因为我们在1973年出土的马王堆汉墓古医籍《足臂十一脉灸经》和《阴阳十一脉灸经》中还看不到这种整齐、规律和系统的配属关系。十二经脉为手足各六脉,若用阴阳二分法,充其量只能说明其中的手足各四脉,还剩手足各二脉无法用阴阳来标识。阴阳三分法则可以解决这种矛盾,十二经脉可以分别与阴阳相配属,手太阴肺经,手厥阴心包经,手少阴心经,手阳明大肠经,手少阳三焦经,手太阳小肠经,足太阴脾经,足厥阴肝经,足少阴肾经,足阳明胃经,足少阳胆经,足太阳膀胱经。但阴阳三分法用来标识十二经脉时也会存在局限,即三阴三阳为六,而五脏有五,为了弥补这种不足,所以才会在五脏心肝脾肺肾之外又加上"心包",这样便与六相对应了,六腑为小肠、胆、胃、大肠、膀胱、三焦共六,六六相加为十二,这样便可以用来标识十二经脉了。

这里我们还可以同时发现另外一个问题,中医学以五脏为中心把与之相关联的腑、形体官窍、情志等归属到一起,把身体的结构与功能划分为五个大的系统。在五大系统中,五脏肝心脾肺肾,与之相对应的五腑分别为胆、小肠、胃、大肠、膀胱。那么为何要多出一个腑而成为六腑呢?或者说为什么五脏不多一个而成为六脏,以与六腑相对应呢?

我个人感觉原因大致如下:经典中医学理论体系的形成是不同理论学说不断融合的结果。在《黄帝内经》中我们可以很明显地看到,对于同一个问题往往存在不同的理解和阐发,对于脏腑的界定也是存在不同观点的。当分属于不同派系的学说集中在一起试图融通为一个理论体系时,难免会存在局部的"不和谐"。换言之,不同的学说可以用来解释某个问题的某个局部,但当用其解释另外一个局部时,可能会存在一些缺憾。所以,当我们试图解读中医经典理论时必须明白它形成的这种背景和特点,不能因为它的局限性而否定它对认识事物局部的贡献所在。如此我们便也很容易明白,五脏之所以为五而非六,是为了与五行学说的结合,试图通过五行学说把人体的生理结构与功能厘分为五大系统,并通过五行来解释人体五大系统之间的动态平衡。六腑之所以在五腑的基础上又加上一腑,其最终目的无非是为了与三阴三阳相结合,以与十二经脉系统相协调。古人不是不知道这些理论之间的矛盾之处,而且也试图加以弥补,所以当五脏用以和十二经脉相结合时,便把五行暂放在一旁,而加上"心包",成为六脏,以与手三阴经和足三阴经相结合。当六腑要与五脏相结合以融入五行系统之时,六腑就要摆脱阴阳三分法的局限,而去掉一腑"三焦"与五脏相对应。有意思的是,五脏成为六脏时所加的"心包",与六腑成为五腑时所减去的"三焦",与其余的五脏、五腑相比都显得相对抽象,不是很好理解,历代医家对它们的认识也多有不同,或谓其有名而无形,或谓其无一定

六腑之所以在五腑的基础上又加上一腑,其最终目的无非是为了与三阴三阳相结合,以与十二经脉系统相协调。

之形,成为脏腑学说中的难点。

(二) 阴阳与人身功能

为了说明人体复杂的生理变化,中医学借鉴了传统文化中的阴阳学说、五行学说、精气学说等思想。阴阳学说要在说明人体生理变化的动态平衡,五行学说要在说明人体生理变化之间的促进与制约,精气学说要在说明人体生理变化的动力所在。

以第五版《中医基础理论》教材为代表,在讲述用阴阳说明人体的生理功能时,讲道:"如以功能与物质相对而言,则功能属阳,物质属于阴,物质与功能之间的关系,就是这种对立统一关系的体现。人体的生理活动是以物质为基础的,没有物质的运动就无以产生生理功能。而生理活动的结果,又不断促进着物质的新陈代谢。人体功能与物质的关系,也就是阴阳相互依存,相互消长的关系。如果阴阳不能相互为用而分离,人的生命也就终止了。"①前面我曾经讲过,两个事物若用阴阳来区分标识,那么它们之间必须存在一个可以相互关联、相互比较的点,物质与功能之间并不像水火、上下等一样存在这样一个可以关联对比的点,所以是不能用阴阳来区分的。而且,我们还讲过阴阳既可以用来区分两个事物,也可以用来表示一个事物内部的两部分,所以,单就人体的生理功能而言,是完全可以根据其所表现在外的变化而分为阴阳的。

在古人眼中,人生于天地之间,与天地自然之规律相谐,日有东升西落,月有阴晴圆缺,那么人的生理活动自然也呈现出类似的节律性变化,这种节律中的高低变化、盛衰变化、虚实变化等等具有对比性的变化都可以用阴阳来标识和区分。独阳不生,孤阴不长,人的生理功能的外在展现也不能只有兴奋或只有抑制,人的情志也不能只有喜或只有悲,只有两者的对立统一所达到的和谐状态才是最正常的。

从这个角度讲,用阴阳来说明人体的复杂生理功能时,首先最基本的、最容易观察到的一点便是,生理功能正常协调时所表现于外的生理迹象会呈现出阴阳的变化特征。这种生命的外在

人生于天地之间,与天地自然之规律相谐,人的生理活动自然也呈现出类似的节律性变化,这种节律中的高低变化、盛衰变化、虚实变化等等具有对比性的变化都可以用阴阳来标识和区分。

---

① 印会河主编.中医基础理论.上海:上海科学技术出版社,1984.15.

展现是多方面的,例如,随季节四时变化而呈现出的寒热感,随一日昼夜变化而呈现出的作息规律,随生活世事变化而呈现出的情志变化,等等,如果皆能如阴阳一样呈现出对立统一、消长盛衰等正常的变化,那么由外揣内,人体的内在生理系统便是正常运作的,反之,内在运作便存在障碍,各种病证也随之产生了。

中医四诊望、闻、问、切,把望诊放到第一位,而且又有"察色按脉,先别阴阳"之说,就是说望诊望色时应该首先从宏观上用阴阳来判定面色之正常与否,从而进一步推断人体内部生理功能是否协调正常。关于面色,这实际上也是人体生理变化的一种极为明显的外在展现,面色之浮沉、清浊、微甚、散抟、泽夭等都可以用阴阳来区分和标识。例如,以浮沉为例,浮为阳、沉为阴,面色太浮或太沉,独阳或独阴,彼此之间没有对立统一而形成的阴阳平衡合和状态,就不是正常的现象。《素问·五藏生成篇》中讲:"色见青如草兹者死,黄如枳实者死,黑如炲者死,赤如衃血者死,白如枯骨者死,此五色之见死也。青如翠羽者生,赤如鸡冠者生,黄如蟹腹者生,白如豕膏者生,黑如乌羽者生,此五色之见生也。生于心,如以缟裹朱;生于肺,如以缟裹红;生于肝,如以缟裹绀;生于脾,如以缟裹栝楼实;生于肾,如以缟裹紫。此五脏所生之外荣也。"[1]大家看这里所讲的正常颜色,缟裹朱、缟裹红、缟裹绀、缟裹栝楼实、缟裹紫,用薄薄的一层绢裹在其他颜色上面,为的就是呈现出不浮不沉的状态。

相比于观察外在生命状态,对内在生理功能的阐发就需要更加深入和细化的学说来完成,中西医学皆然,只不过是用不同的理论和方法来解释罢了。在中医学理论体系中,气是构成人体和维持人体生命活动的重要物质之一,人体内的各种变化都有赖于气的推动,换言之,各种生理功能都是依靠气的作用和变化才呈现出来的。

好多人或许会问:这些生理功能不是依靠脏腑而实现的吗?怎么会是气?这里我们不妨进一步追问,脏腑功能是如何实现的?举个不是很恰当的例子,同样的泥土可以塑造出不同的器具来,不同的器具会有不同的作用,脏腑同为血肉,但是不同的

"察色按脉,先别阴阳",首先从宏观上用阴阳来判定面色之正常与否,从而进一步推断人体内部生理功能是否协调正常。

---

① 山东中医学院,河北医学院校释.黄帝内经素问校释.北京:人民卫生出版社,1982.152.

形态也使它们呈现出不同的功能。当然了,事实远非如此简单,形态也不是功能的唯一决定因素。人身之气分布在不同的脏腑成为不同的脏腑之气,恰如是同样泥土塑造出的不同器具中同样布满了空气,但是不同形态与空气之间的互动使这个器具有了不同的作用,人身脏腑功能的实现也大抵如此。

　　气不但可以与血放在一起来区分阴阳,气属阳,血属阴。而且,可以把气本身厘分为属阳属阴的两部分,如此一来,气的功能就完全可以用阴阳来说明了。比方说,人体内气的升降要保持平衡,阳升阴降,只有阳气与阴气对立统一方能达到阴阳平衡的和谐状态。再如,气的各种变化称为气化,推动与抑制、温煦与凉润等等,都需要保持阴阳平衡。

　　就脏腑之气而言,每一脏腑之气也可分为阴阳两部分,通过阳气与阴气的协调作用来说明脏腑功能是如何实现的,例如,肺主气,肺气有宣发与肃降两种运动形式,一宣一降,一阳一阴,阴阳协调方能对全身之气的运行以及津液的正常代谢起到正常的调节作用。同时,不同脏腑之气间的互动作用也可以用阴阳来说明。例如,人体脏腑中有几个很重要的"矛盾"关系,心居于上,肾居于下,心与肾仿佛自然界之天与地,如前面所讲,天地阴阳之气要相互交感和合才能达到最好的状态,人身小宇宙,心与肾也要如此方能维持正常的生命活动。心在五行属火为阳,肾在五行属水为阴,心气下降,肾气上升,阴阳之气交感,心肾相交,则人身功能正常。一旦心气不下降,肾气不上升,心肾失交,则容易导致各种病症的出现。记得我之前在驾校学车的时候,一起学车的一位学员说是失眠,伴有易上火、口舌生疮、腰痛尿频等表现,这种失眠的形成便是因为心肾失交。肾水不能上济则心火炎盛,火胜则躁动不安而不眠;心火不能下降,则肾水太寒,肾气不能固摄由前阴排出之小便,所以会尿频;腰为肾之府,肾水寒凉则腰府不得温养,从而会出现腰痛等症状。我给他开的张仲景《金匮要略》中的黄连阿胶汤合交泰丸加减,效果还算不错。

　　除了心与肾,脾与胃之间的矛盾关系也至关重要,脾气以升为顺,胃气以降为顺,一升一降,一阳一阴,阴阳协调方能维持整个中焦之气的正常运行。调理脾胃病很重要的一方面就是对脾

人体内气的升降要保持平衡;气的各种变化,如推动与抑制、温煦与凉润等等,都需要保持阴阳平衡。

胃之气这种矛盾关系的调整，以《伤寒论》中的半夏泻心汤为代表，用药讲究辛开苦降、升降相因、寒热并用等原则。从一定程度上讲，不懂得掌握阴阳之间的矛盾辩证关系而处以方药，就很难发挥中医学在治疗脾胃病方面的优势。这里需要提醒大家注意的是，说脾气以升为宜、胃气以降为宜，这是把脾气、胃气放在一起进行阴阳属性比较时的相对而言，不是说脾气只有升，胃气只有降，当把脾气或胃气作为单独的一个事物时，它本身自然可以厘分阴阳，自然都有升降。也正是因为这个原因，我们在临床上调理气机时，往往会佐用少量起相反作用的药物，为的就是利用矛盾。

还需要强调的一个问题是，我们谈论脏腑之气的阴阳时，心气、肺气、肾气之阴阳都有所提及，但是肝气往往多言肝之阴气，而少言肝之阳气，脾气多言脾之阳气，而少言脾之阴气。这并非是说肝独阴而无阳和脾独阳而无阴，而仅仅是就其功能而言，肝之阴气和脾之阳气所起到的生理功用更为突出，在临床上更易引起医生的关注和调摄。

其实，这样说也不尽然，历代已经有不少医家在谈论肝阳气虚和脾阴气虚的临床表现和证治规律了。以脾阴气虚为例，明代医家王纶在其《明医杂著》中提到了临床辨治缺乏脾阴的害处，其云："近世论治脾胃者，不分阴阳气血……所用之药，又皆辛温燥热、助火消阴之剂，遂致胃火益旺，脾阴愈伤"①。明代医家缪希雍在其《先醒斋医学广笔记》中指出"世人徒知香燥温补为脾虚之法，不知甘寒滋润益阴有益于脾也"②，他善用"甘寒滋润养阴"之法来治疗脾阴气虚之证，临证以石斛、木瓜、牛膝、白芍药、酸枣仁等酸甘柔润药为主，同时佐以枸杞、生地黄等甘寒益阴之药。明代医家周慎斋《慎斋遗书》中治疗脾阴气虚，用"四君加山药引入脾经，兼补脾阴，再随所兼之症而用之，候脾之气旺，旺则土能生金，金能生水，水升而火降矣。"③明代医家胡慎柔倡导甘淡实脾法，其云："须用四君加黄芪、山药、莲子肉、白芍、五味子、麦冬，煎去头煎不用，只服第二煎、第三煎，此为养脾阴

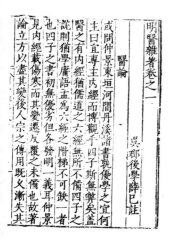

《明医杂著》书影

《明医杂著》为明代医家王纶所著，后经薛己注释并附刊于《薛氏医案》中。王纶提出临证用药当"外感法仲景，内伤法东垣，热病用河间，杂病用丹溪"，力求融通诸家之说，但其用药实则更为推崇朱丹溪。书中对脾阴的论述，可补今日教材之缺。

① 明·王纶著，薛己注，王新华点校.明医杂著.南京：江苏科学技术出版社，1985.31.
② 明·缪希雍撰，王新华点注.先醒斋医学广笔记.南京：江苏科学技术出版社，1983.113.
③ 明·周子千著，孟景春点注.慎斋遗书.南京：江苏科学技术出版社，1987.119.

秘法也。"①四君,即中医名方四君子汤,由人参、白术、茯苓和甘草组成,是补益脾气的代表方剂。可以在此方的基础上,加上山药等中药来补益脾之阴气。服药时不用第一遍煎的药,而用第二遍或第三遍煎的药,为的也是取药之甘淡者,这样易于补脾之阴气。

综合以上所论,无论是外在的生命活动还是内在的生理变化,中医学都用阴阳的对立统一关系、消长变化等来说明这些功能活动之间的作用机制以及和谐状态。阴阳二分法看起来虽然简单,但是它对不同事物或同一事物中矛盾双方的论述,使医家可以从宏观上提纲挈领把握住身体的状态,为临证治疗原则的确立和方药的选用提供了重要的指导。

> 阴阳二分法看起来虽然简单,但是它对不同事物或同一事物中矛盾双方的论述,使医家可以从宏观上提纲挈领把握住身体的状态,为临证治疗原则的确立和方药的选用提供了重要的指导。

（三）阴阳与体质

除了上述用阴阳来说明人体结构和功能,中医学还应用阴阳来说明人的体质。体质是由先天因素和后天因素共同决定的,先天因素也就是大家常说的遗传性因素,是指禀受于父母的,比如说子女的高矮胖瘦往往和自己的父母很相似;后天因素就是日常生活中的各种因素,包括饮食、起居等等,比如北方之人往往比南方之人要腠理致密,南方之人往往比北方之人体内多湿。由这些先后天因素共同作用,决定了一个人在生理结构和功能方面呈现出一定的个体特征。这种个体特征也决定了其生病可能会呈现出某种倾向性,比如,瘦人多火,感受邪气之后就容易化火;胖人多痰,很容易风痰内动而形成中风等病证。

"体质"一词是现代才有的,与古人所讲的禀赋、"质"等内涵很相似,早在《黄帝内经》中便已有系统论述,例如,《灵枢·通天》中云:

> 黄帝问于少师曰:余尝闻人有阴阳,何谓阴人?何谓阳人?……少师曰:盖有太阴之人,少阴之人,太阳之人,少阳之人,阴阳和平之人。凡五人者,其态不同,其筋骨气血各不等。黄帝曰:其不等者,可得闻乎?少师曰:太阴之人,贪而不仁,下齐湛湛,好内而恶出,心抑而不发,不务于时,动而后之,此太阴之人也。少阴

---

① 明·胡慎柔著.慎柔五书.北京:人民卫生出版社,2006.34-35.

之人,小贪而贼心,见人有亡,常若有得,好伤好害,见人有荣,乃反愠怒,心疾而无恩,此少阴之人也。太阳之人,居处于于,好言大事,无能而虚说,志发于四野,举措不顾是非,为事如常自用,事虽败,而常无悔,此太阳之人也。少阳之人,諟谛好自贵,有小小官,则高自宣,好为外交,而不内附,此少阳之人也。阴阳和平之人,居处安静,无为惧惧,无为欣欣,婉然从物,或与不争,与时变化,尊则谦谦,谭而不治,是谓至治①。

《黄帝内经》中大部分的论述是以黄帝和岐伯的问答而形成的,除岐伯之外,还有其他人物,或许代表了当时不同的医学流派,这里与黄帝探讨问题的是少师。少师依据个体所表现于外的性情特点,把人分为太阴之人、少阴之人、太阳之人、阴阳和平之人。这段表述中提到"凡五人者,其态不同,其筋骨气血各不等",说明不同体质的人从外在形态到内在的脏腑气血皆有所不同。同时,这段表述对五种体质类型之人的描述偏于性情,其所论"阴"类似于阴险,所论"阳"类似于张扬,这与先秦两汉时期传统文化以阴阳来论述人性善恶的作法有点相似。但是,中医学又与此有所不同,没有刻意突出阴或阳的一方而论其优劣,而是认为偏阴偏阳皆非完善,阴阳平和才是最好的状态。这也说明了,中医学在吸纳传统文化思想时,并非完全是"拿来主义",而是充分考虑到了医学本身的特殊性,对传统文化思想有所扬弃。综合《灵枢》中的这段表述,我们很容易明白,体质是关乎形与神双方面的,不能简单拘泥于形质而言体质,对体质中精神因素的调节和关注也应是我们今后需要关注的重点之一。

用阴阳来言说和分类人的体质,这并非是多么象牙塔式的学问,而是非常鲜活地呈现在老百姓的日常生活之中。比如,有的人容易怕冷,穿衣服总是比别人多一些,不敢吃凉东西,冬天容易手脚冰凉等,老百姓都说这样的人是阴性体质,或曰寒性体质。在我老家山东潍坊临朐,全羊汤很有名,老人家都会建议这样的人多吃点羊肉,吃点温热的东西补补,还有用老母鸡炖汤补

"凡五人者,其态不同,其筋骨气血各不等",说明不同体质的人从外在形态到内在的脏腑气血皆有所不同。

体质是关乎形与神双方面的,不能简单拘泥于形质而言体质。

① 河北医学院校释.灵枢经校释(下册).北京:人民卫生出版社,1982.286-290.

养的习惯。张仲景的《金匮要略》中便有当归生姜羊肉汤一方用治产后病，产后多虚多寒，当归能补血虚，羊肉和生姜能温补阳气以驱寒，现在好多人将其作为一首冬季食补的方子，特别适合于虚寒性体质的人服用。有的人比较怕热，喜欢冷饮，容易上火等，特别是容易心火亢盛和肝火上炎，常见失眠多梦、舌尖发红甚至口舌生疮、头痛目赤等表现，老百姓说他是阳性体质，或言热性体质，在我老家好多人都有采野菊花、槐米作茶饮的习惯。老百姓的表述未必很规范，调养方法也未必一定完全合理，但是对以阴阳来区分体质都有着朴素而合理的认识。

老百姓对以阴阳来区分体质都有着朴素而合理的认识。

　　在不少经典的文学作品中也经常见到类似的表述，以《红楼梦》为例，第七回"送宫花贾琏戏熙凤　宴宁府宝玉会秦钟"中记载了如下有意思的一段故事：

　　　　周瑞家的轻轻掀帘进去，见王夫人正和薛姨妈长篇大套的说些家务人情话。周瑞家的不敢惊动，遂进里间来。只见薛宝钗家常打扮，头上只挽着纂儿，坐在炕里边，伏在小炕桌上同丫鬟莺儿正描花样子呢。见他进来，宝钗才放下笔，转过身来，满面堆笑让："周姐姐坐。"周瑞家的也忙赔笑问"姑娘好？"一面炕沿上坐了，因说："这有两三天也没见姑娘到那边逛逛去，只怕是你宝兄弟冲撞了你不成？"宝钗笑道："那里的话。只因我那种病又发了，所以这两天没出屋子。"周瑞家的道："正是呢！姑娘到底有什么病根儿，也该趁早儿请个大夫来，好生开个方子，认真吃几剂，一势儿除了根才是。小小的年纪倒作下个病根儿，也不是顽的。"宝钗听了便笑道："再不要提吃药。为这病请大夫吃药，也不知白花了多少银子钱呢。凭你什么名医仙药，从不见一点儿效。后来还亏了一个秃头和尚，说专治无名之症，因请他看了。他说我这是从胎里带来的一股热毒，幸而先天壮，还不相干；若吃寻常药，是不中用的。他就说了一个海上方，又给了一包药末子作引子，异香异气的，不知是那里弄来的。他说发了时吃一丸就好。倒也奇怪，吃他的药倒效验些。"周瑞家的因问道："不知是个什么海上方儿？姑娘说了，我们也记着,说与人知道,倘遇见这样病,也是行好的事。"宝钗见问,乃笑道:"不用这方儿还好,若用了这方儿,真真把人琐碎死。东西药料一概都有限,只难得'可巧'二字:要春天开的白牡丹花蕊十二两,夏天开的白荷花蕊十二两,秋天的白芙蓉蕊十二两,冬天的白梅花蕊十二两。将这四样花蕊,于次年春分这日晒干,和在药末子一处,一齐研好。又要雨水这日的雨水十二钱,……"周瑞家的忙道:"嗳哟!这么说来,这就得三年的工夫。倘或雨水这日竟不下雨,这却怎处呢?"宝钗笑道:"所以说那里有这样可巧的雨,便没雨也只好再等罢了。白露这日的露水十二钱,霜降这日的霜十二钱,小雪这日的雪十二钱。把这四样水调匀,和了药,再加十二钱蜂蜜,十二钱白糖,丸了龙眼大的丸子,盛在旧磁坛内,埋在花根底下。若发了病时,拿出来吃一丸,用十二分黄柏煎汤送下。"周瑞家的听了笑道:"阿弥陀佛,真坑死了人的事儿!等十年未必都这样巧的呢!"宝钗道:"竟好,自他说了去后,一二年间可巧都得了,好容易配成一料。如今从南带至北,现在就埋在梨花树底下呢。"周瑞家的又问道:"这药可有名字没有呢?"宝钗道:"有。这也是那癞头和尚说下的,叫作'冷香丸'。"周瑞家的听了点头儿,因又说:"这病发了时到底觉怎么着?"宝钗道:"也不觉甚怎么着,只不过喘嗽些,吃一丸下去也就好些了。"①

看来宝钗平常有喘嗽病,会不定期发作,一个和尚给她开了首叫作"冷香丸"的药方儿,这丸药做起来的确是麻烦,不过也确实是"香",以至于第八回"比通灵金莺微露意 探宝钗黛玉半含酸"中写了这么一段话:

宝玉此时与宝钗就近,只闻一阵阵凉森森甜丝丝的幽香,竟不知系何香气,遂问:"姐姐熏的是什么香?我竟从未闻见过这味儿。"宝钗笑道:"我最怕熏香,好好的衣服,熏的烟燎火气的。"宝玉道:"既如此,这是什

---

① 清·曹雪芹,高鹗著. 红楼梦(第二版). 北京:人民文学出版社,1996. 103-105.

么香?"宝钗想了一想,笑道:"是了,是我早起吃了丸药的香气。"宝玉笑道:"什么丸药这么好闻? 好姐姐,给我一丸尝尝。"宝钗笑道:"又混闹了。一个药也是混吃的?"①

这些趣事暂不多聊。冷香丸之"冷"恰是针对薛宝钗之热性体质的,"从胎里带来的一股热毒",这正是因为先天因素或叫作遗传性因素影响而形成的体质。在我老家,老人们经常告诫说怀孕后不能吃辛辣的东西,怕的就是小儿初生后会从胎里带来这个热毒。

用阴阳来说明和分类人的体质,也使得中医学治疗疾病时能够密切根据体质的不同而用药,彰显了辨证论治的灵活性。不同的体质有不同的发病倾向,比如,阳盛体质者得病易呈现化火倾向,用药不避寒凉;阴盛体质者得病易呈现寒化倾向,用药不避温热。正如赵献可在其《医贯》中所讲:"有偏阴偏阳者,此气禀也。太阳之人,虽冬月身不须绵,口常饮水,色欲无度,大便数日一行,芩、连、栀、柏、大黄、芒硝,恬不知怪。太阴之人,虽暑月不离复衣,食饮稍凉,便觉腹痛泄泻,参、术、姜、桂,时不绝口,一有欲事,呻吟不已。此两等人者,各禀阴阳之一偏者也。"②太阳与太阴之人,便是根据人身禀赋之偏阴与偏阳而厘分的两种类型。阳性热,所以太阳之人虽冬天也不需要穿太厚的衣服,口渴喜冷饮,欲火常旺而色欲无度,大便数日一行。阴性寒,所以太阴之人虽夏季也经常加衣保暖,吃东西稍微有点凉便觉腹痛泄泻。治疗疾病时应该充分考虑病人体质阴阳禀赋之多少而处以个性化的治疗方案,所以,赵献可才会给太阳之人处以黄芩、黄连、栀子、黄柏、芒硝等寒凉药,给太阴之人处以人参、白术、干姜、肉桂等温补药。这是辨证论治中的很重要的一方面。

所谓辨证论治并非单单是指治疗疾病时需要根据疾病发展不同时期的证型特点处以不同的方药,从体质入手充分考虑患者的差异是保证治病用药取得疗效的重要前提和基础。正如本书第一章中所讲的,中医学一直强调治"人"而非治"病",不机械

《医贯》书影
《医贯》为明代温补派代表医家赵献可所著。书中对肾间命门的阐发,是明代命门学说的代表性论述。除了大家较为熟悉的"论命门"、"六味丸"、"八味丸"外,书中对阴阳和五行的论述也颇具特色,值得一读。

---

① 清·曹雪芹,高鹗著.红楼梦(第二版).北京:人民文学出版社,1996.122.

② 明·赵献可.医贯.北京:人民卫生出版社,1959.10-11.

地、生硬地把眼光聚焦在病上,而是充分考虑活生生的人与病之间的相互影响。因此,一样的疾病发生在不同的患者身上时,经常会有不同的临床表现,往往也会有不同的治疗方案,中医学称之为"同病异治"。这种个性化和灵活性,是中医学的优势,也是当今中医临床片面强调标准化诊疗方案时所经常缺失的。

三 阴阳之变

中医学用以说明人体正常生理功能协调性的方式有很多,例如阴阳平衡、五行生克等。阴阳平衡则是这众多方法之中相对宏观和简单的一种,也正是因为这个原因,历代医家大都强调把握阴阳之重要性。阴阳间的平衡一旦被破坏,便会导致各种病证的产生,通过分析阴阳两者失衡的原因与状态,能非常简练地概括人体的病理状态,对疾病有一个宏观的把握。可以说,用阴阳失和来解释疾病,是中医学阐发疾病机理最简单也是最重要的方法。

> 用阴阳失和来解释疾病,是中医学阐发疾病机理最简单也是最重要的方法。

(一) 阴阳盛衰

阴阳的对立统一关系一旦被破坏,大致会出现阴阳偏胜或偏衰的情况。阴阳偏胜是指阴阳中的一方过盛,导致对另一方的过度克制,从而破坏阴阳两者原本的平衡关系。

> 阴阳偏胜又分为阳偏盛和阴偏盛。

阴阳偏胜又分为阳偏盛和阴偏盛。就人体而言,阳气偏胜经常会出现一派热象,最为典型的是常说的"四大症",即大热、大渴、大汗、脉洪大,如果用八纲辨证中的寒热二纲来说明的话,相当于是实热证。当然了,并非是所有的阳气偏胜都会出现这样的情况,四大症也不一定要同时都要具备,但是无论如何,阳气偏胜会出现与阳属性相关的症状表现。张仲景《伤寒论》里治疗这种阳气偏盛所用最经典的方子是白虎汤。按中国传统文化,东青龙、西白虎、南朱雀、北玄武,西方白虎,性寒凉能解热。同时,《伤寒论》里有还有大小青龙汤,能够发汗,恰如龙兴雨作;还有真武汤用温热之药来温阳利水,与北方玄武相对应。

阴气偏胜经常会出现一派寒象,如果用八纲辨证中的寒热二纲来说明的话,相当于是实寒证,比如怕冷、肢体冷痛、喜暖、喜热饮等,《伤寒论》中的三阴病证会经常出现这些表现,喜食冷饮、感受寒邪等都容易出现实寒证。《伤寒论》少阴病中有一个方子麻黄附子细辛汤,我在读大学时中医内科老师曾讲过与之相关的一则病案,至今记忆犹新。说的是老师在下乡时碰到一个冬天凿冰捉鱼却不慎落水的病人,病人猝然感受寒冷之气,下肢已无法自主伸缩行走,剧烈疼痛,老师当时给他开的就是麻黄附子细辛汤,一派辛热散寒之药,急祛寒邪,效果非常好。

　　阴阳偏盛除了阴或阳的绝对增长,还会因对阴阳某一方的过度克制而出现另一方亏虚的情况,比如阳盛则阴虚,阴盛则阳虚。以阳盛为例,除了会出现阳热亢盛的表现外,还会出现阴液亏虚的表现,例如口渴喜凉饮等。以阴盛为例,除了会出现阴寒亢盛的表现外,还会出现阳气亏虚的表现,例如喜暖等。

　　阴阳偏衰是指阴阳中的一方虚弱,而使得另一方相对显得过盛,这种过盛其实质仍然是一种虚证。阴阳偏衰可以分为阴偏衰和阳偏衰。阴偏衰是指阴气虚弱而使得阳气显得相对偏盛所出现的一种虚证,阳性热,所以阳的相对增多会出现一种虚性的发热,如果用八纲辨证来说明的话,也就是我们常说的虚热证。阴虚证最典型的临床表现便是颧赤、潮热、盗汗、无心烦热、舌红少苔、脉细数。颧赤是在颧骨这个位置出现微微泛红的表现。潮热是指发热犹如潮水之涨潮和退潮而呈现出节律性的变化。关于阴虚潮热,往往是在午后或夜间呈现热势加重的倾向,究其原因,与天人相应是密切相关的。详言之,人的生命与自然界宇宙时空之运行密切相关,人身之气的运行也会随一天阴阳之变化而呈现出节律性的变化。就一天的阴阳变化来看,从午夜开始阳气在慢慢增强,到中午达到最盛,阳极开始转阴,阴气慢慢增强,至午夜达到最盛,阴极开始转阳,人的阴阳之气的盛衰变化也大致如此。单就阳气来看,它的活动也恰如人一天的生活,日出而作,日落而息,在一天从午夜至中午这段属阳的时间内,阳气盛于周身,起到重要的推动、温煦、防御等作用;从中午至午夜相对来说属阴的时间内,人身阳气由表入里,恰如日落而归的农夫,也要开始一天的休息。人身之阳气具有重要的防御功能,布散于体表的阳气可以说是人身的第一道屏障。如前所说,体表的阳气随着一天自然界阴阳的变化而出现由表入里

阴阳偏衰是指阴阳中的一方虚弱,而使得另一方相对显得过盛,这种过盛其实质仍然是一种虚证。

或由里出表的盛衰变化，所以一天之中恰恰是从中午至午夜这段体表阳气相对较弱、防御功能相对较低的时间里，容易感受风寒之邪，容易感冒，大家在生活中应该有很明显的体会。前面所讲阴虚发热之所以会午后加重，正是因为午后体表之阳气开始由表入里，阳气性能温煦，这股温热之气由表入里便加重了原本的内热，所以会出现热势加重的表现。治疗阴虚证的好多方剂都是以六味地黄丸为基础进行加减的，六味地黄丸是宋代医家钱乙在其《小儿药证直诀》一书中创制的，把张仲景金匮肾气丸，也叫八味丸，减去了性热的附子和桂枝而成。

　　阳偏衰是指阳气虚弱而使得阴气显得相对偏盛所出现的一种虚证，如果用八纲辨证来说明的话，也就是我们常说的虚寒证。阳虚证最典型的临床表现便是畏寒、肢冷蜷卧、喜暖、喜热饮、脉沉迟无力。大家经常听说的理中丸、附子理中丸、金匮肾气丸等中成药，都是治疗不同脏腑阳虚的代表性方剂。

　　前面讲阴阳的关系时说过，阴阳互根互用，阴阳中的任何一方都必须以另一方的存在为前提和基础。所以，无论是阴虚还是阳虚，进一步发展的结果是由己虚涉及对方的虚损，阴损及阳，阳损及阴，最终出现阴阳两虚。在临床上我们碰到的许多疾病到晚期之所以很难治疗，其中很重要的一个原因便是病人已不是单纯的实证或虚证，不是单纯的阳虚或阴虚，而往往是虚实夹杂、阴阳俱虚，在虚实之间作一个权衡是相对复杂和困难的。

　　以中医学讲的臌胀为例，西医学所讲的肝硬化或肝癌晚期腹水用中医辨证往往属于臌胀的范围，臌胀发展后期，如果单纯用逐水利水药来治疗是难以奏效的，病人既有水饮内停的"标实"存在，也有阴阳虚损的"本虚"存在，而且就阴虚和水肿并存的情况来说也是很难调理的，补阴药容易有滋腻之弊端而不利于祛除水饮，利水药性多温热燥烈而往往有耗阴之弊端，这就要求对利水药与滋阴药的比例掌控有非常到位的拿捏才行。

（二）阴阳真假

　　疾病错综复杂，在阴阳转化之际，还往往会出现真假之变

《小儿药证直诀》书影
《小儿药证直诀》为北宋医家钱乙所著，后由其人阎孝忠编次整理。钱乙，《宋史·方技传》有传。该书是后世医家研习儿科的必读之书，清代纪晚岚《四库全书总目提要》对其评价很高，称"小儿经方，千古罕见，自乙始别为专门，而其书亦为幼科之鼻祖"。上图书影乃清代医家周学海《周氏医学丛书》所收者。

化,混淆医者之视听,如果对疾病的本质和表象没有清晰的认识和区分,就很容易造成误诊,不但用药难以奏效,还往往会加重疾病而出现危重症候。

先说阳极转阴的变化。在临床上有些高热的病人,尤其是 阳极转阴小儿高热,需要及时控制热势,因为控制不及时很容易出现手脚发凉、神昏、抽搐等表现,这时疾病表现于外的手脚发凉的征象似乎说明疾病是一种寒证,但是其本质却是热证,大热聚集于内,阳气不能透达于四肢末端而致,手脚末端虽发凉,但是摸一下胸腹部还是很热的,是一种真热假寒。恰如《伤寒论》中所讲:"身大寒,反欲不近衣者,寒在皮肤,热在骨髓也。"①治疗时应不要被假象所迷惑,胆大心细,放手使用清热之药。《伤寒论》中关于白虎加人参汤,有如下一段表述"伤寒,无大热,口燥渴,心烦,背微恶寒者,白虎加人参汤主之"②,白虎加人参汤由石膏、知母、甘草、粳米、人参组成,是一首清热、益气、养阴的代表性方剂,乍一看无大热、背微恶寒,便觉得似乎不能用这首清热的方子。其实,无大热、背微恶寒出现的原因,不是因为寒证而导致的,而是热聚于内,阳气不得透达于外,而呈现出的一种寒性假象。如果你没有洞察到这种真假变幻,而是感觉此证有点像"少阴病,得之一二日,口中和,其背恶寒者,当灸之,附子汤主之"③,处以温热散寒的附子汤,那无疑是火上浇油了。

再说阴极转阳的变化。大寒聚结于内,逼越阳气于外而呈 阴极转阳现出热象,是一种真寒假热,正如《伤寒论》中所讲:"病人身大热,反欲得衣者,热在皮肤,寒在骨髓也。"④治疗时也切莫受外在假热之迷惑而处以寒凉清热之方药,以免雪上加霜。我们可以四川名中医范中林的一则医案为例,形象说明真寒假热证的临床表现及治疗要点。案中有云:

车某某,男,74 岁。成都市居民。

【病史】1975 年 4 月初,感受风寒,全身不适。自以为年迈体衰,营卫不固,加之经济困难,略知方药,遂自

---

① 中医研究院编.伤寒论语译.北京:人民卫生出版社,1959.6.
② 中医研究院编.伤寒论语译.北京:人民卫生出版社,1959.106.
③ 中医研究院编.伤寒论语译.北京:人民卫生出版社,1959.176.
④ 中医研究院编.伤寒论语译.北京:人民卫生出版社,1959.6.

拟温补汤剂服之。拖延十余日，病未减轻，勉强外出散步，受风而病情加重。头昏体痛，面赤高热，神志恍惚。邻友见之急送某某医院。查体温 39℃，诊为感冒高热，注射庆大霉素，并服西药，高烧仍不退，病势危重，邀范老至家中急诊。

【初诊】患者阵阵昏迷不醒，脉微欲绝。已高烧三日，虽身热异常，但重被覆盖，仍觉心中寒冷。饮食未进，二便闭塞。双颧潮红，舌淡润滑，苔厚腻而黑。患者年逾七旬，阴寒过胜，恐有立亡之危。虽兼太阳表证，应先救其里，急投通脉四逆汤抢救之。处方：生甘草 30 克，干姜 60 克，制附片 60 克（久煎），葱白 60 克。[1]

患者高热、阵阵昏迷、面赤、苔黑、二便不通，似阳热之证。但是虽高热，却反欲重被覆身，虽身热面赤，却四肢厥冷，二便不通，却腹无所苦，苔黑厚腻，但舌润有津，高烧神昏，却无谵妄狂乱之象，而且脉微欲绝。所以应急投通脉四逆加葱，直追其散失欲绝之阳。

（三）复归平衡

以上通过阴阳的对立统一关系、互根互用、消长平衡以及阴阳转化等，对临床上的常见病证病理进行了说明。用阴阳来说明疾病病理，无非是为接下来的治疗奠定基础，无论是治则的确定，还是具体的方药选择，都可以用阴阳来说明。

所谓治则，就是治疗疾病的原则和方针。因为疾病的发生若用阴阳来解释，就是阴阳失衡，那么用阴阳来说明治病的治则，无非就是使阴阳复归于平衡。具体而言，阴阳若有偏胜，则泻其盛；阴阳若有偏衰，则补其不足。对于阴阳偏衰，在具体治疗时还应充分考虑到阴阳的互根互用关系以及阴中有阳、阳中有阴，善于巧妙运用阴中求阳与阳中求阴的原则，恰如明代医家张景岳在其《景岳全书》中所言："此又阴阳相济之妙用也。故善补阳者，必于阴中求阳，则阳得阴助而生化无穷；善补阴者，必于

《景岳全书》书影

《景岳全书》为明代医家张景岳所著，内容兼及中医学理法方药各个方面，是一本颇具影响的综合性医著。金元四大家之刘河间认为"六气皆可化火"，擅用寒凉之药以清热泻火，后世称其为"寒凉派"；四大家之朱丹溪认为"阳常有余，阴常不足"，倡导养阴之法，后世称其为"滋阴派"。后世不少医家墨守河间与丹溪之法，不能审求虚实，动辄使用寒凉之药，戕害人身阳气。张景岳因之强调"阳非有余"，用药偏于温补，以纠其偏，后世因此将其作为温补派的代表医家。然而，温补与寒凉皆应依据病证而设，不应该有先入之见，不能未见病而先立一治疗宗旨。所以，《四库全书总目提要》在评价《景岳全书》时说道："知阴阳不可偏重，攻补不可偏废，庶乎不至除一弊而生一弊也。"

① 范学文，周鸿飞编.范中林六经辨证医案选.北京:学苑出版社,2007.107-109.

阳中求阴,则阴得阳升而泉源不竭。"①至于阴阳俱虚的病证,则自然要阴阳俱补了。阴阳盛极而转化的真寒假热和真热假寒病证,其治疗也无非是泻其有余和补其不足,只不过是不要受假象影响而已。

中药有其四气五味,四气寒热温凉,寒凉为阴,温热为阳,五味酸、苦、甘、辛、咸,《素问·阴阳应象大论》中讲"味厚者为阴,薄为阴之阳;气厚者为阳,薄为阳之阴"、"气味辛甘发散为阳,酸苦涌泄为阴"②。选择方药治疗疾病时,应充分考虑药物四气五味的阴阳属性。

比如,就中药四气而言,治疗实热证时,应选择寒凉药;治疗实寒证时,应选择温热药。为的就是阴阳对立克制以复归于平衡。就中药五味而言,《素问·至真要大论》中载:"五味阴阳之用何如? 岐伯曰:辛甘发散为阳,酸苦涌泄为阴,咸味涌泄为阴,淡味渗泄为阳。六者或收或散,或缓或急,或燥或润,或软或坚,以所利而行之,调其气使其平也。"③五味有其收与散、缓与急、燥与润、软与坚,阴阳有别。病证也会呈现出或收或散、或缓或急、或燥或润等表现,阴阳有所偏颇和失调,可通过选用不同性味的中药以使阴阳平衡。例如,病证有"收"之表现时宜用可散之药,如以味辛之药发汗治疗肌表收敛闭塞之表寒证。病证有"散"之表现时宜用可收之药,如以味酸之药收涩津气外泄之虚脱证,再如以味苦性寒之药治疗高热外散之实热证。病证有"燥"之表现时宜用可润之药,如以甘寒之药治疗津液亏虚之证。病证有"润"之表现时宜用可燥之药,如以温热药治疗痰饮内停之证,"病痰饮者,当以温药和之"④。病证有肢体抽搐、筋脉拘挛等拘"急"之象,可处以缓急之药,如以甘寒之品治疗阴虚动风之证。病证有痰浊瘀血阻滞等"坚"象时,可处以软坚之药,如以味咸之品治疗癥瘕之证。再如,明代医家赵献可在其《医贯》中曾讲:"阳气下陷者,用味薄气轻之品,若柴胡、升麻之类,举而扬之,使地道左旋,而升于九天之上。阴气不降者,用感秋气肃杀为主,

选择方药治疗疾病时,应充分考虑药物四气五味的阴阳属性。

① 明·张介宾著.景岳全书.北京:中国中医药出版社,1994.671.
② 山东中医学院,河北医学院校释.黄帝内经素问校释.北京:人民卫生出版社,1982.67.
③ 山东中医学院,河北医学院校释.黄帝内经素问校释.北京:人民卫生出版社,1982.1222.
④ 何任主编.金匮要略校注.北京:人民卫生出版社,1990.123.

若瞿麦、扁蓄之类,抑而降之,使天道右迁而入于九地之下。"①阴阳平衡对于人体之意义,以及以药物调节人体阴阳平衡的机理,不言而喻。

总之,以阴阳来阐释治则,或阐释药物之功用,都是基于阴阳失衡与平衡来完成的。阴阳这种宏观的、对事物的二分法,能够让古代医家在认识水平不高的历史条件下,使相对简单地阐释疾病内在机制及其治疗原则成为可能。

对于方剂中药物的搭配,考虑到病证本身的复杂病机,中医学也向来重视阴阳平衡。例如,一首方子之中的药物或寒热并用,或升降并用,或润燥并用等等,对病证起着重要的双向调节作用,形成了颇具特色的药对。例如,交泰丸中所用的黄连与肉桂,黄连性寒,肉桂性热,这是寒热并用;桔梗枳壳汤中的桔梗与枳壳,桔梗能升,枳壳能降,这是升降并用;近代医家"京城四大名医"之一施今墨治疗糖尿病擅用的玄参与苍术,玄参能润,苍术能燥,这是润燥并用,等等。谈药对的书很多,这里不再赘述,感兴趣的不妨看一下吕景山编著的《施今墨对药》一书。

> 以阴阳来阐释治则,或阐释药物之功用,都是基于阴阳失衡与平衡来完成的。

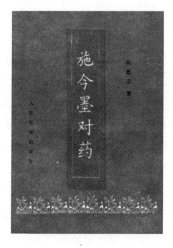

《施今墨对药》书影
对药,又称药对。近代名医施今墨处方时,常常双药并书,寓意两药之配伍应用。其间有起到协同作用者,有互消其副作用专取所长者,有相互作用产生特殊效果者。本书较详细地介绍了施今墨临床常用对药近300对,是一本不错的临床用药参考书。

第三章

五行之是非

阴阳是以简单的二分法来解释自然界的运行变化规律以及人体的生理病理变化，五行则以更加复杂和多元的机制来阐释这些变化，两者都是中医学借鉴传统文化思想用以架构自身理论体系的重要工具。

就中医学五行学说而言，对五行的客观认知和合理评价是认知中医传统最为基本和重要的一个方面。即使是将来我们要发展中医，甚至是以某一种新学说来完善和替代五行学说，以易于为新时代知识背景下的大众所理解和掌握，那么也极有必要了解五行学说的过去，这样才能改造它的现在和续写它的未来。以上所说都是最起码的科学精神。

基于此，在这一部分，我将结合传统文化中的五行学说，来说明中医学对五行学说的借鉴应用和发展，以及因为五行而给中医学带来的被误读的麻烦，同时也对五行未来的发展方向进行探讨。

何谓五行

（一）五行及其生克乘侮

1. 五行

五行，即木、火、土、金、水。相信好多人都能说得出来。关于五行的起源存在不同的观点，比较有代表性的，如五行与四方、五行与水、火、金、木、土、谷六府、五行与五材、五行与星历、五行与五官、五行与五气，等等。各种观点综合而言，五行无非源于古人对周边世界的仔细观察，四时季节、四方地域、浩瀚星空、农耕生活等等皆可成为理论的渊源。

需要强调的是，五行与五行学说的内涵是不同的，五行侧重于对木、火、土、金、水五种具体事物的说明，五行学说则是以五行为基础而对它进行进一步的抽象和再加工，使之成为能够概括事物属性、分类事物、阐释事物运行变化规律及事物间相互关系的理论。我们所谈论的五行和关注的重点，并不是五行而是五行学说。至此我们可以对五行下一个完整的定义，五行即木、火、土、金、水五种基本物质及其运行变化规律。

中医学应用五行学说的目的主要有两个大的方面。首先，是借助五行对人体各组织器官及其协同作用所反映出的复杂功能进行属性的界定，即以五行木、火、土、金、水的特点和属性为基础，把与之相关的事物都归属于其中，这样就能把人体复杂的结构和原本毫无联系的功能表现变得非常系统和调理，是对复杂问题的简单化和系统化。再者，经过五行的分类归属后，中医学借助于五行之间的相互关系来阐释人体生理病理等现象的内在机制，为诊断和治疗奠定基础。简言之，中医学应用五行学说主要是依据五行而厘分人体的结构与功能，以及阐发人体系统的内在活动机制。

关于五行的属性，《尚书·洪范》中讲木曰曲直、火曰炎上、土爱稼穑、金曰从革、水曰润下，这还是对五种具体物质特点的概括，木能屈能伸，火性热且火焰向上，土地能孕育农作物，金属能加工成各种兵器，水能滋润且向下流动。而且，这五种事物也

（侧栏批注）

五行与五行学说的内涵是不同的，我们所谈论的五行和关注的重点是五行学说。

中医学应用五行学说主要是依据五行而厘分人体的结构与功能，以及阐发人体系统的内在活动机制。

是与古代农业社会最为密切的事物,刀耕火种,水润万物,这是古代农业社会得以延续的最基本方式。因为它们与日常生活的关联实在是太密切了,所以才会被逐渐奉为构成世界的基本物质。印度把地、水、风、火"四大"作为构成世界的四种基本物质,这四种事物也与农业密切相关。可见,不同的文明因为农业对人类社会得以延续的重要性而存在某些暗合之处。

但是,仅靠这五种基本物质还不足以言说这个复杂世界的一切,五行如果没有突破具体实物的约束而加以抽象化,则难以作为一种普适性学说来广泛解释和概括其他事物。因此,若要依据五行对其他众多事物的属性进行划分,那么就必须突破木、火、土、金、水五种具体物质的束缚,而需要在五种具体物质特点的基础上再赋予各自许多抽象的特点才行。而且,传统文化的不同领域对五行属性的认识和侧重点是有所不同的,例如,盛行于两汉时期用于解释社会朝代兴衰更替的"五德终始"对五行的认识,与传统中医学对五行属性的认识,是不可能相同的。简言之,五行作为中国传统文化共用的一种说理工具,在不同的领域被赋予了不同的内涵,使其更加适用于阐释该领域内的现象。可以说,五行的包容性和可适用性是很强的。

> 在五种具体物质特点的基础上再赋予各自许多抽象的特点,才能作为一种普适性学说来广泛解释和概括其他事物。

单就人体而言,具有生长、升发、条达舒畅等特点的事物可以归属于木,具有温煦、升腾等特点的事物可以归属于火,具有化生、承载、受纳等特点的事物可以归属于土,具有肃杀、沉降等特点的事物可以归属于金,具有濡润、趋下、寒凉等特点的事物可以归属于水。依据这种分类,中医学把人的躯体与精神作为一个整体,从外在的形体官窍到内在的脏腑,从肉体组织到精神情志,宏观地分为五个大的系统,也就是我们常说的五脏系统。

五脏系统

自 然 界							五行	人 体						
五音	五味	五色	五化	五气	五方	五季		五脏	六腑	五官	形体	情志	五声	变动
角	酸	青	生	风	东	春	木	肝	胆	目	筋	怒	呼	握
徵	苦	赤	长	暑	南	夏	火	心	小肠	舌	脉	喜	笑	忧
宫	甘	黄	化	湿	中	长夏	土	脾	胃	口	肉	思	歌	哕
商	辛	白	收	燥	西	秋	金	肺	大肠	鼻	皮毛	悲	哭	咳
羽	咸	黑	藏	寒	北	冬	水	肾	膀胱	耳	骨	恐	呻	栗

从五脏系统中我们可以很明显地看到，通过五行的分类加工，不但原本零散的人体各器官组织变得系统化了，变得密切相关了，而且还将结构与功能结合起来，把情志等功能活动也与肉体密切相连，如此一来，人体便变得鲜活了，充满了生生不息之气。这也是中医学对人体的一贯认识，人不是一堆骨肉，而是生生不息之命，所以《汉书·艺文志》才将中医学定义为"生生之具"，中医学要研究的对象是生之体，而非死之体。同时，传统文化和中医学也一直强调人的自然属性和社会属性，把人类自身的生命作为宇宙时空中的一份子，强调人与宇宙间万事万物的和谐相处。正因为此，中医学还通过五行的加工，来说明人身与外界时空以及自然界其他密切相关事物的联系。综合起来说，中医学借助五行学说实现了人自身的整体性以及人与外界时空的协调性。

在每一个系统中，五脏肝、心、脾、肺、肾是核心，而且这个核心被赋予了许多远远超乎解剖生理学所能理解的功能内涵。换言之，五脏作为人身五行大系统的核心，是在简单解剖形态的基础上，除了其自身的功能外，许多系统的整体功能也被赋予到了它身上。现代研究也证实，传统中医学所讲的五脏中的每一脏都涉及了西医学所讲的多器官组织。因此，中医学所讲的五脏固然有粗略的解剖学作为基础，但又远远超越了这个基础。例如，中医学所讲的肾与西医学所讲的泌尿系统、生殖系统和支配两系统的神经系统密切相关外，还与肾上腺、甲状腺、呼吸系统、耳、腰骶部的骨和软组织等也有密切关系。这个道理很简单，如果执泥于以解剖所见五脏来指称中医学所言的五脏，那么人体的精神情志等便无法与五脏相对应，所以，我们可以说中医学的五脏，既是"形"脏，也是"神"脏。从这层意义上讲，五脏多少都有些是五脏系统代名词的意味儿在其中。

学习中医必须首先要明白这个道理，明白中医学借助传统文化的五行学说来说事儿，就直接导致了中医学某些概念的宏观性、宽泛性和极强的包容性。这不是说中医学这种思维就一定比其他医学要高明和先进，而是强调，要想理解中医学就必须对它的这种理论方式和思维特点有切身的理解和认同才行。还需要强调的一点是，既然不能把五行当作五种具体的物质，而是某一类属性的代指,那么就不能完全以木火土金水五种具体物质的属性来框定五脏的功能特点。好多情况下对中医五脏的错误认识,恰恰是源于对五行的这种错误认识。

2. 生克乘侮

五行学说主要是利用五行之间的生、克、乘、侮来说明五行不同行之间的相互关系的。就中医学理论体系而言,简单地讲,相生是五行中某一行对另外一行的促进作用,相克是五行中某一行对另外一行的抑制作用,相乘是五行中的某一行对另一行的过度克制,相侮是五行中的某一行对另外一行的反向克制。如图所示,木生火、火生土、土生金、金生水、水生木,这是五行相生。其中生我者谓之"母",我生者谓之"子",比如,木生火,则木为火之母,火为木之子。木克土、土克水、水克火、火克金、金克木,这是五行相克。其中自己所克者谓之"所胜",克自己者谓之"所不胜",比如,木克土,木之所胜为土,而金又克木,木之所不胜为金。似乎有点拗口,但将顺了关系便不难了。五行相乘是一种过度克制,其顺序与五行相克相同,即木乘土、土乘水、水乘火、火乘金、金乘木。五行相侮是一种反向克制,其顺序与相克相反,即土侮木、水侮土、火侮水、金侮火、木侮金。

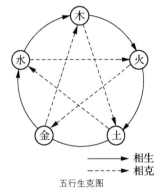

五行生克图

相生是五行中某一行对另外一行的促进作用,相克是五行中某一行对另外一行的抑制作用,相乘是五行中的某一行对另一行的过度克制,相侮是五行中的某一行对另外一行的反向克制。

中国传统文化中五行相生相克理论的形成经历了漫长的过程,《尚书·洪范》中云:"五行:一曰水,二曰火,三曰木,四曰金,五曰土。水曰润下,火曰炎上,木曰曲直,金曰从革,土爰稼穑。润下作咸,炎上作苦,曲直作酸,从革作辛,稼穑作甘。"[①]从这段论述中我们可以很明显地发现,五行的排列顺序水、火、木、金、土,既不是按五行相生顺序排列的木、火、土、金、水,也不是按照五行相克顺序排列的水、火、金、木、土。说明这时期对五行的认识还仅仅是停留在以五行来说明事物属性的阶段,还未曾发展到以更加复杂的生克机制来说明事物发展的自身规律以及事物间的作用机理。

而后,五行相生相克在春秋末年形成。例如,关于五行相生,清代王引之在其《经义述闻》中对部分春秋时期的人物名字进行了解读,他讲:"秦白丙,字乙。丙,火也,刚日也;乙,木也,

---

① 李民,王健撰.尚书译注.上海:上海古籍出版社,2004.219.

柔日也。名丙字乙者,取火生于木,又刚柔相济也。郑石癸,字甲父。癸,水也,柔日也;甲,木也,刚日也。名癸字甲者,取木生于水,又刚柔相济也。楚公子壬夫,字子辛。壬,水也,刚日也;辛,金也,柔日也。名壬字辛者,取水生于金,又刚柔相济也。……卫夏戊,字丁。戊,土也,刚日也;丁,火也,柔日也。名戊字丁者,取土生于火,又刚柔相济也。"[1]秦白丙字乙、郑石癸字甲父、楚公子壬夫字子辛、卫夏戊字丁,分别有木生火、水生木、金生水、火生土之义。

关于五行相克,《左传·昭公三十一年》中云:"入郢必以庚辰,日月在辰尾,庚午之日,日始有谪,火胜金,故弗克。"[2]《左传·哀公九年》中云:"晋赵鞅卜救郑,遇水适火,占诸史赵、史墨、史龟,史龟曰:'是谓沈阳,可以兴兵,利以伐姜,不利于商,伐齐则可,敌宋不吉。'史墨曰:'盈水名也,子水位也,名位敌不可干。炎帝为火师,姜姓其后也。水胜火,伐姜则可。'"[3]这两段表述中提到的火胜金、水胜火,便是五行相克,是以五行相克来解释国家兵戎之事。

五行相生说的是事物间的滋生和促进,能够与四时之序及时令相结合,在中国这样一个以农业为主的国家里,更适宜于阐释农业社会生产的方方面面。

就五行相生和相克各自的发展来看,两者也不是同步的,发展的空间也不相同,因为五行相生说的是事物间的滋生和促进,能够与四时之序及时令相结合,在中国这样一个以农业为主的国家里,更适宜于阐释农业社会生产的方方面面,而五行相克作为一种抑制关系则不免显得应用范围要小一些,所以在春秋战国时期,五行相生学说的发展应用要远远比五行相克好得多。后来邹衍才真正广泛地将五行相克引入社会历史,提出了五德终始说,用来解释朝代的更替,五行相克说才获得了更大的发展空间。而且,在邹衍的思想中是同时容纳了五行相生和相克两种学说,使之互为补充,使五行学说更加完善,更加符合逻辑的需要。例如,《史记·封禅书》裴骃《集解》引如淳之言,其中有云:"今其书有《五德终始》。五德各以所胜为行。秦谓周为火德,灭火者水,故自谓水德。"五德终始便是邹衍的学说,说的便是五行相克。另又有云:"今其书有《主运》。五行相次转用事,

---

随方面为服也。"①《主运》即邹衍的《主运》一书，五行相次说的是
五行相生说。简言之，五行学说真正的兴盛时期是以邹衍为代
表的学派把它与社会政治之学紧密结合，用五德终始理论通过
五行之生克来解释朝代之兴衰更替。

关于五行之乘侮理论，《黄帝内经》中便有关于乘侮的论述，
见于《素问·五运行大论》，"气有余则制己所胜而侮所不胜；其
不及则己所不胜侮而乘之，己所胜轻而侮之。"②乘，《说文解字》
释其义为"覆也"③，李孝定在《甲骨文字集释》中讲"乘之本义
升为登，引申之为加其上。许训覆也，与加其上同意"④。侮，其
本义为轻慢、欺负，如《诗经·大雅》："不侮矜寡，不畏强御"⑤、
《礼记·曲礼》："不侵侮。"⑥可见，在中医学五行学说中"乘"的含
义为：一是五行中的一行过胜，对其所胜一行的过度制约；二是
五行的一行虚弱而致其所不胜一行对它的正常制约显得相对偏
胜、过度。"侮"的含义为：一是五行中的一行过胜，对其所不胜
一行的逆向欺侮、制约；二是五行中的一行虚弱而致其原本所胜
一行对其逆向欺侮、制约。

先秦哲学中虽然没有乘侮之说，但五行"无常胜"之说与其
最为相似，应该是《黄帝内经》五行乘侮理论的哲学渊源。中国
古代哲学五行理论中的"无常胜"说是相对"相胜"说而提出的。
梁启超《阴阳五行之来历》中讲："'胜'训'贵'，意谓此五种物质
无常贵，但适宜应需则为贵。"⑦体现了个体在实践活动中的特殊
性和主观能动性。"相胜"说体现的是一种单向循环，强调的是
一种必然的、相对单调的相胜关系，"无常胜"说相对而言则是双
方向、更全面、更辩证的关系论。"无常胜"之说最初见于《孙
子兵法·虚实篇》，其云："兵无常势，水无常形；能因敌变化而取
胜者，谓之神。故五行无常胜，四时无常位，日有短长，月有死

"气有余则制己所
胜而侮所不胜；其
不及则己所不胜
侮而乘之，己所胜
轻而侮之。"

① 汉·司马迁撰.史记.北京：中华书局，1959.1369.
② 山东中医学院，河北医学院校释.黄帝内经素问校释.北京：人民卫生出版社，1982.888-889.
③ 汉·许慎撰.说文解字.北京：中华书局，1963.114.
④ 李孝定编述.甲骨文字集释.中央研究院历史语言研究所，1970.1934.
⑤ 程俊英撰.诗经译注.上海：上海古籍出版社，2004.491.
⑥ 杨天宇著.礼记译注（上）.上海：上海古籍出版社，2004.2.
⑦ 顾颉刚编著.古史辨（第五册）.上海：上海古籍出版社，1982.351.

生。"①这一点不难理解,因为在战争中经常出现以少胜多的情况,所以一切都没有定数,根本无所谓"常胜"。至《墨子·经下》则更加明确地指出了导致五行无常胜的原因,"五行毋常胜,说在多"②,五行中的一行若"多",力量变大了,会改变既定的相克顺序,也就是我们前面所说的可以对其所不胜一行进行反向克制。

通过以上所述我们可以发现,中医学中的五行学说都能在传统文化中找到它的源头。大而广之,如果没有传统文化思想,中医学很难从实践经验上升为系统的理论,很难形成它传统色彩浓厚的论理方式和外貌特征。换句话说,中医学之所以称为中医,其根本原因并不在于它生长在中国,而是因为它融入了中国传统文化的思维、理念和方法。

(二)五行之应用

五行相生、相克、相乘、相侮理论在中医学中的应用极其广泛,从阐释人体的生理变化,到分析人体疾病的发病机制,从对四诊所获取信息的分类筛选加工,到治疗原则的确定和方药的选择,都有明显的展现。

1. 相生相克与五脏之常

木、火、土、金、水分别与以肝、心、脾、肺、肾为核心的五脏系统相对应,那么五行相生就可以用来说明五脏系统中一系统对另一系统的促进作用,相克是说明制约作用,这两者都是正常的生理机制,即五脏之常。

> 五行相生可以用来说明五脏系统中一系统对另一系统的促进作用,相克是说明制约作用,两者都是正常的生理机制,即五脏之常。

就相生来说,例如"土生金",脾对肺功能的发挥具有正常的促进作用。正因为此,中医学治疗久病肺气虚弱的病人,没有单纯补肺的,而是脾肺双补,通过补脾土间接达到补肺金的目的,这种方法也叫作"培土生金"。《红楼梦》第三回"贾雨村夤缘复旧职 林黛玉抛父进京都"中载林黛玉初进贾府时:

众人见黛玉年貌虽小,其举止言谈不俗,身体面庞虽怯弱不胜,却有一段自然的风流态度,便知他有不足

---

① 郭化若编著. 孙子兵法. 北京:中华书局,1962. 118-119.
② 高亨著. 墨经校诠. 北京:中华书局,1958. 166.

之症。因问："常服何药,如何不急为疗治?"黛玉道:
"我自来是如此,从会吃饮食时便吃药,到今日未断,请
了多少名医修方配药,皆不见效。那一年我三岁时,听
得说来了一个癞头和尚,说要化我去出家,我父母固是
不从。他又说:'既舍不得他,只怕他的病一生也不能
好的了。若要好时,除非从此以后总不许见哭声;除父
母之外,凡有外姓亲友之人,一概不见,方可平安了此
一世。'疯疯癫癫,说了这些不经之谈,也没人理他。如
今还是吃人参养荣丸。"贾母道:"正好,我这里正配丸
药呢。叫他们多配一料就是了。"①

　　林黛玉所得之病在其他章回中也有交代,例如,第三回中写
其"娇喘微微",第三十四回"情中情因情感妹妹　错里错以错劝哥
哥"谓其"觉得浑身火热,面上作烧,走至镜台揭起锦袱一照,只
见腮上通红,自羡压倒桃花,却不知病由此萌"。腮上两颧发红、
发热,这是阴气亏虚的典型表现,可见林黛玉的咳喘之证是阴虚
咳喘。正因为此,有些人认为林黛玉是肺痨之症,也就是我们现
在所说的肺结核,事实倒不一定完全如此,但是阴虚咳喘则无所
异议。高鹗所续《红楼梦》的后四十回历来褒贬不一,但高鹗对
林黛玉所患阴虚咳喘的判断是没有错的,所以才会在第所续第
八十二回"老学究讲义警顽心　病潇湘痴魂惊恶梦"中写道林
黛玉:

　　　　一回儿咳嗽起来,连紫鹃都咳嗽醒了。紫鹃道:
"姑娘,你还没睡着么?又咳嗽起来了,想是着了风了。
这会儿窗户纸发清了,也待好亮起来了。歇歇儿罢,养
养神,别尽着想长想短的了。"黛玉道:"我何尝不要睡,
只是睡不着。你睡你的罢。"说了又嗽起来。紫鹃见黛
玉这般光景,心中也自伤感,睡不着了。听见黛玉又
嗽,连忙起来,捧着痰盒。这时天已亮了。黛玉道:"你
不睡了么?"紫鹃笑道:"天都亮了,还睡什么呢。"黛玉
道:"既这样,你就把痰盒儿换了罢。"紫鹃答应着,忙出
来换了一个痰盒儿,将手里的这个盒儿放在桌上,开了

---

① 清·曹雪芹,高鹗著.红楼梦(第二版).北京:人民文学出版社,1996.39.

套间门出来,仍旧带上门,放下撒花软帘,出来叫醒雪雁。开了屋门去倒那盒子时,只见满盒子痰,痰中好些血星,唬了紫鹃一跳。①

阴虚发热入夜尤甚,所以才会睡觉时咳嗽不停。阴虚则火旺,虚火灼伤肺络则血溢于外而致痰中带血。这些表现都是阴虚进一步加重的结果。

对于林黛玉的病,我个人感觉人参养荣丸并不适合她。人参养荣丸是宋代政府所编《太平惠民和剂局方》中的一首方子,由人参、白术、茯苓、甘草、当归、熟地黄、白芍、黄芪、肉桂、橘皮、远志、五味子、鲜姜、大枣组成,是一首补益气血的方子。虽然有补土生金之效,但所用药物稍显温燥,这也是《太平惠民和剂局方》所载方药普遍存在的问题。正因为此,以朱丹溪为代表的金元医家才对《局方》提出猛烈抨击,认为人体“阳常有余,阴常不足”,需要时刻固护阴气,倡导用养阴之法来治病,被后人称为“滋阴派”。林黛玉的咳喘本身就是肺肾阴虚所致,用药自然应该避忌温燥之药,最好的办法是用“金水相生”之法。该法是在肺金资生肾水的基础上,兼顾“金能生水,水能润金之妙”的互生关系,通过补益肺肾阴气来治疗肺肾阴虚之证。

从这个角度而言,林黛玉的死亡既为人所误,又为药所误,诚为可怜。或许正是因为这个原因,刘心武在其所续《红楼梦》第八十六回“暖画破碎藕榭改妆 冷月荡漾绛珠归天”中才将黛玉之死归咎于“给黛玉配药时,掺进毒物,使其慢性中毒,积少成多”②。退一步讲,即使不是掺进毒物,只要在配制人参养荣丸时加大人参、肉桂等温燥之药的剂量,便会使其火上浇油,加重肺肾阴虚而使其毙命。

除了上述的培土生金和金水相生,根据相生原则确定的治法还有“滋水涵木”,即通过补肾水来滋养肝木。中成药“杞菊地黄丸”相信好多人都听说过或用过,是治疗因为肝阴虚而导致肝之外窍目睛不明的代表方。该方是在六味地黄丸的基础上又加上了入肝的枸杞与菊花,六味地黄丸是宋代医家钱乙在

《太平惠民和剂局方》书影

《太平惠民和剂局方》,简称《局方》《和剂局方》,是宋代太医局编撰的一部成药处方配本,可说是我国历史上由政府编纂的第一本成药典籍,书中的很多方子沿用至今而不衰,现行《方剂学》教材也收入了其中的大量方剂。尽管金元医家朱丹溪等曾批评《局方》用药有辛燥伤阴之弊,但临证处方用药重在辨证施治,只要与具体病证相合,《局方》之方药还是非常好用的,切不可因其弊而舍其利。

① 清·曹雪芹,高鹗著.红楼梦(第二版).北京:人民文学出版社,1996.1162-1163.
② 清·曹雪芹著,刘心武续,周汝昌校.红楼梦(一百零八回本).南京:江苏人民出版社,2011.732.

张仲景八味地黄丸(也叫作肾气丸、金匮肾气丸)的基础上去掉温热的附子、桂枝而形成的一首滋补肾阴的方子。之所以借助补肾阴的六味地黄丸来滋补肝阴,正是考虑到了肝肾之间的相生关系。

　　其他的还有"益火补土"等。"益火补土"利用的是火生土的相生关系,从表面上来看,火生土似乎应该是通过补心火来补益脾土,但在临床实践中却很少有这么用的,而是通过补益肾之阳气而间接达到温补脾气的功效。古人认为肾之阴阳为一身阴阳之根本,因此,通过补肾阳可以辅助全身之阳气,滋养肾阴可以资助全身之阴气。明清温补医家经常应用这种方法通过八味地黄丸加减来治疗因为肾之阳气虚弱而导致的脾肾阳虚之证。另外,后面我们还会讲到,明代医家受理学思想影响,将两肾之间的"命门"作为人身之"太极",把命门作为生命的原动力所在。有的医家还用"走马灯"来形容命门之火对人体的推动力,走马灯是中国传统灯笼的一种,在灯内点上火烛,依靠火烛产生的热力造成气流而令灯的轮轴转动,有火则动,无火则息。所以要通过补益命门之火来发动人体之生机,益火补土法也因之变为通过补益命门之火来温补脾土。

　　就相克来说,这种正常的制约使五行中的每一行在维持其正常功能的同时不至于功能过亢,即《素问·六微旨大论》所谓"相火之下,水气承之;水位之下,土气承之;土位之下,风气承之;风气之下,金气承之;金位之下,火气承之"①,文中所讲的"风气",即是五行之木。承,就是承袭的意思,承之者都是其所不胜之行。《黄帝内经》中用"亢则害,承乃制"②来描述这种和谐状态的重要意义。这种正常的制约关系一旦失常,便会导致以五行中某一行为中心兼顾其所胜一行和所不胜一行系统功能的失调。

　　例如,中医学认为脾主运化,是气血化生之源,很明显这与西医学所讲的人体免疫器官脾的内涵是不同的,中医学所讲的脾的内涵要远远超越解剖学意义上的脾。脾功能的正常发挥还有赖于肝的制约作用,这好比是一块土地,如果任何树木都没有

"益火补土",临床实践中很少通过补心火来补益脾土,而是通过补益肾之阳气而间接达到温补脾气的功效。

① 山东中医学院,河北医学院校释.黄帝内经素问校释.北京:人民卫生出版社,1982.897.
② 山东中医学院,河北医学院校释.黄帝内经素问校释.北京:人民卫生出版社,1982.897.

种植,那么慢慢就"荒"掉了,适当地种植树木能让土地更加肥沃。正是因为这个原因,中医学在治疗脾病时,往往佐用疏肝理气的药,充分利用五脏系统之间的合和关系,全面调理。

五脏中每一脏所代表的系统,都有对它起到促进作用的另外一个系统,和对它起到抑制作用的另外一个系统,前者谓之"生我者",说的是两者之间的相生关系,后者谓之"克我者"或"所不胜者",说的是两者之间的相克关系。从另外一个角度来看,五脏中每一脏所代表的系统,都是另外某一个系统的"生我者",那么这个系统可称之为"我生者",同时还是另外某一个系统的"所不胜者",那么这个系统可称之为"所胜者"。以肝系统为例,就五行生克来看,木能生火,肝能生心,心便是肝的"我生者";木能克土,肝能克脾,脾便是肝的"所胜者";水能生木,肾能生肝,肾便是肝的"生我者";金能克木,肺能克肝,肺便是肝的"所不胜者"。这样说起来似乎有点像绕口令,大家可以看一下前面我所画的五行生克图,便很容易明白了。以后再分析五行关系时,最好先画一个五行生克的五角星图,简单明了。

简言之,五脏系统中的每一个系统通过其他系统的相生和相克作用而获得了重要的双向调节,单就这一点来看,相生与相克所起到的双向调节作用恰如阴阳学说中通过阴阳的对立统一来达到和谐状态。

同时我们还可以发现,中医学对传统文化五行学说相生相克的应用,尤其是五行相克说,与五行学说用以阐释朝代之更替是完全不同的。当五行相克说用以阐释社会政治时,"克"的内涵仿佛是"消灭",是某一行对另一行的替代,但是这一点若放在医学中用以阐释人体的正常生理功能时是完全行不通的,因为相克在医学中用于说明的是通过抑制作用来防止机体某功能的亢进以维持其正常活动,而不是以一种功能来替代另一种功能。从这个角度来看,中医学对五行学说的应用,乃至整个传统文化学说的应用,是有所取舍和发展的,基于这一点,我们在理解中医学理论时既要了解传统文化思想对医学实践经验的梳理和架构作用,又要了解当传统文化思想与医学结合以后中医学对它的改造,要明白医学与人文之间的差别。

2. 相乘相侮与五脏之变

五行相乘来说明五脏系统中一系统对另一系统的过度制约

中医学在治疗脾病时,往往佐用疏肝理气的药,充分利用五脏系统之间的合和关系,全面调理。

相生与相克所起到的双向调节作用恰如阴阳学说中通过阴阳的对立统一来达到和谐状态。

中医学对五行学说的应用,乃至整个传统文化学说的应用,是有所取舍和发展的。

作用,相侮是反向制约作用,这两者都是病理状况,即五脏之变。

五行乘侮很好地解释了五脏系统病变之间的相互影响,为养生与治疗原则的制定确立了依据与标准。就养生而言,中医学一贯强调"治未病",要防患于未然,在疾病尚未发生之际便使其消亡,这正是《素问·四气调神大论》中所讲的,"是故圣人不治已病治未病,不治已乱治未乱,此之谓也。夫病已成而后药之,乱已成而后治之,譬犹渴而穿井,斗而铸锥,不亦晚乎"①,等到疾病已经发生了再去治疗,就好比是渴了再去挖井,兵临城下了才去铸造兵器,一切为时晚矣。即使是已经生病了,也要防止疾病的蔓延,例如张仲景《金匮要略》中讲"见肝之病,知肝传脾,当先实脾"②,肝病则容易导致脾病,这就是木乘土,所以见到肝病就要充实脾气,以防止肝病的进一步传变,这种方法就叫作"抑木扶土"。

就疾病而言,五脏系统中的某一系统过盛则会过度制约其所胜一系统,此即相乘;或者是反向凌侮其原本所不胜一系统,此即相侮。还是以肝为例,肝气盛一则能肝乘脾导致脾病,另外还能肝侮肺导致肺病。后者又称作"木火刑金",《黄帝内经》讲"五脏六腑皆令人咳,非独肺也"③,咳嗽不单单是肺的问题,肝火亢盛也能导致咳嗽,这种咳嗽如果只用治肺的药是难以见效的,还必须佐用清肝火的药物,这叫作"佐金平木"。前者肝郁乘脾则是最为常见的疾病,肝与七情中的怒相对应,怒伤肝,肝气亢盛进而乘脾,影响脾的运化功能,日常生活中我们都有这样的体验,生气的时候往往会出现不愿意吃饭、胸腹憋闷胀气的感觉,原因便在于此。古代的文学作品中,对类似的描述很多,例如《红楼梦》中的秦可卿便是最为经典的一例。

《红楼梦》第十回"金寡妇贪利权受辱 张太医论病细穷源":

> 先生道:"看得尊夫人这脉息:左寸沉数,左关沉伏;右寸细而无力,右关濡而无神。其左寸沉数者,乃心气虚而生火;左关沉伏者,乃肝家气滞血亏。右寸细而无力者,乃肺经气分太虚;右关濡而无神者,乃脾土

----

① 山东中医学院,河北医学院校释.黄帝内经素问校释.北京:人民卫生出版社,1982.27.
② 何任主编.金匮要略校注.北京:人民卫生出版社,1990.1.
③ 山东中医学院,河北医学院校释.黄帝内经素问校释.北京:人民卫生出版社,1982.27.

（右侧旁注）五行乘侮很好地解释了五脏系统病变之间的相互影响。

被肝木克制。心气虚而生火者,应现经期不调,夜间不寐。肝家血亏气滞者,必然肋下疼胀,月信过期,心中发热。肺经气分太虚者,头目不时眩晕,寅卯间必然自汗,如坐舟中。脾土被肝木克制者,必然不思饮食,精神倦怠,四肢酸软。据我看这脉息,应当有这些症候才对。或以这个脉为喜脉,则小弟不敢从其教也。"旁边一个贴身伏侍的婆子道:"何尝不是这样呢。真正先生说的如神,倒不用我们告诉了。如今我们家里现有好几位太医老爷瞧着呢,都不能的当真切的这么说。有一位说是喜,有一位说是病,这位说不相干,那位说怕冬至,总没有个准话儿。求老爷明白指示指示。"

那先生笑道:"大奶奶这个症候,可是那众位耽搁了。要在初次行经的日期就用药治起来,不但断无今日之患,而且此时已全愈了。如今既是把病耽误到这个地位,也是应有此灾。依我看来,这病尚有三分治得。吃了我的药看,若是夜里睡的着觉,那时又添了二分拿手了。据我看这脉息:大奶奶是个心性高强聪明不过的人;聪明忒过,则不如意事常有;不如意事常有,则思虑太过。此病是忧虑伤脾,肝木忒旺,经血所以不能按时而至。大奶奶从前的行经的日子问一问,断不是常缩,必是常长的。是不是?"这婆子答道:"可不是,从没有缩过,或是长两日三日,以至十日都长过。"先生听了道:"妙啊! 这就是病源了。从前若能够以养心调经之药服之,何至于此。这如今明显出一个水亏木旺的症候来。待用药看看。"于是写了方子,递与贾蓉,上写的是:

益气养荣补脾和肝汤

人参二钱 白术二钱,土炒 云苓三钱 熟地四钱

归身二钱,酒洗 白芍二钱,炒 川芎钱半 黄芪三钱

香附米二钱,制 醋柴胡八分 怀山药二钱,炒 真阿胶二钱,蛤粉炒

延胡索钱半,酒炒 炙甘草八分

引用建莲子七粒去心 红枣二枚

贾蓉看了，说："高明的很。还要请教先生，这病与性命终久有妨无妨？"先生笑道："大爷是最高明的人。人病到这个地位，非一朝一夕的症候，吃了这药也要看医缘了。依小弟看来，今年一冬是不相干的。总是过了春分，就可望全愈了。"①

张太医认为秦可卿的病源于"忧虑伤脾，肝木忒旺"，脾在志为思，忧思伤脾，脾气本虚，又加上肝木太旺，木能乘土，其病益甚。所以给她开了补脾和肝的方子，抑木扶土，使脾、肝重归于正常。方中的人参、白术、云茯苓、黄芪、怀山药、炙甘草能补脾气；熟地、当归身、白芍、川芎、真阿胶能补养肝血，香附米、醋柴胡、延胡索能疏理肝气，肝脏以血为体，以气为用，兼顾肝之体用。的确是一首不错的方子。

另外，张太医对秦可卿之病的预后，做了"今年一冬是不相干的，总是过了春分，就可望全愈了"的论断。刘心武先生在《百家讲坛》的讲座中认为，"这张太医给秦可卿看病，话都是黑话。开的药方子也很古怪"，是政治性暗示。依我之见，站在中医学的角度，此论断还值得商榷。《素问·脏气法时论》中云："病在肝，愈于夏，夏不愈，甚于秋，秋不死，持于冬，起于春。"②若从"脏气法时论"对肝病发展整个过程的判断来看，倒不见得是多么复杂深奥的问题，秦可卿之病与肝之失常最为密切，由《内经》所立法则可知，当"持于冬，起于春"。

除了"抑木扶土"、"佐金平木"，依据五行相克而派生的治疗方法还有"培土制水"、"泻南补北"等。所谓"培土制水"，字面意思很好理解，中医学主要是通过培补脾气以达到制约肾水的目的。汉代医家张仲景的《金匮要略》中有一首治疗"肾着"病的方子，原书是这样讲的："肾着之病，其人身体重，腰中冷，如坐水中，形如水状，反不渴，小便自利，饮食如故，病属下焦，身劳汗

《红楼梦》秦可卿医案书影

抑木扶土
佐金平木
培土制水
泻南补北

---

① 清·曹雪芹，高鹗著.红楼梦(第二版).北京:人民文学出版社,1996.147-149.

② 山东中医学院，河北医学院校释.黄帝内经素问校释.北京:人民卫生出版社,1982.314.

出，衣里冷湿，久久得之，腰以下冷痛，腹重如带五千钱，甘姜苓术汤主之。"①肾着之病的形成，是因为肾阳气亏虚而致水湿内停于腰腹，所以会出现身重、腰冷等症状。碰到这种疾病，相信大部分人的处理方法会是补益肾之阳气以温化水湿，但是张仲景却并没有应用直接治肾的方药，所选用的甘草、干姜、茯苓、白术四药都是用来培补脾气的。之所以如此，其依据便是"培土制水"。

再说"泻南补北"，方位之南应五行之火，北应五行之水，正常情况下水能克火，若火势猛烈而水源不足，则致火侮水。临床上碰到心火亢盛、肾水不足的病证，便可以应用泻南补北之法。张仲景的《伤寒论》中列有黄连阿胶汤一方，原书谓："少阴病，得之二三日以上，心中烦，不得卧，黄连阿胶汤主之。"②此失眠的形成是由于心火亢盛、肾水不足而导致心肾失交，该方由黄连、黄芩、芍药、鸡子黄、阿胶组成，方中的黄连、黄芩能上清心火，芍药、阿胶能补益肾水。其中鸡子黄的应用也颇有意思，前面我们曾经讲过阴阳交感从而孕育天地万物，交感和合的状态恰如道家所言之混沌，鸡子黄的应用正是为了模拟这种混沌状态，促使心肾相交。在实际应用中，是否非得需要添加鸡子黄一药，不同医家也有不同认识。我想，我们今天再重温千余年前的经典，其最终目的并不是单一地为了证实科学与否，而借由它们以了解古人的思维和认识，这显得非常重要。

我们今天再重温千余年前的经典，其最终目的并不是单一地为了证实科学与否，而借由它们以了解古人的思维和认识。

二　五行之困境

说起五行木火土金水，好多人都会想起算命先生，说中医都是骗人的玩意儿。我每年在给大一新生讲中医基础理论时，好多学生一听到五行的第一反应便是报以不屑的一笑。之所以会有这种情况发生，固然与五行在占卜等领域的不恰当应用有关，会让人们觉得五行学说极其机械和愚昧，但最深层的原因还是因为我们对于自己的传统认知太少了。

其实，五行作为中国传统文化中最为基本和常见的一种说

①　何任主编.金匮要略校注.北京：人民卫生出版社，1990.116.

②　中医研究院编.伤寒论语译.北京：人民卫生出版社，1959.175.

理工具,被广泛应用于传统文化的各个领域。天文、地理、数术、占卜、建筑、中医等等,都曾将五行、阴阳等拿来使用,并结合自身领域的特点而赋予新的内涵。因此,我们不能因为类似占卜等领域对五行的某些机械应用,或者是中医学自身对五行的一些不恰当应用,就完全否定五行学说在中医学发展历程中的作用。

这种认知缺乏的形成,不是一两个人所造就的,而是源于过往的一个时代在特定历史文化背景下对传统文化的误读和激烈批判。在这一节中,我们重温那段历史,了解五行等传统文化思想被激烈批判的缘由,以及近代医家迫于压力对传统五行学说所作的解读和改造,最终目的并不是为五行高唱赞歌,并不是重新肯定中医学对五行学说的某些机械应用和盲目比附,而是借由历史之得失来思索我们应该以怎样的心态和方法来对待传统,对于五行等传统文化思想在中医学理论体系中的应用该作何评价,新的历史时期应该如何解读传统。简言之,对历史的追溯和重温,是为了更好地活在当下。

> 思索我们应该以怎样的心态和方法来对待传统,对于五行等传统文化思想在中医学理论体系中的应用该作何评价,新的历史时期应该如何解读传统。

(一) 当中医走到近代

1. 碰撞、误读与汇通

说到近代,就不得不说"西学东渐"。西学东渐是对西方科技、政治、经济、文化等渗入中国历程的形象描述。西学早在明末清初便已进入中国,近代时期西学在中国的发展,与明末清初的传教士来华相比,其传播渠道大大增加,传播的内容更加广泛,传播的影响更加深刻。可以说,西学在近代中国的渗透和发展,既得益于早期以传教士为代表的群体对西学的主动介绍和传播,同时也更是近代中国人面对内忧外患,被动之际所做的一种主动探索和吸纳,两者又尤以后者的影响更为迅速和激烈。当西学在中国的传播被逐渐认为成为一种影响国运昌衰的关键,而非一般意义上的不同文化之间的交流时,它定会深刻影响近代中国对旧有传统文化与西方新文化的评判和反思。中西文化的碰撞与交融、新旧势力之间的对抗,是近代社会文化大背景的主题。也可以说,近代是西学东渐的昌盛时期,是中西文化交流日趋频繁之时期,也是中西文化激烈碰撞后由误读逐渐走向汇通的时期。

　　1840 年第一次鸦片战争爆发,《南京条约》的签订开启了近代中国屈辱的历史。西方国家的尖兵利器彻底打破了国人的天朝独尊幻梦,以龚自珍、林则徐、魏源、姚莹等为代表,反思国家的迂腐与弊端,"师夷长技以制夷",积极学习和尝试引进西方的先进技术,以彼之长弥补国家实力之短缺,以实现国家之自强,成为当时的先进思潮。第二次鸦片战争的失败,《天津条约》《北京条约》的签订,更加撼动了国人乃至政府当权者,以李鸿章为代表的洋务运动也应之而起。洋务运动是对 1861 年至 1895 年清政府所办洋务事务的历史概括。洋务派以"中学为体,西学为用"之理念开展各项运动,所办事务涉及外事交涉,购置西洋枪炮船只,采用西法编练海陆军队,学习西方科学技术设厂制造枪炮轮船,开矿筑路,办航运,兴学堂,派遣留学生等等,"师夷长技以制夷"的理念获得了更大的实践。中体西用思想并未否定中学的价值,而是时刻强调其核心位置,而且,对西方实用技术的广泛引进也不可能从根本上带来更为深层次的政治经济体制改革和更为激进的西化。

> 中体西用思想并未否定中学的价值,而是时刻强调其核心位置。

　　但是,这种理念随着国家局势的进一步恶化以及对纵深层次改革的需求,也慢慢发生了改变。梁启超讲:"吾国四千年大梦之唤醒,实自甲午战败割台湾、偿二百兆以后始也。"[①]甲午中日战争之后,这种改变日趋明显。对西学的引进,从最初的以军工等实用技术为主,逐渐发展为对西方政治经济理念、文化观念等更为深层次的引进。可以说,从康有为的君主立宪一直到孙中山的民主共和,都是对西方民权思想与政治制度的倡导和引进。哲学、社会科学、文学、艺术等也在西方文化的影响下,变化也愈来愈大。其后又有庚子事变,《辛丑条约》之签订,维新改良难负改变国运与自强之梦想,革命派与改良派之间论战不断,同盟会的成立以及辛亥革命的成功,证明了革命与借鉴西学之必要与意义。

　　甲午战争后逐渐兴起的资产阶级文化运动,到 1919 年"五四"运动前夕发展到一个高潮,由文化革新言及救亡图存,给政

---

① 　清·梁启超著.戊戌政变记.北京:中华书局,1954.1.

治、经济、文化等各个方面都带来了广泛而深远的影响。"五四"以前，中国人会通中西文化主要有三种理论形式：一是以"中源西流"说为代表的"回归式"；二是以"中体西用"说为代表的"嫁接式"；三是以"有机调和"说和"整体融会"论为代表的"融贯式"①。"五四"新文化运动与之相比较则不免有些激进，对中西国家势力悬殊差距的切身感受与彻底改变国家命运的急切愿望，使国人对西方政治经济文化理念极度崇奉，试图通过对中国传统文化的猛烈批判与对西方文化的全盘引进而彻底改变国运。这种思维正如鲁迅在《坟》所收《娜拉走后怎样》一文中所分析的，"可惜中国太难改变了，即使搬动一张桌子，改装一个火炉，几乎也要血；而且即便是血，也未必一定能搬动，能改装。不是很大的鞭子打在背上，中国自己是不肯动弹的。我想这鞭子总要来，好坏是别一问题，然而总要打到的。"②

也恰恰是这种思维，使中西文化失去了原本该平等、理性的对话，对中西文化的评价常有过犹不及之嫌，传统文化受到了最为激烈的否定。例如，钱玄同在《对于朱我农君两信的意见》一文中讲："我认为今后的中国人，应该把所有的中国旧书尽行搁起，凡道理、智识、文学，样样都该学外国人，才能生存于 20 世纪，做一个文明人。"③《敬答穆木天先生》一文中讲："咱们应该将过去的本国旧文化'连根拔去'，将现代的世界新文化'全盘承受'，才是正办。"④

对西方文化的照搬与对西方国家模式的模仿，对自我旧有文化体系的完全抛弃，毕竟不适合中国的社会现实，也难以真正实现改变国家命运的愿望。在反思和评价自身文化体系利弊的基础上，尝试更加理性地融汇中西文化，也逐渐成为近代以来的大方向。例如，杜亚泉在其《新旧思想之折衷》一文中讲："中国固有文明，虽非可直接应用于未来世界，然其根本上与西洋现代文明差异殊多，关于人类生活上之经验与理想，颇有足以证明西洋现代文明之错误，为世界未来文明之指导者。苟以科学的法

在反思和评价自身文化体系利弊的基础上，尝试更加理性地融汇中西文化，也逐渐成为近代以来的大方向。

---

① 马克锋.中西会通与近代文化.近代史研究,1990,6(4):35-48.
② 鲁迅著.鲁迅全集(第1卷).北京:人民文学出版社,2005.171.
③ 钱玄同著.钱玄同文集(第1卷).北京:中国人民大学出版社,1999.220.
④ 钱玄同著.钱玄同文集(第2卷).北京:中国人民大学出版社,1999.187.

则整理而刷新之,其为未来文明中重要之一成分,自无疑义。此非吾国热心国粹者自己夸负之言,即西洋学者亦屡言之。而吾国一部分之醉心欧化者,对于西洋现代文明,无论为维持的,为破坏的,皆主张完全仿效,虽陷于冲突矛盾而不顾。"①周作人在其《古文学》中引朋友的来信讲:"叹息前人给我们留下了无数的绫罗绸缎,只没有剪制成衣,此时正应该利用他,下一番裁缝工夫,莫只作那裂帛撕扇的快意事。蔑视经验,是我们的愚陋;抹杀前人,是我们的罪过。"②

简言之,从早期的"师夷长技以制夷",到后来维新改良与新文化运动,西学东渐日趋深入,西学在中国的影响越来越大,期间中西文化虽有碰撞,但彼此的汇通是大趋势,造就了一批融汇中西文化的大家。

就中医学而言,近代时期中西医学之间碰撞与汇通,恰恰是近代中西文化交流的一个缩影。

西方医学传入中国的历史,最早可以追溯到汉唐时代,但对中国影响不大。明末清初之际西医学知识传入中国,是作为传教的附属物而一并进入的。近代以来,尤其是当整个社会都广泛学习、接纳西方科技文化思想时,西医学被作为增强民族身体素质的一种手段,也成为维新改良的举措之一,只不过是相比于军工等实用技术,其重要性与紧迫性要差得多。但随着局势的每况愈下,学习西方文化的愿望也愈加迫切,这在一定程度上加速了西医学在中国的传播和深入,引起了整个社会自上至下的关注,对中医学产生了前所未有的影响,对中西医学优劣的评判经常出现在当时的各种著述中。

例如,光绪十六年(1890)李鸿章便曾为美国医生洪士提所作的《万国药方》一书作序,李作为政府高官要员能为一西学著作作序,足见当时社会对西医学的重视。李所作序文中讲:"泰西医学有专官、有学堂,又多世业孤学。藏真府俞悉由考验,汤液酒醴更极精翔。且俞跗治疾、割皮解肌、湔浣肠胃,此法久佚。而彼方于肿疡、金疡、折疡、溃疡之祝药刮杀尤得其传,且于草木金石之原质化质,一一格致微眇,务尽实用,非仅以炮制为尽物

就中医学而言,近代时期中西医学之间碰撞与汇通,恰恰是近代中西文化交流的一个缩影。

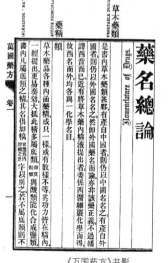

《万国药方》书影

① 陈崧编."五四"前后东西文化问题论战文选.北京:中国社会科学出版社,1989.174-175.
② 钟叔河编订.周作人散文全集(四).桂林:广西师范大学出版社,2009.525.

性,则尤中土医工所未逮者,予久伟其用心之精而立法之善矣。"①所论中西医学各自之优劣得失,也代表了当时社会上的主流认识。

辛亥革命以后,对西方政治经济文化和科技的极度重视,给西医学的发展创造了良好的社会环境,西医教育系统在全国逐步确立,西医医疗与研究机构逐步建立,西医著作与刊物大量出现,西医学在近代中国获得了最大程度上的发展。

中医学因与传统文化有着千丝万缕的紧密关联,也使之面临被误读与批判的现实。"五四"新文化运动前后,中西医学之间的对话,因传统与现代之间的激烈冲突而愈显激烈,甚至不乏盲目和激进。是否对传统中医学采取批判态度,甚至成为是否拥护和支持科学、先进、文明、现代的标志,受这种激进文化思潮的影响,"废止中医"的谬论曾被数次提起。

"五四"新文化运动前后,中西医学之间的对话,因传统与现代之间的激烈冲突而愈显激烈,甚至不乏盲目和激进。

面对社会上对中医的不公平评价,甚至是全盘否定,中医界也越来越形成一个团体,开展了积极的回应与反抗。例如,1921年恽铁樵出而应战,此为中西医学术正面论战之始。1925年中医界再次动员舆论请准中医入学系,中西医之争反映于上层。同年上海医师公会成立,废止中医之核心形成,于是中西对垒,从此论争无虚日。1928年全国教育会议有汪企张废止中医案倡于前,1929年中央卫生委员会余云岫废止中医案通过于后,至此中西医大战势如洪水不复可遏,中西混战历时十年,至全国抗战爆发方缓和。② 但激进的全盘西化思潮并没有真正左右中西文化的交流趋势与理性走向,否定中医的思潮不但没有废除中医,相反的,却激起了更多的有识之士认真地研究中西医学体系彼此的利弊,积极尝试中西医学之间的对话与融合。

2. 中西医汇通与中医科学化

近代时期,全盘否定西医或中医的两种极端思潮固然存在,但中西医学之间的融汇以及借用西学对传统中医的诠释和改造是当时的趋势和主流,其中以中西医汇通与中医科学化思潮最有代表性。

---

① 美·洪士提译.万国药方.中西五彩石印书局,1917年第十三次重印本.
② 赵洪钧编著.近代中西医论争史.合肥:安徽科学技术出版社,1989.86-87.

中西医汇通促进了中医学知识的嬗变与发展,中医科学化促进了中医学科的制度化进程。

中西医汇通与中医科学化对中医学的影响,既有最为直接的中西医学理论之间的融汇,又有受西学学科制度的影响而逐步建立起来的中医学科制度。前者促进了中医学知识的嬗变与发展,后者促进了中医学科的制度化进程。

中医学科的制度化主要体现在两个方面:一是,学科知识传统或学术纲领的建立以及重建。近代医家在继承古代中医学术思想的基础上,对中西医知识进行汇通或借助科学整理传统中医学而形成的新的学科知识,逐渐上升为一种"范式"影响着整个中医群体对中医药学的认识。从方法论的角度来看,中西汇通和中医科学化的某些原则与具体方法,逐渐成为中医药从业群体所共同遵循的原则和方法,影响至今。二是,学科组织或者说学术共同体的建立与发展。西方各个学科的渗入,特别是西医学的直接冲击,使近代医家必须成立属于自己的组织和团体,必须有以中医药为主体的教育,必须有阐发自身的期刊,等等,所有这一些都成为中医学科得以建立的重要标志。可以说,近代中医组织、科研机构、专业学会的建立,以及近代中医教育的发展等等,都受到了西学各个学科渗透进近代中国的整体背景影响,尤其是西医学的直接冲击。

以上所论的两个方面,简而言之,受整个社会对待西学思潮的影响,加之西医学的直接冲击,近代中医学的发展,无论是学科的构建还是学科知识的重新建构和发展,都或多或少有些模仿西学的感觉。

需要说明的是,中西医汇通与中医科学化思潮对近代医家的影响并不是单一和局限的,并不是说某些医家完全受其中某一种思潮的影响,而是说他们或许会受这两种思潮的共同影响。因此,我们无须局限于对个别医家是否属于中西医汇通还是中医科学化的派别争执,而把讨论的重点放在介绍这两种思潮的大致观点上。

(1)中西医汇通

所谓"中西医汇通",简言之,就是对中医学与西医学理论的融会贯通。中西医汇通思想,是明末清初至近代以来整个社会中西汇通思想在医学界的反映和展现。相比于天文学、数学等其他领域的汇通,中西医学之间的汇通要相对较晚。

近代医家唐容川在其《中西汇通医经精义》中讲:"间采西法或用旧说,总求其是而已。"[①]"兼中西之说解之,不存疆域异同之见,但求折衷归于一是。"[②]通其可通,存其互异,借助中医学和西医学理论共同阐发人体的生理病理机制以及疾病的诊治,可以说是中西医汇通的大原则。

中西医学汇通的早期,因对西医学的认识有限,加之 19 世纪中叶以前西医学自身发展水平的局限,使早期倡导汇通中西医学的医家在评价中西医学时不免有些厚中薄西。例如,中西汇通早期的代表医家唐容川讲:"若秦汉三代所传《内》《难》、仲景之书极为精确,迥非西医所及。"[③]罗定昌所著《中西医粹》虽采合信西医解剖著作《全体新论》与中医合参,但其所述脏腑图说,却本于河图洛书和《周易》之卦象,认为"五脏六腑配合八卦干支,自然而然,确乎不易,不事一毫勉强,不假一点安排"[④]。唐氏与罗氏所论,存在明显的重中轻西倾向。

但同时期也有不少汇通医家能以较为客观和公正的视角来评价中西医学各自的长短。例如,朱沛文在其《华洋脏象约纂》"自叙"中言:"尝兼读华洋医书,并往洋医院亲验真形脏腑,因见脏腑体用华洋著说不尽相同。窃意各有是非,不能偏主,有宜从华者,有宜从洋者。大约中华儒者精于穷理而拙于格物,西洋智士长于格物而短于穷理。华医未悉脏腑之形状,而但测脏腑之营运,故信理太过而或涉于虚。……洋医但据解剖验脏腑之形状,未尽达生人脏腑之运用,故逐物太过而或流于固。"[⑤]中西医学各有其利弊,当各取其是。

随着对西医学的认识由浅入深,加之西医学自身的不断完善,以及受整个社会评价中西文化的理念影响,近代中医家对西医的认识日趋合理和全面。尽管在汇通过程中依然强调中医学的主体地位,但对中西医学理论之间的汇通已不再像早期一样过于突出中医之是与西医之非,而是尝试两者之间的通融与补充。

"兼中西之说解之,不存疆域异同之见,但求折衷归于一是。"

---

① 清·唐容川著;王咪咪,李林主编.唐容川医学全书.北京:中国中医药出版社,1999.4.
② 清·唐容川著;王咪咪,李林主编.唐容川医学全书.北京:中国中医药出版社,1999.3.
③ 清·唐容川著;王咪咪,李林主编.唐容川医学全书.北京:中国中医药出版社,1999.3.
④ 清·罗定昌.中西医粹.清光绪十九年(1893)上海千顷堂书局石印本.
⑤ 清·朱沛文.华洋脏象约纂.清光绪十九年(1893)佛山刊本.

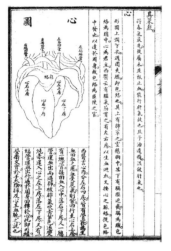

《中西汇通医经精义》书影

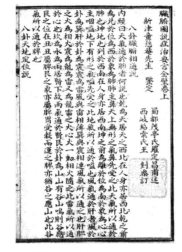

《中西医粹》(又名《脏腑图说症治要言全璧》)书影

　　　《华洋脏象约纂》书影

　　中医药学理法方药的每个方面都体现着中西汇通的原则。在基础理论方面,中西汇通医家认为中西医学各有其所长,比如,西医长于解剖,但中医对于生命动态变化的阐发是西医所不及的。只有掌握这个大前提,才能保证中西医汇通不至于成为全盘西化或全盘中化。中西医汇通思潮认为,第一,中西医学理论互通。例如,结合当时的西医血液循环理论来阐释中医学心主血脉等理论。第二,中西医理论互异之处,也可以汇通诠释以使其贯通。第三,中医理论各自有其优势之处,西医理论有未阐发者,中医理论可以补其不足,中西理论融合方更为全面。第四,中医理论阐发未尽之处可辅以西说,采西医以补中医之不足。第五,中西理论不同之处不强求相合,可存其互异之处。

　　在治疗方面,中西医汇通思潮既强调西医辨病与中医辨证的结合,在具体施治过程中也不乏用药的中西结合。以近代著名医家张锡纯为例,他把西医所讲的脑充血与传统中医所讲的中风相对应,治疗时除应用传统的中医治法之外,还依据西医所述脑充血之机制,辅以引血下行之法,重用赭石、牛膝之类,使充血得以缓解。在应用具体药物治疗疾病时,张锡纯也认为"中西之论药性,凡其不同之处,深究之又皆可以相通也"①,所以会经

① 清·张锡纯著.医学衷中参西录(中册).石家庄:河北科学技术出版社,1985.181.

常融汇中西理论来阐释方药之功效。例如,他认为消渴的形成与膵(胰)密切相关,治疗时处以滋膵饮,该方中除直接应用猪胰子外,还应用山药"滋补膵脏"①。另外,一些西药也可以根据中医理论来分析其性效,可与中药配合应用治疗疾病。例如,张锡纯擅用阿司匹林,认为它"实为酸凉解肌之妙药",常配伍石膏一起应用治疗热证。

　　综上所述,中西医汇通在很大程度上是借助粗略的西医学知识来说明传统中医学理论的合理性及其存在的价值和必要,也正因为此,使得中西医汇通在整体上不免会有重中轻西的倾向。例如,张锡纯讲:"西医新异之理原多在中医包括之中,特古籍语意浑含,有赖后人阐发耳。"②而且,借助于西医学知识对中医药学固有理论体系的筛选、重组和诠释,也在一定程度上改变了中医药知识体系的原本结构和内涵,给中医理论的误读埋下了伏笔。但无论如何,中西医汇通所积极倡导的中西医学之间的对话,是顺应当时社会潮流的必由之路,深刻影响着其后医家对于中医药学知识体系的理解。时至今日,中西医汇通有了更为多元的方式和内涵,但其基本理念却未曾发生质的改变。

　　(2)中医科学化

　　受近代落后社会现实的影响,西方科学曾在近代中国获得了极大的认可与追捧。1923年12月,胡适在《科学与人生观》序文中讲:"这三十年来,有一个名词在国内几乎做到了无上尊严的地位;无论懂与不懂的人,无论守旧和维新的人,都不敢公然对他表示轻视或戏侮的态度。那个名词就是'科学'。这样几乎全国一致的崇信,究竟有无价值,那是另一问题。我们至少可以说,自从中国讲变法维新以来,没有一个自命为新人物的人敢公然毁谤'科学'的。"③

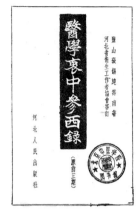

《医学衷中参西录》书影

《医学衷中参西录》为近代医家张锡纯所著。原书从1918年至1934年分七期陆续刊行。至于后来出现的第八期乃张锡纯之孙张铭勋于1957年献出的未经出版的遗稿。1957年,河北省卫生工作者协会搜集《医学衷中参西录》每期的各种版本进行了校注,将原书七期七册与遗稿改装为三册,前三期为第一册,五期及遗稿八期为第二册,四、五、六期为第三册,后由河北人民出版社出版。上图即该版第一册书影。《医学衷中参西录》是近代影响非常大的一本书,书中融汇中西医理来阐释常见病证的诊治,所载医方大多为张锡纯自拟,配伍精当,方论详细,又常附以验案加以说明,颇易于后学者学习应用。现行《方剂学》教材中所收入的镇肝熄风汤等便采自此书,临床应用非常广泛。书中对石膏等常见中药的阐发,张氏也多有独到见解,读来有耳目一新之感觉。

　　① 清·张锡纯著.医学衷中参西录(上册).石家庄:河北科学技术出版社,1985.79.
　　② 清·张锡纯著.医学衷中参西录(中册).石家庄:河北科学技术出版社,1985.174.
　　③ 胡适著;朱文华编选.反省与尝试——胡适集.上海:上海文艺出版社,1998.41.

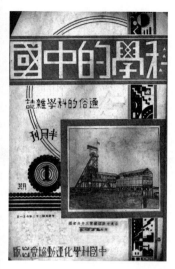

《科学的中国》封面

1932 年，中国科学化运动协会正式成立，随后在京、宁、沪、汉、津等地成立了一批分会，并创办《科学的中国》作为会刊，积极倡导和组织中国科学化运动，提出了"科学社会化，社会科学化"的目标，宗旨是："研究及介绍世界科学之应用，并根据科学原理，阐扬中国固有文化，以致力于中国社会之科学化。"科学化运动所遵循的三大原则，其中一条便是"对于过去之知识及资料，用分类、归纳、注释、阐明、发挥种种方法，加以整理，使之合乎现代之用"①。

所谓科学化的内涵，顾毓琇在其《"中国科学化"的意义》中阐释："凡利用科学以使科学与文化、社会、人类相关联的谓之科学化。"②丁文江在 1935 年 5 月 7 日南京中央广播电台所作的讲演《科学化的建设》中讲："所谓'科学'与'非科学'是方法问题，不是材料问题。凡世界上的现象与事实都是科学的材料。只要用的方法不错，都可以认为科学。所谓科学方法是用论理的方法把一种现象或是事实来做有系统的分类，然后了解它们相互的关系，求得它们普遍的原则，预料它们未来的结果。所以我们说这一种知识是真的，就等于说这是科学的，说一件事业有系统、合理，就等于说这是科学化的。"③

中医科学化是中医界对科学化思潮的借鉴，是中国科学化思潮在中医学领略中的渗透和体现。国内医学界最迟到 1928 年已明确提出"医学科学化"的口号④。例如，1928 年陆渊雷便曾在《中国医学月刊》撰文《改造中医之商榷》论述其中医科学化思想，认为"中医不欲自存则已，苟欲自存，舍取用科学，别无途径"⑤。中医科学化思潮对近代中医药学的发展影响很大，曾一度作为改造传统中医药学知识体系的重要方法之一而得到广泛认可。例如，1931 年 8 月 31 日国民政府批准的《中央国医馆组织章程》的第一条便是："本馆以采用科学方法整理中国医药，改善疗病及制药方法为宗旨。"⑥

① 彭光华.中国科学化运动协会的创建、活动及其历史地位.中国科技史料,1992,13(1):60-69.
② 顾毓琇.中国科学化的意义.中山文化教育馆季刊,1935,2(2):416.
③ 丁文江.科学化的建设.独立评论,1935,151:9.
④ 邓铁涛主编.中医近代史.广州:广东高等教育出版社,1999.76.
⑤ 陆渊雷著.陆渊雷医书二种.福州:福建科学技术出版社,2008.226.
⑥ 梁峻编著.中国中医考试史论.北京:中医古籍出版社,2004.368.

中医科学化的核心思想是中医的疗效是确定的，但是理论不完善甚至是错误的，因此，有待于用科学的方法进行梳理和解释。例如，近代医家陆渊雷在其《生理补正》绪言中讲："国医所以欲科学化，并非逐潮流、趋时髦也。国医有实效，而科学是实理。天下无不合实理之实效，而国医之理论乃不合实理。"所以，他认为在学习中医古代典籍时要以方药之书为要，而不可执泥于中医理论之书，其《整理中医学说刍议》文中讲："当以《伤寒论》《金匮要略》《肘后方》《千金方》《外台秘要》《本草经》《名医别录》等方书、药书为主要科目。不当以《素问》《灵枢》《八十一难》等议论之书为主要科目。当根据科学，以解释医理、药理。国医之胜于西医者，在治疗，不在理论。《素》《灵》《八十一难》等理论之书，多出于古人之悬揣，不合生理、解剖、病理。时医不察，尊奉之，以为医学之根柢，自招物议，引起废止中医之危机，此大不智也。"①在治病时，倡导以西医理论指导中医用药，中西互补，《答黄劳逸君》一文中讲其"治病虽用中药方，理法则大体采用西医，诚以西医之理法，根据科学信而有征，而中医之疗法，根据数千年之实验，往往突过西医也。且医药所以救疾苦，免夭札，人命至重，苟有良好方法，当一律研究采用，不当存中西门户之见，更不当与保存国粹，提倡国货并为一谈。是以仆之志愿，欲冶中西为一炉，使中医研究西国之科学原理，使西医采用中国之简效疗法。盖不但望中医得西法而归实际，亦望西医得中法而更有进步也。"②

他如，近代京城四大名医之一施今墨认为，"中医改进之方法，舍借用西学之生理、病理以互相佐证，实无他途"。"宜亟以科学方法阐明之，讲通之，整理而辑述之。若者可用，用之；若者可弃，弃之。是非得失，详慎审

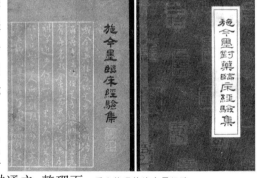

陆渊雷《陆氏论医集》书影

后人整理的施今墨经验集书影

---

① 陆渊雷著.陆渊雷医书二种.福州：福建科学技术出版社，2008.99-100.
② 陆渊雷著.陆渊雷医书二种.福州：福建科学技术出版社，2008.1313-1314.

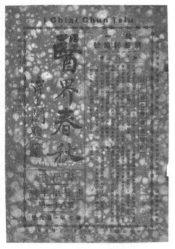

《医界春秋》封面

近代时期中西文化激烈碰撞，受整个社会文化背景的影响，以及西医学的直接冲击，传统中医学的发展面临很大的阻力。为了凝聚中医人士之全力以与"废止中医"等不良社会思潮作斗争，更是为了弘扬和发展中医学术，近代中医家创办了许多中医期刊作为宣传自我和驳斥社会不利言论的舆论阵地。《医界春秋》便是比较具有代表性的近代中医期刊之一，由张赞臣主编。

定，庶几医学日进。"①

叶橘泉在其《国医文献研究的我见》文中讲："中国医药学术之在今日，因其学理不合科学，而亟须整理改进，无可讳言。……欲研究古人的文献，应当分别抉择，对于理论方面不妨抛弃五行气化等而免纠葛，对于症候及治疗等应十分注意，因为这是古来宝贵的经验，整个中国医药学术的真正价值都在这里。"②

1936年《医界春秋》上刊登署名为"独鹤"的文章《用科学来整理中医》，强调中医科学化之必要性，文中讲："今日之下，中医西医所以形成两个壁垒，就为了一方面算是'科学的'，一方面算是'不科学的'。站立西医方面的，往往执着'不科学'三字，要根本上打倒中医。站在中医方面的，确又自认为中医是'不科学'，但偏坚执着治病自有妙理，原不需科学。……最好是抛弃了'科学'与'不科学'的成见，撤除了'科学'与'不科学'的界线，使中医也同样受科学的洗礼，而以科学来整理中国医药，尤其是以科学方法来试验国药，更是切要之举。"③

时逸人在其《复兴中医之基本条件》中指出复兴中医的基本条件之一是中医学说的系统化和科学化，具体而言，"使其学说有系统，当合乎科学原则为依归，当以生理究其用，解剖明其体，病理通其变，药理救其弊。至于整理之道，根据物理、化学、生物学、人种学、优生学、生理学、解剖学等，整理中医的基础医学。根据生理学、解剖学、组织学、诊断学、医化学等整理中医的疾病论说。依观察与实验两种步骤而整理之，合则编存，不合则摒弃之。再就各科各器官之疾病分定义、原因、证候、病理、诊断、预后、治法、处方等，依照科学这种新学，使成有系统之学说，恰合于实地之应用。"④

谭次仲在《痛陈国医不能科学化之六弊呈粤厅书》中指出中医科学化是中医改良之阶梯，"改善之方策维何？则世界化而已，科学化而已。科学者，世界医学之共轨也。"若不进行中医科学化，则有六种弊端，"其一，国医非科学化则不能得确实之改良

---

① 祝谌予.施今墨先生的中西医结合思想和我对中西医结合的看法.中西医结合杂志,1985,5(9):518.

② 叶橘泉.国医文献研究的我见.医界春秋,1936,118:5-6.

③ 独鹤.用科学来整理中医.医界春秋,1936,118:3.

④ 王咪咪编.时逸人医学论文集.北京:学苑出版社,2011.42.

与进步也。……其二,国医非科学化则必渐失国人之信仰也。……其三,国医非科学化则不能与卫生行政联成一气也。……其四,国医非科学化则不能加入教育系统也。……其五,国医非科学化则不能消除西医之敌视也。……其六,国医非科学化则不能提高国医之地位也。"①

通过以上讲述我们可以明白,中医科学化的最终目的还是为了积极回应和反对当时的社会上的废止中医思潮,为了保存和延续中医的发展,希望借由"科学"的理论来阐释和维护中医的疗效,说明中医存在的必要性。

但是在具体实践过程中,对科学本身理解的片面性,使所谓的科学化经常仅仅成为中西医学理论表面上的互解,甚至是中医西医化。例如,《中央国医馆学术整理会统一病名建议书》中讲:"国医原有之病名,向来不合科学,一旦欲纳入科学方式,殊非少数整理委员于短时期内所能为力,藉曰能之,然天下事物只有一个真是,西医病名既立于科学基础上,今若新造病名,必不能异于西医,能异于西医即不能合于科学。不然科学将有两可之'是'矣。……整理之目的,欲入于科学方式,非欲立异于西医也。"②"异于西医即不能合于科学",在这种理念指导下对中医的科学化改造,并未曾实质性地推动传统中医药学知识体系的发展,仅仅是理论外观的改变,是以新瓶装旧酒。如若真正以此为标准进行彻底的"科学化",传统的中医药学知识体系被完全异化,那么所形成的医学将很难再称为是中医学了。也正因为,中医科学化也一直受到了部分近代医家的批评。

综上所述,近代中国中西文化的交流过程中有碰撞,有交融,也有对彼此的误读与批判。究其所形成的原因,并不单单是因为中西文化体系之间本身所存在的客观差异,在很大程度上也是受近代中国国情所限而影响了对中西文化的客观评价。也正因为此,与传统文化密切相关的各个学科,例如中医学等,在面对西方学科的冲击时,同样存在碰撞、交融与误读。

中医科学化的最终目的还是为了积极回应和反对当时的社会上的废止中医思潮,为了保存和延续中医的发展。

---

① 谭次仲.痛陈国医不能科学化之六弊呈粤厅书.社会医药,1936,3(11):411-415.
② 中央国医馆学术整理会统一病名建议书.医界春秋,1933,81:7.

（二）五行缘何被困

中医学应用五行学说为什么会饱受诟病，我个人感觉原因大致有二：

1. 社会文化背景的影响

五行作为被中医学所应用的传统文化思想之一，它在近代之后所获的猛烈批判，无疑会受到前述特定历史时期整个社会评价传统文化激进思潮的不利影响，正所谓"倾巢之下，安有完卵"。五行与阴阳曾一度是近代名人批判的主题，之所以会拿阴阳五行开刀，是因为阴阳五行几乎渗透在传统文化的各个领域，成为各领域论说其理论的最基本工具。因此，只要把阴阳五行扳倒了，建立在其上的传统理论大厦自然会坍塌。

> 五行与阴阳曾一度是近代名人批判的主题，是因为阴阳五行几乎渗透在传统文化的各个领域，成为各领域论说其理论的最基本工具。

例如，严复在其所译《穆勒名学》中讲："中国九流之学，如堪舆、如医药、如星卜，若从其绪而观之，莫不顺序。第若穷其最初之所据，若五行支干之所分配，若九星吉凶之各有主，则虽极思，有不能言其所以然者矣。无他，其例之立根于臆造，而非实测之所会通故也。"[①]其实，严复所言"实测"仅仅是理论得以形成的一种方式，好多理论的形成往往是在一定实践基础上所作的推理，有些理论压根儿就是从"臆造"中所来的假说，它们之间并无所谓高低之分，仅仅是形成方式不同而已。就医学而言，实验室里从小白鼠身上得来的结论并不一定比某种假说要高明许多。推理与假说自然有其局限性，但亦能解说问题的某个局部，所以，我们不能因为五行学说是在五种基本物质属性及其相互关系基础上所作的推论，就将其完全否定。

严复还在其所译孟德斯鸠《法意》的按语中借由批判阴阳五行学说而对传统中医学进行了抨击，其云："吾中国之于医，既不设之学矣，而又无刑以从其后。此庸医杀人之事，所以屡见也。嗟呼！日本之法西人也，一兵而二医。吾国人人至今，尚各执其阴阳五行之说，以攘臂于医界间，吾知其民智之无可言尔。"[②]梁启超在其《清代学术概论》一书中批判曰："阴阳五行之僻论跋扈

---

① 穆勒原著；严复译.穆勒名学（二）.北京：商务印书馆，1931.66.

② 王云五主编；孟德斯鸠著；严复译.孟德斯鸠法意.北京：商务印书馆，1931.13.

于学界，……迄今犹铭刻于全国人脑识之中，此亦数千年学术堕落之一原因也。"①范文澜说："直到现在，任何中国人，把他头脑解剖一下，量的多少固没有定，'五行毒'这个东西，却无疑地总可以找出来。"②

文化精英对五行的批判，也直接引发了社会上废中医五行的呼声。在整个社会都将"科学"片面作为标榜文明进化程度的整体氛围中，西医学解剖、实验的直观冲击特别切合当时人们所想象的"科学"特点，对于一部分接受过西医学教育的人而言，更是无法接受中医学与西医学相比较而呈现出的差异，把中医应用五行学说作为不科学和愚昧的代表，强烈要求废五行、废中医。

西医学解剖、实验的直观冲击特别切合当时人们所想象的"科学"特点。

例如，神州医药总会评议员袁桂生曾于 1915 年将《拟废五行生克之提议》提交总会讨论，认为医书中之最足为真理之障碍而贻人口实者，莫如五行生克之说，提出废五行生克之建议。再如，余云岫是近代废止中医的代表人物，1917 年他曾在《学艺》第二卷第五号中发表《科学的国产药物研究之第一步》一文，文中讲："要晓得阴阳、五行、十二经脉等话都是说谎，是绝对不合事实的，没有凭据的，须要'斩钉截铁地'把这点糊糊涂涂'半僧半俗'的空套，一切打空，方才可以同他讲真理。"③他所作《灵素商兑》一书直接针对中医理论的奠基之作《黄帝内经》，试图从根本上否定中医理论体系，从而达到废除中医的最终目的。关于五行，该书中讲："通观灵素全书，其为推论之根据、演绎之纲领者，皆以阴阳五行为主，故阴阳五行之说破，而灵素全书几无尺寸完肤。岂惟灵素？岂惟医学？凡吾国一切学术，皆蒙阴阳之毒；一切迷信拘牵，皆受阴阳五行之弊，邪说之宜摈也久矣！"④"阴阳五行之说，其根本恍惚无凭若此，由是而变本加厉，配以脏腑，应以色味，部以干支，丽以年月，辖以时节，植以星象，穿作附会，愈支离而不可究诘。本质先拔，虽繁枝茂叶，皆幻象耳。乌足与论议

① 清·梁启超著；夏晓虹点校.清代学术概论.北京：中国人民大学出版社，2004.42.
② 顾颉刚.古史辨（第五册）.上海：上海古籍出版社，1982.640.
③ 余云岫.科学的国产药物研究之第一步.学艺杂志，1920，2(4)：2-3.
④ 余云岫著，周鸿飞点校.灵素商兑.北京：学苑出版社，2007.7.

哉？一切不复置辩。"①

又如，近代中医叶古红早年曾留学日本学习西医，所作《中国医药革命论》一文集中表达了他对待中西医学的态度以及改造旧中医以建设新中医的观点。他认为生理解剖学为西医的先导，宜放弃中医而改从西医学；中医治病，亦不妨随证采用特效西药，以为中医佐使；内外两科兼用西医分类法，为简单明了，可免含混支离之弊。对于五行，他认为在所必废，文中讲："中国医药学术发生于半神话时代，不幸为五行说支配，历数千年至今。欲求进步改良，自应以现代的科学方法，从根本上积极加以整理。惟在消极方面，对于一部分旧学说，尚宜实施纠正，或竟废除，否则任何方法，皆难整理就绪。例如，……谶纬的五行生克说，似皆在宜废除之列。……五行在吾国一日不废，大足障碍一切人生日用，使永久不能与实地沟通。"②

如果说上述因中西医学之间的争执而导致的废止五行，虽然存在对中医五行学说的曲解和误读，但还尚有一丁点的学术争辩色彩，那么因为新旧之争而被连带一棍打死则不免显得太过武断。但是，在当时的社会文化背景中，旧的就是愚昧的，新的就是科学的，"武断"也变得富含激情，一切似乎理所当然。这样看来，中医五行缘何被困的道理也很简单，那就是因为你是中医、是旧的，因为你不是西医、不是新的。

这正如徐志摩在其《我们病了怎么办》一文中所讲，"是的，我们对科学，尤其是对医药的信仰，是无涯的；我们对外国人，尤其是对西医的信仰，是无边际的。中国大夫其实是太难了，开口是玄学，闭口也还是玄学，什么脾气侵肺，肺气侵肝，肝气侵肾，肾气又回侵脾，有谁，凡是有哀皮西脑筋的，听得惯这一套废话？冲他们那寸把长乌木镶边的指甲，鸦片烟带牙污的口气，就不能叫你放心，不说信任！同样穿洋服的大夫们够多漂亮，说话够多有把握，什么病就是什么病，该吃黄丸子的就不该吃黑丸子，这多干脆，单冲他们那身上收拾的干净，脸上的表情镇定与威权，病人就觉着爽气得多！"③

边注： 在当时的社会文化背景中，旧的就是愚昧的，新的就是科学的。中医五行缘何被困的道理也很简单，那就是因为你是中医、是旧的，因为你不是西医、不是新的。

①　余云岫著，周鸿飞点校.灵素商兑.北京：学苑出版社，2007.10.
②　叶古红.中国医药革命论.国医公报，1933，1(6)：6.
③　徐志摩.徐志摩全集(卷四).南宁：广西民族出版社，1991.517.

2. 五行学说自身的局限和不足

除了上述近代社会文化背景的影响,五行学说自身的理论短板和不完善之处,也是它备受争议的重要原因。

五行学说自身的理论短板和不完善之处

这一点也不难理解,世界太过复杂,试图用五种基本物质来阐释世界的构成,确非易事。这也就决定了,利用五行来界定诸多事物的属性并对其进行分类时,肯定会存在诸多牵强之处。其次,世界的运作机制也是多维和复杂的,并不是单纯依靠五行之间的生克制化就能解释清楚的。而且,即使是能用五行加以阐释的事物之间的关系,也往往不会存在绝对的、单向的生克关系,很多情况下事物间的生克是相互的、双方向的。再者,五行对事物的分类太过笼统,历史上也的确因之有过不同的五行学说,对于人体五脏与五行的配属也有不同论述。而且,就中医学而言,它应用传统文化五行学说用以解释某一些人体生理病理变化时还行得通,但将外界自然和社会的许多事物一并归附于其中时,也不免显得牵强,随意性太大。正因为此,近代医家章太炎曾于1926年在《医界春秋》发表《论五脏附五行无定说》一文,称"五行之说……本非诊治的术,故随其类似,悉可比附。"[①]。

其实,早在近代之前古人便对此已有所认识,对五行学说的不完善之处有所评判。例如,明代王廷相在其《答顾华玉杂论》中讲:"五行家曰水生木,无土将附木于何所? 水多火灭土绝,木且死矣,夫安能生?"[②]这种批判不能说没有道理,任何事物的发展都依赖于其他相关事物的共同作用,不可能仅仅存在单一的线性关系。只是他不明白五行生克要表达的重点并不是要否定事物之间的多种复杂关系,而仅仅是利用五种生活中最常见的事物,来说明两个事物之间的促进与抑制作用。从这个角度来看,当五行学说逐渐摆脱五种具体实物的束缚而试图作为一种普遍理论用以解释事物之间的关系时,木、火、土、金、水的符号意味要远远大于实物意味。

木、火、土、金、水的符号意味要远远大于实物意味。

这正如清代医家黄元御在其《四圣心源》"五行生克"中所言:"五行之理,有生有克。……其相生相克,皆以气而不以质

---

①　章太炎著.章太炎医论.北京:人民卫生出版社,1957.1.

②　侯外庐等编.王廷相哲学选集.北京:科学出版社,1959.63.

也,成质则不能生克矣。"①黄元御所讲的"气"是指相对抽象的功用,"质"则是指相对具体的实物。因此,如果此时依然执泥于五行学说最初得以建立的五种具体实物来说明世界的复杂构成和事物间的复杂关系,自然会感觉世界的构成要远远多于这五种具体实物,五种具体实物之间的生克关系也不是那么单一和固定的。正因为此,时至近代,西方科学涌入中国后,化学元素对世界构成的复杂阐释才会被用来批判五行,如谭嗣同《思纬氤氲台短书叙》所言:"观化学析别原质七十有奇,而五行之说,不足以立。"②

就中医学而言,五行学说作为划分人身系统和阐释系统间相互作用的重要工具,固然对中医理论体系构建起到了重要作用,但人身复杂的生理病理变化是很难用五行生克乘侮就能阐发清楚的。为了弥补这种缺憾,历代医家对五行学说进行了补充和完善,在五行生克制化关系之外,又提出了许多五行之间的新关系。我们可以举几个例子来简单说明一下。

例如,明代医家孙一奎在其《医旨绪余》"右肾水火辨"中言:"夫物物具五行,五行一阴阳,阴阳一太极,五脏均有此金、木、水、火、土。"③孙氏不以五行中的某一行单一地对应一事物,而是认为每一事物都各具五行,五脏肝心脾肺肾也不再单一地对应木火土金水,而是五脏中的每一脏均含五行,这样便使得借助五行更加多面地阐发五脏功能成为可能。明代医家张景岳对此有更详尽阐发,在其《类经图翼》"五行统论"中将其表述为"五行互藏",他说:"第人知夫生之为生,而不知生中有克;知克之为克,而不知克中有用;知五之为五,而不知五者之中,五五二十五,而复有互藏之妙焉。"接下来便一一说明了五行中的每一行是如何含藏其他四行的,以水为例,"所谓五者之中有互藏者,如木之有津,木中水也;土之有泉,土中水也;金之有液,金中水也;火之熔物,火中水也。夫水为造化之原,万物之生,其初皆水,而五行之中,一无水之不可也。"④

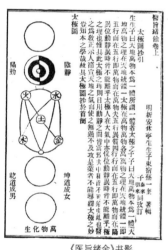

《医旨绪余》书影

《医旨绪余》为明代医家孙一奎所著,是明代命门学说的代表著作。书中列张仲景、刘完素、张子和、李东垣、朱丹溪、滑寿小传,认为"仲景不徒以伤寒擅长,守真(刘完素)不独以治火要誉,戴人(张子和)不当以攻击蒙讥,东垣不专以内伤树绩,阳有余阴不足之谈不可以疵丹溪,而撄宁生(滑寿)之长技亦将与诸公并称不朽矣"。所论非常公允,《四库全书总目提要》因之评价道:"尤千古持平之论"。

① 　清·黄元御著.四圣心源.北京:人民军医出版社,2010.2.
② 　清·谭嗣同著.谭嗣同全集.北京:生活·读书·新知三联书店,1954.153.
③ 　明·孙一奎著.医旨绪余.南京:江苏科学技术出版社,1983.10.
④ 　明·张介宾编著.类经(附:类经图翼　类经附翼).北京:中国中医药出版社,1997.529.

再如,明代医家赵献可在其《医贯》中专列"五行论"一篇,所论水养火、水生金、木生土和五行各有五,突破了五行学说原本的生克关系,颇具特色。赵献可是明代"肾间命门"说的代表医家,他将两肾之中间位置作为命门安宅之所,称命门为"一身之太极",为"真君真主"。"命门君主之火,乃水中之火,相依而永不相离也",所谓"水中之火",乍听起来也许有些不好理解,这其实也是古人从日常生活观察所得,下雨时会有闪电,这是最起码的生活常识,雨为水,闪电为火,加以抽象便是水生火。古人也形容这种火为龙雷之火,龙雷之火因雨而作,必阴云四合,方能有升腾之势。这种水火关系,是彼此的滋生促进,而非通常意义上的相克关系。

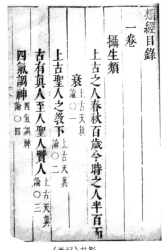

《类经》书影

临证中赵氏注意到"今之言补肺者,人参、黄芪;清肺者,黄芩、麦冬;敛肺者,五味、诃子;泻肺者,葶苈、枳壳。病之轻者,岂无一效。若本源亏损,毫不相干",故对于肺病日久者主张培补肾元,不能单纯治肺,通过补肾间接达到补肺的目的,此所谓"水生金"。这种对五行原本"金生水"的改造是十分贴切临床实际的,因为在临床实践中补肾以补肺要远比补肺以补肾要应用得多,正因为此,在现今的中医基础理论教材中,对于水金之间的关系也通常表述为"金水相生",金水互相促进,而非单向的金生水。

赵氏讲"木生土",实际上是注意到了肝木之气的调达对脾土的调节作用,换言之,脾主运化功能的正常实现有赖于肝的疏泄调节。五脏顺其性为补,从这个角度讲是木生土,亦是赵氏所言"东垣《脾胃论》中用升、柴以疏木气"的内涵所在。

关于五行各有五,赵氏举例火之有五和水之有五,明白了其中的道理之后,可以依此类推其他三行。水之有五是指阳水阴水、火中之水、土中之水、金中之水、木中之水。"阳水者,坎水也,气也"、"阴水者,兑泽也,形也"、"金中之水,矿中之水银是也。在人身为骨中之髓"、"木中水者,即木中之脂膏",但所论不乏牵强比附之嫌,赵氏亦未言此理论之实践意义。其火之有五说为阳火阴火、水中之火、土中之火、金中之火、木中之火,"水中之火"、"土中之火"、"空中之火"、"金中之火"论颇合临床应用,值得体会。

所谓"水中之火",是指人身肾中相火,也就是前面我们所讲

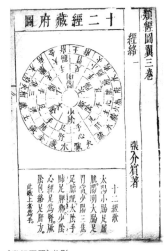

《类经图翼》书影

明代医家张景岳曾将《黄帝内经》的内容厘分为十二类,摄生、阴阳、藏象、脉色、经络、标本、气味、论治、疾病、针刺、运气、会通,并汇通诸家之说而加以注释,名之为《类经》。《类经图翼》则是用图文互解的方式来辅助阐释阴阳、五行、五运六气、经络、脏腑等核心问题。张氏曰:"义有深邃而言不能赎者,不拾以图,其精莫窥;图象虽显而意有未达者,不翼以说,其奥难窥。"

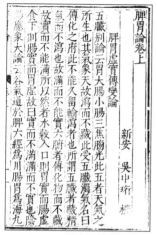

《脾胃论》书影

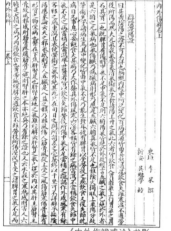

《内外伤辨惑论》书影

《脾胃论》与《内外伤辨惑论》皆为金元四大家之李东垣所著。李东垣将脾胃虚弱作为疾病的重要成因之一，临证擅用补益脾胃之法来调治多种疾病。因脾胃在五行属土，故后世医家尊其为"补土派"。他与擅用寒凉药的寒凉派刘完素、擅用汗吐下三法的攻邪派张子和，以及擅用养阴之法的滋阴派朱丹溪，并称为金元四大家。《四库全书总目提要》称："儒之门户分于宋，医之门户分于金元。"

的水火相生中的龙雷之火。赵献可认为，病人若平日不能节欲，以致命门火衰，火衰水盛，水火不得相维系，而致火游于上而不归，所以会出现烦热、咳嗽等证。治疗此病证，当以温肾之药，从其相火之性而引之归原，而使龙归大海。温阳之药恰如天晴日朗，得太阳一照，阴云消去，则雷火不作。

所谓"土中之火"，赵献可是指脾土中的火。中医学认为脾虚可以导致虚劳发热，对于此类发热不能应用寒凉清热，而应该用甘温补气之药以补虚除热。李东垣作为金元四大家之一，后世尊其为"补土派"，所擅长的正是此甘温除热之法，在其代表著作《脾胃论》《内外伤辨惑论》中皆有论述，有兴趣的读者不妨拿原著来读读。与西医相比较，此法也是中医的特色所在，对于此类气虚发热，西医抗生素往往不奏效。经验不老道的中医大夫对疾病的症结所在把握不到位，也往往不敢贸然用补气之法，而是一味清热泻火，愈清愈虚，只会加重病证。当代名中医邓铁涛曾以此为例说明中医之优势以及临证辨证准确之意义，不妨一读。

所谓"木中之火"，是对肝火而言。肝在五行属木，性喜条达，若郁而不畅，肝火内炽，郁闷烦躁，须以辛凉之药发散畅达之。若以寒药下之则愈郁，热药投之则愈炽。

所谓"金中之火"，赵氏认为"凡山中有金银之矿，或五金埋瘗之处，夜必有光"，此说有些牵强，但就病症而言，肺金气虚，可出现肺所主之皮毛有针刺蚊咬之感，此乃火趁金虚而现于外，治疗时当补北方之水，即所以泻南方之火[1]。

又如，清代医家程芝田《医法心传》中专列"颠倒五行解"一节，其中有云："五行有相生相克：如金生水，水生木，木生火，火生土，土生金；金克木，木克土，土克水，水克火，火克金。此为顺五行，人所易解，无庸细述。惟颠倒五行生克之理，人所难明，然治病之要，全在乎此。"[2]程氏认为五行学说用以阐释五脏系统之间的关系时，并不存在绝对的生克关系，颠倒五行正常的生克顺序亦可以用来解说五脏关系。

程氏所论的颠倒五行，实则是从疾病的角度来说的。就相

①　明·赵献可著.医贯.北京：人民卫生出版社，1959.11－15.
②　王新华编著.中医历代医论选.南京：江苏科学技术出版社，1983.879－880.

生而言,金能生水,水亦能生金,滋肾可以治肺燥,这是因为肾阴为一身之阴的根本,补肾阴可以养肺阴;水能生木,木亦能生水,清肝火可以防止火灼肾阴,这实际上是对"实则泻其子"的另一种表述。治疗某一脏的实证时,除了直接清泻该脏,还可辅以泻其所生之脏,此即"实则泻其子",所以肾火亢盛可以清泄肝火,火去则水生;木能生火,火亦能生木,温肾阳可以驱散肝之虚寒,这是因为肾阳为一身阳气之根本,温肾可补肝阳气之不足;火能生土,土亦能生火,补脾可以养心,这是因为心主血脉,而脾为气血生化之源,明代薛己《正体类要》中载有归脾汤一方,名为归脾,却也能补益心之气血,成为后世心脾双补的名方,被收入今天的《方剂学》教材;土能生金,金亦能生土,脾气衰败时须益气以扶土。程氏并没有直接说明其中的道理,我感觉这是因为脾运化饮食物产生的水谷之气和肺主呼吸而吸入自然界之气,两者相合为"后天之气",也称之为"宗气",后面讲气时我还会详细解说。补益后天之气需要从脾肺入手,所以,脾气衰败时除了补脾,也要脾肺双补。

就相克而言,程氏讲,金可克木,木亦可克金,肝木过旺则刑肺金;木可克土,土亦可克木,脾土健旺则肝木自平;土可克水,水亦可克土,肾水泛滥则脾土肿满;水可克火,火亦可克水,相火煎熬则肾水销铄;火可克金,金亦可克火,肺气充溢则心火下降也。这实际上讲的是我们前面所说的相侮,即五脏某一脏脏气过盛而反向凌侮其所不胜之脏。

透过以上对几位古代医家的引述,我们也可以发现,五行仅仅是古人用以阐释五脏系统之间关联性的一种方法。除此之外,古代医家在更多情况下,是从五脏各自的功能出发,来阐释五脏相互配合以完成人体的某项功能活动时所展现出的相关性,比如,气血的生成和运行需要多个脏器的协调配合;另外,疾病的形成也涉及多个脏器功能的失常,因此古代医家会围绕疾病来说明五脏系统之间的关联性。无论是通过生理还是病理来阐发脏腑关联性,这无疑要比五行更加多元化,因此,若是从这个角度来审视五行,那么自然不存在绝对的生克关系。

综合以上所论,无论是作为阐释宇宙生成演变和世界万物关联的五行学说,还是被中医学所借鉴用来说明人体结构与功

古代医家在更多情况下,是从五脏各自的功能出发,来阐释五脏相互配合以完成人体的某项功能活动时所展现出的相关性。

能变化的五行学说,都仅仅可以用来解读外在宇宙与人体生命变化的一部分内容。所以,如果我们不能站在当时的历史背景下去理解它的真实内涵、适用范围和价值所在,而一味抓住其"不通之处"不放,那么自然会说出一大通的毛病。

其实不光五行学说如此,即使是今天最为流行的宇宙论学说,若细究起来也有诸多不通之处。相对于宇宙的广袤和深邃,人类在一定历史阶段的认识和探索自然是有限和肤浅的。就生命医学而言,我们只要翻阅一下当今最新的《西医内科学》教材,就会发现对大多数疾病病理机制的阐发还仅仅停留在确切机制未晓的阶段,只能借助各种假说共同来说明疾病机理的某些局部。若能知晓这一点,我们自然不会再对几千年之前的古人有所苛求,而是充分肯定古人从宏观上阐释复杂世界的努力,对五行学说的理解也自然会放到其"可通"之处,而非一味批判。

三　五行之改造

如前所述,中医学五行学说在近代被猛烈批判,为了自身发展的需要,部分近代医家尝试应用各种方法来阐发中医学五行学说的真正内涵,以试图证明自身的合理性和科学性,以期被更多的人所接受,从而为中医学之持续发展铺平道路。

近代医家为改造五行学说所作的努力,大致可厘分为以下几种。

(一) 秉传统,明其义

所谓"秉传统,明其义",即依然借助传统文化学说本身,而非流行于当时社会的西方科学知识,来说明中医学五行学说的内涵。说简单了,也就是自力更生,而非完全借助外力。

其中最具影响力的要属近代医家恽铁樵。恽铁樵是近代中西医学论争中维护中医的代表医家,他与废止中医代表人物余云岫围绕中医理论所展开的辩论影响很大。余云岫曾针对中医理论的奠基之作《黄帝内经》而作《灵素商兑》一书,对中医学所涉及的阴阳五行学说、脏腑学说、经络学说、病因病机学说等等都一一进行批判。针对余云岫的批判,恽铁樵写成《群经见智

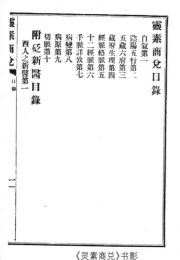

《灵素商兑》书影

录》一书作为应答,通过对中医学五行学说以及与之密切相关的五脏等基本问题进行解读,以说明中医理论的研习方法、真正内涵和可取之处。

恽铁樵首先否定了以五种具体实物来阐释五行学说的通常做法,他讲:"五行,木生火,非谓榆、柳、枣、杏可以钻燧取火也。如谓木生火是钻燧取火之意,则石亦能生火,是不仅木生火矣。金生水,亦非谓金能生水也。金类手触之而润,乃空气凝结,古人虽愚,不至认此为金生之水。火生上,亦非谓灰烬。土生金,亦非谓矿质。水生木,亦非木得水而荣之谓。盖如此解释,均属牵强。"[①]只有突破了五种具体实物的束缚,五行学说才不会受五种实物间的关系所限而为大家指责。

恽铁樵主张以四时来理解五行,进而把中医之五脏定义为"四时之五脏"。之所以用四时来统领五行、五脏,他解释道:"《内经》认定人类生老病死皆受四时寒暑之支配,故以四时为全书之总骨干。四时有风寒暑湿之变化,则立六气之说以属之于天;四时有生长收藏之变化,则立五行之说以属之于地。五行、六气,皆所以说明四时者也。"[②]

对于五行之属性,他借由四时进行了说明:"春为发陈,乃万物向荣之候,此时植物之生意最著,则用'木'字以代表春季。夏日褥暑,骄阳若火,则以'火'字代表夏季。秋时万木黄落,有肃杀之气,比之兵革,则以'金'字代表秋季。金,兵也。冬令迈寒,惟水亦寒,冬为夏之对,水为火之对,故以'水'字代表冬季。夏至一阴生,其时为一岁之中央,其气候多湿,故以'土'字代表长夏。"[③]用五行来代指四时的不同特点。

关于五行相生,他讲:"其云木生火者,谓春既尽,夏当来,夏从春生也。火生土者,谓夏之季月为长夏,长夏从夏生也。土生金者,谓长夏尽为秋,秋从长夏来也。金生水者,秋尽为冬日也。水生木者,冬尽则为春也。春主生,所以能成生之功者,实拜冬日秘藏之赐。夏主长,所以能成长之功者,拜春日发陈之赐。秋主收,所以能成收之功,拜夏日长养之赐。冬主藏,所以能成藏

---

① 恽铁樵著,周鸿飞点校.群经见智录.北京:学苑出版社,2007.109.
② 恽铁樵著,周鸿飞点校.群经见智录.北京:学苑出版社,2007.109.
③ 恽铁樵著,周鸿飞点校.群经见智录.北京:学苑出版社,2007.109.

《群经见智录》书影

《群经见智录》为近代医家恽铁樵所著。1919年,余云岫曾作《灵素商兑》一书,从批判《素问》与《灵枢》入手,试图从整体上推翻中医理论体系,以实现"废止中医"之目的。1922年,恽铁樵著《群经见智录》以驳斥余云岫等人的错误思想。书中以四时释阴阳、五行、气血运行与五脏等,阐发中医学理论的特色所在,以及中西医学理论之差异,是近代影响较大的中医著作。

之功,拜秋日成实之赐,故曰相生也。"①很明显是以四时的顺序接替来说明五行之间的相生关系。

关于五行相克,他解释说:"春行秋令,勾萌乍达,肃杀之气加之,春之功用败矣。夏行冬令,严寒折盛热,闭不得发,长养之功隳矣。秋行夏令,收束不得,发泄无余,秀不实矣。冬见长夏郁蒸之气,寒水不冰,当收反泄,盖藏竭矣。长夏为夏至阴生之候,行春令,则阳亢不和矣,故曰克也。……是故五行相克云者,换言之,即春行秋令,即当生长之时见肃杀之气,以本气当受克耳。余三时同。"②以四时气候之变,亦即非其时而有其气,来解释五行之间的相克关系。

以四时五行生克为基础,恽铁樵又进一步阐发了中医学五脏表述的重点也是四时,其云:"是故春生物,授之夏;夏长物,授之秋;秋成物,授之冬;冬藏物,以待春之再生。故四时之序,成功者退,母气既衰,子气代王。《内经》以肝属之春,以心属之夏,脾属之长夏,肺属之秋,肾属之冬,则肝当授气于心,心当授气于脾,脾当授气于肺,肺当授气于肾,肾当授气于肝。故《内经》之五藏,非血肉的五藏,乃四时的五藏。不明此理,则触处荆棘,《内经》无一语可通矣。"③

综合以上所论,恽铁樵概括道:"不知五行生克之理即本四时之生长化收藏而来,则求五行之说不可得;不知五藏气化亦由四时之生长化收藏而来,则求五藏之说不可得。五行、五藏不明了,则《内经》全书皆不明了。"④

通过恽铁樵的论述,我们可以明白他对五行的阐释,实际上是借四时变化将五行定位在对关系的阐发而非对实物的框定,五行生克与四时变化无非就是一种促进或抑制作用,这是事物间诸多关系中并不复杂的、也最为普遍的一种双向关系,如此便巧妙地避开了当时人们对以五行机械地框定事物的批判。

恽铁樵对五行的阐释,是借四时变化将五行定位在对关系的阐发而非对实物的框定,五行生克与四时变化无非就是一种促进或抑制作用。

①　恽铁樵著,周鸿飞点校.群经见智录.北京:学苑出版社,2007.110.
②　恽铁樵著,周鸿飞点校.群经见智录.北京:学苑出版社,2007.111.
③　恽铁樵著,周鸿飞点校.群经见智录.北京:学苑出版社,2007.112-113.
④　恽铁樵著;周鸿飞点校.群经见智录.北京:学苑出版社,2007.114.

（二）借哲学,言其用

"哲学"之称谓本非中国所固有,而是日本学者对西方哲学的称谓,后来才被中国学者拿过来用,在近代也算是时髦词儿了。把中医学作为科学与哲学的复合体,借由哲学的术语和基本观念来认知传统中医学理论体系,而非单纯依靠科学来认识中医学,是近代改造中医的重要方法之一。例如,近代医家陈无咎在其《脏腑通诠》"论五行"中云:"中医之治医,乃以哲学科学互相对举。"[①]此时期以哲学来审视和解读中医学的代表性人物当属杨则民,代表著作为《内经之哲学的检讨》,影响较大,其中部分观点今天读来依然颇有启发意义。

杨则民从中医学的奠基之作《黄帝内经》入手,认为该书是"先民糅合古代哲学应用而演绎之,以论述当时医药之书也。其思想之出发点为古代思辨之哲学。其叙述之方法为演绎法。其思想之素质为杂合古代之儒道阴阳诸家之说,与当时医学知识而一炉冶之。……吾人欲讨论《内经》之真价,宜以哲学的眼光衡量之,不当以自然科学之见解批评之"[②]。

对于中医学为何为借用传统文化五行学说来架构自身的理论体系,他将其原因概括为三:"（一）凡新创一种学说,必须有相当术语以说明之,而新创实不如袭用之易晓,……《内经》故取为人周知而参变化之五行,以为论证,使易晓也。（二）《内经》思想高深,而五行粗浅,以纯理论而取证五行以为解,至难也;故不得不用象徵五行之义以通之。《内经》本不神秘,以象徵五行,故斯神秘矣,周易亦象徵为文者,故其书亦觉神秘。近世象徵派,不论哲学文学艺术,皆有神秘味,以此故也。（三）象徵为辞,非能通施,故《内经》于五行之义,引申而引申之,各与新名,以为说明之用。"[③]原因之一想要表达的是,中医学诞生于中国,自然会借用五行等流行于当时社会的术语来说明自身。原因之二和三

国醫公报

焦易堂题

内经之哲学的检讨

《国医公报》所载《内经之哲学的检讨》书影

《内经之哲学的检讨》为近代杨则民所著,曾先后连载于《浙江中医专门学校校刊》《国医公报》《国医砥柱》等近代中医期刊,后集结成书。该书并没有与同时期的大部分医家一样试图借西医学理论或其他西方现代科学来说明中医理论的合理性,而是独辟蹊径用哲学从方法论的角度来解读中医。这种理念和方法,非常贴合中医学独特的医学人文理论模式,时至今日依然被广泛应用于中医学和传统文化的相关性研究中。

---

① 姜宏军著.陈无咎医学八书.北京:中国中医药出版社,2010.101.

② 杨则民.内经之哲学的检讨.北京:中华全国中医学会编辑部,1984.2.

③ 杨则民.内经之哲学的检讨.北京:中华全国中医学会编辑部,1984.10.

　　要说明的是,五行学说有其局限所在,中医学对传统文化五行学说的应用有所引申和发明。

　　杨则民认为,"《内经》之方法为辩证法,故不适用机械的科学方法之研究与批判;其最高理论为阴阳五行生长收藏与调节,而以辩证法叙述之,故欲研究而理解其内含之精义,自以辩证法为最正确之途径。"①他认为恽铁樵以四时来解释五行是非常正确的,但是"未能畅言之,此非贤者之过,研究《内经》之法未当故也"②。"得辩证法以比较疏通之,先民陈言立变新奇。……或足为恽先生所论之佐证乎"③。

　　对于五行,他利用辩证法阐释道:"五行又称五运,曰运曰行,皆为变动不居之义,此其一;金水木火土五行,顺次则相生,为生长发展之义,逆次则相消相克,为矛盾破坏之义,此其二;五行相互而起生克,有彼此关联之义,此其三;五行之中,亦分阴阳,有对立之义,此其四;五行相生相克,实有具扬弃之义,此其五。凡此皆辩证法之含义,徵之自然与社会而可信者也。虽然内经作者之辩证法的观察与思想则是矣,而袭用当时五行成说,以为论证之工具,则迂矣!"④实际上便是以发展的、动态的、联系的、矛盾的辩证法眼光来分析五行的内涵。

　　对中医学理论中的阴阳五行等内容从哲学上加以诠释,其根本价值所在便是借由哲学与科学之间的差异,从方法论的角度来剥离和区分中医学理论与阐释中医学理论的方法。正如任应秋所言:"阴阳五行、五运六气、藏象、经络、病机、诊法、治则、针灸、摄生等,是祖国医学理论体系之所在。不过,阴阳五行不能是理论体系的具体内容,而是用于阐明理论体系的方法而已。"⑤通过这种区分,我们很容易明白,对中医学理论体系的现代解读也要有所区别对待,对于理论本身可以借由各种科学理论加以诠释,而对于解释理论的方法则可以从哲学的角度予以解读。

"阴阳五行不能是理论体系的具体内容,而是用于阐明理论体系的方法而已。"

① 杨则民.内经之哲学的检讨.北京:中华全国中医学会编辑部,1984.6.
② 杨则民.内经之哲学的检讨.北京:中华全国中医学会编辑部,1984.10.
③ 杨则民.内经之哲学的检讨.北京:中华全国中医学会编辑部,1984.6.
④ 杨则民.内经之哲学的检讨.北京:中华全国中医学会编辑部,1984.11.
⑤ 任应秋主编.中医各家学说.上海:上海科学技术出版社,1980.11.

为了方便大家理解,我们可以再举个例子。比如《素问·上古天真论》中对男女两性的生长壮老已过程有所描述,其云:"女子七岁,肾气盛,齿更发长。二七而天癸至,任脉通,太冲脉盛,月事以时下,故有子。三七,肾气平均,故真牙生而长极。四七,筋骨坚,发长极,身体盛壮。五七,阳明脉衰,面始焦,发始堕。六七,三阳脉衰于上,面皆焦,发始白。七七,任脉虚,太冲脉衰少,天癸竭,地道不通,故形坏而无子也。丈夫八岁,肾气实,发长齿更。二八,肾气盛,天癸至,精气溢泻,阴阳和,故能有子。三八,肾气平均,筋骨劲强,故真牙生而长极。四八,筋骨隆盛,肌肉满壮。五八,肾气衰,发堕齿槁。六八,阳气衰竭于上,面焦,发鬓颁白。七八,肝气衰,筋不能动。八八,天癸竭,精少,肾脏衰,形体皆极,则齿发去。"①分别以七、八作为作为女子、男子生命过程阶段性变化的基数。缘何会以七、八为界? 这或许就直接来源于古人对生命的观察,而非想象中那么玄秘。但后世医家对此的解读却哲学色彩浓厚,例如,王冰注之曰:"老阳之数极于九,少阳之数次于七,女子为少阴之气,故以少阳数偶之。""老阴之数极于十,少阴之数次于八,男子为少阳之气,故以少阴数合之。"②若《黄帝内经》的作者也是这么想的,那我们对于七、八的解读就仅能将其定义为一种哲学工具而已。因为,时过境迁,生命也随之变化,《黄帝内经》以七、八诠释的阶段变化,放在今天来看也早已不再准确,工具有新旧,我们自然无需对七、八之数予以科学解读,试图以科学证明其玄妙,完全可以将其抛却,而代之以其他,这也是中医现代化的需要。

说到中医现代化的开展,影响因素固然很多,但明辨理论本身与解释理论的方法之间的差异,明辨中医学医学哲学体系的双重性,则是基础性的一步。因为,中医现代化可以借助实验室研究、其他现代科学技术等等现代方法来解释、丰富和发展中医理论,但古代用以解释这些理论的哲学工具则无需借用现代科技来加以诠释。

我们可以举一个形象的例子进行说明。如果把中医学理论本身比喻为井里的水,那么解释理论的方法就好比是把水送入

明辨理论本身与解释理论的方法之间的差异,明辨中医学医学哲学体系的双重性

---

① 山东中医学院,河北医学院校释.黄帝内经素问校释.北京:人民卫生出版社,1982.8.
② 唐·王冰撰.黄帝内经素问.北京:人民卫生出版社,1963.4-5.

口中以及品尝井水的方式。当我们看到古人所记载的水已入口后而品尝到的味道时,我们当然需要首先了解古人是如何把水送入口中并加以品尝的,要不然我们没有办法品尝到水的味道,也更无从品评古人对它的记载和评价。但当我们了解了这种方式并顺利把水送入口中品尝时,我们就无需再把重点放在水是如何送入口中的了,而应该通过自己的体验来评价古人的记载,并在此基础上尝试用可以被现代人所接受的方式来重新诠释和表达古人的记载。尽管在目前我们对于古人是如何把水送入口中并以何种方式品尝它依然有许多未知,依然知之不深,但我相信将来某一天真正意义上的中医现代化一定会以新的方式来喝这井水和品评这水的味道。

再举个我个人比较喜欢的例子。黄龙祥以经络学说的现代研究为例,探讨了古代经络学说进入现代实验室之前必须要通过的基础研究,认为一种假说或理论一般由两种不同的成分构成:一种是"描述部分",它提供事实或规律的客观素材;另一种是"说明部分",是对前者的理论说明。我们常说传统中医理论有"文化哲学的外壳",主要指后一种要素。显然,对于哲学的成分是无法进行实证研究的,因此古代经络学说在进入现代实验室之前必须进行的第一道、也是最困难的一道工序,就是分离出构成该学说的两种要素,去掉其中没有客观含义的纯粹的理论说明,保留经验事实或规律等客观素材。之所以说这是一道最困难的工作,是因为构成经络学说的哲学成分与经验成分并不是泾渭分明的两层,不能像我们通常所说,可以简单地剥开中医理论的文化哲学外壳,还原其科学内核[①]。黄龙祥生动地把经验事实比作一颗颗珍珠,把阐释经验事实的理论说明比作串联这些珍珠的链环,"分析中医理论构成的目的在于:将古人发现的经验事实或总结的规律与古人对这些事实和规律的解释严格区分开来。……对于中医理论的实验研究,中医界长期以来在认识上存在一个很大的误区,以为研究的目的在于为中医理论框架——'珍珠链'——寻找科学论据,以证明中医理论的科学性。其实恰恰相反,中医理论实验研究的目的正是在于更换旧的'珠

传统中医理论有"文化哲学的外壳"。

---

① 黄龙祥.古代经络学说进入现代实验室前必须过"五关".科技导报,2002,(2):23-24.

链'，否则我们的研究对于科学的进步而言便毫无意义"①。因此，"我们必须清醒地认识到：中医理论研究久攻不破的关键不在实验室这个环节，而在于进入实验室之前的'解读'、'分解'、'提炼'、'转换'诸环节！也就是说我们必须加强实验室之前的史学研究和理论分析"②。

（三）援科学，释其质

近代是西方科学技术大量涌入中国的时期，科学至上也曾经是那个时期用以标榜先进的手段。在这样的社会背景中，若能够借助科学来说明中医学五行学说的合理性，无疑最具说服力。受这种理念驱使，近代中医家曾借助西医学、数学、化学、物理学等等所能接触到的一切西方科学来诠释五行。

他们在中医学与西方科学之间所作的比附，其中的许多内容在今天看来自然显得牵强，甚至是肤浅，但他们试图融通中西的理念与现在流行的中医现代化研究理念大致相同，只不过是所借鉴的西方科学有落后与先进之别而已。因此，回顾近代医家所作的努力，也仿佛是为我们今天的研究提供一面镜子，拿过来照一照，才会知道我们自己长什么样子，才会知道有时候我们不能重蹈覆辙，正所谓"鉴于往事，有资于治道"。基于这种理念，这一小节我会对借科学研究中医的几种近代观点有所品评。

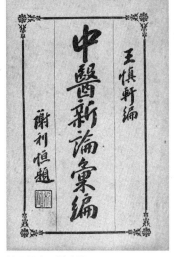

《中医新论汇编》书影
《中医新论汇编》为近代王慎轩所编。本书采集当时的各种医书、医报和杂志，"凡学说不新颖者不选"，依其内容分为生理、哲理、病理、诊断、药物、方剂、治疗、内科（分为上、下二编）、女科、儿科、外科十二编。每篇之末附有王慎轩之按语，品评所选医论之长短。该书所汇编之医论，多融汇中西医学来阐发传统中医之内涵，是了解近代医家汇通中西思潮的重要著作。

1. 数学与中医五行

王慎轩《五行对于生理病理治法之新解》一文中讲："所谓五行者，犹算学之比例与代数也。"③"五行之道，确非虚谈，特借五行为代名词而已。"④《广东中医药专门学校宣言》中云："西医方扬扬得意，以五行阴阳六气，排斥中国，不遗余力，以为中医之宜费者在此；而为中医者，亦自疑其说，讳莫如深；而不知此不足为诟病，无庸自疑者也！中医之讲五行者，考之科学用 ABCDE 以

① 黄龙祥. 中医现代化的瓶颈与前景——论中医理论能否以及如何有效进入实验室. 科学文化评论，2004,1(3):7.

② 黄龙祥. 中医现代化的瓶颈与前景——论中医理论能否以及如何有效进入实验室. 科学文化评论，2004,1(3):12.

③ 王慎轩编. 中医新论汇编. 苏州：国医书社，1932.27.

④ 王慎轩编. 中医新论汇编. 苏州：国医书社，1932.32-33.

代数;然则金木水火土,亦代名词耳。金代肺,木代肝,水代肾,火代心,土代脾。"[①]

数学表述的符号以及符号之间的运算,与中医学五行学说皆为类似,所以这种结合也十分贴切。当然了,我们这里所举的例子还仅仅是五行与数学符号之间的表面比附,还未曾涉及两种学科之间的深层次结合。其实,通过数学方法来统计和分析中医学,例如,大样本统计分析中医学的临证医案来了解古人对疾病的认识以及用药用方的重点,再如,通过数学模型来解析中医学脏腑学说、病因病机学说等理论的运作机制,等等,在今天依然是很热门的研究课题,感兴趣的读者不妨关注一下。

> 通过数学方法来统计和分析中医学,通过数学模型来解析中医学脏腑学说、病因病机学说等理论的运作机制。

2. 西医学与中医五行

中西医汇通是个老话题,是近代中医家阐释中医学的常用方法,前面在"中西医汇通"一部分我曾经详细讲解过。对于五行,自然也不例外。我们可以王慎轩《五行对于生理病理治法之新解》为例进行说明。

对于心在五行属火,他解释:"火之为物,摩擦而生,遇氧气而燃烧者也。心为血液循环之脏,其血液之敷布于周身也,受流动之力,即生摩擦之热矣。其血液之环归于肺叶也,受呼吸之气,即生养之化矣。火之色赤,血之色亦赤。火之性热,血之性亦热。化学家谓红色之物多氧气,又谓血液以氧化铁为要素。然则,血液为心所主,氧气为火之主,以心属火,岂非宜哉?"

对于肝在五行属木,他解释讲:"木之为物,具生生之气,引土膏吸碳气而生成者也。肝之所用,实与草木相类。其肝体能生珠,能变化胆汁,贮于胆而输于胃,化水谷以荣养全身,犹植物之引土膏也。其肝藏之生气,能吸收血管之碳气,循静脉管而总汇于肝旁,故西医以肝为回血之总汇处,此犹植物之吸碳气也。证于物理,肝之与木,作用相同,此肝之所以属木也。"

对于脾在五行属土,他解释讲:"原夫混沌初开,地球初成,仅为初凝之土质而已,不能先地球而生也。是万物之化生,皆由于土。而人身气血之生化,皆由于脾。故曰脾属土也。盖水谷入胃,脾输甜肉之汁,注入胃中,以助消化。更能吸收水谷之精

---

① 广东中医药专门学校.广东中医药专门学校宣言.广东医药月报,1929,1(5):17-18.

微,上输于心,灌输于百骸。诸组织之滋长发育,莫不有赖于脾。脾胃生化之源,土为万物之母。以脾属土,不亦宜乎?"

对于肺在五行属金,他解释讲:"肺为呼吸之器官,又为小循环之总枢。盖大静脉之紫红,还归于心。复循环肺动脉分布于肺微血管,肺能排除血内之碳气,吸收空中之氧气,使紫色之血,变为红色,其变化方程式为$(FeCO_2 + O - C = Fe_2O_3)$,其铁二氧三,即为赤色血液之要素。换言之,即血液主要之成分,为二分铁质与三份氧气所化合而成也。是则铁质之变为血液,全赖肺之呼吸。试观气绝之人,血即变紫,是铁质失肺藏变化之作用故也。由是观之,肺为变化铁质之要枢。古人以肺属金者,岂不然软?"

对于肾在五行属水,他解释讲:"膀胱之水,赖肾中热气蒸动,化气上腾,是水津之四布,乃发源于肾也。水津周行全身,血液灌输百骸,其组织废物,除排泄于毛窍及肺管外,余皆下输于肾,由肾分其清浊。血之清者,仍还于心;水之清者,仍入膀胱而化气。其混浊而无用者,则由输尿管排泄而为尿。是则肾也者,又为津液水气变化之所也,人身之水,源于是,化于是,泄于是,故曰肾属水也。"[①]

很显然,上述阐释很牵强,而且也仅仅是为了与西医学相比附。这种阐释将五行限定为具体的实物,实际上并没有把握中医学应用五行的根本目的是在阐发关系,而非说明人体与五种具体实物在结构上的相似性。再者,这种比附使得中医理论在很大程度上成为西医的注脚,也就是在用中医的语言在表述西医的理论,从本质上来说并没有推动中医理论的传承和发展。这种阐释方法,我们在今天依然可以见到,只不过是所比附的西医理论显得更为"上档次"了,表面上看起来很"科学"和"高端",但实际上并没有太大的意义。

3. 物理学、化学与中医五行

以物理学知识来释五行。袁复初《五行新解》中云:"五行者,物林(作者按:即物理)之基本能力也。原子之电核为水,电核动而生阳电流曰木,故水为阴中之阴,而木为阴中之阳。放射

用中医的语言表述西医的理论,从本质上来说并没有推动中医理论的传承和发展。

---

① 王慎轩编.中医新论汇编.苏州:国医书社,1932.27 - 29.

之为火,电子静而生磁力场曰金,故火为阳中之阳,而金为阳中之阴。原子结合乃成分子,为万物之基本。而使原子结合者,化学力也。名之曰土。凡此五种能力,为万物所同具,惟其名称恒随力之形成而异。《白虎通》曰:'五行者,何谓也? 谓金木水火土也。言行者,欲言为天行气之义也。'气即能力,天者自然律也。皮相之士,以物质视五行,实未思之耳。金 磁力(阴电),木电力(阳电),水 引力(低温),火 热力(高温),土 化学力(重力)。"①

以化学知识释五行。俞鉴泉《炭淡酸为金木二气之略论》一文以化学知识对金木二行进行了阐释。对于金,他讲:"化学中之炭淡(作者按:即碳、氮)二气,与硫磺三者,即金木二气之原质也。……又化学家以金刚石由纯炭质而成,其硬度为万物中之最高。……又曰:纯炭气,不能助燃烧,动物在纯碳气中,亦窒闷而死,以缺乏养气(作者按:即氧气)故也。……五行中之金气为燥,秉收敛坚劲之气,观炭淡二气,亦为收敛坚劲之质,其为中空之金气,可无疑义。"俞鉴泉通过化学中对碳氮性质的描述,对五行中金之特性进行了阐释和验证。

对于木,他讲:"化学家以硫磺之为物,多在火山附近之处,用以制造硫酸,……硫酸性质极烈,木遇之则焦,手过之则烂,可以熔坚固之金类。是知酸之为物,含木火之气。……化学家以养气为酸素。又云凡酸类化合中,均含有与养气结合之原子团,为之酸根,亦称酸基。由是以思,养之与酸,关系最密。养可助燃,酸可熔物,木火二气完全在酸养二气之中,我国谓木生火,确合化学酸类含养气,与养气为酸素之义,知酸养二气,为木火二气无疑义也。"②在这段论述中,又通过化学知识,阐明了五行学说中木能生火之内涵。

又如,戴谷荪《谷荪医话》中云:"《内经》以金木水火土为五行,分配人身脏腑,此不过借有形之物,为研究虚理之对象。非谓人身确有所谓金木水火土也。近有德国某医云'人重一百余斤者,身中铁质可造大钉七枚,油可造洋烛十斤,磷质可作自来火(火柴)十二万根。盐得二十小茶匙,糖得五十块,每块约半寸

> "《内经》以金木水火土为五行,分配人身脏腑,此不过借有形之物,为研究虚理之对象。"

---

① 王慎轩编.中医新论汇编.苏州:国医书社,1932.277 - 278.
② 王慎轩编.中医新论汇编.苏州:国医书社,1932.99 - 100.

立方,水得四十升。'医士之言如此。是人身确有金水火,糖味甘,在五行中又可以土例之,然则但少木耳,而《内经》言在天为风,在地为木,木与风一而二者也,风与气二而一者也。人身有养(氧)气、轻(氢)气、炭(碳)气,此气也,又可以木例之。"[1]戴氏起先认为五行为研究虚理之对象,并不是说人的身体内确实含有金木水火土五种具体物质,这种认识无疑是正确的。但他又受西方科学的影响,而将西医生理和化学知识嫁接到中医中来,认为人的身体内存在五行这五种具体物质,则不免已经偏离了中医学五行学说原本要表达的根本所在。

综合以上所论,对中医学五行学说的各种改造和解释,如果没有认识到五行学说仅仅是诠释中医学理论的一种工具,而是把五行作为具体物质而试图寻求它在身体内的存在,或者是仅依据五种具体实物的属性来认识人体脏腑功能,无论是借助西医学理论,还是再辅以物理学、化学等,绕来绕去,貌似新颖,实则给人以牵强之感,如此则离中医的本真越来越远。

> 如果把五行作为具体物质而试图寻求它在身体内的存在,如此则离中医的本真越来越远。

(四) 废其形,存其用

废除中医五行不光是部分近代社会文化精英和西医学人士的主张,部分近代医家也倡导如此,究其原因,大致有二:

首先,从整个社会的文化氛围来看,既然五行学说作为传统文化的一部分在近代饱受诟病,那么最简单的办法就是把五行学说从中医学中剔除掉。从中医学独特的医学哲学理论体系来看,既然中医学应用五行学说仅仅是将其作为构建和阐释自身理论系统的文化工具,那么完全可以不用五行学说而代之以他说。

其次,近代中医家绝不是搞文字游戏的理论家,他们对中医临证有着最直接的体验。在临证过程中,他们发现单纯依靠五行学说还不足以阐释人体复杂的疾病变化,而且单纯机械地应用五行学说架构起来的中医理论在临床实践中也并不正确。

例如,近代医家张山雷在其《小儿药证直诀笺正》中曾对宋代医家钱乙治疗李寺丞子肢体抽搐的一则医案进行了品评。原

---

① 沈洪瑞,梁秀清主编.中国历代名医医话大观.太原:山西科学技术出版社,1996.2291.

案中钱乙以五行之生克乘侮来说明小儿抽搐时眼睛左视还是右视，以及抽搐时是否伴有声音。钱乙认为，男左女右，所以小儿抽搐目斜视的方向也不同，男左视女右视。前面讲阴阳时我曾经说过左升右降的道理，后面讲五脏时我还会说到肝与肺相比较而言，肝木之气主升，肺金之气主降，所以古人认为左肝右肺，这并不是基于肝肺的解剖位置来说的，是从两者的功能特点来说的。基于此，钱乙认为，若男子抽搐而目右视，是因为金乘木，肺胜肝。而且此时还可伴见喉中有声，这是"金来刑木，二脏相战，故有声也"。张山雷结合临床实践对此进行了批驳，他认为："发搐之实在病情无非肝火上凌，气血上冲，震动神经，以致知觉运动，陡改其常。近今之新发明，固已凿凿有据，则古人理想空谈，本是向壁虚构，所以扞格难通，不必再辨。"①张氏认为对该病的分析，要从病理机制入手，而不应该拘泥于男左女右、五行生克等。

近代中医家提出废五行而代以它说，同时也注意到了五行来梳理五脏时的"可通"与"不可通"之处，但直至现代名老中医邓铁涛，方明确提出以"五脏相关"学说来取代"五行学说"。

邓铁涛在《再论中医五行学说的辩证法因素》中讲："中医的五行学说，不能等同于古代哲学上的五行学说。后世中医的五行学说，也不完全等同于秦汉以前医学的五行学说。我们要用发展的观点看待这一问题，这是必须明确的。中医的五行生克，不应简单地把它视为循环论、机械论。它包含着许多朴素的辩证法思想，它所概括的生克制化关系，实质是脏腑组织器官之间、人与环境之间、体内各个调节系统促进和抑制之间的关系。五行学说指导临床治疗的过程，实质是使人体遭到破坏的内稳态恢复正常的过程。因此，这一学说值得我们好好研究和发扬。至于名字是否仍用金、木、水、火、土，则可以考虑。我认为直用肝、心、脾、肺、肾称之，或改名为'五脏相关学说'，更为恰当。这样就有别于古代之五行，可以减少人们的误解。"②《略论五脏相关取代五行学说》一文中讲："中医'五行学说'的理论精华、科学内核在于揭示了五脏及其他器官组织之间以及人与环境之间的

---

① 宋·钱仲阳原著；张山雷笺正.小儿药证直诀笺正.上海：上海卫生出版社，1958.79-80.
② 邓铁涛著；邓中炎等编.邓铁涛医集.北京：人民卫生出版社，1995.159.

相互促进、相互制约的复杂联系。'五脏相关学说'继承了中医'五行学说'的精华,提取出其科学内核——相互联系的辩证法思想,又赋予它现代系统论的内容,这样将有利于体现中医的系统观,有利于避免中医'五行学说'中存在的机械刻板的局限性,有利于指导临床灵活地辨证论治。可以说,'五脏相关学说'是中医'五行学说'的继承和提高。"①

有兴趣的读者可进一步阅读《中医五脏相关学说研究——从五行到五脏相关》一书。书中论述很详细,若简单概括,五脏相关的内涵要远比五行学说丰富,五行学说可解释的脏腑理论仅仅是五脏相关学说中的一小部分,除此之外,五脏相关学说还包括五脏系统之间的其他复杂关系。

通过以上论述我们可以发现,近现代中医家与业外的一般学者或西医人士相比较而言,他们主张废除中医五行的理由更为学术,多从身体生理功能的多维性和疾病病理机制的复杂性来考虑五行之意义与局限所在,所思所虑更加全面。而且,他们所主张的废除五行,主要是想从中医学中废除五行这个称谓,对于五行用以阐释人体生理病理变化依然合理的地方同时予以保留,这也就是我所说的"废其形,存其用"。

废其形,存其用

---

① 邓铁涛. 略论五脏相关取代五行学说. 广州中医学院学报,1988,5(2):67.

第四章

中医学的身体观

　　谈到身体，对每一个人来说都不免会感到既熟悉又陌生，说熟悉是因为我们每天感受最密切的就是自己的身体，说陌生是因为身体对于我们来说还有太多的未解之谜。人们习惯将身体比拟为小宇宙，它的内涵应该远远比我们想象中的要多很多，对它的探索也恰如对外在大宇宙的探索一样，充满未知、新奇和挑战。

　　就医学而言，所论的一切都与身体有关，但有意思的是，即使是同样的身体，在不同的医学体系中会存在不同的解读。无论是身体的结构与功能，还是身体所患的疾病，中西医学会采用不同的认识方法，会形成不同的医学理论体系。至于治疗疾病的理念和具体的手段，中西医学更是不同。究其根本原因，源于不同文化体系形成了不同的思维模式，无形之中支配着生活在这个背景中的人们以特定的方式来认识事物和处理问题，医家当然也不例外。

　　这一章我们便来讲述一下中医学是如何认识身体的，只有了解了它才能为后面要讲述的疾病观和治疗观奠定基础。

一 身体与身体观

（一）身体

身体是医学研究的基本对象。一切医学问题的提出、解决与应用，都是围绕身体而展开的，最终也要服务于身体以保障生命的正常运行。换言之，医学的发展与进步，就是不断发现与解释身体奥妙，不断认识自我生命复杂机制的过程。所以说，如果我们能够了解医家对身体的结构与功能进行观察、探索、阐释的整个过程，便能清晰地发现医学理论体系形成发展的脉络与细节。

同时，我们又必须看到，身体的内涵绝非等同于肌肉骨骼的堆砌物，它往往渗透进了人们对生命本身乃至整个宇宙时空的理解。正因为这个原因，同样的身体在不同的文化背景中，常常拥有不同的内涵与表达方式。因此，身体本身并不足以囊括生命的全部，而全面了解不同文化背景中人们对于身体的理解，往往是认识不同文化核心理念的关键，也是理解医学理论得以形成其各自特色的关键。

> 身体的内涵绝非等同于肌肉骨骼的堆砌物，它往往渗透进了人们对生命本身乃至整个宇宙时空的理解。

传统中医学具有鲜明的传统文化色彩，传统文化中的诸多核心理念在其中大都有鲜明的体现。所以，若要了解传统中医学中身体的内涵，就必须要了解传统中医学曾经借鉴了传统文化中的哪些核心观念来梳理、分类和架构它通过观察生命而获得的身体经验知识。简言之，若不明白古人是以一种怎样的观念来理解身体，而是单纯地以今天的观念来理解古代中医学的身体理论，往往会有误读与曲解传统的可能。

身体的内涵，远非肉体所能概括。在不同的文化背景中，都并非是简单的解剖学所见脏腑组织器官的总和。例如，有人梳理了古代文献中对于身体的论述，发现上古典籍中"身体"一词并不多见，常见的是"体"与"身"。其中"体"以名血肉形躯，凡四肢、五官、五藏、躯体等皆可用指，"体"的血肉形躯之义甚明；而"身"的意涵甚广，除了亦表形体之意外，在很大程度上更与自我、生命等义相通。"体"的意涵虽较明确，"身"义却多模糊，需由语境以定其义界,此亦从侧面显明了身体现象在古人思想境域中的状况,是可大可小、具有开放性和容受性的。可见,身体的意涵与肉体实有细微区别,不可混淆。后者可说是纯生理性、物欲性的概念,前者则牵涉到无形的精神、心灵、情意,是生理、心理所交相容与、融构而成的一个共同体。作为这样一个共同体,身体的内涵是丰富的,不能拘限于一般以为的形貌躯壳①。

尤其是在中国传统文化中,身体常常渗透进了中国人以身体为视角对于生命乃至整个传统文化的理解。简言之,身体成为古人理解传统文化生命观、宇宙观的一个重要载体。基于这种特点,有学者把身体定义为"多重性多面性的身体世界",一个是生理意义上、解剖学的"人体、肉体",第二个是社会、历史、文化上的"躯体",第三是体验主体质感的"身体"②。蔡璧名以《黄帝内经》为中心来考察中国传统思想中身体的义界,认为它一方面兼摄有形的躯体感官与无形的心意气志,一方面又延伸至人文化成的范畴③。

（二）身体观

《汉语大词典》对"身体"内涵的阐释,其中提到:一是指人或动物的全身;二是体格、体魄。"观"的内涵便是对事物的认识或看法。由此可以说,"身体观"就是对于身体的认识和看法。

在中国传统文化中,身体与观两者往往是渗透交织在一起的,身体中渗透着传统文化的观念,观念又在反向重塑和巩固身体的内涵。可以说,身体并非是静止的,其中夹杂着生命个体对自身与宇宙的体验,以及不同社会文化观念对身体的塑造和改造。正如葛红兵所言,"为什么在西方人眼中人体是由肌肉和骨骼组成的,他们试图深入到人体的内部,通过解剖学来了解人体?为什么东方的中国人从来没有表现出这种兴趣?唯一的解释是对身体的观察和研究是受制于某种特定的'身体意识形

> 身体并非是静止的,其中夹杂着生命个体对自身与宇宙的体验,以及不同社会文化观念对身体的塑造和改造。

---

① 周瑾.多元文化视野中的身体.浙江大学博士学位论文,2003.53-54.

② 日·山口顺子.东西方"身体观"的生成和"假想体验".见:郑旭旭主编.民族传统体育发展论集——二十一世纪民族传统体育发展国际学术研讨会论文集.上海:上海古籍出版社,2007.224-225.

③ 蔡璧名.身体认识:文化传统与医家——以《黄帝内经素问》为中心论古代思想传统中的身体观.见:《中国典籍与文化》编辑部编.中国典籍与文化论丛(第六辑).北京:中华书局,2000.220.

态',也即'身体政治'影响的结果,而不是相反。是'身体政治'观念影响了'身体'——塑造了东西方人对身体的理解,而不是对身体的科学的考察塑造了这种'身体'理解"①。

身体总是随着社会文化背景的演变而呈现出变动的内涵。黄金鳞形象地用"身体生成"来表述身体,"'身体生成'这个概念指称的并不是一种身体的生物性诞生或创造,而是指称一种在肉体既存的情况下所进行的政治、经济、军事、社会或文化模造"②。柯倩婷认为:"身体是一个'过程'而非一个'事物',是一些需要'完成'的东西,而非某人'拥有'的东西。"③

因此,我们很难单纯地从文献论述中去剥离"身体"与"观念"各自清晰完整的内涵和外延。如果为了表述的方便而简单地从"身体观"中去区分"身体"与"观",我们可以把"形神统一的生命躯体"作为"身体"的论述基点,把围绕这个基点所产生的生命观、宇宙观统称为基于"身体"基础而产生的"观"。

中医学身体观是中医学对人体生命的综合认识。身体作为医学立论的基础和最终落脚点,与传统文化中儒家、道家等其他领域的身体观相比较,传统的中医学身体观更加注重对"形神统一生命体"本身的关注,即更加注重对构成生命躯体各基本要素的关注,如脏腑、经络、形体官窍、精、气、血、津液等等。传统文化其他领域的身体观则往往把个体生命的身体作为一个既定的、无需详尽阐发的整体,在此基础上重点论述个体生命与自然、社会间的关系,个体生命间的关系,以及处理各种关系的原则和方法。或者说,对"观念"的论述要远远大于对"身体"本身的讨论。医学则把对身体的讨论作为基础,在讨论的过程中既借鉴和体现了传统文化各领域所共有的一般身体观,又在一定程度上或多或少影响了传统文化一般身体观的内涵与发展。或言之,中医学身体观的内容既包括中医学所特有的对身体生命本身的认识,如脏腑学说、经络学说、精气血津液学说等等,又包括对传统文化一般身体观的理解和融入,如对身体社会属性、自然属性的论述等等。

> 中医学身体观是中医学对人体生命的综合认识。

> 中医学身体观的内容既包括中医学所特有的对身体生命本身的认识,又包括对传统文化一般身体观的理解和融入。

① 葛红兵,宋耕著.身体政治.上海:上海三联书店,2005.24.
② 黄金麟著.历史、身体、国家:近代中国的身体形成(1895~1937).北京:新星出版社,2006.2.
③ 柯倩婷著.身体、创伤与性别——中国新时期小说的身体书写.广州:广东人民出版社,2009.30.

而且，传统中医学对身体的理解与诠释，又影响了整个传统文化对身体的理解，在一定程度上形成了整个传统文化对身体结构及功能理解的基础。例如，《二程遗书》中云："医者言手足痿痹为不仁，此言最善名状仁者，以天地万物为一体，莫非己也。认得为己，何所不至？若不有诸己，自不与己相干。如手足不仁，气已不贯，皆不属己。故博施济众，乃圣之功用。"①以中医学对身体手足之感受来探讨理学中"仁"之内涵以及人与天地万物之关系。

身体观内涵如此丰富，研究价值很大，但遗憾的是中国内地的身体观研究起步相对较晚。李清良曾把中国身体观研究的进程分为四个阶段：第一阶段，西方学界从根本上敞开了身体问题；第二阶段，日本学界首先将中国身体观纳入研究视野，并特别注重身心关系的探讨；第三阶段，台湾学界与西方汉学界在日本学者的基础上，深入探讨中国身体观的内涵、发展及其思想史与文化史意义；第四阶段，中国内地学界接受西方、日本与台湾学者的影响，开始从思想史角度系统探讨中国身体观，并反思中国当代身体观的建设②。而且就中医学身体观研究而言，据我所见，时至今日在中国内地尚未全面展开，还没有代表性的著述对传统中医学身体观进行全面分析与总结。

相比较而言，中国台湾地区和日本的一些学者对中医学身体观的研究较多，其中代表性的著作如台湾地区李建民所著的《发现古脉——中国古典医学与数术身体观》、蔡璧名所著的《身体与自然——以〈黄帝内经素问〉为中心论古代思想传统中的身体观》、皮国立所著的《近代中医的身体观与思想转型：唐宗海与中西医汇通时代》，日本栗山茂久所著的《身体的语言：古希腊医学和中医之比较》等。大都以内外史相结合的研究理念，医文相合，分别从不同的侧面展现了传统中医学身体观的部分内涵与特征。但经常因研究者自身研究领域的限制，而使得传统中医学身体观的研究对医学理论本身发展演变的梳理与分析稍显不足。

鉴于此，我读博士期间曾将传统中医学身体观作为研究方

---

① 宋·程颢，程颐撰.二程遗书　二程外书.上海：上海古籍出版社，1992.17.
② 李清良.中国身体观与中国问题——兼评周与沉《身体：思想与修行》.哲学动态，2006，(5)：21.

向,毕业论文《中医学身体观的构建与演变——思想史视野下的肾与命门研究》在广泛借鉴前辈学者对中国传统文化身体观研究所取得的成果,尤其是台湾地区及日本学者对中医学身体观研究理念的基础上,全面详细阐述了中医学身体观的内涵、特点,以及中医学身体观研究的重点与意义。并选取了能够集中体现传统中医学理论特色与中国传统文化思维特点的肾与命门,作为中医学身体观研究的切入点。借鉴了思想史研究的开阔思路和多维理念,把肾与命门置于具体的社会文化历史背景中,集中分析了不同时期的主流文化思潮在传统中医学身体理论构建过程中的作用,展现了传统中医学身体观自身的发展与演变。

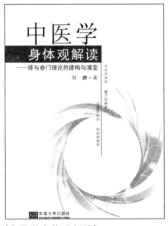

《中医学身体观解读》书影

　　相比于整个中医学身体观研究,该论文以肾与命门为切入点所作的尝试性还不免显得相对有些单薄,但论文所提供的思路或许会给相关研究提供一些有益的思考或借鉴。论文曾被评为 2012 山东省优秀博士学位论文,后经修改补充撰成《中医学身体观解读》一书,2013 年已由东南大学出版社出版,有兴趣的读者不妨拿来一读。

 身体的厘分

　　如前所说,在中国古人的认识中,身体的结构、功能以及与外在时空是紧密联系在一起的,既有肉体的,也有情感的,既有自身的,又有外在的,身体如此庞杂,理解起来确非易事。为了认识上的方便,中医学对这复杂的身体进行了厘分,将表面上看起来相对零散的身体各部分联系起来,依据其关联性的紧密程度,划分为几个大系统。进而通过各系统间的关联来阐发身体呈现于外的纷繁功能变化,使之变得条理,然后再进一步将外界自然、社会相关的事物和现象与这些系统联系起来,如此便形成了一个有机的身体,一个内外相系的身体,一个可以被掌控和解释的身体。

（一）厘分身体的方法

　　身体的厘分并非是一成不变的,在中医学发展的不同历史时期,受当时社会文化背景的影响,很有可能会采用不同的方法来厘分身体,可能会直接借鉴当时流行的文化思想来诠释这种厘分后的身体。

回顾中医学的发展历史,后世出土的汉代之前的古医籍对身体的描述还是略显零散而不成系统的,以汉代《黄帝内经》的集结成书为标志,中医学对身体有了较为系统和成熟的厘分,并作为一种经典而成为后世医家认知中医的规范,时至明清虽稍有变化,但本质上未曾改变。

近代以来,在整个社会崇尚西学的文化背景中,受西医学的影响,近代医家对传统的身体厘分进行了改造,在古代医家所论身体的基础上,参照西医学知识重新架构,形成了新的身体理论,一直影响至今。

基于这段历史,本小节依其呈现的发展演变,分两段进行表述。

1. 古代的身体厘分方法

古代中医学对身体的厘分方法可概括为以下几个方面:

(1) 实践观察之上的大胆推理

医学的实践观察大致包括对身体生理结构与功能的观察,以及发生疾病时对身体异常表现的观察。观察身体的生理结构最直接的方式便是解剖,好多人认为中医学不存在解剖,这种说法是不准确的,我们翻看《黄帝内经》可以很容易发现书中对部分脏器位置及形态的大致解剖描述。况且我们也不能排除,古人在宰割动物时将对动物身体的认知部分地比拟于人体,也会对人体结构功能有所体会。但是这种粗略的解剖还不足以了解身体每一局部的结构与功能,更何况解剖也逐渐被主流传统文化所不容许。所以,若要想通过解剖在了解身体各局部结构功能的基础上再将各局部整合为一个整体,然后再将整体有机地厘分为几个密切相关的大系统,是完全不可能的。

> 好多人认为中医学不存在解剖,这种说法是不准确的。

这就需要在粗略解剖的基础上,基于有限的事实进行大胆的推理。例如,某些脏器具有相类似的结构特点,推断它们可能具有相类似的功能,比如胃、大小肠等中空脏器可能具有传导的功用,心肝脾肺肾等实质性脏器可能具有贮藏人体精华物质的功用,那么具有类似结构与功能的器官组织便可归属于一类。

又如，某些器官组织尽管结构不甚相同，但解剖位置相近，或通过其他组织相连，从而推断它们之间可能会相互配合以完成人体的某项生理活动，可以归为一个系统，肝与胆、脾与胃、肾与膀胱都是如此。

但是这种推理的随意性很大，所以中医学所表述的脏器功能往往与基于解剖的西医学有着很大的差别。例如，脾胃相近相连，饮食物入胃在人体或动物解剖是不难观察到的，所以古人推断脾应该与胃共同参与饮食物消化，但在西医学中脾是免疫系统中的重要器官，与消化无涉。

除了上述生理观察，对疾病的切身感受也加深了古人对身体的理解。正常状态下的身体功能变化或许很难让人体会到身体各部的联系，但患病时身体不同部位的不舒服则很容易让人们把这些部位联系起来，认为它们从属于一个系统，身体也因此有了厘分。而且，这种联系时常突破身体各部在位置上必须相近相连的束缚，身体上下、左右、内外皆可联系在一起。例如，心绞痛时心胸部位的疼痛可沿上肢内侧向小指端放射，那么这些部位就可以联系在一起，中医学经络学说对身体的厘分便是如此，相关之部位归为一系统，以某某经命名之。

> 除了生理观察，对疾病的切身感受也加深了古人对身体的理解。

同时，疾病也让古人感受到外界的某个地域、某个季节、某种气候容易导致某种疾病的形成，容易对身体的哪些部位带来不快，这样就逐渐把身体外时空的某些事物也归属于身体厘分后的某个系统之中，身体的内涵便拓宽了。

除了这些外在因素，身体的情绪波动也容易引发身体的改变，例如，老百姓俗语中的"吓得你屁滚尿流"，说明惊恐与和前后阴相关，进而可将惊恐这种心理变化归属于肾和前后阴这个系统，如此一来，肉体便与心灵结合在一起，身体的内涵更加丰富了。

（2）传统文化思想的类分和诠释

单纯依靠上述的实践观察和推理是难以最终完成身体的系统厘分的，我们若仅凭此来试图解读古代医家对身体的论述，虽有可通之处，但也会屡屡碰壁。这是因为，中医学对身体的厘分还借鉴了传统文化思想工具的加工，例如我们前面所讲述的阴阳学说和五行学说。

阴阳可以将身体结构和功能大致厘分为对立统一的两个方面,然后阴阳之中又可再分阴阳。以十二经脉系统对身体的厘分为例,古人首先将经脉用阴阳厘分为二,即阳经和阴经,根据经脉循行主要部位有手足之差异,将阳经再分为手阳经和足阳经,阴经再分为手阴经和足阴经,然后阴阳三分可分为阳明、少阳、太阳、太阴、厥阴、少阴,二六一十二,即手阳明、手少阳、手太阳、足阳明、足少阳、足太阳、手太阴、手厥阴、手少阴、足太阴、足厥阴、足少阴,十二条经脉沟通全身各部将身体重组厘分为十二个部分。

与阴阳相比较,五行学说则更加多维,因此中医学主要应用的是五行学说对身体进行厘分,通过五行把身体分为五个大的系统,通过五行的生克乘侮来解释系统间和谐相处而呈现出的身体正常功能变化,并把外在时空中的相关事物和现象根据其特点相应地归属于这五个系统之中。

除了单一地应用五行学说和阴阳学说,中医学还将两者结合起来厘分身体,十二经脉系统的最终形成便是如此,前述阴阳厘分的手足十二经只有与五行厘分的五脏系统相结合方能真正实现"内属脏腑、外络肢节"。

(3)中国传统文化特定背景中一些相对特殊的体验身体的方式

中医学对身体的关注,秉承了中国传统文化的理念,即轻解剖重功能,关注的重点在于活着的身体,在他们看来,对身体所展现于外的动态功能变化的关注和分析,要远远胜于尸体解剖。

身体是"形"与"气"的结合。

在中国传统文化中,身体并不是静止的肌肉骨骼的堆积,而是"形"与"气"的结合,气依附于形而存在,形依赖于气而灵动,古人又特别注重对"气"的论述,通过各种方式养一身浩然之气。同时,"气"显于外的综合表现又是判断身体正常与否的重要标志,时至今日我们依然会用真有"精气神儿"来形容一个人的良好状态。也正因为此,中国古人强调通过各种方法来养身体之气,行气、导引之法也因之成为古人养生的重要方法,遍见于历代养生典籍之中。

在《汉书·艺文志》中与人体生命密切相关的"方技"之学被分为四类:医经、经方、房中、神仙,1973年在长沙马王堆汉墓出

土的古籍也印证了这一点。有意思的是,马王堆出土的房中、神
仙类著作,其内容要远比所出土的医经、经方类著作成熟地多。
这些医经、经方类著作与其后的《黄帝内经》相比较,内容更显古
朴和原始,例如,五脏尚未与五行配属,未见十二脉系统,而是十
一脉系统,且尚未与脏腑相络属。房中、神仙与医经、经方同属
于方技之学,它们应该拥有相类似的知识背景和体验身体的方
式,或许正是这些知识和方式促使中医学由相对原始的状态转
变到以《黄帝内经》为代表的经典理论体系。至于房中与神仙之
学体验身体的方式,最重要的便是调动各种感官以"内求"的方
式来了解身体所展现出的动态变化。在古人看来,既然生命是
生生不息的,那么认识它的最好方式便是反躬体认。

　　所谓"内求",并非是指凭空想象身体的结构和功能,而是
依托于一定的技术(或言"功法"),使身体之内"气"的各种变化
更易于被人体所察觉和感知,从而可以进一步透过这种被感知
的气的变化,来加深对身体内部结构和功能的理解。当然了,这
种理解绝非是凭空想象,它必须建立在对内在脏器粗略认识的
基础上,这些认识主要来源于前面我们所讲过的解剖等实践观
察、推理等。

　　借助内求这种方式,传统中医学形成了特色十足的身体理
论,在脏腑学说、经络学说中均有所体现。例如,明代著名医家
李时珍在其《奇经八脉考》中云:"然内景隧道,惟返观者能照察
之,其言必不谬也。"[1]中医学所讲的经络并不是神经、血管等解
剖所能看得到摸得着的有形之物,仅从肉体入手,难以寻见,唯
有鲜活的生命才能体会到。中国古代人身图像中所描绘的经络
并非是描绘经络的解剖实质,而是体内经络之气运行路线在体
表的投射。简言之,经络图是示意图而非本质图。古人体会经
络的传统方法有很多,比如传统武术、气功等,关键在于激发体
会体内之气按经络的规律循行来达到某种目的。以传统武术为
例,中国人时至今日仍津津乐道的内家拳与外家拳之优劣,其实
最终无非是以内求而论高低。说到传统文化以"内求"体验身体
的方式,就我个人的经历而言,确实是见到过一些练习传统武术

所谓"内求"是指
依托于一定的技
术(或言"功法"),
使身体之内"气"
的各种变化更易
于被人体所察觉
和感知。

---

① 明·李时珍著.濒湖脉学　奇经八脉考　脉诀考证.北京:人民卫生出版社,1956.82.

和气功的人,会告诉你他所体验到的体内气的运行变化。在临床上给某些病人进行针灸治疗时,在某条经脉的某个穴位上针灸,病人的确感受到了气沿经脉运行的感觉。再如,古代不少医家似乎也观察到了这种现象,通过"内求"方式所获得的对身体的体验,来阐释脏腑间的关系。例如,清代医家石寿棠云:"肺一呼一吸,与腰间肾气息息相通,经故曰肾上连肺。"①对肾上联于肺的阐释,便是借助呼吸吐纳行气过程中所体验到的肺与肾之间的联系,若单纯依靠解剖是难以实现的。遗憾的是,关于气、内求、经络、气功、传统武术等等话题,在现代社会经常沦为被骂的对象,究其根本还是受文化断层的影响。

通过以上三种方式的共同作用,中医学把表面上似乎关联性不大的身体各部分联系起来,并进一步厘分为相依共存、密切相关的诸多系统,如此一来,纷繁的生命变化也通过系统的厘分而变得系统有序。尽管这些方式在今天看来多少带有一些随意性,但在当时的社会文化背景下,没有这种相对朴素但又不失宏观的视野,那么便很难架构和解释身体的诸多变化。

面对这些方式对身体的厘分,我们无需刻意拔高其中所蕴含的朴素系统论思想,试图以此来说明自己多么先进,也无需面对西医学认知身体的方式而感到自卑,因为中医学受诸多限制所形成的认知和厘分身体的方法,也在一定程度上使它更适于鲜活的生命。从这个角度讲,上述中医学认知和厘分身体的方法,是一种"活解剖"、"气的解剖",而非"尸体解剖"、"肉体解剖"。

中医学以脏腑学说为主干所形成的对身体的厘分,一直以相对稳定的状态发展,未曾有质的改变。但当理学思想作为宋明时期社会的主流文化时,受其影响,在传统厘分方法的基础上,又结合理学思想将两肾之间的命门定义为人身之太极,拥有了凌驾于身体其他器官组织之上的首要位置,肾因与命门之间的密切关联也被推崇到很高的位置。如此一来,古代中医借助五行学说将身体厘分而形成的五脏系统之间也不再是平行的关系。但这种借由主流文化对身体的厘分,究竟对中医学的发展

中医学认知和厘分身体的方法,是一种"活解剖"、"气的解剖"。

① 清·石寿棠撰;王校华点注.医原.南京:江苏科学技术出版社,1983.8.

起到多少真正意义上的推动作用,尚有待商榷。后文还有所涉及,这里不再赘述。

2. 近现代的身体厘分方法

我们今天对中医学的理解主要是依靠新中国成立以后中医高等院校教育的教材而形成的。这些教材的编写参考和延续了近代医家汇通中西医学的理念,其中许多内容都是以西医学理论体系为参照而对古代中医学的筛选和重新架构。

那么,近代时期中医界为什么要如此编写教材呢?

首先,当时西医学教育在中国发展迅猛,民国政府甚至仅将西医学纳入国家正规教育体系,而未将中医列入,中医界曾为此展开了多次积极抗争,同时也深知中医学要延续和发展就必须拥有自己的学校教育。创办中医学校教育,就必须编写合乎当时需要的教材。在当时的西医学教育中,基础与临床课程分界明确,教材编写整齐规范,给当时的人们颇有科学与先进的感觉。与之相比较,古代中医学中基础理论和临床各科通常是混杂在一起的,传统的古代中医教育也一直是合并起来讲授,授课则通常以现成的中医古籍为教材,这对于私下的传统师带徒教育而言似乎并无大碍,但是作为大面积的学校教育来说,则不免给人含糊不清、不正规、不科学的感觉。所以,中医学校教育要想顺利开展,就教材编写而言,最起码也要从外貌上与西医学一样具有系统、条理的课程设置和教材编写。为此,近代中医教材参照西医学教材的设置,将古代中医学厘分为基础与临床两大类别,其下再进行细化。

其次,在当时的历史条件下,西学取得了绝对的发展优势,面对中西医学之间的碰撞,中西医学必须"对话"。近代医家在编写中医教材时,对古代中医学理论进行了改造,试图使之既保持中医传统特色,在与西医学相比较时又具有诸多暗合相通之处,如此则无疑为中医学的存在和发展找到了最为合理的前提和支撑。

近代中医教材体系的形成,得益于两次全国性的教材编写会议和中央国医馆所颁布的对古代中医学的整理方案。

1926年底至1927年初,李平书、夏应堂等人组织中医课本编辑馆,制订计划以求统一全国教材。1928年,蒋文芳组织全国

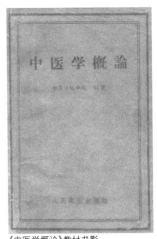

《中医学概论》教材书影

1950年7月,毛泽东发出西医学习中医的号召。1954年11月,中央在批转中央军委党组《关于改进中医工作问题的报告》的批示中指出:"大力号召和组织西医学习中医,鼓励那些具有现代科学知识的西医,采取适当的态度同中医合作,向中医学习,整理祖国医学遗产。只有这样,才能使我国原有的医学知识得到发展,并提高到现代科学的水平。"1956年底,卫生部委托南京中医学院在编写中医进修和西医学中医的教学讲义的基础上,试编《中医学概论》,"把祖国医学遗产作此较全面的概括的介绍,以供西医学院校作为中医课程的参考教材之用"。本书分上、中、下三编,上编是中医的基本理论,中编是中医各科概要,下编是内经、伤寒、金匮、温病概述。1958年9月由人民卫生出版社出版。1958年10月11日,毛泽东对卫生部党组向中央提交的《关于西医学习中医离职班情况成绩和经验给中央的报告》进行了批示,批示中讲:"中国医药学是一个伟大的宝库,应当努力发掘,加以提高。"该书后于1959年修订再版,成为高等医药院校试用教材之一。

11 所中医学校教务负责人召开教材编辑委员会,各地代表见解不一,未能就课程、教材、学制等问题达成共识。1929 年 7 月 7 日至 7 月 15 日,上海中医专门学校、上海中国医学院、上海国医学院、浙江中医专门学校、浙江兰溪中医专门学校、苏州中医专门学校、广东中医药专门学校、广东光汉中医专门学校、河南中医专门学校、无锡中医讲习所等中医学校代表在上海黄家厥路上海中国医学院内,再次召开教材编辑委员会会议。我国近代中医教育界的著名人物,如谢利恒、程门雪、包识生、张山雷、秦伯未、陆渊雷、祝味菊、章次公等均有参加。《教材编辑委员会召集会议公函》分析了统一编写教材与制定学程的意义与紧迫性,文中讲:"我中医界处此存亡绝续之秋,自以整理学说广植人材为当务之急,而中医学校实为整理学说广植人材之府,顾常以未入学系扼于教部,此次并有一律改称传习所毋庸教部行政机关立案之布告,影响中医前途,殊为重大,本会选派代表赴京请愿,均以未入学校系统为借口,而中医学校程度参差,教材庞杂,亦为不能加入学系原因之一。良以教部虽欲准我立案,如无统一之学程教材,亦苦无标准以资准驳也。兹经本会议决,组织编制学程委员会,已将学程草案脱稿外,并通过中医学校教材编辑委员会规程 12 条,即日施行。"①

与之前 1928 年的教材编写会议不同,这次教材编写会议各地中医教育界代表达成了统一的意见,明确了编写全国中医统一教材的指导思想是:"教材须根据中国固有学理发挥之,不能取毛去髓故求迎合。""教材须经全国医林公认适当方可采用。""须有科学化,不掺杂虚伪文字致失价值。""须有真实效验,人人可学可用。"②会议审定通过了五年全日制中医专门学校应开设的各门课程及教学时数:生理、解剖、病理、诊断、药物、国文各 240 小时,内科(含伤寒、杂病、温病)780 小时,幼科 240 小时,医经、医学通论各 140 小时,外科、妇科各 120 小时,党义、军事、卫生、眼科、伤科、喉科、产科、花柳、理化、细菌、医学史各 80 小时,方剂、化学各 100 小时,外国文 160 小时,针灸、推拿、法医各 40 小时,合计以上各科教学时数为 4460 小时,统一课程科目以符

"教材须根据中国固有学理发挥之,不能取毛去髓故求迎合。"

教材"须有真实效验,人人可学可用。"

① 邓铁涛主编.中医近代史.广州:广东高等教育出版社,1999.149-150.
② 上海医报社.教材编辑委员会会议记录.上海医报,1930,32:316-319.

合教育部所颁医学专科之标准。另外，会议还审定了五年全日制中医学校各年度的教学安排。这次会议所制定的课程设置是为了使中医学校教育从形式上更加合乎当时的教育标准，以期纳入学系，准予立案。

除了上述两次教材编写会议，中央国医馆颁布实施的《中央国医馆整理国医药学术标准大纲》首次采用近代自然科学学科分类方式，把中医学分为基础学科与应用学科两大类，初步确立了这两大学科下属各门科目的内涵与外延。参与起草大纲者多为近代中医教育的组织者与参与者，所以该大纲也集中反映了近代中医教育家对课程设置与教材编写的核心理念和设想。

标准大纲的第二部分为"分科大纲"，内容如下：

> 本分科大纲系采用近世科学方式分基础学科、应用学科二大类。

> （甲）基础学科 基础医学之分科暂定为解剖生理学、卫生学、病理学、诊断学、药物学（即本草学）、处方学、医学史。

> 子、解剖生理学 本科以固有国学为纲，仿近世解剖生理学之通例，分骨骼、筋肉、皮肤等项及各脏器系统叙述之。[说明]：考近世学科分类法，对于解剖生理有分之为二者，有合之为一者，以我国之基础医学向系综合的，为材料便利计，以采用后者为宜。

> 丑、卫生学 本科可将我国固有卫生学之精义尽量发挥，至近世卫生学及防疫法亦附于此。

> 寅、病理学 我国医学系综合的病理一科，向无专书可考，即以巢氏病源而论，不过单以病症为主，仍难取法，故本科宜仿近世病理通论例而变通之，划分为病论、病因论、病症论。[说明]：考病理通论系合病理总论、各论二者而为一。病理总论中之病变系以病之机

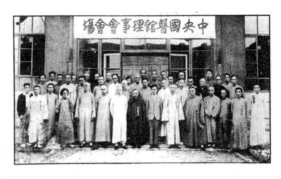

《中央国医馆整理国医药学术标准大纲》

图为近代中医期刊《国医公报》1933年第六期所载《中央国医馆整理国医药学术标准大纲》书影。

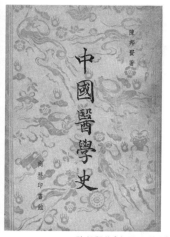

陈邦贤著《中国医学史》
书影

能形态发生变化为主,所谓实迹的。我国之病症论其最详备而可法者,以仲师伤寒论而言分六经传变,所谓气化的。故酌古证今,宜合病理总论中之病变及各论之全部另成一病症论。

卯、诊断学 我国诊断学向分望、闻、问、切四大部,今不妨仍从其旧例而略加损益,删去其不合科学原理者,并增加近世之器械检查等项。

辰、药物学 药物一科,即古之本草,其内容宜参照近世药物学通例,分总论、各论二篇。总论,如讨论药物之一般通则或禁忌配合等。其各论中宜仿药质分类法,每述一种药,须别列子目,如异名、产地、形态、性质、功效、成分、用量、禁忌、附录等,以清眉目。[说明]:考近世药物分类有脏器分类法、药质分类法等,我国本草亦不外是,如分经用药法、药剂分类法等是。

巳、处方学 我国方剂极为繁赜,通常有古方、今方之分,颇不一致,故宜仿近世处方学通例,不论古今方剂,择其性质相同、功效确实者分类叙述。

戊、医学史 医学史即医学之源流,凡治一学,若不穷其源流,则如木之无根,未有能发扬滋长者。本科仿我国医学史通例以朝代为分类。

(乙)应用学科 应用学科之分科暂定为内科学、外科学、妇科学(产科学附)、儿科学(痘疹科附)、眼科学、喉科学、齿科学、针灸科学、按摩科学、正骨科学(金镞科附)、花柳科学、法医科学。

子、内科学 吾国内科书向分伤寒、杂病二大类。所谓伤寒者,即经云热病之类也,非指一种病而言,实含有近世急性传染病之意义。杂病者,即近世各器官病之总称。此次纲虽仍旧目,则变通之,照近世例每述一病,分原因、症状、诊断、治疗、处方、杂录等,以清眉目。[说明]:查近世内科书体例,除传染病不分类外,其余杂病均按各器官分类,我国杂病分类法亦有与此相似者,如江氏医镜等。

丑、外科学 外科学之内容,在吾国亦向分总论、各

秦伯未著《内科学讲义》
书影

九 噎膈

热结噎膈

[症象]向无饮食阻隔忽偶内热昏焦饮食不得下咽下嗌咯住不通成下咽而复吐出烦热引饮

[病因]偶逢赫曦之令或遠行劳倦时当大热,惟火煉人,津液內涸。

[诊断]右脉洪數热在氣,左脉洪數热在血两手洪數氣血皆热两手细數

[血燥津竭]

[治療]宜清热生津三因麥門冬湯人參白虎湯或冲竹瀝蘆根汁大便閉結者三乙承氣湯選用血不足者四順飲便結有寒热者大柴胡湯積热消陰元氣弱者柴胡飲子

论两大类(如金鉴、真铨等皆是)。各论中之次序,向以人体为标准,分头项、躯干、四肢等,今不妨仍旧。惟各论中每述一病,须分原因、症状、诊断、治疗、方药等,尤须参加种种消毒手续以策万全。

寅、妇科学(产科附) 我国妇科向分经期、胎前、产后三大类,今本科除总论中注意妇女之特异生理及其一般之诊断治疗外,各论不妨仍其旧性,每述一病均与子、丑两项同。

卯、儿科学(痘疹科附) 小儿之生理与成人不同,宜仿近世小儿科例亦分总论、各论两大类。各论中每述一病亦均与子、丑两项同。

辰、眼科学 眼之构造本极精微,故疾病亦极繁夥,除各论中每述一病均照前项分列子目外,而总论中关于生理之微细、手术之通例、器械之选择、方药之调制等尤宜三致意焉。

巳、喉科学 喉关一窍为饮食、呼吸之门,关系重要,故总论、各论二大类亦仿辰项细述之。

戊、齿科学 我国古医向列喉齿为一门,或纳入外科中,现以其关系重要久已,各列为专科,故总、各二论中除关于理论外,对于手术之材料尤宜加意充实。

未、针灸科学 针灸一科为我国医学之单独发明,历行数千年,成效素著,即日本维新后对于针灸尤加保存,惟经穴孔穴各部位须与近世解剖生理学互相参照,除各论中每病照子、丑两项分别细目外,总论中对于手术上之消毒法宜加注意。

申、按摩科学 按摩一科俗谓之推拿,其奏效全在手术之得法,故总论中关于一般手术之材料宜加意充实,至各论中之各个手术亦宜与近世解剖生理学互相参照。

酉、正骨科学(金镞科附) 正骨一科俗谓之伤科,除各论中每病照子、丑两项分别细目外,至总论中对于解剖生理学之参照、手术之通例、方剂之调制、器械之选择均宜详加注意焉。

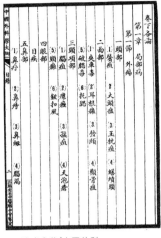

许半龙著《中国外科学大纲》书影

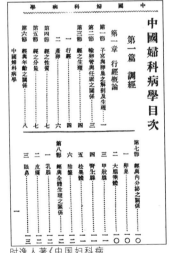

时逸人著《中国妇科病学》书影

戌、花柳科学 花柳一科我国俗称之为毒门,近来有名之为性病者,向列于外科中,自通商后其病蔓延尤甚,故久经列为专科,今亦仿各科例分总、各二论,余均与子、丑各项同。

亥、法医科学 本科以固有之国学为纲,其细目有欠完备者,则采用近世学术补充之。①

通过以上引述,我们很容易发现,近代以后的中医学与古代中医学相比较,已经有明显不同。就这一部分我们所讨论的中医学身体观而言,近现代时期中医学对身体的厘分,在延续古代认识的基础上,又融入了西医学的厘分方法和对身体的认识。

近现代时期中医学对身体的厘分又融入了西医学的厘分方法和对身体的认识。

例如,以西医学循环系统理论来部分改造中医学五脏系统中的心系统,以西医学呼吸系统、循环系统理论来部分改造中医学五脏系统中的肺系统,以西医学消化系认理论来部分改造中医学五脏系统中的脾系统,以西医学消化系统、内分泌系统理论来部分改造中医学五脏系统中的肝系统,以西医学泌尿系统理论来部分改造中医学五脏系统中的肾系统。

从这个角度来看,现在以全国统编教材《中医基础理论》为代表的中医学理论体系其本身便已经是中西医结合的理论体系了。关于如何评价这种体系,仁智之见有所不同。有的人太过激进,将从近代延续至现代的这种模式批得一无是处,要完全推翻而回到古代中医,但又提不出实际可行的替代方案。而且,这些激进的批判者往往其本身也是受到中医教材体系的培养而成才的,所以经常是表面上批判现有教材体系,真正认识中医却还是依赖之前从教材上获得的知识。

我个人感觉,任何事物都不是一成不变的,中医学也需要结合具体的时代需要而有所发展,近现代医家对古代中医学的改造,固然有牵强附会西医学之处,甚至有完全不合古代中医之处,但是,与古代中医理论的不符并不一定完全意味着是错误,说不定正是新理论萌生之处。更何况,在以教材为代表的现行中医理论体系指导之下,我们的中医临床也获得了长足发展,这说明现行理论体系是有其可取之处的。所以,对于近代之后所

---

① 中央国医馆秘书处.中央国医馆整理国医药学术标准大纲.国医公报,1933,1(6):1-5.

形成的中医理论体系,我并不是说它很完美,并不是说不能比对它与古代中医理论的异同之处,而是对于所异之处要以客观公允之眼光评价它,不能因为所异之处是借鉴西医学理论而形成的就想当然认为它是错误的、是维护中医传统而所不能允许的。如若不然,中医学只会停留在遥远的古代而停滞不前。简言之,整理和解读古代中医文献的工作需要去做,对比古代与近现代中医的工作需要去做,而且也都极有必要,但完全回归到古代未必是好事,是否需要回归需要看它是否可以指导今天的临床实践,若可以,则无需回归。

整理和解读古代中医文献的工作需要去做,对比古代与近现代中医的工作需要去做。

基于上述理念,我在这一部分讲述中医学的身体知识时,还是以大家普遍熟知的教材论述为基础。以《中医基础理论》为代表,现行中医理论体系对身体的厘分,主要是通过藏象学说、经络学说等来完成的,统领这些身体物质基础的则是"神",形神合一的整体便是身体。

按照教材表述,所谓"藏象","藏"是指藏于体内的内脏,"象"是指表现于外的生理、病理现象。藏象学说重点讲述五脏六腑及其奇恒之腑。我个人认为完全可以用五脏系统来概括,因为前面曾反复说过,依据五行学说等传统文化思想的架构,五个系统不但可以囊括人身体各组织器官以及复杂的生命变化,而且可以解释身体与外界时空的密切联系。

经络学说,教材表述"经脉有一定的循行径路,而络脉则纵横交错,网络全身,把人体所有的脏腑、器官、孔窍以及皮肉筋骨等组织联结成一个统一的有机整体"[1],如此看来也是对五脏系统内部及系统之间关联性的另一种表达,其目的也是以联系的眼光来厘分身体。

所以,这一章我将五脏系统和经络系统作为中医学厘分身体的两种重要方式进行讲述。讲述虽以教材的表述为基础,但是也兼顾对古代中医理论的部分论述,以此展现古代与近代中医理论之间的一些差异。

---

① 印会河主编.中医基础理论.上海:上海科学技术出版社,1984.115.

（二）五脏系统

五脏系统，即中医学在前述三种厘分身体的方式的基础上，将整个身体划分为五个大的系统。每个系统以五脏为核心，将腑、形体官窍、情志等归属于其中，是形与神的统一，同时将外界四时、地域等时空要素亦附于其中，是自我身体与外在世界的统一。

身体的结构与功能是复杂的，当将其厘分为五大系统时，每个系统所承载的信息量是很大的，这也就决定了每个系统中的组成要素，尤其是每个系统的核心——五脏，其内涵要超越西医解剖生理学对它的论述。

1. 心系统

心系统主要包括：脏——心，腑——小肠，在体合脉，其华在面，在窍为舌，在志为喜，在液为汗，与四时之夏相对应。

心的生理功能主要为心藏神和心主血脉。

心藏神
心主血脉

神的内涵有广义和狭义之分，广义的神是指生命力的综合外在展现，我们生活中常说的"这个人真有神儿"，所指便是广义内涵；狭义的神则是指精神意识和思维活动。心所藏之神，便是此狭义内涵的神。汉字里与精神意识和思维活动有关的字，往往都带有心字偏旁。口语中也处处可见"我心里想"之类的表述。但是在西医学中却把此部分功能归属于脑。尽管脑主神明之说也曾见古人的零星表述，但却一直未曾成为中医理论的主流。现在好多人提倡要将中医学的心主神明改为脑主神明，但是临床上碰到相关病证时依然将其归属于心进行治疗，因为中药归经中并未见到归脑经的药物。这也说明，若单纯制造出一种新理论，但是未曾配备相应的临床辨治体系，那么这种理论是不可能持续多长时间的。

神是生命的统摄，神一旦离开肉体，生命也就宣告结束了，在《黄帝内经》中心被定义为五脏六腑之主，是人体的君主之官，仿佛是位及九五之尊的帝王，那么神自然归其所主。有意思的是，古人把心比作是君主，同时又感觉每遇灾难之事怎能让帝王首先直接面对呢，所以又有心包代心受邪之说。心包，即包在心脏之外的包膜。正因为此，明清医家对于温病常出现的神昏谵语等表现,称其为"热入心包",但究其实质还是在说心为热邪所侵袭。心包的加入还有一个用处,就是前面我们所说的五脏之外另加心包便成为"六",再结合六腑,二六十二,如此便可以与十二经脉系统相合,这也是五行学说与阴阳学说结合的需要。

心藏神,并不是说所有的神志病变都要从心来治疗,只是说从心论治的概率要大一些,其他脏腑的病变一样可以导致神志失常。例如,《素问·金匮真言论》中讲肝脏:"其病发惊骇。"[①]张仲景《伤寒论》中载:"伤寒八九日,下之,胸满烦惊,小便不利,谵语,一身尽重,不可转侧者,柴胡加龙骨牡蛎汤主之"[②],对于心烦、惊骇的治疗,恰恰是与《黄帝内经》相合而从肝论治。学中医难,难就难在这些细微之处的处理。

其他脏腑的病变一样可以导致神志失常。

心主血脉,实际上是依据西医学循环系统理论对古代中医理论的改造,即心推动血液在血脉之中循环运行。稍微知晓生理学知识的人,都知道西医所讲的血液循环,这里我就不再重复了。

但是,古人的认识未必能如此细致。《素问·平人气象论》中讲:"胃之大络,名曰虚里,贯鬲络肺,出于左乳下,其动应衣,脉宗气也。"[③]《内经》对正常心脏跳动的观察,其重点在于说明"胃之大络"与"宗气",突出胃与宗气的重要性,而非心脏本身的自主跳动对整个血液循环的动力作用。《素问·玉机真脏论》中讲:"五脏者皆禀气于胃,胃者五脏之本也。脏气者,不能自致于手太阴,必因于胃气,乃至于手太阴也。"[④]《素问》"经脉别论"中讲:"食气入胃,浊气归心,淫精于脉。脉气流经,经气归于肺,肺朝百脉。"手太阴肺经恰是十二经脉循环"如环无端"的起始点和终点(下一节"经络系统"中有详细阐发)。可见,《内经》中对循环动力的着眼点在于"胃",而非在"心"。因于胃气之动力,方能进行十二经的循环。之所以形成这种认识,是中医学把脾胃对饮食物的消化作为身体的根本动力源所在。感兴趣的读者,可

①　山东中医学院,河北医学院校释.黄帝内经素问校释.北京:人民卫生出版社,1982.57.

②　中医研究院编.伤寒论语译.北京:人民卫生出版社,1959.66.

③　山东中医学院,河北医学院校释.黄帝内经素问校释.北京:人民卫生出版社,1982.246.

④　山东中医学院,河北医学院校释.黄帝内经素问校释.北京:人民卫生出版社,1982.280.

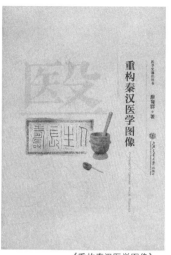

《重构秦汉医学图像》
书影

心与小肠相关联

以读一下廖育群在《重构秦汉医学图像》一书中对这个问题的详细论述。也许正是因为这个原因，我们在临床上治疗西医学所讲的循环系统疾病时，除了治心，还可辅以治脾胃之方药。

从心主血脉理论得以形成的历史来看，古人认识到心与脉之间的关联，或许仅仅是基于对心的粗略解剖，近代时期部分接触过西医学理论的中医对古人心主脉的朴素理论进行了补充和阐发，这种改造尽管未必合乎古人原意，但却是理论发展的需要。

心与小肠的脏腑关联，可借由手少阴心经与手太阳小肠经的关联而得到解释，后文经络系统还有说明。关于小肠，主要生理功能是主受盛化物和泌别清浊。受盛，是接受由胃下传的食糜而盛纳之；化物，是对其进一步消化，化为精微和糟粕两部分。泌别清浊，是指食糜经过小肠之消化分为清浊两部分。清，即饮食物中的精微物质和部分水液；浊，即食物残渣和残存的部分水液，后传送至大肠。可见，小肠的泌别清浊能使水液和糟粕各走其道而使大小便正常。若小肠泌别清浊的功能失常，清浊不分，水液归于糟粕，就会出现大便泄泻。对于这种腹泻，中医学采用"利小便所以实大便"的方法，道理也很简单，大小便内的水液量是一定的，现在小便中少了，大便中多了，那么我们就可以通利小便，让水液多从小便从排出，大便自然就变硬了。

心与小肠的脏腑关联在临床中也多有应用，例如，治疗心火亢盛的名方导赤散中便有木通、车前子、竹叶等通利小便的药物，利用的就是心、小肠、小便三者的关联性，使心火从小便而解。我老家就有用竹叶治小儿口疮的偏方，家里老人看孩子长口疮，特别是舌尖上的口疮，同时多伴有小便次数减少、颜色发黄，这时就会自己采摘竹叶煮水喝，小便一旦恢复正常，口疮也就痊愈了。这个例子之中，又暗含着心开窍于舌的理论。至于心开窍于舌，以及其他五脏系统中脏与外窍的联系可以通过经脉的联系而得到解释，后文还有讲述，暂不多说。

心系统其华在面，即通过面部的色泽可以观察心系统的运作是否正常。我们经常会举一个生活中的例子来形容中医学的思维方式，中医认识人体仿佛是隔皮猜瓜，买西瓜时我们不可能一一切开来判断西瓜的好坏，有经验的人则可以通过看西瓜的外观、扣敲西瓜听声音等方式来判断。如前所述,中医学受整个传统社会文化氛围的影响,并不把解剖作为认识人体的主流方式,因此,若要了解体内脏器的功能正常与否,只能通过观察身体的外在征象来判断。中医学的望诊和脉诊的基本原理都是如此,这也是后来兴起的全息医学所秉承的理念。这种认知身体的方式,具备宏观性、动态性和灵活性,此是优点;但同时也存在很多不足,即随意性和主观性太大。也正是因为这个原因,对于同一个病人,不同的医生或许会得出不同的判断,好多人因此而批判中医学。其实,任何一个事物或现象都是双面的,具备灵活性,往往也就具备随意性。中医学在几千年前所形成的理论体系,自然有其局限所在。而且,身体外在许多部位的变化都可以用来判断身体的内在运作情况,同样的部位也可以观察不同脏器的运作情况,所以,不要把心其华在面看得太死,不是仅能从面部来体察心,也不是只有心可以从面部体察。

心在志为喜,是指七情中的喜与心相对应,言外之意,心情的愉悦与心功能的正常发挥存在密切的关联。可控范围之内的适当喜乐情志对心脏功能的发挥具有重要的促进作用,过度喜乐则可以导致心的功能发生异常。

古人认为汗液的形成源于阳气蒸腾津液,其中的道理也可从日常生活中得到认知,烧水锅盖上形成的水滴会让人比拟人体汗液的形成。心在液为汗,实际上也源于日常生活的体验,汗出过多会导致心跳加速这是最起码的生活常识。

至于心与四时夏季的对应,虽是源于五行学说的比附,但也有其实用价值。例如,按《黄帝内经》的表述,养生要合乎四时的节律,春夏养阳,秋冬养阴,夏季养生要"夜卧早起,无厌于日"[①],目的就是借助自然界之阳气来温补心之阳气,如若不然,"逆之则伤心"。心主血脉,以温、通为宜,若心之阳气不足则血脉凝滞不通,会出现胸痹(西医学所讲的心绞痛、心肌梗死都归属于其中)等病证,生活中我们也可以发现心脉痹阻最容易出现在天气转冷的时候,所以要注意保暖,为的也是温护心之阳气。

> 心主血脉,以温、通为宜,心之阳气不足则会出现胸痹。

从这里我们还可以明白,在中医学理论体系形成之初,尽管

---

① 山东中医学院,河北医学院校释.黄帝内经素问校释.北京:人民卫生出版社,1982.17.

有多种五行与五脏的对应可供中医选择,但中医学之所以选择现在我们见到的这种对应方式,这就说明这种对应不纯粹是一种头脑中的想象,而是有其实践基础的,也只有与生活实际相符、与临床实践相符才能让它延续至今。

2. 肺系统

肺系统主要包括:脏——肺,腑——大肠,在体合皮,其华在毛,在窍为鼻,在志为悲忧,在液为涕,与四时之秋相对应。

肺有"华盖"之称

先说一下肺的别称,肺在人体的内脏中位置最高,覆盖诸脏之上,所以有"华盖"之称。华盖,也就是古代架在车上的伞盖,相信大家看古装电视剧时都看到过。另外,肺作为呼吸系统器官,与上呼吸道相通,相对于其他内脏来说,更容易被邪气所侵袭,日常生活中感冒等上呼吸道感染疾病也的确是最常见、最容易患上的,所以古人因之称肺脏为"娇脏",形容其性情娇嫩,不耐诸邪之侵。

肺为"娇脏"

肺的主要生理功能为:主气司呼吸,主行水,朝百脉,主治节。

肺主气司呼吸

肺主气司呼吸,主要是主呼吸之气,呼则气出,吸则气入,古人将呼出称为"宣发",将吸入称为"肃降",宣发和肃降因之成为肺气的基本运动形式。肺的宣发和肃降除了调节呼吸,对全身之气也具有重要的调节作用,所以肺所主之气,既包括呼吸之气,也包括全身之气。大家或许不太理解肺对一身之气的调节作用,其实道理也很简单,呼吸之气是一身之气的重要组成部分(后面讲"气"时还有详细论述),那么呼吸之气顺畅了,一身之气自然顺畅。小时候,我老家烧水做饭还用柴火烧大锅,需要用手拉动风箱往炉灶里吹风,可能现在看电视时还会见到这样的镜头,拉动风箱的一抽一送,恰如肺的一呼一吸,古人也的确曾将肺的呼吸比拟为此,肺如风箱,身体仿若炉灶,风箱鼓动正常自然会对炉灶内气息的流动产生推动作用,肺对身体之气的调节,其道理也正是如此。

气能行水,这是很简单的生活道理,人体内水液的正常流布也依赖于气的推动作用,既然肺对呼吸之气,乃至一身之气都具有重要的调节作用,那么自然会对一身之水的流布产生重要的推动作用。所以,肺主行水,实际上是在表述肺的宣发和肃降对体内水液运行代谢的促进作用。具体的过程,我们后面在讲述津液的生成、运行和代谢时还会有更详细的阐发,暂且不表。

肺朝百脉,是说全身的血液都通过百脉流经于肺,经肺的呼吸,进行体内外清浊之气的交换,然后再将富有清气的血液通过百脉输送到全身。很明显,这实际上表述的是西医学所讲的肺循环。后面的经络系统我们还会讲到,十二经脉的经气循环从手太阴肺经开始周行十二经脉后又回到手太阴肺经,古人虽认识到了这种循环,但未必能认识到西医学的肺循环,这只是近现代中医家结合西医学理论对传统中医理论的进一步发挥而已。

肺主治节,语出《黄帝内经》"肺者,相傅之官,治节出焉"①,心好比是君主之官,肺好比是辅佐君主的宰相。肺主治节,实际上是对肺生理功能的综合概括,也就是前面我们所讲过的肺对呼吸之气、一身之气、水液运行具有重要的调节作用。另外,气能够推动血液正常运行,心主血脉,肺主气,肺主治节也包括肺气对心主血脉的调节。西医学所讲的肺心病,中医学在解释其病理机制时所应用的理论便是如此。综合起来说,肺主治节实际上是对肺调节气、血、津液调节作用的概括。

肺与大肠的脏腑关联,可通过手太阴肺经与手阳明大肠经的经脉联系而得到解释。大肠的主要生理功能为传化糟粕与主津。传化糟粕,很好理解,即大肠接受由小肠下传的食物残渣,吸收其中多余的水液,形成粪便,并经肛门有节制地排出体外。吸收其中的多余水液,此所谓大肠主津。大便的排出对人体具有重要的意义,糟粕不得排出,污浊之气必然上逆,这与下水道的道理是一样的,所以大便不畅的人往往伴有浊气上泛而出现的口臭、头重昏闷等症状。而且,浊气不得正常通下,势必会干扰体内正常之气,从而影响整个五脏系统。也正是因为这个原因,肛门,中医学也称之为"魄门",作为大便排出体外的最后关卡,意义也非常重大,中医学因此有"魄门亦为五脏使"的说法。

当然了,中医学认为,大肠的传送糟粕并不仅仅是大肠自身的作用,还有赖于其他脏腑的配合,例如胃气的通降作用、肺气肃降对大肠之气的推动作用、肾气对其外窍后阴的控制等等。所以,中医学治疗便秘,绝不是孤立地来治疗大肠,绝不可能一

肺朝百脉,实际上表述的是西医学所讲的肺循环。

肺与大肠相关联

① 山东中医学院,河北医学院校释.黄帝内经素问校释.北京:人民卫生出版社,1982.124.

味应用泻下之药,不可能是一瓶开塞露捏进肛门内就完事的,而是通过整体调节相关脏腑来实现大便的正常排出。

就肺与大肠而言,两者脏腑相关,关系最为密切,除了肃降肺气来通达大肠之气,临床上治疗肺病,特别是肺脏热盛的病证,也往往配以通利大便之药,为的就是让热从大肠而解。

肺在体合皮,皮肤是保护人体的第一道屏障,肺脏功能正常则能宣发人身之气外至皮肤而发挥抵御外邪的作用。若人体肌肤感受风寒等邪气侵袭,除了出现发热、怕冷等症状外,往往也会内合于肺脏,导致肺气失于宣发和肃降,从而出现咳嗽等症状。相信大家感冒时都有过最为直接的体验了,用中医理论解释便是如此。

体虚防感冒的经典方——玉屏风散

好多人特别容易感冒,天气稍有变化,来股冷空气就着凉感冒,中医学有一首治疗此病的经典方子——玉屏风散。屏风大家都见过,能够抵御风吹,其实古人用的屏风不光是放在屋子里的那种落地大屏风,还包括放在床上的小屏风,人入睡时抵抗力会下降,若被冷风吹袭则更容易感冒,所以,要在床上安置一个小屏风。床上屏风,或画有山水,或画有美人,睡眼蒙眬之际,真真假假,给了古人好多遐想,写出了许多很美的句子。例如,宋代词人晁端礼《蝶恋花》中云:"枕上晓来残酒醒,一带屏山,千里江南景。指点烟村横小艇。何时携手重寻胜。"[1]言归正传,对于正气不足经常感冒的人,如果能为身体设置一抵御外邪的屏风该多好。玉屏风散由黄芪、白术、防风组成,是一首补气的方子,其中的黄芪能补肺、脾、肾之气,一身之气充沛则能经由肺的宣发而布散于肌表,从而发挥抵御邪气侵袭的作用。

肺其华在毛,毛即皮毛,"皮之不存,毛将焉附",肺在体合皮,自然与皮毛相关,故可以通过皮毛来判断肺之生理功能是否正常。当然了,依然如前所说,这也不是绝对的,仅仅是说明肺与皮毛有所关联而已,临床实践中切不可拘泥于此。

肺开窍于鼻,这无需多说,肺通过呼吸道与鼻直接相连。就七情怒、喜、思、悲、恐、惊、忧而言,肺与其中的悲、忧密切相关,《素问·举痛论》中讲:"悲则气消。"[2]人在悲忧哭泣之时,上气不

---

① 周振甫主编.唐诗宋词元曲全集(第二册).合肥:黄山书社,1999.487.

② 山东中医学院,河北医学院校释.黄帝内经素问校释.北京:人民卫生出版社,1982.505.

接下气,气不得续,一把鼻涕一把泪,肺主呼吸之气,又开窍于鼻,自然会将肺与悲忧、肺与涕联系在一起,故肺在液为涕,这也说明中医学的好多理论都是古人从观察生活所得。

至于肺与四时之秋气相通应,这和心与春气通应的道理是一样的,都是五行学说推演的结果,但又与生活实践观察密不可分。比方说,秋天天气干燥,我们经常感觉呼吸道干燥,而且也很容易出现干咳等症状,这自然会让人们联想到肺与秋天的密切关联,生活中也因之倡导在秋天用贝母和梨作膏用以润肺。

3. 脾系统

脾系统主要包括:脏——脾,腑——胃,在体合肌肉而主四肢,在窍为口,其华在唇,在志为思,在液为涎,与四时之长夏相对应。

脾的生理功能主要包括主运化、主升清和主统血。

脾主运化,教材中将其表述为两个方面,一是运化水谷,二是运化水液。其实,我们日常摄入的饮食物既包括食物,也包括水液。所以,两者并不需要截然分来。这样来看,脾主运化实际上就是将摄入的各种饮食物进行消化吸收。饮食物的消化和吸收主要是在胃内进行的,但是,必须依赖于脾的推动作用,才能将饮食物转化为可被人体吸收的精微物质。同时,也依赖于脾的转输,才能将精微物质布散至全身。因此,中医学将脾胃作为气血生化之源,脾胃功能正常则能将饮食物化生为气血供全身各组织器官应用。人一旦离开饮食物的滋养,生命便停止了,所以脾胃功能的正常对整个生命的维系太重要了,古人因此称脾胃为"后天之本"。说通俗点,婴儿一旦离开母体而成为一个独立的生命体,就必须依赖脾胃运化饮食物而获得源源不断的营养。

明代医家李中梓在其《医宗必读》一书中讲:"脾何以为后天之本? 盖婴儿既生,一日不再食则饥,七日不食,则肠胃涸绝而死。《经》曰:安谷则昌,绝谷则亡。犹兵家之饷道也。饷道一绝,万众立散;胃气一败,百药难施。一有此身,必资谷气。谷入于胃,洒陈于六腑而气至,和调于五脏而血生,而人资之以为生者也。故曰后天之本在脾。"[①]除了说明脾胃运化水谷生成气血对于延续生命的重要性,还提到"胃气一败,百药难施",这也是

《医宗必读》书影

《医宗必读》为明代医家李中梓所著。书中内容涉及医论、脉色、色诊、病机、治则、本草、临证各科等,间附李氏自治之医案,采择古今之说而约言之,翻繁就简,条分缕析,立说浅易,易于学习。李氏自谓:"明通者读之而无遗珠之恨,初机者读之而无望洋之叹。"

---

① 明·李中梓著.医宗必读.上海:上海科学技术出版社,1987.6.

临床中的"黄金法则"。好多有经验的老中医看病时,会先问病人吃饭怎么样啊,病人如果说吃饭挺好,那么调理起来就相对简单点儿,特别是对于一些重症病人,如果吃饭还可以,脾胃功能运化正常,那么预后还好一些,如果吃不下饭,脾胃衰败,那么预后往往很差。而且,对于病情复杂,多脏腑功能失常的病人,经验老道的中医也通常会先从调理脾胃入手,为的就是固护后天之本,然后再调理其他脏腑。

　　有的读者看到这里或许会说,吃饭对于生命来说很重要,所以脾胃成了后天之本,那么呼吸也很重要,不呼吸立马就死了,比不吃饭还来得快,那肺更应该是后天之本。其实,不光读者有疑问,不少中医业内人士还撰文称"肺为后天之本",我就曾经听过一个博士的毕业论文答辩,题为"肺亦为后天之本"。我感觉,不是肺不重要,每个脏腑都很重要,但脾胃为后天之本不仅仅是医学上的立论,而另有其深层的人文蕴涵。

脾胃为后天之本

　　首先,肺通过呼吸运动吸入的自然界清气,弥漫于我们生存的自然环境中,资源丰富,泉源不竭,且无形无色无味,通过人的感官是难以感觉到的,正因为如此,我们机体的生命活动虽一刻也离不开它,但是常常忽略它的存在价值。司空见惯、得来毫不费力的东西往往使我们缺少发现的眼睛,就更谈不上深入的研究了。这种惯性一直延续,所以即使当我们通过报纸杂志等媒体了解到生活中的某样蔬菜具有某种新价值时,就会觉得惊诧不已,更何况是我们每时每刻都要吸入的最为"廉价"的空气了。因此,"肺为后天之本"古往今来之所以难以立论的一个重要原因便是这种思维定式的影响。

　　与此不同的是,食物远不像空气那么"廉价"。从采集野果野菜到农业的产生,从狩猎到畜牧业的产生,对饮食物的索取则是人类必须要面对的一场艰苦斗争。正是由于来之不易的付出后给了人们思考的空间:如何获得食物、如何选择可供人类食用的食物、如何进行适当的加工才能避免食用后引起的不适、如何选取某些食物来治疗食用某物后的不适,等等。

　　民以食为天,饮食不但发展为一门独特的饮食文化,而且中国传统文化的其他方面亦打上了它的印记。例如,兵家有云"兵马未动,粮草先行",饮食充饥这最为简单之常事亦可上升到兵家理性思维的高度；"廉颇老矣，尚能饭否"，饮食成为评判人才的标准。或许从中国人见面后打招呼的习惯"吃了没有"中便可体会到饮食的重要性了。中医学植根于传统文化的沃土，从这层意义上讲，把与饮食物消化吸收关系最为密切的脾胃放到后天之本的高度来立论，在整个中国传统文化的背景下来看，并非是什么奇怪之事。

其次，对农业经验活动的概括和抽象是中国古代哲学重要的理论源泉，以五行说为例，现存最早的比较清晰地表达五行的《尚书·洪范》载："五行：一曰水，二曰火，三曰木，四曰金，五曰土。水曰润下，火曰炎上，木曰曲直，金曰从革，土爰稼穑。"[①]为什么前四句用"曰"第五句用"爰"呢？中医教材中没有说明，只是说"爰"即是"曰"，意思一样。但是，我们就《尚书》中其他几处出现的"爰"字来看，《尚书》中的"爰"字不应该作"曰"解，而应改作连词"于是"解，表示顺承关系。因此，五行的最初表述便已经突出了土行相对于其他四行的重要性，是以土为中心的，表明了对农业经验活动的重视。而农事活动的最终目的说简单了无非是饮食之事，用来维持人体的生命活动。对于整个人类社会而言最基本和最重要的活动是生命的维持和此基础上生命的繁衍，这也正是中医学理论注重脾胃后天以维持生命、重视先天肾以繁衍生命的原因所在。

因此，脾胃为后天之本不单是医学上的立论，在影响整个中医学构建的传统文化的大背景下，更有其丰富的深层人文蕴涵。肺为后天之本，此说虽注意到了肺主气的生理活动对人体生命的重要意义，但缺少像脾胃那样深层的人文蕴涵，故先辈医家鲜有立说。如果不考虑这个原因，单从医学的角度来分析问题，既然五脏对人体都起到不可缺少的重要功用，那么心为后天、肝为后天亦可立说。但如此则不显中医学独特的医学人文模式之特性了。

接下来再看脾主升清。其内涵主要包括两个：首先，脾能够将水谷精微等营养物质上输于心、肺，通过心肺的作用化生气血，以营养全身。其次，脾气之升能维持内脏位置的相对恒定。脾主升清的功能一旦失常，至少可以导致两大症状的出现：一

脾胃为后天之本不单是医学上的立论，更有其丰富的深层人文蕴涵。

---

① 李民，王健撰.尚书译注.上海：上海古籍出版社，2004.219.

是，脾不能将水谷精微向上布散了，那么水谷精微就会往下走而出现泄泻；二是，内脏位置不能保持恒定了，那么就出现内脏下垂的情况。中医学治疗这两类病证，都是从补脾气入手。

脾主升清
胃主降浊

脾主升清是与胃主降浊相对而言的，胃作为六腑之一，其气以通降为顺，这样才能保证饮食物向小肠、大肠的依此向下推进，脾胃脏腑相应，脾气与胃气的运行相反，以上升为顺，一升一降，除了对中焦之气具有重要的调节作用，对全身之气也起到一定的调节作用。

中医学治疗消化系统疾病，妙就妙在对脾胃升降之气的调理。

中医学治疗消化系统疾病是很有优势的，妙就妙在对脾胃升降之气的调理，单纯升或降往往难以奏效，而是需要佐用趋向相反的药物，为的就是使中焦脾胃升降复归于正常。脾胃不单单是升降有别，脾主运化水湿，所以脾喜燥而恶湿，胃则喜润而恶燥，这样胃才能沤烂饮食物后进行消化。

与其他脏腑一样，脾与胃的脏腑关联，可通过经脉间的联系而得到解释。胃的生理功能主要为受纳和腐熟水谷。受纳，是指胃具有接受和容纳饮食水谷的作用，说直白点就是吃喝了东西要先到胃中存储，因此胃又有"太仓"、"水谷之海"的称谓，太仓也就是大仓库的意思，是承纳饮食物的大仓库。腐熟，是指胃将饮食物进行初步消化以形成食糜，然后再下传于小肠作进一步消化。

脾主统血，是指脾具有统摄血液在脉中正常运行，防止血液溢出脉外的作用。脾的这种作用实际上是气的作用，气具有固摄血液的作用，而脾是气血生化之源，所以就将统血之功能归于脾。中医临床上也的确是经常通过补脾气来治疗各种出血病证。

脾在体合肌肉，主四肢，是通过观察四肢肌肉健硕与否来判断脾的功能是否正常。脾胃运化水谷为气血生化之源，气血充盛，则肌肉有所养。脾主四肢肌肉也有一定的养生指导意义，现在大家都知道快走慢跑是很健康的运动方式，通过合理运动四肢可以促进内在的脾胃运化。与之相反，办公室久坐，下班后又缺乏运动，脾胃运化功能便减弱，气血生化无源，身体自然会感到乏力，整日打不起精神来。而且，脾能运化水湿，脾失健运，水湿内停而酿生痰浊，从中医角度来看，高血压、高脂血症、中风等都与痰浊有密切的关系。所以，从脾主四肢的角度出发，从今天起不要再抱怨没有锻炼的地方、没有锻炼的时间，坐公交时早一站下车，多走点路，晚饭后哪怕是围着小区多走几圈，这样也有益于身体健康。

　　脾在窍为口,其华在唇,道理也很简单,无非还是围绕脾胃与消化之间的关联,而将饮食物入口之处作为判断脾系统运作是否正常的观察点。

　　在液为涎,也是因为涎液有助于饮食物的消化吸收,生活中我们可以发现小孩和老人经常会流口水,这都是因为脾虚的缘故,小孩是脏腑发育未全,老人则是老来脏腑虚弱,临床上治疗此类病证也多从补脾气入手。

　　脾在志为思,生活中我们也有所体验,思念一个人时往往会吃不下,日子久了,四肢肌肉失养,所以才会"为伊消得人憔悴",这就是相思病。现在通讯方式多样、发达了,所以很少见相思病,古代则不然,见次面难,通讯也难,很容易得相思病,所以古代医案中记载了不少这样的病人。对于如何治疗相思病,我倒是想起了古人记载的一则有意思的医案,大致是通过各种方式激怒病人,病人大怒之后居然感到非常饥饿,吃起了饭。这正是中医学所讲的"以情胜情"治疗方法,思在五行与脾土相对应,怒在五行与肝木相对应,木能克土,怒能胜思,所以激怒病人可暂治其思。当然了,这还要配合其他治疗,更何况治疗相思最好的办法莫若见到思念之人,以情胜情也仅仅是权宜之策吧。

　　脾与四时的长夏相对应,与其他五脏系统与四时的对应一样,都是五行学说的比类。情况稍有特殊的是,春、夏、秋、冬四时比较明确,长夏则相对模糊。关于哪个季节是长夏,主要有两种不同的观点,一是把夏至到处暑这一段称为长夏,但如此一来四时的长短不一;还有一种观点,为了让四时长短一致,而把四季之末的各十八日总称为长夏,很明显,这种定义让脾实际上并无一定的季节可对应,所以又称"脾主四时",正如《素问·太阴阳明论》中所说:"脾者土也,治中央,常以四时长四脏,各十八日寄治,不得独主于时也。"①这种观点实则将土放置在五行的核心位置,强调脾运化水谷化生气血对其他脏腑组织的供养作用。四时实则是阴阳学说,是以阴阳二分来说明时间变化,为了与五行学说相结合,只能再造一季节而成为五时。

　　脾在志为思,思念一个人时往往会吃不下,"为伊消得人憔悴"。

---

　　①　山东中医学院,河北医学院校释.黄帝内经素问校释.北京:人民卫生出版社,1982.396.

通过脾主长夏这个问题,我们也可以发现中国传统文化本身也是多维发展的,阴阳学说与五行学说有其各自的发展轨迹,但又逐渐走向融合,尽管在融合过程中彼此还是有些不甚融洽的地方。中国传统文化的这种特点,也决定了学习中医时要知道中医学中很少有一种放之四海而皆准的理论,每一种理论都是对某个问题局部的阐释,都有其适用之范围,学习中医需要知道具体理论的"可通"与"不可通"之处,切不可执泥于一点而不放,不能钻牛角尖。

> 学习中医需要知道具体理论的"可通"与"不可通"之处。

4．肝系统

肝系统主要包括:脏——肝,腑——胆,在体合筋,其华在爪,在窍为目,在志为怒,在液为泪,与四时之春气相通应。

肝的主要生理功能是主疏泄和主藏血。

> 肝主疏泄和主藏血。

肝在五行与木相对应,木曰曲直,能屈能伸,其性以条达、舒畅为要,五脏之肝的功能也具有类似特点,对全身起到重要的疏通和畅达作用。肝主疏泄的具体内涵主要包括以下几个方面:一,肝对全身之气的运行起到重要的调节作用;二、气能行血,肝通过对气的条达作用而间接起到促进血液运行的作用;三、气能行津,肝间接起到对津液运行输布的调节作用;四、肝在五行属木,脾胃在五行属土,木能疏土,肝能促进脾胃的运化功能;五、肝性善条达、舒畅,能够对情志起到重要的调节作用;六、肝之疏泄能促进男子排精和女子排卵,所以临床中对于男性、女性生殖疾病,尤其是女性疾病,多从肝论治,古人也因此称女子"以肝为先天"。以上的五个方面,概括成一句话,肝主疏泄便是对身体的畅通。无论是气、血、津液的运行,还是脾胃运化,或者是生殖之精的规律排泄,都有赖于这种畅通。

> 肝主疏泄,概括成一句话,便是对身体的畅通。

肝主藏血,是指肝脏具有贮藏血液的功能。好多人会有这样的疑问,平常运动时身体消耗血液的量要大,入睡休息时身体消耗的血量肯定要少,那么动静之间"多余"的那部分血液到哪儿去了呢?《素问·五脏生成》说"人卧血归于肝"[1],认为归藏到了肝脏之中。可见,肝脏的这种藏血功能,对于调节全身血量具有重要的作用。同时,肝藏血亦使其本身有所养,古人称肝脏

---

① 山东中医学院,河北医学院校释.黄帝内经素问校释.北京:人民卫生出版社,1982.154.

"体阴而用阳","体阴"即以肝血为体,肝藏血而肝体有所涵养,"用阳"即以肝气之疏泄为用,两者量比较,血为阴,气为阳。另外,从另一个角度而言,血有所藏,则不致妄泄于外而形成各种出血证,所以肝藏血又有防止出血的间接功效,正因为此,临床上治疗妇科月经量多、崩漏等出血病证,对肝脏的调节是其中非常重要的一个方面。

关于肝脏,还有"肝为刚脏"一说,教材中将其定义为肝脏的生理特性之一,认为肝气主升主动,具有刚强躁急的生理特性。其实这种表述并不正确。"肝为刚脏"盖先见于清代医家叶天士的《临证指南医案》,"肝为刚脏,非柔润不能调和也",为探求此说之本意及行文方便,现将该书中其他相关原文简略引出并标以数字:

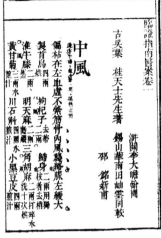

《临证指南医案》书影

《临证指南医案》为清代医家叶天士门人华岫云辑其医案而成,是中医医案中比较有名的一种。该书每病分列医案数则,其后分附门人之评论,以提示治法大纲。清代医家徐灵胎亦曾对其进行批注。是书案中所处之方,药少力宏,配伍精当,后世医家多有继承发挥,如清代吴鞠通《温病条辨》中之桑菊饮、银翘散、清营汤等名方,即从是书化裁而来。

    1. 滋液熄风,温柔药涵养肝肾,经言肝为刚脏,而肾脏恶燥。

    2. 夫肝为刚脏,胃属阳土,姑议柔缓之法,冀有阳和风熄之理。

    3. 淋闭,属肝胆居多,桂附劫阴,与刚脏不合。

    4. 经旨谓肝为刚脏,非柔不和。

    5. 肝为刚脏,参入白芍、乌梅,以柔之也。

    6. 肝为刚脏,宜柔宜和。

    7.《内经》以五志过极皆火,但非六气外来,芩连之属,不能制伏,固当柔缓以濡之,合乎肝为刚脏,济之以柔,亦和法也。

    8. 肝为至阴之脏,相火内寄,仲景治法,不用纯刚燥热之药,以肝为刚脏故也。

    9. 凡脾肾为柔脏,可受刚药。心肝为刚脏,可受柔药。不可不知。

    10. 肝为刚脏,温燥决不相安。

    11. 盖肝为刚脏,必柔以济之。[1]

由上第 9 条中的"心肝为刚脏"便可知"刚脏"之性并不仅是肝脏所独属,因此也就无所谓"刚脏"是肝的生理"特性"了。

---

[1] 清·叶天士. 临证指南医案. 上海:上海人民出版社,1959.

再观叶氏用药，其所讲的刚药往往是温热之药，故常有劫阴之弊，其所讲的柔药则多是凉润滋腻之品，由此可见第9条中所言的刚脏、柔脏之分，仅是叶氏在临证中对五脏所见病症常见之阴阳盛衰特性的描述而已。此是其一。

其二，第1条中云："肝为刚脏，而肾脏恶燥"，所以当用温柔药涵养肝肾。第9条中言肾为柔脏可受刚药，而第1条中又言肾可受柔药，可见肾亦为刚脏，难道肾脏是柔脏同时亦是刚脏？由此处肾的亦柔亦刚，我们便可推知叶氏用"刚脏""柔脏"来描述五脏的本义，是指五脏皆可以出现阴阳盛衰的病理变化，只是不同的脏会有不同的易趋性。例如，肝脏常见肝阴虚而不常见肝阳虚，脾脏常见脾阳虚而不常见脾阴虚。因此，"刚"是对五脏中某些易出现以阴虚为主要表现的脏腑的发病倾向性的概括；"柔"是对五脏中某些易出现以阳虚为主要表现的脏腑的发病倾向性的概括。

> 所谓"刚脏""柔脏"，"刚"是对五脏中某些易出现以阴虚为主要表现的脏腑的发病倾向性的概括；"柔"是对五脏中某些易出现以阳虚为主要表现的脏腑的发病倾向性的概括。

其三，这些引文中大多讲柔缓之治法，治法对应的应该是一种疾病病理，而不应该是一种生理特性，所以说与柔缓治法相对应的"肝为刚脏"说，应是对肝脏某种常见疾病病理机制的概括。前文已叙五脏的阴阳盛衰变化，不同的脏有不同的发病倾向性，五脏中唯独肝脏不易见阳虚而易见阴虚病理改变，所以说，叶氏"肝为刚脏"的本义当是对此相对特殊病理易趋性的概括。

除上述论述，我在浏览期刊论文时发现，不少学者在阐释"肝为刚脏"的内涵时多引用《黄帝内经》中的"肝者，将军之官"而加说明，认为"刚"有刚强、暴急之意，肝之性刚烈恃强，极易升发萌动，犹如"武夫"，故《素问·灵兰秘典论》将其喻为"将军之官"。所谓将军，顾名思义有刚强、剽悍之性。其实，这种观点也不恰当，这是对《黄帝内经》原文断章取义而致的误解。《黄帝内经》中"将军"之称谓分别见于三处：《素问·灵兰秘典论》中的"肝者，将军之官，谋虑出焉①；《素问·刺法论》中的"肝者，将军之官，谋虑出焉"②；《素问·本病论》中的"肝为将军之官，谋虑出

---

① 山东中医学院，河北医学院校释.黄帝内经素问校释.北京：人民卫生出版社，1982.124.

② 山东中医学院，河北医学院校释.黄帝内经素问校释.北京：人民卫生出版社，1982.1331.

焉"①。仔细体会便可知,《黄帝内经》中所说的肝为将军之官,并不是用将军的刚烈、刚强之性来说明肝脏的刚强之性,而是用将军的谋略谋虑来说明五脏情志中肝脏的谋虑之用。《刺法论》中的整体论述亦可佐证,具体可见此篇原文,限于篇幅,我在此不详加引述。

至于肝气主升主动,这既源于五行学说的比类加工,又得益于临床实践的概括总结。肝在五行属木,木应四时之春,春天万物复苏,草木生发,暗含升、动之义,所以肝脏功能亦具有此特点。基于这个特点,医家在调理肝气时也常用春季刚刚萌生之草木嫩芽入药,例如,近代著名的中西医汇通医家张锡纯,也就是擅用石膏和西药阿司匹林的那位医家,他喜欢用生麦芽来疏肝理气。生活在农村中的读者肯定有体会,每年夏季收割小麦时都会有些散落的麦穗留在田地中,等来年春天,远远望去便会发现一缕缕的青绿色。色青又充满春天草木畅达之性,恰恰是理肝之佳品。感兴趣的读者,可以看一下张锡纯的《医学衷中参西录》,这本书中对中药性效的阐发还是很具特色的,值得一看。对于肝气郁滞,往往又伴见肝郁乘脾而致食欲不佳的病人,我有时候会建议买生麦芽来泡水喝,非常便宜,效果也不错。但有时候病人会气冲冲地对我说,去药店买药时不少卖药的店员会问"你买这么多生麦芽干什么用,是回乳吗?"年轻的女孩子听了会觉得是羞辱,男人听了会觉得不靠谱,总之会觉得我开错药了。其实,中药往往一药可以多用,根本不存在哪味中药只能给女人吃或男人吃的问题,切不可执此用而揣度或否定它用,现在药店出售的中成药也是如此,有些标着妇科应用的中成药不一定不适合治疗男性病证,关键是我们做医生的在给男病人开此类药时要事先说明一下其中的道理,打消他的疑惑和顾虑。

而且,临床中我们也可发现,肝脏病变容易出现肝气逆而向上的表现,头痛、头晕都是最为常见的症状,所以肝气易升易动。

肝气主升,往往也和肺气主降相对而言,它俩之间的升降调和也对全身之气起到重要的调节作用。这里说的肺气主降和我们前面讲的肺主宣发和肃降并无矛盾,只是侧重点不同而已。

① 山东中医学院,河北医学院校释.黄帝内经素问校释.北京:人民卫生出版社,1982.1372.

《黄帝内经》中所说的肝为将军之官,并不是用将军的刚烈、刚强之性来说明肝脏的刚强之性,而是用将军的谋略谋虑来说明五脏情志中肝脏的谋虑之用。

肺气主降是针对肺的病证而言,因为肺脏病变易出现咳嗽,咳嗽是气上逆,所以肺气宜降。而肺主宣发和肃降是针对肺的生理而言,肺所主的呼吸运动,呼即宣发,吸即肃降。讲阴阳时我们说过,中国传统文化认为左升右降,从这个角度而言,肝气主升而位于左,肺气主降而位于右。好多人看到古人的这个论述,例如《素问·刺禁论》"肝生于左,肺藏于右"[①],觉得古人实在是荒谬得可笑,肝怎么能长左边,明明是在右边嘛,肺怎么能长右边,明明是左右皆有嘛。其实他不知道古人在这里所说的左右,是就功能而言,而非解剖部位而言。在这里我也再次强调一下,学习中医时一定要明白古人论述的语境,要明白古人看问题的角度,特别是古人语焉未详的地方更要如此,这就是我们常说的读书要读"无字之处",大家好好体会一下。

> "肝生于左,肺藏于右",古人在这里所说的左右,是就功能而言,而非解剖部位而言。

　　肝与胆,既肝胆相连相照,又可通过足厥阴肝经和足少阳胆经而脏腑表里相关。胆的主要生理功能是贮藏和排泄胆汁,中医学认为胆汁为肝气所化生,其排泄也依赖于肝的疏泄功能。前文我们讲了肝主疏泄的六层内涵,加上这一层,共七层。胆既是六腑之一,又是奇恒之腑。所谓奇恒之腑,教材中表述为,它们的形态似腑,多为中空的管腔或囊性器官,而功能似脏,主藏精气而不泻。但我们看一下《素问·五脏别论》中的表述:"脑、髓、骨、脉、胆、女子胞,此六者,地气之所生也,皆藏于阴而象于地,故藏而不泻,名曰奇恒之腑。"[②]"奇恒"二字可解释为"非平常"之义。"奇恒之腑"即是"非平常的腑"。但该篇原文中言"此六者,地气之所生也。皆藏于阴而象于地,故藏而不泻",与下文"所谓五脏者,藏精气而不泻也"相对照,似乎应该称为"奇恒之脏"才更为贴切。胆是中空的,这一点像腑,同时它所贮藏的胆汁古人将其作为精微物质,这一点像脏,所以称之为奇恒之腑。透过这一点来看,当时的医家有持五脏说的、有持六腑说的、有持奇恒之腑说的,以《黄帝内经》为代表的中医基础理论体系,其本身便是多元的,是当时各家学术思想的总结,并不存在一种统一的观点。

　　各种学说彼此间有抵触的地方,所以在试图融合成一个体

---

① 山东中医学院,河北医学院校释.黄帝内经素问校释.北京:人民卫生出版社,1982.661.

② 山东中医学院,河北医学院校释.黄帝内经素问校释.北京:人民卫生出版社,1982.163.

系时,就必然残存一些"拼接"的痕迹。这样的地方在《黄帝内经》中有很多,例如,《素问·五脏别论》中讲:"夫胃、大肠、小肠、三焦、膀胱,此五者天气之所生也,其气象天,故泻而不藏,此受五藏浊气,名曰传化之腑,此不能久留,输泻者也。"①胃、大肠、小肠、三焦、膀胱此五者受五脏浊气。若依五行中的脏腑配属原则,则胃受脾之浊气,大肠受肺之浊气,小肠受心之浊气,膀胱受肾之浊气。如此则三焦应与肝相对应,但这又与五行脏腑配属中的肝胆相对应不合。我认为此段所言"受五脏浊气"乃是笼统而言,并非是基于五行相合的原则。人身之"浊气"最形象的代表便是"二便"。胃、大肠、小肠三者似对大便而言,三焦、膀胱似对小便而言。当然了,也说不定古代医家看到这种情况后,基于五行相合的原则,在"胃、大肠、小肠、三焦、膀胱"五腑的基础上,又加上了"胆",肝胆相应,才形成了六腑系统。总之,《黄帝内经》中有许多看起来似乎有点矛盾、有点不协调的地方,往往都是各种学说相碰撞并试图融合成一个体系的地方。读《黄帝内经》时切不可非得要把它们整合到一起才行,能知道它们各自的内涵及其表述语境、表达重点就可以了。

肝在体合筋,筋是连接关节、肌肉,主司关节运动的组织,肝血充足则筋有所养,运动灵活,而且能耐受疲劳,运动后不容易感到疲乏,所以《黄帝内经》中又称肝为"罢极之本"②。就疾病而言,如果病人肝血不足,筋失所养,很容易出现手足震颤、肢体麻木、屈伸不利等症状。

肝其华在爪,中医认为爪为筋之余,肝血充足则爪甲有所养,爪甲坚韧,红润光泽。如果肝血不足,爪甲失养,爪甲就会变软变薄,颜色暗淡,甚至变形、脆裂。所以,可以通过外在爪甲来判断内在肝脏功能是否正常。其实,不光中医学应用这种以外知内的认知方式,西医学也有类似的观察。

肝在窍为目,可通过经络学说来说明,老百姓日常生活中至今依然存在这种认识。我读高中时,班里一个同学想报考飞行员,他母亲怕他视力不好而影响体检,所以经常给他煮羊肝送到学校里,那时候农村的生活条件很差,我们读高中一个月也吃不

肝在窍为目

---

① 山东中医学院,河北医学院校释.黄帝内经素问校释.北京:人民卫生出版社,1982.163.
② 山东中医学院,河北医学院校释.黄帝内经素问校释.北京:人民卫生出版社,1982.143.

到一次肉,每次借机吃一小薄片羊肝,简直是饕餮之餐。后来自己读大学学中医,看到肝开窍于目,经常会想起高中的那段往事,感叹可怜天下父母心。

泪从目生,所以肝在液为泪。如果肝脏火盛,火势上炎,可致泪液减少,两目干涩,迎风流泪等;如果肝血不足,泪液生成乏源,可致目涩、视物昏花等。

肝与七情之怒相应,怒则伤肝,老百姓都知道这个道理,无论是大怒还是积郁之怒都可以伤肝,"少动肝火""消消肝气",也经常出现在老百姓的口语中。《三国演义》中周瑜被诸葛亮气得口吐鲜血,这是因为暴怒伤肝,肝气上逆,血随气逆而致。《红楼梦》中林黛玉寄人篱下,郁郁寡欢,这是郁怒伤肝,而肝主疏泄,对气血津液之运行、脾胃之运化皆有重要的促进作用,林黛玉素体阴虚,本来便阴虚火旺,肝气郁滞,郁而生火,自然会加重阴虚火旺,火伤肺络,所以黛玉会病至咳血,让人生怜,林黛玉注定是一个悲剧。肝的疏泄对身体如此重要,所以日常生活切忌动怒,尤其是现在社会压力山大,更容易郁怒不畅,更要调节好情绪,养护好自己的肝脏。

肝与四时之春气相通应,源于五行学说的类比,前文已反复涉及,不再赘述。只说一点,肝与春对应,肝气在春季会有所偏胜,春季疾病往往要考虑到这一点。例如,春季是流行性肝病的高发季节。再如,春天的感冒往往会伴有恶心呕吐等症状,往往是因为肝气偏胜,过度克制脾胃而致,亦即肝乘脾,碰到这种情况,选用中成药小柴胡汤往往效果不错。当然了,这也不是绝对的,大家不妨一试。

> 肝与春对应,肝气在春季会有所偏胜,春季疾病往往要考虑到这一点。

5. 肾系统

肾系统主要包括:脏——肾,腑——膀胱,在体合骨,生髓,通脑,其华在发,在窍为耳及二阴,在志为恐,在液为唾,与四时之冬气相通应。

肾的主要生理功能为主藏精、主水和主纳气。

首先看肾藏精。中医学借鉴了传统文化中的精气学说,并结合人体而赋予其新内涵,认为精是构成人体和维持人体生命活动的重要基本物质之一,可分为先天之精和后天之精。先天之精,主要是指禀受于父母的生殖之精,出生之前是形成胚胎的重要物质,出生之后则是人体生长发育和生殖的物质基础。后天之精,主要是指脾胃运化饮食物所产生的水谷之精。后天之精通过脾的升清运化而布散至全身各脏腑,以发挥其滋养功能,为脏腑活动提供物质基础。肾所藏之精,主要是先天之精,另外,《素问·上古天真论》中讲肾"受五脏六腑之精而藏之"①,除了先天之精外,还将后天之精滋养其他脏腑后的"剩余"部分藏于肾中。因为肾所藏之精主要是先天之精,所以中医学又称肾为"先天之本",以与脾胃后天之本相对应。

肾所藏之精,主要是先天之精。

肾为先天之本

肾,藏精,为先天之本,在中医学中被推崇到很高的位置。但肾在西医学中仅仅是泌尿系统中的一个器官,对于西医学而言,中医学所讲的肾藏精是毫无解剖根据可言的,肾为先天之本更是无稽之谈。但是,一提到精亏,一提到性功能障碍,就会联系到肾虚的思维模式,在现代中国人的思维中还是极为普遍的。可以说,"补肾"成为中国人特有的一道养生风景。而且,更有意思的是,"肾虚"、"补肾"的内涵也在其医学内涵的基础上,拓展成为"虚"与"补虚"的代名词。可以说,中国人所言的"肾虚"其内涵要远远大于医学本身的病理观察,而是在医学内涵的基础上又被逐步赋予了一定文化意义。

当医学概念中的"肾虚"逐渐作为一种文化渗透到大众思维中时,文化又成为一种反作用力加深了大众对"肾虚"的过度理解和恐惧,以及对"补肾"的过度应用与盲目崇拜。记得若干年前我还是一名医院实习生的时候,曾经跟医院里的一个老大夫抄方,有一次去了一个嚣张的年轻人,短发、金链子、大嗓门,活脱脱一个黑社会的形象,进门后把胳膊往桌子上一放,嚷道:"摸摸脉,看看有什么病?"这老大夫气定神闲摸了一会儿,说道:"别无他病,就是肾虚。"这年轻人立马就软了下来,说了一句:"大夫,救救我!"我心里一阵暗笑,哪有这么严重,因为这老大夫之前常对我说碰到类似飞扬跋扈、头大无脑的人就得吓唬吓唬他,灭灭他的嚣张。即使真的是肾虚,也到不了病入膏肓的境地吧,又何至于吓成这个样子。还记得之前我们说的《素问·上古天真论》中以七、八为周期,对男女两性生、长、壮、老、已过程的描

---

① 山东中医学院,河北医学院校释.黄帝内经素问校释.北京:人民卫生出版社,1982.8.

述吧，随着机体的衰老，肾虚是不可避免的。

那为什么好多人对肾虚会如此恐怖呢？说白了还是一种文化恐慌。若按照 ICD(世界卫生组织国际疾病分类法)的定义来讲，肾虚在中国的大众思维中已逐渐演变为一种"与文化相关的精神障碍"(mental disorders related to culture)，或者说，是一种"文化特定性障碍"。具体讲，就是在特殊的文化群体中，表现出与文化相关的一组特殊的精神障碍。它具有如下特点：被特定文化或亚文化范畴所理解接受；病因代表和象征着这一文化的核心含义及行为模式；诊断依据有赖于特定文化的内涵；是否能够成功治疗，也取决于此种特殊文化的参与者；这组精神障碍与其特定的文化或亚文化不仅在症状内容上密切相关，而且在病因和发病机制上直接相关。因此，若离开了中国传统文化的大背景，肾虚便没有了实质性意义。

肾在中国传统文化中为什么被推崇到如此重要的位置？这还是得益于传统中医学对肾的塑造。中医学在《黄帝内经》所论述的肾的基础上，借鉴传统文化思想，特别是道教、理学思想，对宇宙及人身本原的阐发，逐步把肾定义为人身之本。肾为人身之本的内涵，主要包括两个大的方面：

首先，是因为肾主藏精主生殖而被赋予的本原内涵。生殖关乎生命之繁衍，意义重大，在传统文化中被赋予了更多的抽象意义。男女两性交媾的生殖过程，常被用作比拟天地阴阳之交感合和。孕育新生，则常被喻义"道"之生成万物，而具有本原意义。在传统中医学理论体系中，肾主藏精，男女两性交合，精有规律泄于外，则能孕育生命，与生殖密切相关。《灵枢·顺气一日分为四时》云："肾为牝藏，其色黑，其时冬，其日壬癸，其音羽，其味咸。"[①]"牝"在《老子》中常被借指为"道"，如《老子》第六章云："谷神不死，是谓玄牝。玄牝之门，是谓天地根。"[②]"玄牝"在理学思想盛行时，又被称为"太极之蒂，先天之柄，虚无之系，造化之源，混沌之根，太虚之谷"。从这层意义上讲，肾因而具有比其他脏腑更为重要的意义。换言之，从亲代和子代的关系来看，可以说，亲代之肾为子代生命之本原。

肾虚在中国的大众思维中已逐渐演变为一种"与文化相关的精神障碍"。

①　河北医学院校释.灵枢经校释(下册).北京:人民卫生出版社,1982.28.
②　陈鼓应著.老子注译及评介.北京:中华书局,1984.85.

其次,肾既然可以孕育产生子代之生命,那么很自然会被想到它对于自身生命之重要性。这种重要性被进一步抽象和发展的结果就是,认为肾为自身生命之本原,亦即认为人之始生先结成两肾,后由肾而相继生成其他脏腑组织官窍、四肢百骸。这也就是我们常讲的"肾为先天之本"的内涵。

"肾为先天之本"说的完整表述,首先见于明代医家李中梓《医宗必读》中的"肾为先天本,脾为后天本论",其文曰:

> 先天之本在肾,肾应北方之水,水为天一之源。……肾何以为先天之本?盖婴儿未成,先结胞胎,其象中空,一茎透起,形如莲蕊。一茎即脐带,连蕊即两肾也,而命寓焉。水生木而后肝成,木生火而后心成,火生土而后脾成,土生金而后肺成。五藏既成,六府随之,四肢乃具,百骸乃全。《仙经》曰:借问如何是玄牝?婴儿初生先两肾。未有此身,先有两肾。故肾为藏府之本,十二脉之根,呼吸之本,三焦之源,而人资之以为始者也。故曰先天之本在肾。①

文中讲婴儿未成,先结胞胎,由两肾通过脐带与母体相连,则生息不止,而后"水生木而后肝成,木生火而后心成,火生土而后脾成,土生金而后肺成。五藏既成,六府随之,四肢乃具,百骸乃全"。在五行中,各行处于同等的位置,原本并不存在一行为其他四行之本原的情况。李中梓把水行作为其他四行之本原,这种思想的渊源便是传统文化对"水"之地位的提升。例如,在《汉书·李寻传》中我们就已经看到了五行与数术星占时空观相结合,而称水为五行之本的论述,其云:"五行以水为本,其星玄武婺女,天地所纪,终始所生。"②

明代医家绮石《理虚元鉴》中有与李中梓相类似的论述,文曰:

> 夫肾者,坎象,一阳陷于二阴之间。二阴者,真水也。一阳者,真火也。肾中真水,次第而上生肝木,肝木又上生心火。肾中真火,次第而上生脾土,脾土又上

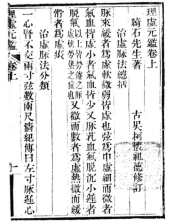

《理虚元鉴》书影
《理虚元鉴》是明代医家绮石所著。书中将肺、脾、肾作为治虚之三本,主要讨论虚证之辨治与养护,是临证治疗虚证的重要参考书。

---

① 明·李中梓著.医宗必读.上海:上海科学技术出版社,1987.6.
② 汉·班固撰;唐·颜师古注.汉书.北京:中华书局,1962.3189.

> 生肺金。故生人之本，从下而起，如羲皇之画卦然。盖
> 肾之为脏，合水火二气，以为五脏六腑之根。①

这是以坎卦之象来阐明肾的本原意义，无非是说明肾之真水真火，亦即肾之阴阳，是一身阴阳之根本，肾水可生肝木，肝木又生心火，肾火可生脾土，脾土又生肺金，肾为五脏六腑之根本。

肾为先天之本的形成，在一定程度上受宋明理学重视太极思想的文化思潮影响，医家把肾比拟为太极生两仪之象，因而具有先天本原之内涵。例如，明代医家万全《万氏家传养生四要》中云：

> 夫五脏各一，肾独有两者，以造化自然之理也。盖
> 太极生两仪，一阴一阳之谓也。草木初生，皆有两瓣，
> 调之甲拆，左曰阳，右曰阴。故人受形之初，便生两肾。
> 东方曰青龙，南方曰朱雀，西方曰白虎，都是一体。北
> 方曰玄武，乃有二体，乃龟蛇二体也。蛇属阳，龟属阴。
> 子半以前属阴，龟之体也；子半以后属阳，蛇之体也。
> 肾者，水脏，上应北方玄武之象，故有两枚也。②

从解剖学上讲，"五脏各一，肾独有两"的说法并不准确，肺亦左右各一。之所以要突出肾独有两，便是要比附于太极生两仪之象。再如，清代医家陈修园《医学实在易》中云：

> 肾有二，先天之本也。……夫人之始结胚胎，犹太
> 极耳。三月而成形，先生两肾，犹太极而生两仪。③

同时，肾为先天之本的进一步升华，也与命门的重要性被日渐凸显密切有关。命门理论也是中医学中所特有的，《黄帝内经》中便已经见到命门的称谓，但指的是"目"，后世医家却将其赋予了越来越多的抽象意义，成为人体生命的本原所在。无论是《难经》两肾左肾右命门说，还是明清在命门学说中占据主流的命门为肾间动气说，命门与肾在部位与功能上都密切相关。我们可以明代命门学说代表医家赵献可《医贯》中的部分论述为

命门与肾，在部位与功能上密切相关。

① 明·绮石著.理虚元鉴.南京：江苏科学技术出版社，1981.4.
② 明·万全著；罗田县卫生局校注.万氏家传养生四要.武汉：湖北科学技术出版社，1984.38.
③ 清·陈修园著；林朗晖校注.医学实在易.福州：福建科学技术出版社，1982.4.

例进行说明。

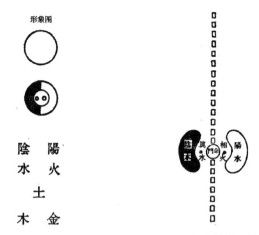

《医贯》所载周敦颐太极图　　　　赵献可所绘命门形象图

上两图中的第一图是赵献可所绘理学家周敦颐之太极图，周敦颐也就是写《爱莲说》的那个人，相信这样一说大家就明白了。赵献可云：

> 系辞曰：易有太极，是生两仪。周子惧人之不明，而制为太极图。无极而太极。无极者，未分之太极。太极者，已分之阴阳也。一中分太极。中字之象形，正太极之形也。一即伏羲之奇一而圆之，即是无极。[①]

其反映的宇宙生成模式，首先是"无极而太极"，这并非是说先有无极而后生太极，而是无极与太极为一体，无极为未分之太极，可以说无极是太极衍生他物的原动力。图中最上层之白圈代表无极，即把"一"字首尾相接而"圆之"的形象。其下黑白相间之圈，代表已分之太极，周氏说它像"中"字之象形。然后，由太极而生阴阳，由阴阳而生五行。

无极与太极为一体，无极为未分之太极。

两图中的第二图，是赵献可所绘人身太极图，其注文有云：

> 夫人受天地之中以生，亦原具有太极之形。
>
> 两肾俱属水，左为阴水，右为阳水。以右为命门非也，命门在两肾中。命门左边小黑圈是真水之穴，命门右边小白圈是相火之穴。此一水一火俱无形，日夜潜

———————————

① 明·赵献可著.医贯.北京：人民卫生出版社，1959.5.

行不息。两肾在人身中合成一太极。自上数下十四节，自下数上七节。①

对于命门，赵献可又讲：

> 是为真君真主，乃一身之太极，无形可见。两肾之中，是其安宅也。②

> 命门在人身之中，对脐附脊骨。自上数下，则为十四椎。自下数上，则为七椎。内经曰：七节之旁，有小心。此处两肾所寄。左边一肾，属阴水。右边一肾，属阳水。各开一寸五分，中间是命门所居之宫，即太极图中之白圈也。③

我们把以上两图相比较，并参考赵献可对人体太极图以及对命门的描述，便可明白"两肾在人身中合成一太极"，此人身太极正如同第一图中所绘黑白相间之圈，代表已分太极之形象。而命门，为"真君真主，乃一身之太极"，此太极赵献可称其"即太极图中之白圈也"，亦即第一图中之白圈，代表未分太极之形象，"无极者，未分之太极"，也就是代表无极之形象。很明显，肾借助理学思想与医学命门学说而获得了更大的本原意义。

肾主水　　接下来，我们再看肾的另外一个生理功能——肾主水。肾主水的内涵主要包括两个大的方面：首先，肾脏本身便参与水液代谢，具体过程在后文的气血津液部分还有详细论述。其次，肾作为先天之本，对参与水液代谢的其他脏腑，比如肺、脾等，具有一定的促进作用。

肾主纳气　　肾的另外一个生理功能为肾主纳气，这是从呼吸的角度而言的，前面讲过肺主气司呼吸，肺可以吸入自然界的清气，但是呼吸深度的维持还需要肾的纳气作用。其实，肾主纳气，实际上是五行学说推演的结果，肾在五行与四时之冬季相通应，冬季万物受藏，肾的功能也应该以受藏为要，前面讲的肾藏精是藏，肾主纳气也是藏。肺与呼吸的关联毋庸多言，但只要翻看历代养生或中医类典籍，便可发现古人对于呼吸的认识，除了肺之外，更多的是在谈论肾的闭藏对于呼吸的重要性。临床

---

① 明·赵献可著.医贯.北京：人民卫生出版社，1959.5.
② 明·赵献可著.医贯.北京：人民卫生出版社，1959.3.
③ 明·赵献可著.医贯.北京：人民卫生出版社，1959.6.

上我们也确实可以见到,因为肾虚而导致的咳嗽、喘证、哮证等病证,往往呼吸表浅、节律频快,单纯治肺往往不见效果,需要佐以培补肾气以纳气平喘的药物。

肾与膀胱脏腑相关,可以通过足少阴肾经与足太阳膀胱经的经络相连而得到解读。在今天的教材中,我们依据西医学泌尿系统理论对肾与膀胱的关系进行了诠释,但是在古人的认识中,却未必如此。接下来,我会尝试通过古人的论述,来解读他们所理解的肾与膀胱之间的关联。当然了,这种解读的最终目的并非是为了批判古代中医理论,而是为了说明从古代中医理论向近现代中医理论体系的迈进历程。

在《黄帝内经》中我们可以看到,肾脏在以阴阳五行学说的加工下被逐步赋予为阴中之"至阴"、在五行"属水"等特性。例如,《素问·水热穴论》云:"黄帝问曰:少阴何以主肾,肾何以主水?岐伯对曰:肾者至阴也,至阴者盛水也。""帝曰:诸水皆生于肾乎?岐伯曰:肾者牝藏也,地气上者属于肾,而生水液也,故曰至阴。"[①]而且,随着"水"在传统文化中被逐步赋予了类似于"道"的本原内涵,与"水"相关之事物亦因此而被赋予了更为抽象、广泛的内涵,"肾主水"之内涵也因而有了更大的拓展空间。

肾主水的内涵逐渐扩大,几乎一切与水形态相似或性质相类的事物都为肾所统。例如,《素问·逆调论》云:"夫不得卧,卧则喘者,是水气之客也。夫水者,循津液而流也,肾者水脏主津液,主卧与喘也。"[②]肾主水,故一切津液属肾所主,与津液代谢失常密切相关的疾病,如津液停聚所致之喘不得卧诸证,亦为肾所主。《素问·方盛衰论》云:"肾气虚,则使人梦见舟船溺人,得其时则梦伏水中,若有畏恐。"[③]之所以肾气虚会梦到"舟船溺人""伏水中"等与水相关的梦境,很明显是源于肾主水而作的推论,这也从一个侧面说明,肾所主之水内涵的抽象和丰富。

又,《释名·释形体》有云:"肾,引也,肾属水,主引水气灌注

肾与膀胱相关联

---

① 山东中医学院,河北医学院校释.黄帝内经素问校释.北京:人民卫生出版社,1982.754-755.

② 山东中医学院,河北医学院校释.黄帝内经素问校释.北京:人民卫生出版社,1982.445.

③ 山东中医学院,河北医学院校释.黄帝内经素问校释.北京:人民卫生出版社,1982.1284.

《难经集注》书影

《难经》即《黄帝八十一难经》之略称，旧传是秦越人（扁鹊）所撰。全书用问答的体裁，设八十一难来阐明古医经的要旨。《难经》中的许多内容并不见于《黄帝内经》，对某些问题的阐发也与《黄帝内经》有不同的见解，这说明《难经》并非完全是为阐发《黄帝内经》而设，还包括了《黄帝内经》以外的许多古医经。清代医家徐灵胎言《难经》，"其间有殊法异议，其说不本于《内经》，而与《内经》相发明者，此则别有师承，又不得执《内经》而议其可也"。《难经》问世以后，历代许多医家都为其作过注解，比如，《难经集注》是明代王九思等辑吕广、杨玄操、丁德用、虞庶、杨康侯等诸家注释而成，是比较有代表性的一种。

肾主水之内涵，并不等同于肾主尿液。

诸脉也。"[1]后世医书多有引用此说者，如《难经集注》《万病回春》等。从文字学的角度说明了古人对肾主水之内涵的认识，肾属水而引水气灌注诸脉，此"水"之内涵与脉中之血和津液相类似。再如，《万氏家传痘疹心法》"肾主痘中之水论"有云："肾主液，五液之变，在乎水也。此一脏之中，统体一五行也。既曰肝为水泡，以泪出如水，泪则肾之液也；肺为脓泡，以涕出稠浊，涕则肾之液也；心为斑，以血色赤而小，血则肾之液也（在内为血，在外为汗）。夫五脏之液，皆本于肾如此。"[2]痘中之水亦类于"水"，亦属肾所主。

由以上论述可以明确，肾主水之内涵，并不等同于肾主尿液。

《诸病源候论》有云："膀胱与肾为表里，俱主水。水入小肠，下于胞，行于阴为溲便也。肾气通于阴，阴，水液下流之道也。"[3]依据传统经典中医理论，水液由小肠经下焦直接渗入膀胱里面的胞中，后由前阴而泄方能称之为小便，可见，这个过程与肾之关联性并不大。所谓肾主水内涵的体现，并不是为了说明津液由肾而入膀胱，而是为了说明"肾气通于阴，阴，水液下流之道也"。因此，我们可以说，在传统中医理论体系中，尿液作为津液代谢的一种产物，其性状与水相类，可以归于肾所统摄。但是，并不能说肾主水之内涵就是肾主尿液。把肾主水的内涵局限于肾与尿液之间的关系，实际上是近现代中医基础理论以西医理论为框架来筛选、架构和诠释传统中医文献时的一种比附。

肾与膀胱的解剖部位相近，但是古人并没有发现肾与尿液的直接联系，或者说没有像西医学一样发现肾与膀胱、尿液三者之间的直接解剖联系。我们可以古人的相关论述为例进行说明。例如，《素问·经脉别论》云："饮入于胃，游溢精气，上输于

① 汉·刘熙撰.释名.北京：中华书局，1985.31.
② 明·万全著；罗田县万密斋医院校注.万氏家传痘疹心法.武汉：湖北科学技术出版社，1985.13.
③ 南京中医学院校释.诸病源候论校释.北京：人民卫生出版社，1982.464.

脾,脾气散精,上归于肺,通调水道,下输膀胱,水精四布,五经并行。"①这是《黄帝内经》中对津液代谢整个过程的论述,可见下输于膀胱之津液是源于肺之通调水道,而非如西医生理学所言之肾脏。又如,《灵枢·营卫生会》云:"下焦者,别回肠,注于膀胱而渗入焉。故水谷者,常并居于胃中,成糟粕,而俱下于大肠,而成下焦,渗而俱下,济泌别汁,循下焦而渗入膀胱焉。"②类似的论述还见于《灵枢·五癃津液别》,其云:"阴阳气道不通,四海闭塞,三焦不泻,津液不化,水谷并行肠胃之中,别于回肠,留于下焦,不得渗膀胱,则下焦胀,水溢则为水胀,此津液五别之逆顺也。"津液是由小肠循下焦而直接渗入膀胱,亦非由肾而来。这样的观点一直延续在后代医家的论述中,即使是曾"亲见脏腑"之王清任,虽对古代脏腑知识多有批判和新论,但依然讲津液沁入膀胱之中,其云:"脾中有一管,体象玲珑,易于出水,故名珑管。脾之长短与胃等,脾中间一管,即是珑管。⋯⋯水由珑管分流两边出水道,由出水道渗出,沁入膀胱为尿。"③

不但如此,古代医家还认为膀胱有上窍而无下窍,尿液之排泄全赖气化,而且气化所依赖之脏腑,肾亦不是关键,而是其他脏腑。就更不用说通过解剖发现膀胱与肾有管道相通了。

古代医家认为,尿液之排泄全赖气化。

例如,《医学入门》云:"(膀胱)有上窍而无下窍,得气海之气施化,则溲便注泻;气海之气不足,则秘隐不通。"④该书阐释"气海"曰:"膻中名气海,在两乳之间,为气之海也,气所居焉,能分布阴阳。"⑤《人身通考》有类似表述,其云:"膀胱上口阔二寸半,而盛溺九升九合,中广九寸正而重九两二铢,无出窍也,资气海以施化。府名津液(膀胱以虚受水,为津液之府,有上窍而无下窍,得气海之气施化,则溲、便注泻;气海之气不足,则秘隐不通)。"⑥尿液之排泄主要依赖于气海之气化作用。它如,《杂病源流犀烛》云:"膀胱藏溺,气化则出,而主气化者,肺也。"⑦膀胱所

① 山东中医学院,河北医学院校释.黄帝内经素问校释.北京:人民卫生出版社,1982.306.
② 河北医学院校释.灵枢经校释(上册).北京:人民卫生出版社,1982.362.
③ 清·王清任著;陕西省中医研究院注释.医林改错注释.北京:人民卫生出版社,1985.23.
④ 明·李梴著;金嫣莉等校注.医学入门.北京:中国中医药出版社,1995.69.
⑤ 明·李梴著;金嫣莉等校注.医学入门.北京:中国中医药出版社,1995.3.
⑥ 清·周振武著;杨维益点校.人身通考.北京:人民卫生出版社,1994.47.
⑦ 清·沈金鳌撰;李占永,李晓林校注.杂病源流犀烛.北京:中国中医药出版社,1994.109.

藏尿液之排泄依赖肺之气化。又,《类证治裁》云:"经云:膀胱者,州都之宫,津液藏焉,气化则能出矣。三焦者,决渎之官,水道出焉。是知膀胱主藏溺,必待三焦气化,乃能出水也。""闭者,小便不通。癃者,小便不利。遗溺者,小便不禁。虽膀胱见症,实肝与督脉三焦主病也。"①林氏认为三焦以及肝脏之气化是尿液由膀胱而排出之关键。

所以说,肾与膀胱脏腑表里关系得以确立的根本原因,或者说决定性因素,并不在于肾与膀胱围绕尿液而发生的解剖学上的关联。而是源于以津液(水)为中转而发生的,膀胱为津液之府,如《素问·灵兰秘典论》所言"膀胱者,州都之官,津液藏焉"②,而肾主水,一切津液又为肾所主,所以肾与膀胱密切相关。正如《灵枢·本输》所云:"肾合膀胱,膀胱者,津液之腑也。"③《备急千金要方》中对这个问题谈得也很直接,其云:"凡肾脏象水,与膀胱合为腑。"④加之肾与膀胱部位相近,这又使肾与膀胱基于水之中转而建立的密切相关性,变得更为自然,两者脏腑表里关系的确立更为贴切。这与其他脏腑表里关系中肝胆、脾胃关系的确立是很相似的。

讲完了肾与膀胱的生理功能,接下来我们再看肾在体合骨,生髓,通脑,其华在发,在窍为耳及二阴,在志为恐,在液为唾,与四时之冬气相通应。肾在体合骨,是通过骨骼的生长状况来判断肾气的充盛程度,《黄帝内经》以七、八岁为基数对男女生理周期的论述中,肾气盛衰是重要的内在原因,骨骼的盛壮程度则是生长壮老已的一个重要外在指标。骨中有髓,脊柱之髓又上通脑,所以脑又有"髓海"之称谓,与肾密切相关。我个人感觉,肾、脑之间的关联在很大程度上源于方技之学中房中、神仙等对医学的影响,后来的历代养生典籍中反复论述的核心也在于围绕肾间丹田与脑而展开的周天循环功法,尽管这些东西对于大部分现代读者来说是陌生的,但它们的确普遍存在过,而且曾深刻影响过古代人的生活,是有其实用价值的,时至今日依然被许多

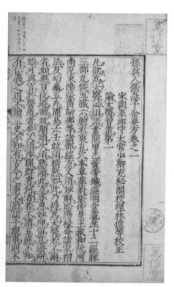

《备急千金要方》书影

《备急千金要方》为唐代医家孙思邈所著。而后孙思邈又作《千金翼方》作为《千金要方》之补充。孙思邈认为"人命至重,有贵千金",故以"千金"为其书命名。该书将基础、病因病机、方药、针灸、按摩等诸多方面的医药知识融为一体,又广泛收列了内外妇儿各科之疾病,博采相关医方,故有人称其为中国最早的临床百科全书。唐代以前的医籍亡佚颇多,该书在保存古文献方面也具有非常重要的价值。书中的"大医习业"、"大医精诚"等,依然是今日谈论医生之职业素养与道德时经常提到的。

①　清·林佩琴著;孔立校注.类证治裁.北京:中国中医药出版社,1997.480、485.

②　山东中医学院,河北医学院校释.黄帝内经素问校释.北京:人民卫生出版社,1982.124.

③　河北医学院校释.灵枢经校释(上册).北京:人民卫生出版社,1982.62.

④　唐·孙思邈撰;高文柱,沈澍农校注.备急千金要方.北京:华夏出版社,2008.344.

人所练习。如果展开来讲，的确很庞杂，感兴趣的读者可以阅读我的专著《中医学身体观解读——肾与命门理论的建构与演变》，其中对肾、丹田、脑、前后二阴之间的关联性有详细论述。我感觉中医学所讲的奇恒之腑在很大程度上也是源于方技之学对身体的认识，起初或许并非是中医学原创，而且奇恒之腑所包括的脑、髓、骨、脉、胆完全可以归属于中医学五脏系统中，脑、髓、骨与肾相关，脉与心相关，胆与肝相关，为何又单独立论？我认为这恐怕是另有所出，本不属医学体系，后来被纳入医学而已。肾其华在发，在窍为耳，发之黑白、耳之聪聋都是身体盛衰的明显标志，与肾气充盛与否密切相关。肾在液为唾，按我个人的观点，这也源于古代养生学的认识，咽唾是重要的养生方法，我的专著中也有论述，可参阅。肾在七情对应恐，恐则气下，惊恐之甚常见大小便失禁，老百姓俗语中的"吓得你屁滚尿流"，话糙理不糙，中医学在很大程度上也是对这些生活实践经验的升华，并非完全是象牙塔里的学问。肾与四时之冬季的关联，是五行学说的比类，在很大程度上是因为肾的闭藏特性与冬季时令相类似。

> 肾在液为唾，咽唾是重要的养生方法。

（三）经络系统

经络，是经脉和络脉的总称。经脉是经络系统中的主干，是主要通路；络脉是经脉的分支，错综联络，遍布全身。经络是中医学中很有特色的理论体系，中医在国际上的影响在很大程度上也得益于经络和针灸。

经络并不像其他身体组织器官一样可以仅仅借助解剖学就能发现它的实质所在，在《黄帝内经》中我们发现古人对经脉的论述有一部分是与血管相重合的，这说明经络的构建是有其解剖学基础的，但是在其发展过程中却越来越被赋予更多远远超越解剖的内涵。经络的实质是什么、古人是如何发现经络的，一直激发着人们探寻秘密的兴趣，时至今日依然是研究的热门课题。建国以后，我们国家的经络研究走过很多弯路，也获得了不少启示，尽管我们还依然未曾完全解读经络，但起码知道了试图单纯从解剖学的角度来探寻经络的实质是行不通的，需要转换研究的思路，应用新的研究方法。

> 经络的实质是什么、古人是如何发现经络的，一直激发着人们探寻秘密的兴趣。

依我个人的理解，古人在当时的历史条件下能形成经络学说，在很大程度上源于身体直接的内在体验，也就是前面我所说过的通过"内求"来感知生命的微妙变化和复杂功能。当然了，这绝不是唯一的构建方式。科学发展到今天，我们也越来越能客观评价科学技术本身的利弊，抛却激进的唯科学为是，重新审视中国传统文化中一些独特的体验身体的方式，或许会给我们日后的经络研究带来新的收获。

我这样说的目的绝不是要杜绝一切以现代科学技术来研究和解读中医经络的尝试，医学与现代科学技术的结合也绝不是西医学的专利，中医学也可以借鉴现代科学技术来延伸自己的视野、阐释传统理论的内涵以易于为现代人所接受，关键是这种结合必须要建立在对传统有所深刻理解的基础上，这样才能保证现代解读没有曲解中医，而且也能事半功倍。这里我推荐大家看一下黄龙祥所写的《看针灸》一书，方法新、观点新，但不会带给你不懂中医和误读中医的感觉。对中医某些问题的暂时不理解并不是问题，关键是要保证能有解决问题的正确理念和方法，这一点对中医现代研究而言至关重要。

前面我们在讲述五脏系统时曾简单提过，借助经络之间的联系，可以解释五脏六腑、四肢百骸、五官九窍、皮肉筋脉等之间的联系。从这个角度而言，经络系统与五脏系统密切相关，又互为补充，两者相结合使对身体的厘分更加细致、协调和合理。大家即使不是学习中医专业的，也不一定非得学了经络然后就去针灸治病，如果能够将经络图看一下，暂且无需去记忆和背诵每条经脉上诸多穴位，看一下每条经脉是把身体哪些部位联系在了一起，各条经脉之间有哪些"路线"上的联系，也会加深对身体整体性和联系性的认识，也会对前面讲过的五脏系统有进一步的认识。基于这种考虑，我在这一小节后面会附上十二经脉的循行路线图，供大家参阅。至于经脉上的穴位、穴位定位、穴位主治、针灸方法等等，是专门的学问，专业技术性太强，限于本书的讲述重点是对中医核心内容的概述，此处暂且不叙。

借助经络之间的联系，可以解释五脏六腑、四肢百骸、五官九窍、皮肉筋脉等之间的联系。

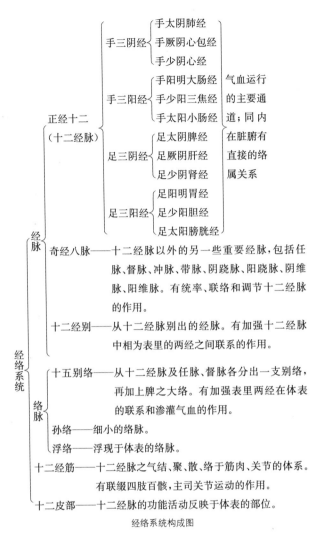

经络系统构成图

经络系统对身体的厘分，最重要的是以十二经脉为主干，将身体各部联系在一起。可以说，十二经脉是对身体的十二区域厘分。当然了，各个区域并不是完全独立的，各个区域之间或许会有部分重叠的区域。

以十二经脉为主干，将身体各部联系在一起。

接下来我们重点讲述十二经脉的命名、走向、交接、分布、流注，以及大致的循行。

十二经脉的命名首先根据经脉循行主要部位有上肢与下肢的区别，而分为手经和足经两大部分，然后再根据阴阳学说而进行进一步的厘分，具体而言，手足的内侧为阴、外侧为阳，所以手经和足经可根据阴阳二分为手阳经、手阴经和足阳经、足阴经。

阳明、少阳、太阳
太阴、厥阴、少阴

然后，根据中医学所特有的阴阳三分法，将阳分为阳明、少阳、太阳，将阴分为太阴、厥阴、少阴，手阳经即分为手阳明经、手少阳经和手太阳经，手阴经即分为手太阴经、手厥阴经和手少阴经，足阳经即分为足阳明经、足少阳经和足太阳经，足阴经即分为足太阴经、足厥阴经和足少阴经。之后，经络又与五脏系统相联系，脏腑就功能特点而言，脏以贮藏精气为要，腑以传导化物为要，一藏一泄，脏为阴，腑为阳，所以将手足三阴经与脏相应，手足三阳经与腑相应，因五脏数目仅有五，故在五脏肝、心、脾、肺、肾之外又加心包而成六脏，六脏六腑共十二，方能与手足十二经脉相对应。具体而言，手三阴经分别为手太阴肺经、手厥阴心包经、手少阴心经，足三阴经分别为足太阴脾经、足厥阴肝经、足少阴肾经，手三阳经分别为手阳明大肠经、手少阳三焦经、手太阳小肠经，足三阳经分别为足阳明胃经、足少阳胆经、足太阳膀胱经。同时，脏腑阴阳表里有别，脏为里为阴，腑为外为阳，所以手太阴肺经、手厥阴心包经、手少阴心经分别与手阳明大肠经、手少阳三焦经、手太阳小肠经相表里，足太阴脾经、足厥阴肝经、足少阴肾经分别与足阳明胃经、足少阳胆经、足太阳膀胱经相表里。十二经脉的表里关系，既加强了表里两条经脉的联系，也使相互表里的脏腑在生理上相互配合，在病理上互相影响。

　　十二经脉的大致走向，简单来说，手三阴经从胸走手，手三阳经从手走头，足三阳经从头走足，足三阴经从足走胸腹。可见，相表里的手三阴三阳经在手交接，同名的手足三阳经在头面部交接，相表里的足三阴三阳经在足交接，同名的手足三阴经在胸部交接。有些我们经常说的理论都是源于这种交接，比如，

头为诸阳之会

"头为诸阳之会"，头在身体的位置本来就是最高的，是一身之阳，同时手三阳经与足三阳经也在这里交接，所以是诸阳会集之处。大家在生活中可能会有这样的体验，大冬天天气寒冷，但是一顶帽子戴在头上，往往会觉得马上就暖和起来，甚至比多穿一件衣服还管用，这固护的正是全身诸阳交汇之处。另外，不要小看手足三阴三阳经的这种交接，临床上好多针灸医生擅长取用四肢手足末端的穴位和头面部穴位来治疗疾病，不仅能比其他部位取穴更加方便，为医患彼此提供便利，而且也因为这些地方是十二经脉交接之处，能沟通经脉，调和阴阳，往往会有更好的疗效。

十二经脉的分布也有一定规律可以遵循。在四肢，内侧为阴经，外侧为阳经，将上肢与下肢分为前缘、中间、后缘（此时人体的站立姿势与西医解剖图不同，不是两手掌心向前的站姿，而是手拇指向前、小指向后的立正姿势），上肢外侧由前到后分别为：手阳明大肠经、手少阳三焦经、手太阳小肠经，为方便记忆，我个人的习惯是直接背"阳明少太阳"五个字。上肢内侧由前到后分别为：手太阴肺经、手厥阴心包经、手少阴心经，可直接记作"太阴厥少阴"。下肢外侧由前到后分别为：足阳明胃经、足少阳胆经、足太阳膀胱经。下肢内侧的足三阴经的分布稍有特别之处，在内踝尖上八寸（至于如何量取八寸，可参照图示的方法）上下有所差别，内踝尖上八寸以上由前到后分别为：足太阴脾经、足厥阴肝经、足少阴肾经。在内踝尖上八寸以下由前到后分别为：足厥阴肝经、足太阴脾经、足少阴肾经。在头面部，阳经主要行于面部，其中足阳明经行于额部；足少阳经主要行于侧头部；手太阳经主要行于面颊部，足太阳经行于头顶和头后部。另外，不是所有的阴经都不分布于头部，例如，足厥阴肝经与督脉会于头顶。中医学治疗头痛很有优势的，最具特色的是在辨证论治的基础上按照头痛部位的不同而分经论治，其所依据的正是经脉在头面部的分布，例如，前额及眉棱骨疼痛是阳明经头痛，头两侧痛是少阳经头痛，后头连项痛是太阳经头痛，颠顶痛是厥阴头痛，治疗时分别佐以入相应经脉的药物。

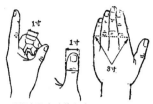

用手指度量身寸的方法

在躯干部，手三阴经均从腋下走出，手三阳经行于肩胛部；足三阴经均行于腹面，足三阳经则阳明经行于前（胸、腹面），太阳经行于后（背面），少阳经行于侧面。循行于腹面的经脉，自内向外的顺序为足少阴、足阳明、足太阴、足厥阴。

接下来，再看一下十二经脉的流注。十二经脉是气血运行的主要通道，十二经脉气血的流注从手太阴肺经开始，依次流注各经，最后传至足厥阴肝经，复再回到手太阴肺经，首尾相贯，如环无端，如图所示。在我们的教材及各种中医读物中，通常没有把下图画作一个圆形，而是以折线来表示流注顺序。这其实并不符合古人的认

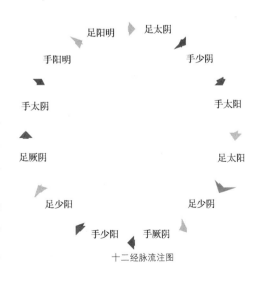

十二经脉流注图

识,《素问·举痛论》中讲:"经脉流行不止,环周不休。"①环周很明显是一个圆运动。所以,我们的教材中应该把折线构成的方块状图形改作圆环图形。虽然方块图一旦拽开来,也是一个圆形,但是两者的意义是不同的。

最后,我们再把十二经脉的循行图附录于下,既方便大家理解我们前面讲过的十二经脉分布、交接,也方便大家能对十二经脉对身体的厘分有一个大致的轮廓。现代绘制的经脉图很好找,各种针灸学教材、经络养生书籍等等都有附图,书店中往往也有出售大幅挂图的,网上资源也很多,所以我就不再附录这些图了。我想附一下中医古籍中的书影,一是大部分非专业人士很少能接触这些古籍,二是想让大家看一下古人的认识。我所选择的是元代医家滑寿《十四经发挥》明代刊本中的十二经脉图。

当然了,这些图形都是平面图形,与在真正的人体上看起来还是有所差别的,有条件的读者不妨去买一个针灸橡胶人模型,看起来很方便和舒服。还需要重复强调的一点是,十二经脉图仅仅描绘的是十二经脉在体表的线性投射,不是说十二经脉就是这么十二条线,也不是说在身体上有这么十二条线,这仅仅是为了大家理解和学习的方便而画的,古代经络图如此,今时亦然。

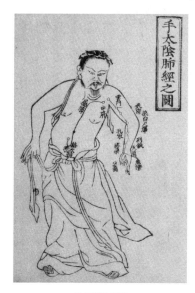

手太阴肺经图

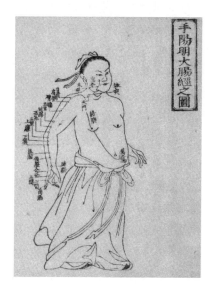

手阳明大肠经图

① 山东中医学院,河北医学院校释.黄帝内经素问校释.北京:人民卫生出版社,1982.497.

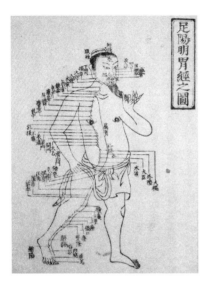

足阳明胃经图

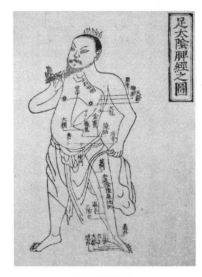

足太阴脾经图

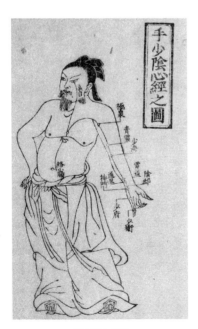

手少阴心经图

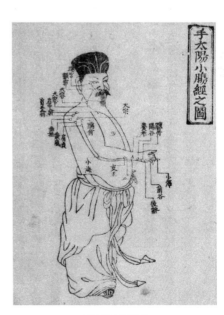

手太阳小肠经图

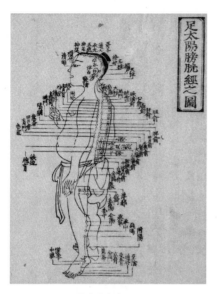

足太阳膀胱经图

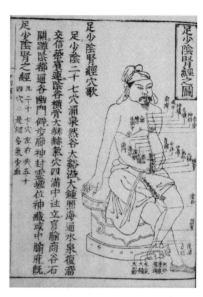

足少阴肾经图

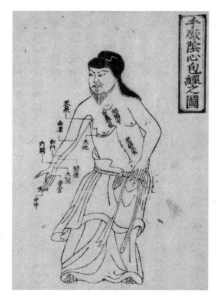

手厥阴心包经图

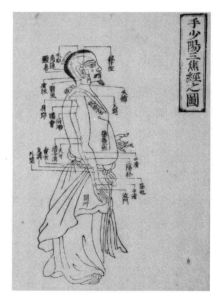

手少阳三焦经图

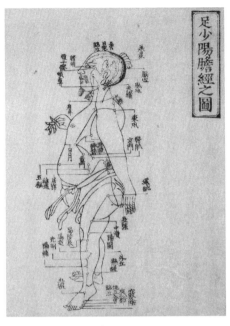

足少阳胆经图

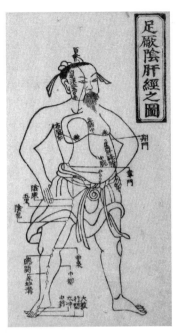

足厥阴肝经图

三 身体的动力

　　中医学借助实践观察、传统文化思想等多种方式对身体进行了厘分,厘分后的身体还必须借由各种物质推动才显得充满活力,才成为鲜活的生命,而不是肌肉骨骼的堆砌物。作一个不是很恰当的比喻,如果把身体比喻为一台汽车发动机(当然了,前面我们曾经说过,身体是形体与精神的统一体,远非机器所能比拟),那么这一部分我们要讨论的气、血、津液这些构成人体和维持人体生命活动的基本物质就仿佛是发动机中的汽油,为发动机提供动力,汽车才会运动起来。人的身体也大概如此。

　　就气、血、津液三者而言,血与津液相对于气来说是直观的,易于被人们的感官所接触和察知,把这些直观的东西融入医学体系并非是中医学所独有的,其他古老医学乃至是西医学发展的早期也曾经把体液作为生理学说的重要内容,放血疗法也曾经是很多医学所共有的,只不过不同医学体系认识和阐发它们的角度不同而已。

气是中国传统文化中最为普遍和常见的词汇。

但是气则不同，它无形可见，相对来说不好把握，中医学之所以将其纳入，在很大程度上还是源于传统文化的影响，因为，气是中国传统文化中最为普遍和常见的词汇，用来说明宇宙的构成与运作、事物间的关联性等等。中医学的形成发展离不开传统文化的大环境，自然会将气作为阐释医学理论的工具。但同时我们认识到，中医学与中国传统文化毕竟是有所不同的，中医学对传统文化思想有借鉴更有发展和改造，气亦是如此。

（一）气

给中医学专业的学生讲课时经常发现很好玩的一个现象，我问：人从何而来？好多学生会照着课本回答：天地合气。我会开玩笑说，天啊，请千万别在你父母面前这么说，因为你是你爸妈生的。为什么如此简单的问题却要给出如此复杂的答案？我想，如果是让小学生来回答这个问题，肯定不会搞得这么复杂。一个医学院校的学生，却对人的由来给出如此哲学的答案，这应该不是很好的一个现象，最起码我不喜欢这样的答案。说天地合气并没有错，关键是站在21世纪的今天，当你完全明白了你是由父母之精卵结合孕育而来后，应该如何理解"天地合气"的内涵。

我想，"天地合气，命之曰人"，并不是说人是从石头缝里蹦出来的，而是为了给人与天地万物密切和谐相关这一命题提供可以论证的前提和基础。详言之，充天下一气，人和万物之生如果都禀受了天地之气的话，那么他们在本原上就已经暗藏了可通可交流之基础。如果这个理论成立的话，那么人之生长壮老已的整个过程都要与天地之道相合，与万物相和谐。说简单了，气是人和天地得以沟通的媒介。

气，讲起来很难，特别是人身之气，因为你看不到，不好捉摸。教材里说气是不断运动着的极细微物质，是构成人体和维持人体生命活动的基本物质之一。说了等于没说，中医概念往往都存在这样的致命缺点，可以理解，但是难以把握实质。就我个人理解而言，气隐隐约约是对人体各种生理活动的动力、表现等诸多要素的模糊概括。中医学所讲的几种重要的气，例如：元气，说的是一种更原始的动力，对于人体的生长发育和生殖具有最为重要的推动力；宗气，人体的呼吸系统、消化系统等都赖之以正常运转；卫气，最重要的作用是防御功能，这不正好比是人体免疫系统的动力吗？营气，入脉化血而濡润全身，这不好比是营养之动力所在吗？这样说来，气也不难理解，说白了，是古人对人体复杂生命系统的一种简单化。

用"气"和气的功能，来简单解释生命的复杂机制，这只能说是一种不得已的聪明和智慧。你想想看，没有解剖，没有更加细化的观察，你如果不笼统言事的话，该如何说清楚这些道理？这种思维并不是一种多么复杂的思维，很朴素，很简单，很生活化，似乎就在你生活的每个细节之中，一说你就明白了。

前面讲精时曾经说过，精可分为先天之精和后天之精，中医学认为精可以化气，那么由先天之精所化生的气便是先天之气，由后天之精所化生的便是后天之气。先天之气，又叫作"元气"，"元"即首次、第一，由名称足可见此气对人体的重要性，是人体生命活动的原动力。后天之精，主要是水谷之精，所化生的后天之气亦即水谷之气，该气与由肺所吸入的自然界清气合在一起叫作"宗气"。宗气的作用主要包括两个大的方面：一是，走息道行呼吸，息道即呼吸道，宗气能推动人的呼吸；二是，贯心脉行气血，宗气能够推动血液的循环。这样看来，人体之气便主要是由元气和宗气组成的。

气在人体内周流不息，分布到不同部位，因之又有了各种称谓。例如，分布在脏腑的可以称为脏腑之气，具体的如心气、肝气、肺气、脾气、肾气、胃气等等；分布在经络的则可以称为经络之气，从而成为解释脏腑经络功能变化的基础。有时候，脏腑之气还集合阴阳学说，而将具体的五脏之气和六腑之气厘分为阴气和阳气，从而通过阴阳关系来说明脏腑的运作机制。

除了根据部位来细分一身之气，还可以根据不同部位之气的功能不同，而赋予它们不同的称谓，最典型的要属营气和卫气。两者都源于水谷之气，但营气运行于脉中，与津液相合，而成为血液的重要组成部分，周行于全身而发挥营养功用，所以名其曰"营"；卫气则不同，行于脉外，可到达肌肤之表而对人体起到重要的防御作用，所以名其曰"卫"。前面我们曾经说过，卫气在体表内外的运行分布与一天阴阳之转换相和相谐，天明阳气

营气运行于脉中，周行于全身而发挥营养功用

卫气行于脉外，达肌肤之表而对人体起防御作用

渐盛,人从睡梦醒来开始一天的劳作,卫气也由体内而致体表;天晚阳气渐弱,人也应该顺应白昼转变而入睡,睡觉时卫气由体表而渐渐入里。正因为睡觉时卫气由表入里,所以相对而言防御功能便减弱,人的抵抗力就相对降低,所以入睡时人们特别容易着凉感冒。

气不断运动而产生各种变化,气的运动称为气机,气的变化称为气化。就人体而言,气运动的基本形式为升、降、出、入。中医学常说"升降出入,无器不有",即任何脏腑之气都存在升降出入四种运动形式,但是不同脏腑之气往往有着不同的运动趋势,比如前面我们讲五脏系统时曾经说过,肝气主升、脾气主升、胃气主降等等。

(二)血

血,相信大家都见过,所以无需太多语言去描述。这里我们主要讲一下中医学对血液生成、运行的认知,以及气与血之间的关系。

血液主要是由营气和津液构成的,两者都来源于脾胃运化饮食物所产生的水谷精微,所以,脾胃是血液化生之源,《灵枢·决气》中表述为"中焦受气取汁,变化而赤,是谓血"[①]。除了脾胃的作用,十二经脉的流注是从手太阴肺经开始至足厥阴肝经后又复流注至手太阴肺经的,所以古人认为肺在血液生成中也起到了重要的作用,《灵枢·营卫生会》中认为中焦脾胃运化水谷精微后,"上注于肺脉,乃化而为血,以奉生身"[②]。后来,清代医家张志聪在其《侣山堂类辩》中又讲到血液的生成是脾胃运化的水谷之精"奉心化赤而为血"[③],指出心脏也参与了血液的生成。综合以上所述,在血液生成过程中脾胃、肺、心起到了最为重要的作用。另外,近现代医家结合西医学的认识,还强调了肾与血液生成的关联,认为肾藏精,精生髓,精髓是化生血液的基本物质之一,肾中精气充足,则血液化生有源。

关于血液的运行,每次讲课到这里我都会提问学生一个问

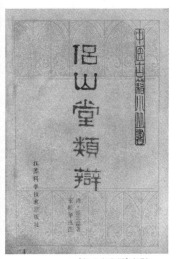

《侣山堂类辩》书影

《侣山堂类辩》为清代医家张志聪所著。"侣山堂"乃张氏所构,与同学友生及诸门弟子讲论医学之所。该书卷上论气血、脏腑、经络、形体官窍、病因病机、诊断、治法及各种病证,但守法有余而创见不足。卷下先总论药物之性味,继之以详释四十余味药物之性效主治,妙在常参药物之生长环境及其形态特征以阐释药物之性效,颇耐寻味。

① 河北医学院校释.灵枢经校释(上册).北京:人民卫生出版社,1982.499.

② 河北医学院校释.灵枢经校释(上册).北京:人民卫生出版社,1982.359.

③ 清·张志聪著;王新华点注.侣山堂类辩.南京:江苏科学技术出版社,1982.1.

题:水的正常运行需要什么力量？答案真的是五花八门:推力、重力、动力等等,推动力这个力量大家都很容易想到,但是却没有人回答"固摄力"。固摄对于水液的正常运行至关重要,道理也很简单,大家试想如果没有水渠或水沟,水能从水库流到目的地吗？水渠或水沟所起到的作用便是固摄力。就五脏系统而言,血液运行的推动力主要来源于心肺二脏,心主血脉,心气能推动血液在脉中运行,肺主气朝百脉,能辅助心脏推动血液;血液运行的固摄力主要来源于脾和肝,脾统血,肝藏血,两者共同保证血液在脉中正常运行而不致溢出脉外。

气与血的大致情况我们已经讲述完了,接下来重点看一下气与血之间的关系。气血之间的关系可以用一句话来概括,"气为血之帅,血为气之母"。

气为血之母

气为血之帅的内涵主要包括气能生血、气能行血和气能摄血三个方面。气能生血,主要讲的营气和津液是构成血液的基本成分。气能行血,是指气能推动血液的运行。气能摄血,是指气能固摄血液,防止血液溢出脉外而形成各种出血病证。

血为气之母的内涵主要包括血能养气和血能载气两个方面。血能养气,是指与气的生成、运行等密切相关的脏腑的正常运作都离不开血液的濡养,从而间接起到对气的促进作用。血能载气,是指血液是气运行的载体,气借助于血的承载而运行全身。

说个笑话,大家看影视剧时往往会看到这样的桥段,女主角大出血,生命垂危,对男主角深情地说:"抱我更紧点,我好冷。"不知道大家有没有想过,为什么出血会冷？其实这可以从中医理论获得解读。血为气之载体,大出血的病人血液大量亡失很显而易见,但是看不见的无形之气也随着出血而外泄,而气的一个重要功能便是温煦,人体体温的相对恒定有赖于卫气等的作用,所以大出血会因气的耗散而身体发冷。这样的病人该如何治疗呢,古人还没有现代的输血技术,除了必要的止血手段外,用药则强调需要注意"有形之血难以速生,无形之气所当急固",不要因为出血而忘记了气也在同时迅速地亡失,而且血属有形,若想依靠服用中药后在短时间内便补足耗散之血,是难以实现的,而应该先补气。服用独参汤后气能在短时间内得到补充,气足则能摄血,从而达到防止出血的目的。独参汤方中仅人参一味药,所以叫作独参汤,该方是古代大补元气用以治疗急重症的名方。金庸在其《天龙八部》中也写道:萧峰"听了'老山人参,吊一吊性命'这话,登时想起,一人病重将要断气之时,如果喂他几口浓浓的参汤,往往便可吊住气息,多活得一时三刻。"感兴趣的读者可以看看。

（三）津液

津液是对人体内一切正常水液的总称。津与液的内涵略有差异,简单来说,津的质地相对清稀,流动性较大,布散于体表皮肤、肌肉和孔窍等相对表浅的部位,并能渗入血脉之内与营气形成血液,主要起到滋润的作用;液则质地较浓稠,流动性较小,灌注于骨节、脏腑、脑、髓等相对较深的部位,主要起到濡养作用。但通常是津液并称,不作严格区分。

关于津液,最重要的是要明白津液的生成、运行和排泄。

关于津液,最重要的是要明白津液的生成、运行和排泄。有时候我会和学医的同学开玩笑,无论是你用中医理论还是西医理论,如果能完整地说清楚你喝了一口水之后,水在体内是如何变化的,那说明你学得还可以。中医学考试中也的确是屡屡把津液的生成、运行和排泄作为一个重要的考点。下面我们就简要分析一下。

《黄帝内经》中对这个问题的表述为:"饮入于胃,游溢精气,上输于脾,脾气散精,上归于肺,通调水道,下输膀胱。"[1]脾主运化,能够运化水液,饮水入胃,在脾的作用下进行消化,化生的津液再经过脾气的升清作用而上至肺,肺主宣发和肃降,通过宣发作用将津液以呼气的形式向外排出一部分,还有一部分到达肌表以汗液的形式排出体外,通过肃降作用将水液下输到膀胱。大家可以看到,此刻膀胱里贮藏的依然是津液,而不是尿液,所以《黄帝内经》中讲"膀胱者,州都之官,津液藏焉"[2],而不是"尿液藏焉",只有等膀胱中的津液经过肾气的作用排出体外才叫作尿液。

相信讲到这里时不少读者肯定会有疑问,肺为五脏华盖,位

---

① 山东中医学院,河北医学院校释.黄帝内经素问校释.北京:人民卫生出版社,1982.306.

② 山东中医学院,河北医学院校释.黄帝内经素问校释.北京:人民卫生出版社,1982.124.

置那么高,津液怎么会一下子到了膀胱中,难道是"飞流直下三千尺"? 胃、小肠等部位所吸收的津液是如何到了膀胱中? 在古人的认识中,津液由肺、胃、小肠等至膀胱是以三焦为通道的。

在讲五脏系统的六腑时我们没有讲三焦,这里简单说一下。中医学讲的三焦有的地方是指部位之三焦,有的是指六腑之三焦。部位三焦,膈以上为上焦,膈以下、脐以上为中焦,脐以下为下焦。《黄帝内经》中说上焦如雾,是说上焦心肺布散气血,恰如大自然雾露之灌溉;中焦如沤,是形容中焦脾胃对饮食物的消化,恰如沤烂之状;下焦如渎,是形容下焦大小便的排泄,恰如水沟排污之状。对于作为六腑之一的三焦,历代医家对它的认识也不同,比较合理的解释应该是指包裹在身体内脏之间的松散组织,大家想想包裹在鸡内脏外层、填充在各内脏之间的东西,应该也能大致想象人体内该组织的形态。因为它很松散,古人就认为它是津液运行的通道,能够让津液通过它来输送到膀胱中。当然了,这仅仅是古人基于有限的大致解剖观察而作的推断,并不一定与事实相符,关于这个问题,在前面我也已经反复说过了。

综合以上论述可见,与津液生成、输布和代谢关系最密切的三个脏是脾、肺和肾。所以,临床上对于津液输布障碍所形成的水肿等病证的治疗多从脾、肺、肾来调治。比如,脾气虚而导致不能运化水湿,那么就应该健脾化湿;肾气虚而导致小便量少、水肿等,那么就应该补肾化气行水。对于调理肺脏来治疗水肿,中医学还起了一个很形象的名字,叫作"提壶揭盖"法。大家生活中会经常喝茶,但是对茶壶却不一定观察地很仔细,茶壶若能倒出水来,最起码要满足两个重要条件:一是,茶壶嘴儿要和茶壶盖的高度在同一条水平线上,这样茶壶才能装满水,而且能把壶中的水全部倒出;二是,茶壶盖上要有一个小眼儿,这样才能保证倒水过程中内外气压的平衡,让水顺利地全部倒出。临床上我们可以见到一种少尿、水肿是因为肺气郁闭而导致的,肺为五脏华盖,肺气郁闭仿佛是把茶壶盖上的小眼儿给堵住了。对于这种病人,健脾、补肾等方法都不管用,而是应该宣发肺气,肺气得以宣散就仿佛是重新打开了茶壶盖上的小眼儿,小便自然就能排下来了,水肿也就慢慢消失了。

与津液生成、输布和代谢关系最密切的三个脏是脾、肺和肾。

四　身体的特点

前面讲了五脏系统、经络系统以及气血津液,对身体的大致厘分和身体的动力有了一定了解,接下来我们再结合传统文化思想总结一下中医学理论体系中身体的特点,以揭示中医学对身体阐发的要点在哪里和以什么样的视角来阐发这些要点。

(一)天人相应,贵在和合:时空的身体

中国传统文化长于对各种关系的阐发,天人关系、人与人的关系等等,是传统文化不同侧面所论述的重点。而且在阐发这种关系时,中国传统文化擅长以身体喻事,或者说,中国传统文化在一定程度上是一种身体哲学。例如,儒家文化在阐发人与人的社会关系时,用身体力行之"礼"来模拟宇宙之秩序以规范各种社会关系。道家文化在阐发人与自然的关系以及天道的内涵时,亦常以身体为喻。例如,《庄子·应帝王》中载:"南海之帝为儵,北海之帝为忽,中央之帝为浑沌。儵与忽时相与遇于浑沌之地,浑沌待之甚善。儵与忽谋报浑沌之德,曰:'人皆有七窍以视听食息,此独无有,尝试凿之。'日凿一窍,七日而浑沌死"[①]。以浑沌之身体比拟纯朴未散自然之天道。《老子》中以女性之身体来比拟"道"的论述,更是不胜枚举。

生命个体处于宇宙时空之中,身体亦成为宇宙时空的一部分。中国古代的创世神话中有一种类型是盘古身体的各部分形成了宇宙中的万物。通过神话我们可以发现在远古人类的思维中,人的身体与宇宙相类。葛兆光把这种中国古代思维称作"同源同构互感",意思是说,"在古代中国人的意识里,自然也罢,人类也罢,社会也罢,它们的来源都是相似的,它们的生成轨迹与内在结构是相似的,由于这种相似性,自然界(天地万物)、人类(四肢五脏气血骨肉)、社会(君臣百姓)的各个对称点都有一种神秘的互相关联与感应关系"[②]。正是源于这种"同源同构互感"思维,透过身体以洞悉和表达宇宙时空的演变,成为传统文化身

生命个体处于宇宙时空之中,身体亦成为宇宙时空的一部分。

---

①　陈鼓应注译. 庄子今注今译. 北京:中华书局,1983. 228.

②　葛兆光. 众妙之门——北极与太一、道、太极. 中国文化,1990,(3):61.

体观的一个重要特征。例如,《二程外书》有云:"世之人务穷天地万物之理,不知反之一身,五脏、六腑、毛发、筋骨之所存,鲜或知之。善学者,取诸身而已,自一身以观天地。"①《二程遗书》云:"一身之上,百理具备,甚物是没底? 背在上故为阳,胸在下故为阴,至如男女之生,已有此象。天有五行,人有五藏。心,火也,著些天地间风气乘之,便须发躁。肝,木也,著些天地间风气乘之,便须发怒。推之五藏皆然。"②宋代理学思想盛行,认知天地之理的重要方式便是"格物致知",对自我身体结构与功能的感知和体悟也是"格物"的重要一方面,借此可"致知",可以通过人身小宇宙来了解外在的大宇宙。

这种特征在中医学中亦有鲜明的体现。中医学把个体生命放置于时空运转之中,密切关注时空变化对身体的影响。未病则注重不同时空环境中的顺时因地养生,已病则关注不同时间地域对身体的影响而制定个性化明显的治疗方案。中医学的这种身体观特征,我们可以称之为"时空的身体观"。尤其是在身体内的脏腑中这种特点尤为明显。恽铁樵亦因此把中医脏腑称之为"四时的五脏",前面讲五行的时候已经说过了。

中医学身体观的这种特点是中医学身体观的最根本特点。正是围绕这种时空化的身体,围绕时间和空间所呈现出的变动不居,个体生命才被赋予了极强的变易性与仪式性,规律性与可预测性。诚如李建民所论,把这种"时空身体观"称为"数术的身体观",并概括了它的五个鲜明特点:一是,人身体的气具有时间性与方位性,也就是说气在不同时间(包括方位)是有变化、盛衰的;二是,这种时位的变化以干支、阴阳、五行等数术符号表述,也就是把人所认识的对象符号化;三是,人身体的时位变化的节奏与天道宇宙的韵律一致;四是,天道与生命的韵律不是机械的而是感应的;五是,身体的时位性既有规律可循,所以可能被人推算或预测③。

同时,也正是因为这种时空身体观的特点,才决定了中医学更加关注于生命的动态变化过程、人体生命的功能演变以及身

注重不同时空环境中的顺时因地养生

时空的身体观

---

① 宋·程颢,程颐撰.二程遗书 二程外书.上海:上海古籍出版社,1992.46.
② 宋·程颢,程颐撰.二程遗书 二程外书.上海:上海古籍出版社,1992.48.
③ 李建民著.发现古脉——中国古典医学与数术身体观.北京:社会科学文献出版社,2007.158-159.

体各部之间的密切联系,这正是下文我们要讨论的中医学身体观所呈现出来的其他三个特点:循环的身体、功能的身体和联系的身体。

(二)天道周行,如环无端:循环的身体

上文已述,中国传统文化语境中的"身体"常常是类比于天地"大宇宙"的"小宇宙",宇宙的运行变化规律在人的身体中有着鲜明的体现。这一点在传统中医理论体系中非常明显。

在古人的宇宙观中,日月星辰等天体作环周循环运动。"天道环周"思想是古人对自然界和人类社会发展变化规律所作的概括,指出这种发展变化是一种周流不息的环周运动。例如,《周易》的命名就有周行不殆,变无穷始的意思,揭示了终而复始的宇宙运行规律,尚秉和讲:"周者,易之理。十二消息卦,周也;元亨利贞,周也;大明终始,六位时成,周也;象传分释元亨利贞既毕,又曰首出庶物,即贞下启元也,周也;古圣人之卦气图,起中孚终颐,周也。……循环往来,无一非周之理。"[①]《周易》通过卦象显示了阴阳爻的消长变化和凡动必复的循环转化。古时之人通过日晷测量日影进而推算天体的运行规律,整个晷盘分二十四道格子,每一格是反复有五十条中间的隔线,减去重复的一条,实际有四十九条,将三百六十日除以四十九略等于七天,《周易》专设了复卦对这种现象的循环运动作了精辟的概括,其云:"反复其道,七日来复,天行也。"[②]

类比于人体,正常的生命现象中也应该存在类似的环周运行规律。前面讲经络系统时说过的十二经脉的经气流注从手太阴肺经开始,依次流注至足厥阴肝经,再传至手太阴肺经,首尾相接,如环无端,是很典型的环周运动。就五脏而言,依五行相生而形成的五脏相生理论,亦是一种环周式的资生和促进。

再如,气血津液的运行也是一种非常明显的环周运动。以气之运行为例,《灵枢·脉度》有云:"气之不得无行也,如水之流,如日月之行不休,……如环之无端,莫知其纪,终而复始。"[③]

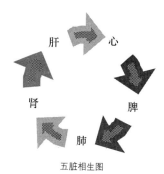

五脏相生图

① 尚秉和著.周易尚氏学.北京:中华书局,1980.2.
② 黄寿祺,张善文译注.周易译注.上海:上海古籍出版社,2007.144.
③ 河北医学院校释.灵枢经校释(上册).北京:人民卫生出版社,1982.348.

气运行不息,如环无端,终而复始。

　　另外,我们可以营卫之气的运行为例进行说明。关于"营气","营"便有运行的意思,古书中"营"和"环"为通借字,《灵枢·营气》称营气"常营无已,终而复始"①。可见,营气的命名便已表明了其运行方式是环周式的。"营气"即"环气","环周"意同"营周"。《灵枢·五十营》载:"黄帝曰:余愿闻五十营奈何? 岐伯答曰:天周二十八宿,宿三十六分;人气行一周,千八分,日行二十八宿,人经脉上下、左右、前后二十八脉,周身十六丈二尺,以应二十八宿,漏水下百刻,以分昼夜。"②很明显是按照天道环周的思想架构起来的。"人经脉上下左右前后二十八脉",讲的是营气的三种主要循行路线:一是,由手太阴肺经开始至足厥阴肝经,然后复注于手太阴肺经的十二经脉流注环周运动。二是,其支别者从足厥阴肝经别出至督脉至任脉注于手太阴肺经的环周运动。三是,由足少阴肾经经跷脉至足太阳膀胱经的环周运动。营气的三种循行都是环周式的。

　　关于卫气之运行,《灵枢·卫气行》载:"岁有十二月,日有十二辰,子午为经,卯酉为纬,天周二十八宿,而一面七星,四七二十八星,房昴为纬,虚张为经。是故房至毕为阳,昴至心为阴,阳主昼,阴主夜。故卫气之行,一日一夜五十周于身,昼日行于阳二十五周,夜行于阴二十五周,周于五脏。"③可见,《黄帝内经》中卫气循行理论的建立亦是以天道环周理论为基础。其循行,除了昼行于阳,夜行于阴,各二十五周外。还有营卫相随的环周运动,如《灵枢·动输》云:"营卫之行也,上下相贯,如环之无端。""所谓如环无端,莫知其纪,终而复始,此之谓也。"

　　可见,《黄帝内经》中营卫运行理论的建立吸收了同时期影响较大的哲学思想,通过天人合一的思维方式,加以过渡、发挥而形成的。在这个过程中,黄老之学的天道环周理论集当时历史时期文化之大成,无论是从由天及人的天人一体的整体观思维模式,还是从其环周运动的理论本身来看,对营卫运行理论的影响无疑是巨大的、深远的。

营卫之气的运行是按照天道环周的思想架构起来的。

　　①　河北医学院校释.灵枢经校释(上册).北京:人民卫生出版社,1982.337.
　　②　河北医学院校释.灵枢经校释(上册).北京:人民卫生出版社,1982.333 - 334.
　　③　河北医学院校释.灵枢经校释(下册).北京:人民卫生出版社,1982.357 - 358.

（三）体用兼备，重在释用：功能的身体

传统中医学对身体的观察，既关注身体各部脏腑组织的形态，更注重对其功能的阐发，可谓体用兼备，但更重在阐释其用。

传统中医学对身体的观察，既关注身体各部脏腑组织的形态，更注重对其功能的阐发，可谓体用兼备，但更重在阐释其用。诚然在中医学的发展过程中，解剖学意义上的形体观察在中医学理论的构建过程中，逐渐处于次要的边缘位置，甚至中医学中许多对身体功能的阐发丝毫不是建立在解剖的基础上，但若据此而否定解剖在中医学中的地位，无疑是不符合客观实际的。有无解剖并不是中西医学之间的差别，不是谁有谁无的问题，而是发展方式的不同。

即使是经脉这一难以单纯从解剖学形态上言说的结构，我们也依然可以从《黄帝内经》中看到解剖学的影子，而并非如好多人所想象的古人发现经脉完全是从身体内在体验而得。

例如，《素问·刺齐论》载："黄帝问曰：愿闻刺浅深之分。岐伯对曰：刺骨者无伤筋，刺筋者无伤肉，刺肉者无伤脉，刺脉者无伤皮，刺皮者无伤肉，刺肉者无伤筋，刺筋者无伤骨。"[①]从文中表述可知由浅及深的顺序为：皮、脉、肉、筋、骨，可以想象古人是有粗略的解剖的，如此方能谈及针刺时的深浅禁忌。

如果基于这种理解，那么可进一步确证古人所讲的"脉"在某些时候是指皮下的浅层血管。《黄帝内经》中的其他原文可为佐证。如《素问·刺志论》："脉小血多者，饮中热也。"高士宗注曰："夫脉小血反多者，其内必饮酒、中热之病。酒行络脉，故血多，行于外而虚于内，故脉小。"[②]由此句我们可以窥探古人对经络的认识，酒后局部的毛细血管充盈明显，故有面红等征兆，古人认为此血行于外络而虚于内络。又如，《灵枢·经脉》云："经脉十二者，伏行分肉之间，深而不见；其常见者，足太阴过于外踝之上，无所隐故也。诸脉之浮而常见者，皆络脉也。……饮酒者，卫气先行皮肤，先充络脉，络脉先盛。"[③]深而不见经脉的实际上就是动脉，浮而常见者则是静脉，可见古人对经络的认识，或言经络系统的构成，并不仅仅是一种单一的认识，而是把动脉、

① 　山东中医学院，河北医学院校释.黄帝内经素问校释.北京：人民卫生出版社，1982.659.

② 　清·高士宗著；于天星按.黄帝素问直解.北京：科学技术文献出版社，1980.308.

③ 　河北医学院校释.灵枢经校释（上册）.北京：人民卫生出版社，1982.263－264.

静脉这样视觉感明显的观察,亦归入到经脉系统中。

再如,经常被医学史提到的王莽时代的解剖,宋代《宾退录》中记载"王莽诛翟义之党,使太医尚方与巧屠共刳剥之,量度五脏,以竹筵导其脉,知所终始,云可以治病,然其说今不传"。[①] 所导之脉自然是解剖所见的大血管而已,它绝不可能是今天我们所讲的十二经脉。

与解剖所见的"身体"大相迥异的是,对身体功能的阐发成为中医学的主流,刚刚讲过的经络也逐渐摆脱粗略的解剖观察局限,而被赋予更多的功能性含义,蕴含了许多古人对身体内在之气有所体验后所形成的认识,单纯从解剖上难以获得完全解读,最终形成今天我们所见到的经络系统,使经络成为活的生命体上的复杂结构,一旦死亡,功能停止,便也找寻不到了。

祝世讷因之把中医学所呈现出来的身体结构形式称之为"功能性结构",他认为,人的解剖结构是人的重要结构形式,这种结构只是从解剖学的角度所认识的人的复杂结构的一个特定侧面,它不是人的唯一结构形式,此外还有许多更重要的"非解剖"或"超解剖"的结构漏在了解剖视野之外。功能性结构是超解剖的。有些人往往不理解或不能接受"功能性结构"这一概念,但它日益被证明是人的一种更深刻的结构形式。功能性结构是由相互制约关系形成的"相互作用结构",其特点是以相互作用的功能活动把相关的要素组织为一个统一体,这种结构只存在于功能活动的过程中,它是"活"的,一旦功能活动停止,结构就不复存在,迄今没有什么有效的手段能够把它"防腐"、"定格"到解剖台上。中医的理论和实践较多地反映了人的功能性结构[②]。我个人感觉讲得很有道理,感兴趣的读者不妨找他的《中西医学差异与交融》一书看看。

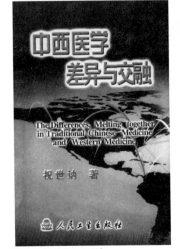

《中西医学差异与交融》书影

(四) 内外相系,各部相连:联系的身体

上文已叙,中医学理论体系中的身体是时空的身体、循环的身体、功能的身体。时空身体所表达的是身体与时间空间的密切相关性,循环的身体所表述的是在天人相应的基础上依据天

① 宋·赵与时著.宾退录.上海:上海古籍出版社,1983.43-44.
② 祝世讷著.中西医学差异与交融.北京:人民卫生出版社,2000.400.

道运行规律而确定的身体内部运行规律,功能的身体所强调的是中医学对身体的关注重点在于身体各部协调所表达出的整体功能效应。简言之,以上所述中医学身体观的三种特点都是在表达身体与相关联的事物之间的密切联系,或者是身体内部的诸多联系。时空的身体、循环的身体表达的是身体与宇宙时空之间的密切联系,而功能的身体表达的是身体各部之间的密切联系,我们可以"内外相系,各部相连"概括这种身体内外的联系,称之为"联系的身体"。可以说,联系的身体是对以上时空的身体、循环的身体、功能的身体的概括。

联系的身体,"内外相系,各部相连"

前文通过脏腑、经络、气血运行等具体中医理论着重表述了身体与外界的密切联系,这里再相对详细地说明一下中医学是如何认识与建构身体各部之间的联系的,以及该如何评价这种联系。

任何医学都不可能把身体各部作为孤立的研究对象,即使是对相对孤立的身体各部的单独观察最终也要放置到整个身体的大环境中进行综合考察,考虑身体各部分之间的互相影响与协同作用机制。现代医学的发展也越来越把这种研究趋势推向细致。所以说,我们常以"整体观念"作为中医学的"特色"是不准确的,强调人自身是一个整体,不是中医学所特有的。只能说,中医学建构与认识身体整体性的方式方法是有别于其他医学的,这才是中医学的特色。

这种特色集中体现在把身体所表现的整体正常生命功能变化与病理表现划分为几个大的类别,以高度凝练的符号化术语加以概括。例如前面我们讲过的五脏系统,把身体从外在形体官窍直至体内脏器所表现出的一系列功能归属于五脏,五脏亦因此具有明显的符号意义,可以说五脏是多层次的。也正是因为这个原因,若不明白中医学表达身体联系的方式,试图把某一整体所呈现出来的某种功能定位到单一的脏器上,是很难诠释五脏的原本内涵的。

但同时需要注意的是,五脏的符号化意义并不是要否定五脏的客观物质属性,并非是说中医学中的五脏完全是哲学思辨的产物。中医学中的五脏必定对应着一定的身体物质结构基础,只不过是说这种对应并非是简单地——对应于现代医学所讲的内脏器官,而常常是对应于几种器官或组织。例如,与中医肾直接相关的西医学组织器官主要是泌尿系统、生殖系统和支配两系统的神经系统。另外,肾上腺、甲状腺、呼吸系统、耳、腰骶部的骨和软组织等也与中医肾有密切关系。

中医学中的五脏并非是简单地一一对应于现代医学所讲的内脏器官,而常常是对应于几种器官或组织。

第五章

中医学的疾病观

　　疾病观，简言之便是如何认识疾病，对疾病持有怎样的观点和看法。

　　认识疾病无非有两大最主要的方面：首先，人为什么会生病，病从何来？这追问的便是病因；其次，各种病因为什么会导致疾病的产生，疾病一旦形成，其发展变化的机制是怎样的，这个过程便是议病，追问的便是病机。

　　对于这两大问题，我通过"释病因"和"释议病"来分别讲述。

一　释病因

病因，即引起疾病的原因。常见的原因可大致分为以下两类。

（一）邪从外来

1. 正邪之称谓

身体与外在的自然社会处于不断的互动中，身体从外界获得生存支持的同时，也不免会受到外界的各种致病因素侵袭，中医学把这些外在致病因素统称为"外邪"，外即从外而入，邪即不正，是相对人体的正气而言的。正气，实际上是对人体自我抗御外邪能力以及生病后自愈能力的概括。

正邪是相对而言的。具体而言，自然界所存在的致病因素是潜在的，当它们没有引起疾病发作时便是自然界正常的存在物，便无所谓"邪"，当它们的存在有失正常的运作而引发疾病时，便可以称作是"邪"。另外还有一种可能，自然界的各种潜在致病因素运作正常，但是人体的正气不足，致病因素乘虚而入，引起疾病的发作，那么原本运作正常的致病因素也称为"邪气"。

举个具体的例子来说，寒是自然界正常存在的一种气候，如果没有与疾病有所瓜葛，那么肯定不能称它为一种邪气，而应该称作自然界的正常之气。但是，如果某一年冬季特别寒冷，好多人都感冒了，或者是"非其时而有其气"，比如夏天原本炎热却忽然来冷空气降温，许多人因此感冒了，那么此时的寒都应该称为"寒邪"。还有一种情况，气候一切都正常，但是因为你身体虚弱，抵抗力差，天气稍稍变冷你就感冒了，此时之寒也称为"寒邪"。

2. 古人界定和厘分邪气的方法

自然界的潜在致病因素实在是太多了，该如何一一界定呢，如此繁杂，想起来自然会让人头大。我们的古人很智慧，依然是从宏观上来认识它们，尝试删繁就简，使复杂问题简单化。

前面曾经讲过，中国传统的时空观是古人生活所遵奉的基本准则，时空说起来也简单，时为四时，空为四方地域，中国传统

正气，实际上是对人体自我抗御外邪能力以及生病后自愈能力的概括。

文化中的基本思想学说如阴阳学说、五行学说等都是以时空为基础而形成的。古人将时空天地运作所呈现出来的规律作为万事万物的准则，无论是大自然，还是人事社会，一切事物和现象都必须与时空规律相合，它们的存在才会得到认可。所以，从中医学理论中我们也可以很容易发现，五脏、气血运行等等都与时空密切相谐，身体呈现出一定的时空性。对于自然界诸多潜在致病因素的认识，古人也自然会依据最基本的时空观念对其进行厘分、梳理和加工。

古人依据最基本的时空观念，对自然界诸多潜在致病因素进行厘分、梳理和加工。

详言之，就四时季节来看，中国四季分明，每个季节都有相对主流和特定的气候，比如春季多风、夏季多热、秋季多燥、冬季多寒等；就地域而言，东西南北中地域有别，气候有别，居民所患疾病也呈现出一定的地域特异性。例如，《素问·异法方宜论》中就讲到：

> 东方之域，天地之所始生也，鱼盐之地，海滨傍水，其民食鱼而嗜咸，皆安其处，美其食，鱼者使人热中，盐者胜血，故其民皆黑色疏理，其病皆为痈疡，其治宜砭石。故砭石者，亦从东方来。

> 西方者，金玉之域，沙石之处，天地之所收引也，其民陵居而多风，水土刚强，其民不衣而褐荐，其民华食而脂肥，故邪不能伤其形体，其病生于内，其治宜毒药。故毒药者，亦从西方来。

> 北方者，天地所闭藏之域也，其地高陵居，风寒冰冽，其民乐野处而乳食，脏寒生满病，其治宜灸焫。故灸焫者，亦从北方来。

> 南方者，天地所长养，阳之所盛处也，其地下，水土弱，雾露之所聚也，其民嗜酸而食胕，故其民皆致理而赤色，其病挛痹，其治宜微针。故九针者，亦从南方来。

> 中央者，其地平以湿，天地所以生万物也众，其民食杂而不劳，故其病多痿厥寒热。其治宜导引按跷。故导引按跷者，亦从中央出也。

> 故圣人杂合以治，各得其所宜，故治所以异而病皆

愈者,得病之情,知治之大体也。①

　　这段表述很经典,五方之人,地理条件不同、饮食有差异、生活起居也不同,人的体质自然会有所差异,所得疾病也不同,治疗方法也自然应该有所差别。以我所生活的山东胶东半岛沿海地区为例,也就是《黄帝内经》所讲的"东方之域",俗话说"靠山吃山,靠水吃水",沿海地区不光吃鱼虾等海产品多,海水晒盐的便利条件也让他们吃盐多,也就是老百姓说的口重。从中医理论来分析,"鱼者使人热中,盐者胜血",这种饮食结构很容易形成热聚与血瘀,热则肉腐,瘀则血败,从而很容易形成外科痈疡疾患。《黄帝内经》对于此类病证"治宜砭石"。好多人会错误地认为砭石是针的"原生态",感觉在没有针具针刺治病的早期只能用石头来代替。其实不然,《黄帝内经》中是砭石与针相提并论的,这说明砭石是一种独立的治疗工具,而非是针的早期替代品。这里用来治疗外科疾患的砭石,实际上是类似于后世手术刀的一种剖割器械。其他四方暂不多说,相信生活在这些地域的读者看到后会感到很亲切,《黄帝内经》便是如此奇妙。

　　当经过时空观念的梳理后,自然界所存在的诸多潜在致病因素变得与古人的日常生活更加贴近,越是贴近生活就越容易被感知,就越容易知晓它们致病的途径和特点。所以说,中医理论很生活化,很接地气儿,很容易让中国人明白它的内涵所在。古人通过将自然界致病因素与季节地域的联想,最终确定了以风、寒、暑、湿、燥、火来概称诸多致病因素。从四时的角度来看,风虽四时皆有,但以春为显,寒以冬为显,暑与火以夏为显,湿以长夏为显,燥以秋为显。从四方的角度来看,东南之地常见湿、火,西北之地常见风、寒、燥。

　　这六种致病因素,原本是自然界正常的气候变化,可称为"六气",但一旦致病便称为邪气,总称为"六淫"。淫,便是太多,如范仲淹《岳阳楼记》"淫雨霏霏"。如前所说,六气与六淫是相对的,若六气太过,或者六气不过但人身正气不足而致六气相对太过,皆可引起疾病,此便是六淫。接下来我们便逐一介绍六淫各自的致病特点。

　　五方之人,地理条件不同、饮食有差异、生活起居也不同,人的体质自然会有所差异,所得疾病也不同,治疗方法也自然应该有所差别。

　　六淫,风、寒、暑、湿、燥、火。

　　① 山东中医学院,河北医学院校释.黄帝内经素问校释.北京:人民卫生出版社,1982.168－173.

3. 六淫致病特点

1）风邪

风,与四时之春相对应,但四时皆可见,而且六淫中的其他邪气,如寒、湿等,皆可与风相兼为病,所以风邪致病极为广泛,中医学因此称"风为百病之长",强调的正是其致病的常见性和广泛性。

"风为百病之长"强调的正是其致病的常见性和广泛性。

风飘行不定,为阳邪,同气相求,容易侵袭人体的头面、肌表和阳经等属阳的部位和经脉。例如,风邪与寒邪或热邪相兼为患,侵袭人体肌表,可导致风寒或风热感冒,出现发热、恶风、头疼等症状。教材中认为风其性开泄,易使腠理宣泄开张而有汗出,故风邪侵袭,常伤及使皮毛腠理开泄,出现头痛、汗出、恶风等症。其实也未必,如果是风热证,可能会有汗出的情况,如果是风寒证,则很少见汗出的表现。所以说,是否开泄,还得看风邪是与另外哪种邪气相兼为患。

风性善行而数变,这也是对自然界风之特点的概括。就人体疾病而言,风邪致病的病位往往不固定,例如痹症,西医学所讲的风湿性或类风湿性关节炎都可归属于其中,中医学认为它的形成是风、寒、湿三种邪气侵袭人体的结果,但三种邪气致病有所偏胜,其中风邪为主的叫作"风痹",也叫作"行痹",可见游走性关节疼痛,痛无定处。这与寒邪导致的"寒痹",也叫作"痛痹",湿邪导致的"湿痹",也叫作"着痹",有所不同,寒痹、湿痹的疼痛部位都相对固定,寒痹疼痛较为剧烈,是冷痛,湿痹疼痛有种沉重麻木不爽的感觉。数变,则是指风邪致病往往具有发病快、变化快的特点,例如,风邪为先导的外感病,大家常见的感冒,往往是来也匆匆去也匆匆。

风邪致病还有一个重要特点,可概括为"风性主动",是指风邪致病具有动摇不定的特征。很明显,这也是根据自然界中风吹草木皆动的观察而作的概括总结。就疾病而言,风邪致病可见颜面肌肉抽掣,或眩晕、震颤、抽搐等。

好多读者看到这里会问,你刚才说的眩晕、震颤等都是让大自然中的风吹得吗? 这里必须要说明中医学认识病因的一个重要特点——辨证求因。具体而言,中医学用六淫来概括诸多致病因素,六如何能囊括如此多的事物? 所以,古人先根据对自然

辨证求因

界的观察来概括出这六种邪气的特点,比如我们刚讲过的风性主动,这是很容易从生活实践中总结的,有了这个标准之后,再根据疾病所表现出来的特点来相互对应,从而判断是哪种邪气所导致的。这样也存在一个很大的问题,某些疾病经过辨证求因而得出是六淫中的哪一种邪气所致,但客观事实未必是如此。例如,中风可以出现抽搐等风性主动的表现,中医学将其定义为风邪所伤,唐宋之前的医家多从外风论治,认为是感受风邪了,宋代之后的医家才慢慢知道这个病并非如此,现在大家也都知道好多中风是因为脑出血等引起的。再如,中医讲的破伤风,会出现风性主动的抽搐表现,但其病因却并不是被风吹的。

所以说,中医学将诸多致病因素归为六淫,并采用辨证求因的理念来认识病因,有其宏观优势和便利所在,但受历史局限,也有其认识局限和弊端。正因为此,我觉得近现代医家融汇中西医学理论来认识疾病病因,并据此制订治疗方案,是一种进步,而并不是像一些人所说的因为远离传统而应被批判。

2)寒邪

寒邪是冬季常见的邪气,但又不局限于冬季,四季气温骤降、贪食冷饮、空调温度太低等等都属于寒邪的范围,也是日常生活中最为常见的致病因素。

寒邪侵袭人体,致病部位有深浅之别。若寒邪侵袭人体肌表,部位轻浅,可见恶寒、发热、头痛、鼻塞、流清涕等症状,这叫作"伤寒",我们平常所说的感冒,有好多便是这个情形。若寒邪直接侵袭人体内在脏腑,比如过食冷饮一下子寒中胃腑,又如晚上睡觉没有盖好,第二天起来胃痛,这叫作"中寒"。

寒为阴邪,阴盛则寒,所以寒邪致病通常会呈现出"寒凉"的特点,例如,身体怕冷,得暖则有所缓解。若直接损伤内在脏腑,则出现相应脏腑的表现,例如,寒邪中胃会出现脘腹冷痛、呕吐、泄泻等症状。而且,邪盛则伤正,寒邪容易损伤人体的阳气,阳气偏衰则会出现虚寒证,正所谓"阳虚则寒",会出现肢冷蜷卧、畏寒、喜食热饮、小便清长、大便泄泻、舌淡苔薄白、脉沉迟无力等表现。

寒为阴邪,阴盛则寒。

天寒之时,水会结冰,概括此特点为"寒性凝滞"。人体气血

寒性凝滞

津液的运行需要阳气的温煦作用,寒邪侵袭人体,阳气受损而失其温煦,气血津液运行减缓,甚至闭塞不通,不通则痛,所以往往会出现疼痛。寒邪所导致的疼痛以冷痛为主,得暖则有所缓解,疼痛的部位也相对固定。

寒性收引

热胀冷缩是大家都熟知的道理,寒邪致病会呈现出"寒性收引"的特点。寒邪侵袭人体,可使气机收敛,腠理、经络、筋脉收缩而挛急。腠理闭塞,可见恶寒、发热、无汗等表现;经络收缩,可见头身疼痛,脉紧等表现;筋脉收缩,可见挛急作痛,屈伸不利等表现。治疗时都应该以驱寒和温通阳气为要。

3）暑邪

暑邪是夏季的主气,为火热之气所化。暑邪的季节性很强,主要发生在夏至之后和立秋以前,《素问·热论》中称:"先夏至日者为病温,后夏至日者为病暑。"[①]暑邪致病根据其发病缓慢和病情轻重,可分为伤暑和中暑。伤暑,起病缓,病情轻;中暑,发病急,病情重。

暑性炎热,为阳邪。

暑性炎热,为阳邪,所以暑邪伤人可出现高热、心烦、面赤等症状。其性升发,容易上扰心神,而出现心烦闷乱等表现,甚则突然昏倒、不省人事。其性散,可致腠理开泄而多汗,津液也是气运行的载体,汗液过多导致津液伤的同时,也会气随津泄而导致气虚,从而出现口渴喜冷饮、小便短赤、气短、乏力等表现。《方剂学》教材中曾摘录了清代医家王孟英《温热经纬》中的清暑益气汤,从方名便可知该方的目的在于清暑与益气,方中的西瓜翠衣、荷叶梗、黄连、知母、竹叶能够清暑,西洋参、粳米、甘草能够益气,麦门冬、石斛能够生津,清暑、益气、生津并用,是一首很好用的名方。西瓜翠衣,也就是我们说的西瓜皮,是清暑生津的好东西,削去西瓜的外皮,将内皮拌作凉菜,非常适合夏季食用。吃西瓜时也不妨吃完红瓤再往下多咬几口,有益于养生,大家不妨一试。

暑邪多挟湿邪为患

暑邪致病还有一个特点,多挟湿邪为患,这也是夏季的气候特点所致,尤其是中国的南方地域会感觉更明显一些。暑邪致病的这个特点决定了临床上除发热、烦渴等暑热症状外,还可兼

---

① 山东中医学院,河北医学院校释.黄帝内经素问校释.北京:人民卫生出版社,1982.413.

见发热却感觉不清爽、沉闷不舒,四肢困倦、胸闷呕恶、大便溏泄不爽等湿滞症状。正是因为这个原因,治疗夏季感冒时往往佐以祛湿之药,如白扁豆等,大家都听说过的藿香正气水也是夏季感冒不错的选择。

4)湿邪

湿邪四季皆可见,但以长夏为盛。前面曾经说过,有把四季末各十八日总称为长夏的,这里要说的长夏并非如此,而是夏秋之交的长夏,此时火热尚盛,雨水又多,非常潮湿。除了感受四时湿邪,日常生活中涉水淋雨、居处潮湿、水中劳作等也是感受湿邪的重要方式。

相信大家日常生活中对潮湿是有所感受的,沉闷不爽快。用中医学来概括,称其为"湿性重浊"。重,便是沉重,湿邪致病往往会出现头身困重、四肢酸楚沉重等症状。前面讲过的痹症中的湿痹便是如此,疼痛虽不剧烈,但是感觉沉闷重着。再如,同样是感冒头痛,夏天感冒头痛会感觉头上仿佛用布包裹了一样,沉闷不爽。浊,即秽浊不清,感受湿邪后身体的分泌物和排泄物往往秽浊不清,比如眼屎增多、大便泄泻、小便浑浊、妇女白带过多等。

湿性重浊

湿为重浊有质之邪,属阴邪,所以容易损伤人体的阳气,例如,久居湿地的人,往往会出现脾肾阳气虚弱,脾胃阳气虚弱则容易脘腹发凉、大便泄泻,肾阳气虚弱则容易腰部冷痛、小便清长。湿为有形之邪,容易阻遏气的正常运行,使气机紊乱,所以湿阻胸膈则胸膈满闷,湿阻中焦则脘痞腹胀。另外,湿与水相类,其性趋下,同气相求,相对而言更容易侵袭人体属阴的部位,例如下肢水肿、小便浑浊、大便泄泻、白带增多等。

湿还给人黏黏糊糊的感觉,中医学概括为"湿性黏滞"。就临床表现而言,这个黏糊劲儿主要体现在两个方面:一是,疾病症状的黏滞性。例如,口中黏腻、大便泄泻却不爽快。或许有的读者会问,大便泄泻怎么还不爽快呢?大家生活中可能会有体验,同样是拉肚子,但感觉是不同的,有的是暴泻如注,水样的,有时候我们开玩笑说"这拉肚子太快了,比小便速度还快",还有的拉肚子则是"便溏不爽,色黄如酱",这是我读大学时温病学老师给概括的,觉得很形象,所以就背过了,有时候拉肚子真的是

湿性黏滞

想拉但又老感觉拉不完，拉不痛快，往往伴有肛周灼热，很多湿热泄泻都是这种情况。二是，病程的缠绵性。湿邪致病往往病程较长，反复发作，或缠绵难愈。临床上常见的许多皮肤病从中医辨证来看都与湿邪有密切关系，很顽固，短期治疗难以奏效，而且还容易复发。

5）燥邪

燥邪的季节性很强，是秋季的主气。根据秋季的不同时段，又可将燥邪分为两大类，初秋时尚有夏热之余气，燥热相合侵袭人体，称之为温燥；深秋时，已有近冬之寒气，燥寒相合侵袭人体，称之为凉燥。两者所致外感病证，皆有燥邪之特点，但因为所合寒热之气不同，略有表寒与表热之差异，温燥可伴见发热、头痛、干咳少痰或咳黄痰、舌红苔薄白或黄、脉浮数等，凉燥可伴见恶寒、发热、头痛、干咳少痰或咳痰清稀、舌淡苔薄白、脉浮紧等。

燥，即干燥，燥邪致病最大的特点便是干燥，燥能伤津，可出现一系列干涩症状，例如，口鼻干燥，咽干口渴，皮肤干涩，甚则皲裂，小便短少，大便干结等。在五脏系统一部分我们曾经讲过，肺为娇脏，不耐寒热，且与四时之秋气相通应，因而燥邪极易伤肺，肺失宣发肃降，干咳少痰，或痰黏难咯，甚则损伤肺络而致痰中带血，喘咳胸痛等。清代医家喻昌在其《医门法律》一书中载有清燥救肺汤一方，被收入现在的《方剂学》教材，从方名亦可见燥邪与肺之间的密切关联，方中所用的霜桑叶、杏仁、枇杷叶都是治疗肺燥咳嗽的常用药。

6）火邪

火邪，也常火热并称作火热之邪，但细究起来火与热也稍有差别，例如，对于全身的弥漫发热，我们通常称为热邪致病；对于身体某些局部的红、肿、热、痛等，则通常称为火邪致病。火热虽旺于夏季，但并不像暑邪那样具有明显的季节性，四季均可发生。

清代纪晓岚在《四库全书总目提要》中讲："儒之门户分于宋，医之门户分于金元。"金元时期，中医学出现了金元四大家——刘完素、张子和、李东垣、朱丹溪，其中的刘完素认为六气皆可化火，临证擅长应用寒凉药物，代表作为《素问玄机原病

《医门法律》书影

《医门法律》为清代医家喻昌所著。喻昌曾著《尚论篇》，发明伤寒之理。该书则取风寒暑湿燥火六气及诸杂证，分门别类，阐发诊治之要。每门先冠以论，次为法，次为律。法者合理诊治之谓，律者误诊失治之责。《四库全书总目提要》对这种写作形式评价很高，云："盖古来医书，惟辨病源治法，而鲜及于施治之失，即有辨明舛误者，亦仅偶然附论，而不能条条备摘其谬。昌此书乃专为庸医误人而作，其分别疑似，既深明毫厘千里之谬，使临证者不敢轻尝。"

式》,后世称其为"寒凉派",对后世医家尤其是明清温病医家产生了深远影响。六气皆可化火,既说明火热之邪致病不受季节所限,也说明火热之邪致病的广泛性。

火热为阳邪,阳盛则热,所以火热之邪致病可见高热、烦渴、大汗出、脉洪数,俗称"四大症",《伤寒论》中的白虎汤治疗的便是此证。火性炎上,容易侵袭人体的上部,尤以头面部为多见,常见目赤肿痛、咽喉肿痛、口舌生疮、牙龈肿痛、耳内肿痛或流脓等,大家经常听说的中成药黄连上清丸就是针对火热炎上病证的。心在五行属火,同气相求,火热易伤心,心藏神,火热可致心神不宁,轻则心烦失眠,重则扰乱心神而狂躁不安、神昏谵语,所以《素问·至真要大论》中称"诸躁狂越,皆属于火"[1]。火热易伤津液,所以除一派热象外,还可伴有口渴喜冷饮、咽干舌燥、小便短赤、大便秘结等症状。津液为气运行的载体,火热熏灼而致津液大量亡失,气也随之外泄,所以又可兼见体倦乏力、少气懒言等气虚症状。

另外,火热之邪还容易生风动血。火热生风也源于生活实践的观察,火势易乘风而烈,火势迅猛时也会因空气对流而生风,古人将这些生活现象类比于人体,将高热之后出现的四肢抽搐、两目上视、角弓反张等风性主动的表现概括为热能生风。而且,就五脏系统而言,肝属木,应四时之春,与风相通应,所以临床上肝热生风是极易常见的病证。动血,是指火热入于血脉,轻则血行加速,重则迫血妄行,引起各种出血证,如吐血、衄血、便血、尿血、皮肤发斑、妇女月经过多、崩漏等。

火邪易致疮痈,导致外科疾病的形成。生活中经常见天气炎热导致肉类腐败,因此不难联想到身体疮痈红肿热痛与火热的联系,《灵枢·痈疽》中讲:"大热不止,热胜则肉腐,肉腐则为脓,……故命曰痈。"[2]火邪聚于局部,腐蚀血肉,发为痈肿疮疡。当然了,疮痈的形成并不是完全源于火热,临床上许多痈疽并不一定见到红肿热痛等明显的热性征象,与火热所致的病证相对应,我们可称其为阴疽,治疗时也不像阳痈一样清热泻火,而应该处以温通经脉、宣散血肉壅滞的药物,教材中的代表方为阳和

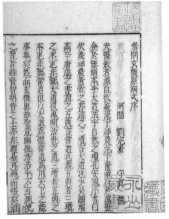

《素问玄机原病式》书影

《素问玄机原病式》为金代医家刘完素所著。刘完素根据《素问》中对病机的论述,以五运六气为纲领,对常见疾病进行了比较系统的归类,并逐条逐证加以注释。书中大旨多主于火,认为六气皆可化火。《四库全书总目提要》结合地域特点与社会背景,对刘完素的这种病机认识和用药偏于寒凉的治疗特色作了较为客观的评价,其中讲道:"完素生于北地,其人秉赋多强,兼以饮食醇酽,久而蕴热,与南方风土原殊。又完素生于金时,人情淳朴,习于勤苦,大抵充实刚劲,亦异乎南方之脆弱。故其持论多以寒凉之剂攻其有余,皆能应手奏功。其作是书,亦因地因时,各明一义,补前人所未及耳。"

① 山东中医学院,河北医学院校释.黄帝内经素问校释.北京:人民卫生出版社,1982.1215.
② 河北医学院校释.灵枢经校释(下册).北京:人民卫生出版社,1982.468.

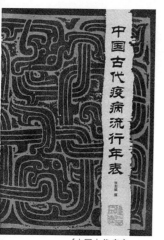

《温疫论》为明代医家吴有性所著。该书系统地论述了温疫的病因、发病条件、传染方式、病变阶段、临床表现、诊断方法、治疗原则和选方用药等。《四库全书总目提要》评价它：“有性因崇祯辛巳南北直隶、山东、浙江大疫，以伤寒法治之不效，乃推究病源，参稽医案，著为此书，瘟疫一证，始有绳墨之可守，亦可谓有功于世矣。”

《中国古代疫病流行年表》书影

汤，临床应用很广泛。

除了上述所讲的六淫，明清温病医家还逐渐发现，有一类具有传染性的外感疾病，发病急骤，病情危重，易于流行，且每一种病均有各自的临床特点和传变规律，众人所患症状基本一致，其病因与六淫有所不同，称其为“疠气”。明代医家吴有性在其《温疫论》序中称其“非风，非寒，非暑，非湿，乃天地间别有一种异气所感”[1]。

传染病古已有之，汉代张仲景在其《伤寒论》序中讲：“余宗族素多，向余二百，建安纪年以来，犹未十稔，其死亡者，三分有二，伤寒十居其七。”[2]张仲景所说的伤寒中好多实际上是传染病。考察中国历史上的传染病，东汉后期至三国，以及明代后期至清代均是多发时期（感兴趣的读者可参阅张志斌《中国古代疫病流行年表》一书，这是一本研究古代传染病的重要参考书），张仲景《伤寒论》以及明清温病学说分别形成于这两个时期，正说明了社会客观需求与医学发展之间的密切关系。导致疫病流行的因素很多，例如战乱等社会因素，但古代气候的客观变迁也是重要因素之一，大家可参阅竺可桢《中国五千年来气候变迁的初步研究》一文。

虽然疫病历史悠久，但中医学对疫病病因的认识至明清时期才达到一个高度。疫病时至今日依然未停止其脚步，SARS、甲型 H1N1 流感等是近几年才发生的事儿，中医学并不像好多人想象的那样只能治疗慢性病，对疫病等急重病症也有其自身优势所在，例如，SARS 之后社会媒体开始广泛关注 SARS 病人康复后的一系列后遗症，如大剂量激素冲击疗法后出现的股骨头坏死等，但有中医学介入的治疗却能大大减少后遗症的产生。所以，如何在充分继承古代防范和治疗疫病经验的基础上，探索现代疫病的防治依然是极具现实意义的课题。

（二）病由内生

与邪从外来相对应，好多疾病得以形成的根本原因在于身体内环境失调，我称之为“病由内生”。病从内生，并不是说与外

---

① 明·吴有性著；孟澍江、杨进点校.温疫论.北京：人民卫生出版社,1990.1.

② 中医研究院编.伤寒论语译.北京：人民卫生出版社,1959.3.

界无丝毫联系,人处于天地自然之中,身体内环境的运作也受外界的影响,从这个角度来说,身体内在病因的形成在很大程度上也源于外界刺激或间接影响,只不过这种刺激和影响相对于前面我们讲过的六淫致病来说,没有那么直接。举例来说,生活中大家都知道,过食甜腻之品,时间长了容易酿生痰湿,痰湿为内生病邪,但其形成是明显受到外在甜腻之品的影响的。再如,七情致病也是病由内生,但七情作为致病因素时往往是受到了外界刺激。所以,人处于天地之间,疾病的形成也是身体与外界的互动。

1. 外感六淫向内生五邪的过渡

仰观天象,俯察地理,这是古人感知和获取天地规律的方式,这些规律不但适用于自然界万事万物,也同样适用于人类自身。而且,所有的天地之理最终都要在人类自身上有所类比和转化,这就是我们常说的人身乃与大宇宙相类的小宇宙,这样才有其存在的意义,才能指导人们的日常生活,保证人类活动与外在天地的和谐。中医学自然也是如此,对身体结构和功能的阐发都能很明显看到对天地之理的比拟。

就疾病而言,中医学对疾病发生内在原因的认知在一定程度上也比拟了外界天地间的六淫。例如,肝血不足的病人,筋脉失养,可见肢体麻木不仁,筋肉跳动等症状,这些表现与外感风邪之风性主动的性质相类似,所以与外风相对应而称其为内风。外感六淫中除了暑邪没有相对应的"内暑",其他五邪皆有内生之邪与其相对应。以上这种转变,也就是我所说的外感六淫向内生五邪的过渡。

如果要对内生五邪下一个简单的定义,可以说是在疾病的发展过程中,因为身体内在功能失常而产生的化风、化寒、化湿、化燥、化火等病理变化,因病起于内,又与风、寒、湿、燥、火外邪所致病证的临床征象类似,故分别称为内风、内寒、内湿、内燥和内火,统称为内生五邪。

> 内风、内寒、内湿、内燥和内火,统称为内生五邪。

内风常见的主要形成原因,除了刚才举例时所说的血虚生风,还有肝阳化风、热极生风和阴虚生风。肝阳化风,是指肝阳气上亢而出现的肢麻震颤、眩晕欲仆,甚则口眼㖞斜、半身不遂等类风表现。近代医家张锡纯在其《医学衷中参西录》中曾创制镇肝熄风汤一方治疗此证,后收入《方剂学》教材,治疗时既要平肝镇逆,又要补益肝肾之阴以资其本源来制约亢逆之肝阳,现在极为普遍的高血压有很多便是属于此。热极生风,生活中极为常见,比如小儿高热如果得不到有效控制,往往会出现高热惊厥、抽搐等。阴虚风动,此阴概指津液和阴气,主要是指热病后期,津液和阴气大量亏损,或由于久病耗伤津液及阴气,筋脉失养,而见筋脉挛动、手足蠕动等风动症状。

内寒,主要是阳气虚损所致,阳虚则寒,也就是我们常说的阳虚证。

内湿,主要源于脾气虚弱,不能正常运化水湿。

内燥,主要是因为津液亏虚所致。

内火的形成主要包括以下几个方面:

一是,阳气过盛化火。气可厘分为阳气与阴气,阳气性能温煦,但一旦机能亢进则化火,正所谓"阳盛则热",中医学常说的"气有余便是火"指的就是这种情况。

二是,邪郁化火。前面讲六淫之火邪时曾经说过六气皆可化火,这里主要指的是身体内的有形病理产物,例如痰、瘀血、食积等,可以阻滞气的正常运行,气郁而化火。

三是,情志过极化火。比如郁怒伤肝,肝气郁滞而化火,大家可能听过一个有名的中成药逍遥丸,是由宋代《太平惠民和剂局方》中的逍遥散制丸而成,是治疗肝气郁滞的代表方,女子以肝为先天,所以妇科也常用,现在药商将其定义为妇科方来出售,其实男女皆可用。还有个方子是在其基础上加上了丹皮和栀子,叫作丹栀逍遥散,用丹皮和栀子清火,用逍遥散疏肝解郁,治疗的正是我们这里讲的情志过极化火。

> 逍遥丸是治疗肝气郁滞的代表方。

四是,阴虚火旺。阴气虚则显得阳气的量相对偏胜,阳气偏胜则热,但因为是相对偏胜,而非阳气量绝对偏胜,所以是一种虚热而非实热,这也就是我们常说的"阴虚则热",这种发热典型的特征是发热如潮水涨退潮一般有规律,叫作潮热,此潮热是午后热甚,另伴有盗汗、五心发热、舌红少苔、脉细数等症状。中医名方六味地黄丸可用治的发热便是此阴虚发热。

2．七情内伤、饮食劳逸

1）七情内伤

七情，即怒、喜、思、悲、恐、惊、忧，本是七种正常的情志变化。但七情过极而超越人体的正常接受能力时，则损伤脏腑精气，导致身体功能失调，或者是七情未曾过极，在一般人的可控范围之内，但是病人正气虚弱，对情志刺激的适应调节能力降低，也可引发疾病导致身体功能失常，此两种情况下的七情便成为致病因素，我们通常称之为七情内伤。

七情致病具有以下特点：

一是，直接伤及内脏。心藏神，精神意识和思维活动归心所主，且心为五脏六腑之大主，七情致病可直接损伤心脏。另外，依据五行学说的分类，七情可与五脏相对应，所以七情致病可以直接伤及相对应的五脏，具体而言，怒伤肝，喜伤心，忧思伤脾，悲伤肺，惊恐伤肾。

怒伤肝，喜伤心，忧思伤脾，悲伤肺，惊恐伤肾。

除了心藏神，前面讲身体的五脏系统时曾经说过，肝主疏泄对情志、全身气血津液的运行等具有重要的调节作用，脾是气血生化之源，与胃一升一降对全身气机起到重要的调节作用，而情志对气血津液的运行有很大的影响，所以，情志病日久往往会出现心、肝、脾三脏的气血失调。

二是，七情致病可影响脏腑气机。《黄帝内经》中便已表述了七情致病所引起的气机变化，"怒则气上，喜则气缓，悲则气消，恐则气下，……惊则气乱，……思则气结"①。

怒则气上，是指怒则伤肝，而肝气主升，所以可使肝气上冲，甚则血液随肝气并逆于上，而出现头胀头痛、面红目赤、呕血，甚则昏厥卒倒，大家想想《三国演义》中周瑜被诸葛亮激怒后的吐血就很容易明白怒则气上的道理了。

喜则气缓，在正常情况下，喜能够使心脉得舒而缓解紧张情绪，但过喜则伤心，使心气涣散，神不守舍，精神不能集中，甚则失神狂乱，大家可以回忆一下《范进中举》中的场景。

悲则气消，生活中悲伤大哭时好多人都会觉得上气不接下气，哭没了气一样的感觉，肺主气司呼吸，悲忧伤肺，日久可致肺

---

① 山东中医学院，河北医学院校释. 黄帝内经素问校释. 北京：人民卫生出版社，1982.505.

气虚损,出现精神萎靡、气短乏力、少气懒言等症状,《红楼梦》中可怜的林黛玉不正是如此吗。

恐则气下,恐伤肾,肾失闭藏,可见二便失禁,甚则遗精等症,老百姓俗语中的"吓得你屁滚尿流"说得就是此事。惊则气乱,通常将惊恐一并归于肾所主。但《黄帝内经》中则解释道:"惊则心无所依,神无所归,虑无所定,故气乱矣。"可见是从心与惊来认识这个问题的,生活中我们也都有所体会,受到惊吓会心乱。从这里看,古人所认识的惊恐似乎有程度不同的区分,惊程度略轻,会扰乱心气,恐则程度略重,会使肾气不固。

思则气结,《素问·举痛论》中讲:"思则心有所存,神有所归,正气留而不行,故气结矣。"①是从心的角度来阐发的,恰如爱情所害的相思病,当你把全部的思念都放在一个人身上,心有所存,无暇顾及其他,自然会让气留结在这里。另外,从五行的配属来看,思与脾相关联,思虑过度,可导致脾气结滞,运化失职,不思饮食,时日久了自然会"为伊消得人憔悴"。相思害人苦,心脾气结,心所主之血脉结滞不通,脾所主之气血化生不足,时间长了怎能不让人精神恍惚、消瘦不堪呢? 李清照感叹"一种相思,两处闲愁。此情无计可消除,才下眉头,却上心头",《牡丹亭》中的杜丽娘会因不得见梦中男子柳梦梅而亡,"原来姹紫嫣红开遍,似这般都付与断井颓垣。良辰美景奈何天,赏心乐事谁家院","连宵风雨重,多娇多病愁中。仙少效,药无功","世间何物似情浓? 整一片断魂心痛"②。在通讯方式如此多样便捷的今天,我们又怎会想象到那种相思之苦呢?

前面曾讲过,气的运行对血和津液的运行产生重要的推动作用,因此,七情内伤影响气机,日久可致血、津液运行不畅,而形成血瘀、痰饮等,血瘀、痰饮又可作为致病因素而导致各种疾病的产生。现代生活中常见的心脑血管疾病、肿瘤、糖尿病等都与此有所关联,所以调节情志对健康来说至关重要。

三是,七情变化可影响病情。情绪积极乐观,七情适度,则有利于疾病康复。若情绪消沉,悲观失望,或七情异常波动,则可加重病情。因此,保持良好的心态,调整好自己的情绪,未病

七情内伤影响气机,日久可致血、津液运行不畅,而形成血瘀、痰饮等,血瘀、痰饮又可作为致病因素而导致各种疾病的产生。

---

① 山东中医学院,河北医学院校释.黄帝内经素问校释.北京:人民卫生出版社,1982.506.

② 明·汤显祖著;徐朔方校注.牡丹亭.北京:人民文学出版社,2002.53、109.

则能养生,已病则能促进康复,需要我们每个人注意,特别是现代社会如此重压,调节心情则更为重要。遗憾的是,我们中的大多数人只有在病倒之后才体会到情志对于健康的重要。

2) 饮食、劳逸

说起吃饭谁都不会感到陌生,人体所需要的营养都从饮食而得,大家也都知道"病从口入",饮食若没有节制,不遵循合理适度的法则,也会导致各种疾病的产生。

脾胃主运化饮食,为气血生化之源,饮食失宜,影响最大的便是脾胃。若饮食不足,则气血生化无源,会出现全身气血亏虚的虚弱表现。若饮食过多,脾胃难以完全运化,会导致食滞胃肠,正如《素问·痹论》所言"饮食自倍,肠胃乃伤"[1],从而出现脘腹胀满疼痛、嗳腐吞酸、呕吐、泄泻等。时间长了,营养过剩,脾胃受损,而且停积之食还可酿生痰湿等病理产物,可形成糖尿病、冠心病等疾病。

对现代大部分人而言,吃不饱并不是最突出的问题,过食才影响到大家的健康。从这个角度来看,古人养生所提倡的"辟谷"之法也有其道理所在。晋代葛洪在其《抱朴子》中引行气家言曰:"欲得长生,肠中当清;欲得不死,肠中无滓。"[2]现在流行的排毒养颜广告,其理念或许源于此吧。佛家过午不食,中午饭之后便不再进食,认为宜于修行。当然了,凡事不能绝对,过食不好,不是让大家辟谷不吃东西。而是像老百姓所说的一样,吃个七八分饱,对身体还是有好处的。

除了过饥、过饱,饮食不洁轻则上吐下泻,重则食物中毒,大家在生活中都很注意。相对来说,大家不是很关注的则是饮食偏嗜的问题,用现在的话来说就是营养不均衡,古人则从阴阳、五行学说阐释其机理。食物相对药物来说虽然性质相对平和,但也有寒热之别,健康饮食当寒热并用以寻求平衡,遵奉《黄帝内经》中所说的"春夏养阳,秋冬养阴",不能偏食寒或热。若偏嗜寒性食物,则容易损伤脾胃阳气,导致寒、湿从内而生,可见腹痛泄泻等;若偏嗜辛温燥热食物,则使肠胃积热,出现口渴、便

饮食偏嗜,用现在的话来说就是营养不均衡。

---

① 山东中医学院,河北医学院校释.黄帝内经素问校释.北京:人民卫生出版社,1982.563.
② 王明著.抱朴子内篇校释.北京:中华书局,1985.266.

秘、腹胀，或酿生痔疮等病症。

另外，除寒热之外，食物之性还可根据五行学说而厘分为酸、苦、甘、辛、咸，分别与五脏肝、心、脾、肺、肾相对应。五味偏嗜则损伤相应的五脏，《素问·五脏生成》中讲："多食咸，则脉凝泣而变色。多食苦，则皮槁而毛拔。多食辛，则筋急而爪枯。多食酸，则肉胝腒而唇揭。多食甘，则骨痛而发落。"①当然了，食物与身体之间的互动不一定如五行这般机械，但搭配各种性味的食物一起食用则是非常合理的。现在好多人做稀饭讲究五谷杂粮并用，炒菜时搭配各种颜色的蔬菜，都是有一定道理的。

劳逸结合是大家都知道的生活常识，也是大家经常挂在嘴边的一句话，但是真正能做到的人却并不多，过度劳累与过分安逸的两极现象依然是普遍存在的。过劳，生活中常见的有劳力、劳心和房劳之别，劳力伤气，劳心伤神，房劳伤肾。过度安逸，四肢不得运动，脾主四肢，从而影响内在脾胃之运化，食少乏力，精神不振，肢体软弱，动则心慌、汗出。另外，"流水不腐，户枢不蠹"，适当运动可以促进气血津液的运行，古人发明的行气导引之术，其目的大抵如此，现在广泛流行于百姓日常生活中的太极拳、五禽戏等也都是通过适当的肢体运动来促进全身气血之运行。所以，过度安逸可导致气血津液运行障碍，从而出现气滞、痰凝、血瘀等各种表现，而这些恰恰是心脑血管疾病等中老年常见疾病的致病因素。古人讲："生于忧患，死于安乐。"单纯从健康角度来看，也是很有道理的，过度安逸是酿生各种慢性疾病的重要原因。

> 过度劳累与过分安逸的两极现象普遍存在。

3. 痰饮、瘀血

痰饮与瘀血都属身体内在功能失常而产生的有形病理产物，所以放在一起来讲述。

1）痰饮

痰饮是由于津液输布障碍而形成的，前面我们在讲述津液的生成、输布和运行时曾经说过，与津液代谢密切相关的三个脏为肺、脾、肾，所以，一旦肺、脾、肾功能失调，则很容易导致津液输布障碍，津液停滞而酿生痰饮。

---

① 山东中医学院，河北医学院校释.黄帝内经素问校释.北京：人民卫生出版社，1982.150.

现在的教材中将痰分为有形之痰和无形之痰,认为由呼吸道所咳出的痰为有形之痰,其他停滞在脏腑经络间的则为无形之痰。我个人并不同意这种厘分,其实痰无所谓有形与无形,而且这也不是古人要阐发的重点所在,况且痰作为津液代谢失常所凝聚的病理产物,应当是有形的,由呼吸道咳出的痰显而易见,但是停滞在脏腑经络间作为致病因素的痰也并非是无形的,只是我们的古人并未把注意力放在去考察它们的具体形态而已。

前面说过,中医学颇具特色的是"辨证求因",有类似的特点皆可归之于相应的病邪,中医学对痰阐发的重点并不在于通过解剖去发现停滞在脏腑经络间的痰究竟为何物,而是身体表现出的异常病理变化是否可以从痰而获得解释。也正是因为这个原因,西医学所讲的高脂血症、脑出血后遗症等,为什么中医学会将痰作为一个重要的致病因素,其根本原因并非是痰之有形无形,而是黏稠、阻滞等病理特点与痰太相似了。

痰饮作为有形病理产物,可以阻滞气血津液的运行,而气血津液失常往往是形成各种病证的潜在病理基础,所以痰饮可以直接或间接引发各种病证,中医学因之称"百病皆由痰作祟",说的就是痰致病的广泛性。

> "百病皆由痰作祟",说的就是痰致病的广泛性。

痰饮可以停留在身体的各个部位而导致各种病证的形成。例如,痰停心脏,也就是我们常说的痰蒙心窍,可以使心神不藏而出现癫狂等各种精神疾病;痰饮停肺,可影响肺之宣发肃降而出现咳喘;痰饮停于经络,可形成中风而见肢体麻木、屈伸不利,甚至半身不遂;痰饮停留在咽喉间,可形成梅核气,感觉嗓子里有东西堵着,咽之不下,吐之不出,我们常说的咽炎有很多便属于这种情况,张仲景《金匮要略》中讲:"妇人咽中如有炙脔,半夏厚朴汤主之。"[①]这个方子由半夏、厚朴、茯苓、苏叶、生姜组成,可以用这几味药泡水代茶饮,效果还是不错的。

另外,中医学还把一些疑难病症的病因归于痰,称"怪病多痰"。临床上对于一些疑难病症,尤其是迁延不愈的病症,都要考虑"顽痰"这个因素。之所以会形成这种认识,我个人感觉是

---

① 何任主编.金匮要略校注.北京:人民卫生出版社,1990.217.

因为气血津液是构成人体和维持人体生命活动的基本物质,所以迁延不愈的慢性疾病往往都伴有气血津液的失常,而血液与津液代谢失常的重要病理产物便是痰与瘀,所以多会从痰、瘀论治,下面要讲的瘀血也是如此。另外,痰给人的感觉是黏滞不爽,会很容易让人联想到痰所致之病的迁延不愈。临床上治疗精神病等疑难病症,从痰论治的确有非常好的疗效。相较于一般的痰浊为患,久病之痰为顽固不化之顽痰,所以用药也不同于一般之痰,单纯的化痰药往往难以奏效,而需要处以峻猛重坠之化痰药。例如,入选《方剂学》教材的礞石滚痰丸,方中的青礞石功专镇坠,善能攻逐陈积伏匿之老痰,该方用治实热老痰为患。

2)瘀血

瘀血是血液运行障碍而形成的病理产物。至于瘀血形成的原因,常见的主要有:

一是气虚血瘀。气为血之帅,能推动血液的运行,气虚则推动乏力,血液运行迟缓而成为瘀血。临床所见中风后遗症的病人往往都能见到气虚血瘀的情况,清代医家王清任在其《医林改错》中创制的"补阳还五汤"一方,用治半身不遂、口眼歪斜、语言謇涩、口角流涎等,现在被广泛应用于中风后遗症的治疗,方中所用的黄芪量为四两,而其他活血化瘀药物的剂量则为几钱,重用补气药的原因便是补气以行血。

二是气滞血瘀。气机郁滞则无力推动血液运行,从而导致血瘀的形成。特别是肝气郁滞,肝失疏泄而导致血瘀的形成,治疗时当疏肝理气为主,例如,经常见女子月经期间因怒伤肝,而致月经突然消失,若单纯治以活血化瘀之药往往难以奏效,需要根据疾病的根本原因所在而处以疏肝理气之药。

三是血寒致瘀。寒性凝滞,血寒可导致血液运行迟缓而形成血瘀,治疗时当温经散寒,张仲景《金匮要略》中列温经汤治疗此证,现在制成了中成药,是临床上治疗妇科月经不调的常用药。

四是血热致瘀。前面曾经讲过,血液的主要组成成分是营气和津液,热能耗津,所以会致血液黏稠,进而会形成血瘀。热盛往往能加速血液的运行而迫血妄行,形成各种出血性疾患,但是血热同样可以导致瘀血。所以,临床上对于血热而致的出血

《医林改错》书影

《医林改错》为清代医家王清任所著。书中对古代医家描绘的脏腑形象进行了改正补充。另外,书中载有许多王清任创制的活血化瘀方剂,如通窍活血汤、血府逐瘀汤、膈下逐瘀汤、补阳还五汤等,用治多种病症,沿用至今。这或许与王清任对尸体的观察密切相关,因为瘀血在尸体上是很容易见到的,证新死者以测生前之状态,所以常用气滞、气虚、血瘀等阐释病机,以行气、补气、活血之法治疗疾病。

诸证往往会毫不迟疑而处以清热凉血之药,但是对于血瘀证却通常会因为胆识不够而不敢处以凉血药,因为大家脑子中老有个思维定式,认为只有寒邪能导致血瘀。唐代医家孙思邈曾以胆大心细之言来告诫学医者,临证的确是不能囿于成见而失其灵活。

五是外伤致瘀。跌打损伤、金刀所伤、手术创伤等都可以导致出血,离经之血可滞而为瘀。所以,对于外科病证的治疗,中医学素来都强调益气养血与活血相成相辅,旧血不去则新血不生。

二 释议病

我所说的议病,是指如何阐释疾病的内在机制,也就是疾病形成、发展变化的整个过程是怎么一回事儿。只有知晓了疾病的内在机制,才能为接下来治疗原则的制定以及选择具体的方药治病奠定基础。现在的中医学教材中通常称其为病机,"机"的本义是古代弩箭上的发动装置,只有扳动了"机",弩上之箭才能发出去,所以疾病之"机"就是洞悉整个疾病的关键所在。

(一) 写在议病之前

在具体讲述这一节之前,我有三个问题需要首先说明一下。

首先,我感觉议病有严谨与不严谨之区分。所谓严谨者,就是大量存在于古人论述中以及我们教材中所讲的,按照阴阳辨证、气血津液辨证、脏腑辨证、经络辨证等理论来分析疾病机理的。我所说的"不严谨",主要指的是通过一些生活化的类比来说明疾病机理,给人以很随性的感觉。这也就涉及该如何看待一些所谓的中医妙案,其中宽泛的类比在很大程度上并不能揭示疾病的根本所在,偶然的一次治愈并不能代表该治疗方案的可重复性,妙案在一定程度上是"巧"案,算是碰巧了。

例如,清代医家毛祥麟曾在其《对山医话》中记载了如下一件事:

> 昔有人乘舟遇风而患心疾,医者取多年船柁于手汗所积处,到末饮之而愈。医以意用,初似儿戏,往往

如何看待一些所谓的中医妙案,偶然的一次治愈并不能代表该治疗方案的可重复性,妙案在一定程度上是"巧"案。

巧发奇中,有未易致诘者。庐陵尝举此语坡公,公笑曰:然。以才人之笔烧灰饮学者,当疗昏惰。推之饮伯夷之盟水,即可救贪。食比干之饭,即可愈佞,舐樊哙之盾,亦可治怯。臭西子之珥,亦可愈恶疾乎。庐陵亦大笑。余谓:是固不可太泥。古人用药,每取形质相类,性气相从,以达病所,亦有纯以意运,如弩牙速产,杵糠下噎,月季调经,扇能止汗,蛇性上窜而引药,蝉膜外脱而退翳。所谓医者意也,殆即此类。本不当以常理格,亦未可以必愈,其如或执而不通,适为坡老所笑耳。①

"是固不可太泥。古人用药,每取形质相类,性气相从,以达病所,亦有纯以意运",这真是非常客观的评价。在古代便能见到如此冷静的分析,实在让今天的我们感到震撼。中医治病不是像一些人故弄玄虚地一样,认为一个"取象比类"就包打天下。很遗憾,时至今日好多人,包括中医院校的一些老师,不能以客观的视角来审视和评价中医之利弊,在讲中医时依然把渲染这些东西作为褒奖中医的手段,最终目的只会适得其反,让人感觉中医是些骗人的把戏。"医者,意也",是我们现在也经常说的一句话,似乎中医只能意会不能言传,这样才显得境界高和与众不同,实则不然,恰如《对山医话》中所言,这种随意的类比不循常理,未必能一定解释疾病的真实机理所在,所以未必能治愈疾病。

首先要学习的是系统中医理论,知常方能达变。

因此,我要强调的第一个重要问题就是,我们今天学习中医首先要循常理而学,不要把一些不循常理的奇案作为显现中医学优势的工具而学习。对于中医专业的大学生来说,你首先要学习的便是教材中的系统中医理论,有时间再去看一下中医古籍,不能猎奇式地学习中医,但求平实和稳妥,知常方能达变,这对你将来的中医临床至关重要。

其次,第二个问题是病与证的问题。教材中把辨证论治作为中医学的特色和优势,尽管一再说明要辨病与辩证相结合,但

---

① 清·毛对山著《对山医话》。见:曹炳章编. 中国医学大成(四十). 上海:上海科学技术出版社,1990. 331-332.

骨子里多多少少是感觉重证轻病才是正道。我个人感觉不应该如此,辨病与辨证的问题应客观合理评价,辨证未尝就像我们所炫耀那样的要一定比辨病有优势。对局部的灵活性不能替代对整个疾病过程的宏观把握,两者实际上各有利弊。

透过古代中医文献我们可以发现,在一定程度上古人也有因缺乏辨病的宏观把握而采取的无奈之举。例如,张仲景《伤寒论》中讲:"观其脉证,知犯何逆,随证治之。"①为何要随证治之?归根结底还是因为对疾病的宏观把握不够,只能根据疾病在某一阶段表现为某种证,而治疗此证。

再如,中医的四大难症风、痨、鼓、膈。风即中风,西医学所讲的脑出血等与此相类似;痨与西医学所讲的结核病大致相当,鼓即鼓胀,气、血、水凝聚于腹中而致腹大如鼓,西医学所讲的一些肝癌晚期的腹水可归于其中;膈即噎膈,是食管狭窄、食管干涩而造成的食物不得吞下,西医讲的食管癌等等可归于其中。以今天的眼光来看,中医学对四大难症的病因把握固然有不准确的地方,但是缺乏更加宏观的视野也是其中重要的原因。因为单纯依靠中医辨证,你无法从整体上了解这些疾病的整体发展趋势。这好比是一场大型战役,必须要有宏观规划和整体指挥思路才行。

所以,我第二问题要强调的重点便是,一个中医专业的大学生必须要对西医有所了解,特别是一些传统中医缺乏宏观认识的疾病,一定要结合西医对整个疾病病理机制的阐发来认识它,这样的中医辨证论治才会更加全面。因此,尽管在这本书中我们讲的是中医,尽管在这一节议病时我们讲的还是最传统最经典的四诊、阴阳、气血津液、脏腑经络等等,但是大家一定要明白兼听则明的道理,中医有优势也有不足,西医有不足但也有优势,碰到疾病不妨中西医都听听才行。

最后,第三个问题是要心里明白病有可议可治者,有可议难治者。所谓可议可治,是指可以通过中医理论来解释疾病的病理机制,并能据此施以中医治疗而获得痊愈;所谓可议难治,是指好多病虽然从表面上看起来能通过中医理论得到解释,但是

病有可议可治者,
有可议难治者。

---

① 中医研究院编.伤寒论语译.北京:人民卫生出版社,1959.10.

处以相应的治疗方案却不曾见效。

　　中西医学都存在这种情况，因为现阶段医学对于疾病的认识还通常是某些局部而已。用以阐释疾病的理论若能真的与疾病的本质相符，那么还可能会有临床疗效。如果阐释疾病的理论还仅仅是一个假说，还未曾与疾病的本质相符，那么往往很难奏效。而且，有时候即使是知道了疾病的原因，但却没有可以应对的治疗方法，所以人们有时候会评价西医学是"高诊断，低治疗"，"会让你明明白白地死"。面对疾病，毕竟我们未知的还有很多。相较于西医学，受现代知识背景的影响，大众对中医学一般知识的了解还是很有限的，所以不少人会感觉中医即使是看好了病，也难以言说其背后的道理所在，说中医学是让人"不明不白地活"。其实并非如此，中医学是有一套完整的理论来解释疾病的，只是在传统文化断层明显的今天，我们很难理解和客观评价它而已。另外，略知中医的好多人会说没有用中医解释不了的疾病，绕来绕去总能说得通，但是治病却不一定有效果。我想最主要的原因便是中医学用以解释疾病的工具，例如阴阳学说、五行学说、气血津液学说、脏腑学说等，往往是借鉴传统文化思想而形成的，内涵太过宽泛，历来的中医又很少能明确界定每种理论用以解释疾病的适用范围，所以某些理论即使能解释疾病，但却未必是最准确的。条条大路通罗马，但你所走的路却并非是最短的。把疾病比作罗马，把对疾病的准确认知比作是最短的路，我们就会马上明白，有时候我们的绕来绕去，即使表面上看起来似乎能解释得了疾病，但在本质上却已经走远了。

有时候即使表面上看起来似乎能解释得了疾病，但在本质上却已经走远了。

　　我之所以强调这个问题，最终目的是要说明中医学是有其局限性的，切莫觉得它能解决一切问题。对于接下来要讲述的中医议病方法，也要一分为二地看。中医学用以议病的理论就那么一些，太宏观了，普适性就大，但随意性就大，应用起来不好把握尺度，学中医之难也正在于此。学中医的人很多，但真正登堂入室，于微妙处见高低的，的确是少。对于大部分读者而言，当然无需如此，但若能知中医之可用与不可用之处，也算是一种大智慧了。

（二）四诊探病

议病的前提是如何最大限度地获取疾病信息，关键是如何对信息进行加工，梳理出一条合乎逻辑的脉络。获取疾病信息的传统方式是大家经常听说的望闻问切四诊。

现在被吹嘘得很玄的是切脉，有的大夫临证单凭切脉，四诊缺三，但病人却觉得这大夫很牛气，水平很高。其实古人并非如此，一直强调四诊并参的重要性，四诊缺一不可。早在《黄帝内经》中便已经批判了单纯靠脉诊来诊断疾病，强调对于疾病的具体起因和发展过程，必须通过问诊才能有全面的了解，"诊病不问其始，忧患饮食之失节，起居之过度，或伤于毒，不先言此，卒持寸口，何病能中"①。寸口是腕部桡动脉的搏动处，是最为常见的诊脉部位，后面脉诊部分还会再详细讲述。清代毛祥麟《对山医话》中则直接把"不问病情，妄言知脉"作为庸医之恶习，其云："时下庸浅医流，有三恶习：写方作狂草，用药好奇异，不问病情，妄言知脉。不思医称司命，当如何郑重，而率意如此，其道亦概可知矣。"②

庸医之三恶习："写方作狂草，用药好奇异，不问病情，妄言知脉。"

清代俞震在其《古今医案按》中记载了如下一则医案："吕元膺治一僧病，诊其脉，独右关浮滑，余部无恙。曰：右关属脾络胃，挟舌本，盖风中廉泉，得之醉卧当风而成瘖。问之而信，乃取荆沥化至宝丹饮之，翌日遂解语。"好多人看了这则医案后肯定会说，这唐代的吕元膺也太厉害了，摸摸脉就知道病人是醉卧当风而得病。而俞震在该医案后的按语却评价道："右关浮滑，岂无风与痰为呕吐烦满等证，而独决其醉卧当风以成瘖耶，此必于望闻问之间参合得之，然亦巧矣。"③俞震的意思是说，每一种脉象往往都可见于多种疾病，不是一种脉象特定性地对应一种疾病，所以单纯根据脉象就判断出是什么病、该病是在什么环境中因何而得，是不可能的，而必须是"于望闻问之间参合得之"，只不过在医案中为了突出脉诊，而未详记其他三诊的情况。

① 山东中医学院，河北医学院校释.黄帝内经素问校释.北京：人民卫生出版社，1982.1263.

② 清·毛对山著《对山医话》。见：曹炳章编.中国医学大成（四十）.上海：上海科学技术出版社，1990.339.

③ 清·俞震等辑；袁钟，图娅点校.古今医案按.沈阳：辽宁科学技术出版社，1997.86.

所以说,大夫是否高明,并不是由是否仅凭脉诊断病而决定的,更何况古人还有"舍脉取证"一说,即当依据脉诊而获得的对于疾病的判断与其他三诊所获得的综合判断不相符时,应该依据综合判断来分析疾病,而不应执泥于脉诊。即使某位大夫脉诊的确很厉害,但若能四诊合参,岂不更加细腻和稳妥。所以,大家以后再去找中医看病时,对大夫的评判也不能仅仅依据一些表象。

1. 望诊

首先来看一下望诊。扁鹊是正史记载的第一位医家,司马迁在其《史记·扁鹊仓公列传》中记载扁鹊饮用上池之水后"视见垣一方人",能够看到墙另一侧的人,"以此视病,尽见五脏症结,特以诊脉为名耳",能够直接看到病人五脏的病灶所在,只不过是以诊脉装装样子,或许是怕病人对他的透视能力太过诧异吧。后来的一些医学史著作中把扁鹊的这个"特异功能"牵强附会为类似于西医学的 X 光技术,实在是让人啼笑皆非。在该列传接下来的部分中还介绍了扁鹊三望齐桓侯的故事,大家熟知的成语"讳疾忌医"也是从此而来。由此可以推断,司马迁对扁鹊透视的记载肯定是对其望诊水平的神话。后来的医家张仲景在《伤寒论》序中还依然感叹扁鹊望诊水平之高,"余每览越人入虢之诊,望齐侯之色,未尝不慨然叹其才秀也"[①],说他每每看到史书中对扁鹊治虢太子、望齐侯之色的记载,还是惊叹不已,心向往之。《难经》中讲:"望而知之谓之神"[②],把望诊推崇到很高的位置。

《难经》中讲:"望而知之谓之神",把望诊推崇到很高的位置。

那么望诊该望什么呢? 首先是望神,从整体上来把握身体的综合情况,中医学把"精气神"作为人身三宝,神是生命力的综合外在展现,《黄帝内经》中因之强调"得神者生""失神者死",神志清楚、语言清晰、目光明亮、反应灵敏、动作灵活等都是得神的表现,反之则是失神。另外,还有大病将亡回光返照时可出现得神的假象,我们称之为"假神"。这都是判断疾病状况的重要参照。除了望神,还有更为具体的望面色、望肢体形态、望头颈五

---

① 中医研究院编.伤寒论语译.北京:人民卫生出版社,1959.3.
② 南京中医学校校释.难经校释.北京:人民卫生出版社,1979.134.

官九窍、望皮肤、望二便及排泄物、望舌等,其中最具特色的当属望面色和望舌,这也是诸多中医爱好者非常想了解的。而且其机理也不是很复杂,可以为大家了解自己身体的健康状况提供指导。

1) 望色

《难经》中讲:"望而知之者,望见其五色,以知其病。"[①]将望色作为望诊之核心。

古人曾讲面部厘分为不同的区域,每个区域对应不同的脏腑,从而将这些区域的色泽变化归于相应脏腑的功能失常。不同医家对面部区域与脏腑的对应,观点不一,《黄帝内经》的《素问》和《灵枢》中对它的论述也不尽相同。而且,无论是哪种对应方式,都不免有些机械,所以,这种对应可以作为参考。例如,生活中我们可以发现某段时间过食辛辣刺激之品,的确是经常在脾胃的对应部位鼻子上长痘痘,但并不是所有鼻子的变化都要从脾胃来分析,因此切忌执泥于这种对应。

需要大家了解的重点不在于此,而是常见面色变化所对应的大致病理机制。简单来说,青色是瘀血阻滞的常见表现,生活中我们也有体验,身上哪个地方被碰了后会发青紫色。除了瘀血证可见青色,寒证寒凝血脉,痛证、惊风等使脉络剧烈收缩,皆可导致血行瘀阻而见面部青色。例如,小儿高热容易出现惊风,高热燔灼筋脉,筋脉拘急,可见眉间、鼻柱及唇周发青。另外,依据五行学说,青色与肝相对应,临床一些肝病重症也会常常见到面色发青、枯槁晦暗,中医学称此现象为"真脏色见",预后往往不好。

赤色,是火之色,热证常见。但热证有虚实之分,实热证,阳盛则热,病人往往高热、大汗、大渴,实热的赤色,一般是满面通红,治疗当用寒凉之药以清热泻火;虚热证,也就是阴虚则热,它的赤色,一般是颧骨发红,伴见潮热、盗汗、五心烦热,治疗当用滋阴之药以养阴清热。另外,久病重病患者,若突然出现两颧泛红如妆,乃是阳气极虚,虚阳浮越于上所致,又称为戴阳证,提示疾病已经非常危重。

望色是望诊之核心

---

① 南京中医学校校释.难经校释.北京:人民卫生出版社,1979.134.

面见黄色,往往提示是脾病

黄色,在五行与脾相对应,临床上面见黄色,往往提示是脾病。常见的如,脾虚运化无力,气血乏源,不得上荣于面,面色淡黄无华,称之为"萎黄";脾虚不能运化津液,水湿内停,泛溢肌肤,可见面色发黄而虚浮,称之为"黄胖",好多脾气虚的老年人往往可见这种面色。另外,脾运化失常,影响到肝的疏泄功能,肝失疏泄,不能促进胆汁的正常排泄,胆汁不循常道而外溢于肌肤,可见面色发黄,尤其是眼球外周的白色巩膜部分发黄,中医学称该病为"黄疸"。若黄色鲜明,黄如橘子色,则为阳黄,是湿热为患;若黄色晦暗如烟熏,则为阴黄,是寒湿为患。

白色,主虚与寒。气血亏虚,不能上荣于面,则面见白色;大出血的病人,气随血液大量亡失于外,面色苍白,这都是很容易想象到的情形。若阳气亏虚,此为虚寒证,面色白,还可因阳虚水停而见面目浮肿,称之为面色㿠白;若寒邪侵袭,寒性收引,经脉挛缩而气血不能上荣,也可见面色发白,冬天时大家遇寒都有过类似的体验,也不难理解。

肾病常见黑色

黑色,依五行学说与肾相对应,肾病常见黑色。例如,肾阳气虚弱,水饮不化,可见面色黧黑,黧黑是黑种带黄的颜色,黑与黄恰恰是肾虚与水湿内停的结合;肾虚水盛,还往往可以见到眼眶周围发黑;若肾精久耗,可见面黑而干焦,古人常把眉间印堂发黑作为凶象,其实纵欲过度、肾精耗竭的人也可以见到印堂发黑,我们就得提醒他切忌房劳过度。另外,面色黧黑而肌肤甲错,则是瘀血的征象,所谓肌肤甲错,是指瘀血内停而新血不生,不得荣养肌肤,而致皮肤干燥,甚则如鱼鳞交错状。

正常的五色应当含蓄、明润和自然。

最后需要说明的是,上面讲的青、赤、黄、白、黑也皆可见于正常人,只不过是正常人所见的五色要更加含蓄、明润和自然。正如《黄帝内经》中所讲的,青色当"如以缟裹绀",赤色当"如以缟裹朱",黄色当"如以缟裹栝楼实",白色当"如以缟裹红",黑色当"如以缟裹紫"。五色的正常之色如以白色的丝织品覆盖在其他颜色之上,非常含蓄。大家可以试想一下,白色丝织品覆盖在红色之上,那种隐约白里透红才是正常的白色,而非纯白色才是正常。

2)望舌

看过中医的人都知道望舌,中医大夫通过观察舌头来判断疾病。对于初次看中医的病人来说,大夫让其伸出舌头来还多少会觉得有些奇怪,但日子久了,就把望舌同摸脉一样作为中医学的标签了。

望舌同摸脉一样,是中医学的标签。

望舌包括的内容也很多,比如,望舌体的颜色、形质、动态以及舌下脉络,还有望舌苔的质地和颜色等等,这里着重讲述其中与大家日常生活密切相关的一些内容。

正常的舌色是淡红色,常见病色主要有以下几种:

若颜色变浅,称为淡白舌,往往提示是虚证和寒证,比如气血两虚等。阳气虚导致的淡白舌还通常因为阳虚不得运化水液而伴有舌体胖大,日久还可见舌头两旁有牙齿痕迹。虚证是因为气血不得充养舌体而致,实寒证则是因为寒凝脉络,血液不得正常营运而致。

若舌色较淡红色为深的,甚至呈鲜红色,称为红舌,主热证。热证有虚实之分,若舌色鲜红,甚至舌头上起芒刺,或兼舌苔黄厚,多属实热证;若舌红少苔,或舌苔脱落斑驳如地图,甚至舌苔全无,多属虚热证。若舌色比红舌还更进一步,颜色更红更深,称为绛舌,可见于中医学所讲的温病,包括一些传染性外感病,若舌绛或有红点、芒刺,提示疾病已进入营分血分(后面还有讲述)这样的急重阶段。另外,虚热证,也就是阴虚火旺证,程度较重的也可以见到红绛舌。

若舌色青、紫,或带青紫色,称为青、紫舌,青舌和紫舌都与血瘀有密切关系,例如,气滞血瘀、寒凝血瘀等皆可舌现青紫色。但两者又有所不同,比如,因为热盛耗津所致的血瘀往往见紫舌,温病热毒炽盛,深入营血,可见绛紫舌。

正常的舌苔为薄白苔,能够透过薄薄的舌苔而看到舌体,干湿适中,不滑不燥。生活中常见的舌苔变化主要有以下情况:

正常的舌苔为薄白苔,干湿适中,不滑不燥。

薄白苔是正常舌苔,但也可以见于外感表证,特别是风寒感冒,或略微增厚,大家感冒时可以照镜子看一下。

若苔白而厚腻,往往是痰湿内停的表现,过食甜腻之品,或阳虚水湿内盛皆可导致。因为水湿盛,还可伴见舌体胖大,甚至舌体两侧有牙齿的痕迹。好多人都存在厚腻舌苔的情况,或许与现在的饮食习惯有很大关系,你用牙刷等工具来刮掉厚腻舌苔,但马上又会重生,还是需要从根本上进行调理。前几年中医界非常火的火神派,擅长用附子、干姜等温阳药治疗多种病证,该派影响很大的一本小册子《扶阳讲记》中讲过用温阳药来治疗苔白厚腻的表现。但不是所有苔白厚腻都能用温阳药,它只适合于阳虚水湿内盛的情况。

若苔白而干燥,往往是津液耗伤而口渴的表现。但需要注意的是,并不是所有的口渴都是舌苔干燥。我有一次碰到一位口渴但又不是很喜欢喝水的女病人,她口渴的根本原因并不是津液亏虚,而是津液输布障碍而积聚为痰饮,津液积聚不能上承于口,所以会口渴,但是体内并不缺水,所以就不喜欢喝水,我一下就想起了张仲景《伤寒论》中讲的五苓散证,"渴欲饮水,水入则吐"①,给她用这个方子加减治疗,温阳化气行水,津液输布复归于正常,所以就不口渴了。对于这样的病人而言,舌苔白,但不干燥,而是湿润的。

舌苔由白变黄,外感风热表证可见舌淡苔薄白或薄黄,苔黄色加深提示疾病由表入里,是热盛的表现。

若舌红苔黄而干燥,口渴引饮,兼见大热、烦躁等表现,提示是里热亢盛的实热证。

若舌红苔黄腻,腻苔通常是湿盛的表现,黄苔往往提示是热盛,两者相合一般是湿热内盛的表现。这种舌苔好多人都会见到,平素饮食偏于辛辣、大鱼大肉、饮酒过多等等都可导致,口苦黏腻,浑身不清爽。

> 舌红苔黄腻,是湿热内盛,这种舌苔好多人都会见到。

除了舌苔的颜色变化与舌苔增厚,还常见舌苔减少的情况,轻则舌苔减少,进一步可有部分舌苔脱落,斑斑驳驳,像地图一样,称之为"地图舌",再严重便是舌苔全无,像光滑的镜面一样,称之为"镜面舌",通常是阴虚而导致的。阴虚证的特征性表现之一便是舌红少苔。

2. 闻诊

闻与耳有关,闻诊之本义应当是通过听声音来判断疾病,如《难经》中所说:"闻而知之者,闻其五音,以别其病。"②现在的中医教材中,又根据闻的后起之义将闻气味也作为闻诊的内容。

---

① 中医研究院编. 伤寒论语译. 北京:人民卫生出版社,1959.46.

② 南京中医学校校释. 难经校释. 北京:人民卫生出版社,1979.135.

但实际上闻气味在临床中所用的并不是很多,还是听声音用得广泛,这一部分我们就只讲述听声音。

声音的发出,主要是气的活动通过空腔、管道、器官产生振动而形成的。语言声音的发出,不仅是喉、会厌、舌、齿、唇、鼻等器官直接作用的结果,而且与内在五脏有着密切的关系。

1) 闻诊与肺

肺主气司呼吸,呼吸之气与声音有着最为直接的关系。肺在五行属金,又与发声相关,古人因之把肺比作金钟,声音便如同是敲击金钟时所发出的声响。

若外感风寒或风热之邪,或痰浊壅肺,仿佛是把金钟内部的空腔塞实了,再敲击时便没有了声响,所以会出现声重甚至音哑、失音,可称之为"金实不鸣"。不少人感冒时曾有过这种体验,我便曾见过亲戚家一个十二三岁的小孩儿感冒后出现了声音嘶哑,感冒好了以后持续的时间还很长,注意保护嗓子、忌食辛辣厚腻之味,慢慢就恢复了。

金实不鸣

与此相对应,若金钟破裂了,再敲击时也会没有声响,称之为"金破不鸣",久病体虚,特别是肺肾精气内损,便可出现音哑、失音。2002 年我还在读大学,五一放假回老家时,奶奶突然语声嘶哑,我那时候对西医了解很少,单纯依据所学的中医辨证为"金破不鸣",便让她服用六味地黄丸等滋补肺肾之阴的药。等七月份放暑假回家时,奶奶已于前几日去世了,家里人怕耽误我期末考试没有告诉我。我从小便由奶奶看大,感情很深,她的离世成了我一辈子的痛。之所以这么快去世,是因为肺癌晚期,所出现的声音嘶哑便是因为肺癌压迫喉返神经而导致的。尽管奶奶的病从中医辨证角度来看,"金破不鸣"并没有误判,但我却很懊悔因为对西医知识懂得太少而未能对奶奶疾病的预后有个大致判断,这样即使是申请补考,也要在她生命的最后时间里陪陪她。后来我也成了医学院校的大学老师,我会经常讲到这个例子,学中医一定不要排斥西医,你若觉得中医很伟大而西医很肤浅,若觉得西医好学,等上临床后看看书就会了,我只能说那是你了解西医太少了,学中医的人可以只用中医治病,但却必须具备起码的西医知识,这样才能对疾病有更加全面的认识。

金破不鸣

单就肺的宣发肃降失常来看,呼吸之声出现的常见异常有咳嗽和哮喘,这两个病大家肯定很熟悉。对于咳嗽性质的判断,中医学主张从听咳嗽的声音,以及辨别痰的量、色、质等综合判断。若咳声重浊紧闷,咳有痰声,痰多色白,多可见于寒痰湿浊停聚于肺,肺失肃降所致。若兼见恶寒、发热、头身疼痛等表现,则是外感风寒。若咳声低微,多属久病肺虚。若咳声不扬,痰稠而黄,不易咳出,多属热证。若干咳无痰或少痰,多属燥邪犯肺或阴虚肺燥所致。

哮喘,大家都经常说这个病,但是中医学却将其分为哮证与喘证,认为哮证必定兼有喘,但喘证不一定兼有哮。哮喘有缓解期和发作期,是体内本有宿积之痰,一旦被外感风邪、饮食劳逸、情志等因素触动便可发作,发作时喉中哮鸣有声,声音轻的可以用听诊器听到,声音大则声如扯锯,张仲景的《金匮要略》中形容其声音为"水鸡声"①,张仲景所创制的小青龙汤、厚朴麻黄汤等依然是今天中医临床治疗哮喘的常用方剂。

> 哮证必定兼有喘,但喘证不一定兼有哮。

2)闻诊与心

心藏神,精神意识和思维活动归心所主,语言是在神的统摄下实现的,神有所藏则语言清晰流畅。心不藏神,则可以导致语言失常,最常见的是谵语和郑声。

谵语和郑声都可见神志不清,但两者又有所不同,张仲景讲"实则谵语,虚则郑声"②。谵语通常是热扰心神所导致的,可见语无伦次、声高有力等症状;郑声通常是心气大虚所导致,可见语言重复、时断时续、语声低微等症状。

对大家而言,生活中还可常见癫狂等精神疾患所致的语言失常。癫狂皆可见精神错乱、神志失常,但两者有所不同,癫证是以沉默痴呆、语无伦次、静而多郁为特征,责之于痰气郁滞;狂证以喧扰不宁、躁妄打骂、动而多怒为特征,责之于痰火扰神。

3)闻诊与肝

肝主疏泄,能条达心之藏神,对情志具有重要的调节作用。前面讲述五脏系统时,我们曾经引用《黄帝内经》和《伤寒论》中的表述来说明肝脏功能失常同样可以引起谵语躁狂,而不专属

---

① 何任主编.金匮要略校注.北京:人民卫生出版社,1990.73.
② 中医研究院编.伤寒论语译.北京:人民卫生出版社,1959.129.

于心。肝主疏泄，对全身的气血津液运行起到重要的调节作用，肝失疏泄，则气血津液运行障碍而郁滞为气滞、瘀血和痰浊，而这三者恰恰是癫狂等精神疾患的基本病理因素，生活中我们也的确可以见到平素郁怒不得畅发的人，日子久了很容易出现语言重复、喃喃自语的癫证表现。

另外，肝气郁滞的人还可见到经常叹息，发出长吁或短叹声，中医学称之为"太息"。之所以如此，是为了通过叹息来暂时缓解胸胁的憋闷之气，从这个角度来说，肝气郁滞病人的叹息倒不失为身体的一种自我调节。

肝气郁滞的人通过叹息来暂时缓解胸胁的憋闷之气。

4）闻诊与脾胃

脾胃主运化，脾气主升，胃气主降，一升一降，共同维持中焦之气的协调平衡，进而还对一身之气的正常输布运行起到重要的调节作用。脾胃之气升降失常，最常见的声音变化便是呃逆和嗳气。教材中一般把呕吐也纳入其中，大抵呕吐时声音微弱则为虚证，呕吐声音壮厉则为实证，事实也不尽然，更何况临床中对呕吐的辨治从闻诊来考察还是相对较少的。

呃逆，俗称打呃，古人又称之为"哕"，是胃气上逆，从咽喉部发出的一种不由自主的冲击声，声短而频，呃呃作响。张仲景的《金匮要略》中曾列专篇"呕吐哕下利病脉证并治"来讨论这个病。打呃，大家最熟悉不过了，突发呃逆，若无其他病史及兼症者，多属饮食刺激，或偶感风寒，一时胃气上逆所致，可自行缓解。若呃声频作，高亢而短，其声有力者，多属实证、热证。呃声低沉，声弱无力，多属虚证、寒证。久病、重病呃逆不止，声低气怯无力者，属胃气衰败之危候，预后往往很差。

嗳气，古人又称作"噫气"，是胃中气体上出咽喉所发出的声响，声长而缓，与短促冲击有声的呃逆不同。大家对嗳气也相当熟悉，比如饱食之后，偶有嗳气，打个饱嗝，这不属于病态，不治自愈。若嗳气酸腐，兼脘腹胀满者，多为宿食停滞，有时候我们开玩笑说是"吃饱了撑的"，真是一点都不错。若嗳声低沉断续，无酸腐气味，兼见纳呆食少者，多为胃虚气逆，常见于老年人或久病体虚之人。若嗳气频作，无酸腐气味，兼见脘腹冷痛者，多为寒邪客胃。肝在五行属木，脾胃在五行属土，木能疏土，肝的疏泄能促进脾胃的运化功能，若肝气郁滞而乘脾胃，常可见嗳声频作而响亮,嗳气后脘腹胀减,嗳气发作因情志变化而增减。其实不少人生活中也有这个体验,生气后脘腹胀得厉害,若能嗳气则会有所缓解。

另外,无论是西药还是中药,久服后多会损伤胃气,胃气虚而上逆,可见嗳气,早在张仲景的《伤寒论》中便讲:"伤寒发汗,若吐、若下,解后,心下痞鞕,噫气不除者,旋复代赭汤主之。"①伤寒病治以发汗、吐、下之药,虽然已经缓解,但是损伤了胃气,所以会噫气不除。该方由旋覆花、人参、生姜、代赭石、炙甘草、半夏、大枣组成。"诸花皆升,旋复独降",古人认为植物之花要比根茎质轻,作用趋势向上,但是旋复花是个例外,能够降胃气。代赭石是矿物药,质地较重,能沉降胃气。旋复花与代赭石并用,能降上逆之胃气。生姜,中医学称其为"呕家之圣药",与半夏配合,是自张仲景以后历代医家治疗呕吐、呃逆、嗳气等胃气上逆诸证的经典搭配。人参、炙甘草、大枣则能补胃气之虚,以治其本。

> 生姜与半夏配合,是历代医家治疗呕吐、呃逆、嗳气等胃气上逆诸证的经典搭配。

3. 问诊

学医的同学都知道,无论是中医还是西医,问诊都是最起码的基本功,是实习生进入医院后首先需要学习的。如何与病人有效沟通,如何通过详细而又有针对性的问诊在短时间内获得有用的疾病信息,都是至关重要的。

为什么我这里要强调有效、详细和针对性?临床问诊毕竟不是没事时的闲聊,它目的性很强,要尽可能获得最多疾病信息,所以聊得多并不代表有效信息多。而且,当通过初步问诊对患者病情有初步了解后,通常会逐步形成一个初步判断,可能会有哪些疾病导致患者出现了现在的病情,因此还需要有所针对性和目的性的询问一些情况,通过问诊来进行鉴别诊断。所以,问诊并不是像一些人所想象的那样是一个大夫水平低的表现,而是对于疾病的诊断至关重要。

> 问诊需要获取有效的、详细的和针对性的信息。

问诊该问什么?医学生实习时首先要学着写病历,除患者的基本个人信息外,病例的第一项便是"主诉",主诉是病人就诊时最感痛苦的症状和体征以及持续的时间。症状往往是患者自我倾诉的,体征通常是医生经过检查患者身体后所发现的异常。

---

① 中医研究院编.伤寒论语译.北京:人民卫生出版社,1959.102.

临床带教老师通常会告诉实习生主诉要写得简洁明了,最好在20个字以内便描述清楚,例如"发热2天"。至于主症发生的时间、病情发展变化的情况、诊治经过以及既往病史等,则需要在首先掌握主诉的前提下再慢慢展开了解。

关于问诊的哪些内容才是重点,历代医家也多有论述,最具代表性的则属明代医家张景岳的"十问歌",张景岳在其《景岳全书》中将问诊的内容以歌诀的形式编排,朗朗上口,易于记诵,其十问歌为:"一问寒热二问汗,三问头身四问便,五问饮食六问胸,七聋八渴俱当辨,九因脉色察阴阳,十从气味章神见。"①虽名曰"十问",但第九问和十问则不是问诊内容,而是从四诊合参的角度来说的。

后来清代医家陈修园在其《医学实在易》中对张景岳的十问歌进行了改造,"一问寒热二问汗,三问头身四问便,五问饮食六问胸,七聋八渴俱当辨,九问旧病十问因,再兼服药参机变。妇人尤必问经期,迟速闭崩皆可见。再添片语告儿科,天花麻疹全占验"②。陈修园的这本书,我推荐大家可以读一下,论述提纲挈领,易于初学中医者和中医爱好者学习,正如陈修园所说:"此书采集《神农本经》《内经》《难经》、仲景、《千金》《外台》《圣济》《活人》各书之精华,及元明诸家、时贤著作,择其纯粹者约千百言于尺幅之中,而又以时俗浅近之语出之。人人可以共晓,即素未习医,偶然得病,尽可按证用药,丝毫不错,妙在浅而易知也。"这里我们不妨就以陈修园对十问歌所作的注释为基础,来讲述问诊的要点。

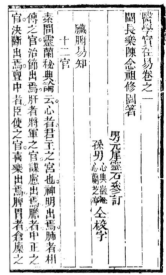

《医学实在易》书影
《医学实在易》为清代医家陈修园所著。书中先论脏腑、经络、四诊、运气,继之以外感内伤诸证之辨治。其中四诊尤以脉诊为精,举浮、沉、迟、数、细、大、短、长为脉之提纲,而以同类诸脉附之;论证则举表、里、寒、热、虚、实、衰、盛为证之提纲,而以所属诸证附之,条目清晰,全面不繁。而且,论证后加诗一首,便于记诵,浅而易知者,是初学中医者不错的选择。

1)一问寒热二问汗

陈修园注释曰:"问其寒热多寡,以审阴阳,细辨真假;问其汗之有无,以辨风寒,以别虚实。"

(1)问寒热

通过问寒热可以辨别阴阳,可以初步判断疾病的属性,为治疗提供宏观指导。但是又有真寒假热和真热假寒,前面讲阴阳时曾经说过,很容易误判,临床上需要仔细辨别。

详细来说,若但寒不热,可见于感受寒邪的实寒证和阳虚导

①　明·张介宾著.景岳全书.北京:中国中医药出版社,1994.10.

②　清·陈修园著;林朗晖校注.医学实在易.福州:福建科学技术出版社,1982.31-32.

致的虚寒证。但热不寒,若是高热,通常可见于实热证,大热、大渴、大汗、脉洪大,是其典型的四大症。

另外,但热不寒还有几个相对特殊的情况。首先是潮热,潮热就是发热像潮水之涨退一般,按时发热,或热势到某个时间加重,常见于阳明病、湿热证和阴虚证。

阳明病是张仲景在《伤寒论》中讲的,其基本病理机制为"阳明之为病,胃家实是也"。胃家,不单单是指胃,还包括肠,是胃肠的总称。实,包括实热和大便硬结而形成的燥屎。胃家实,便是指阳明病的病理因素是实热和燥屎积聚于胃肠之中。因体内有热,所以会发热,下午时人之阳气随一天阴阳之变化而由表入里,阳盛则热,所以热势会加重,尤其是申时三到五点最明显,古人又把申时称为日晡之时,所以阳明病的潮热又称为日晡潮热。

湿热证,体内有热,所以会发热,湿性重浊黏滞,所以发热不是很透散的感觉,中医学称之为"身热不扬",仿佛是夏天湿气很重时的那种闷热。同时也是下午因人身阳气随一天阴阳的变化而由表入里,热势会加重。

阴虚潮热,也是热势会午后加重,同时伴有颧赤、盗汗、五心烦热、舌红少苔、脉细数。

除了潮热,还有低热,通常是因为气虚而导致的,气虚发热的热势一般是低热,但也有高热的情况,如果不能辨证准确,很容易再以黄芩、黄连等苦寒之品来清热,越用寒凉药,本来就虚的气会更虚,热势便会加重,迁延不愈。

除了但寒不热和但热不寒,还可见恶寒发热并见和寒热往来。恶寒与畏寒都是怕冷,但两者有所区别,恶寒是加衣覆被、近火取暖而不见减轻,畏寒则会减轻,古人讲"有一份恶寒,便有一分表证",恶寒发热并见提示是外感表证。若恶寒重而发热轻,则是外感风寒;若恶寒轻而发热重,则是外感风热。好多人感冒了以后去药店买中成药,看说明书上说该药适合风寒感冒或风热感冒,但自己又不知道该如何判断自己是风寒或风热,这里用我说讲的办法可粗略判断一下了。

感冒后如何判断自己是风寒感冒或是风热感冒

寒热往来是恶寒与发热交替发作,一般可见于少阳病和疟疾。少阳病,同样是张仲景在《伤寒论》中讲的,病位在半表半里,疟疾也是如此,邪气入与阴争则寒,出与阳争则热。

（2）问汗

汗液不光能滋润皮肤，而且对于保持整个身体的阴阳平衡起到重要的调节作用，毕竟汗液可以沟通身体内外。

有一年我回老家时，亲戚家的一个小伙子找我看病，说是身上特别痒，痒得厉害了甚至会疼，去医院做检查也没发现什么问题，就抱着试试中医的态度了。经过问诊，我发现他平常出汗特别少，即使是夏天炎热或运动后也只出一点点汗，我给他开了《伤寒论》中的麻黄桂枝各半汤加减治疗。麻黄汤与桂枝汤都是发汗治外感的方子，各取两方小剂量而合为一方，为的就是微微发汗，以调和营卫，沟通阴阳。

就疾病而言，有汗通常见于外感风热和里热亢盛；无汗通常见于外感风寒和寒证。生活中好多人会碰到的则是自汗和盗汗。自汗是经常日间汗出不止，活动后更甚，常伴有少气乏力、倦怠懒言等表现，责之于气虚。盗汗是入睡之后汗出，醒后则汗止，常伴有颧赤、潮热、五心烦热等，多责之于阴虚内热。简言之，自汗多气虚，盗汗多阴虚。但也不尽然，自汗、盗汗日久者通常是诸虚并见。例如，李东垣《兰室秘藏》中的当归六黄汤，用治盗汗，方中除养阴清热药外，还加倍用黄芪来益气固表。

盗汗，是入睡之后汗出，醒后则汗止，多责之于阴虚内热。

另外，病情危重时，大汗不止，气随津而大量亡失，预后一般较差，称之为"绝汗"。还有，病人先全身战栗抖动，而后汗出的，称为战汗，提示是邪正相争的关键阶段，是病变发展的转折点，如果汗出热退、脉静身凉，是邪去正复之佳象；若汗出而身热不减，仍烦躁不安，脉来疾急，为邪胜正衰之危候。

2）三问头身四问便

陈修园注释曰："问其头痛为邪甚，不痛为正虚，暴眩为风火与痰，渐眩为上虚气陷。问其身之部位以审经络，亦以一身重痛为邪甚，软弱为正虚。问其小便红白多少，大便秘溏、清谷清水，以别寒热血实。"

（1）问头身

对于问头、身，陈修园主要是从头身疼痛的角度来讲述的。

对于疼痛，中医问诊的重点在于疼痛的性质和部位。胀痛，是疼痛且有胀满的感觉，一般是气滞作痛的特点。但也不尽然，例如肝阳上亢或肝火上炎引起的高血压，也可见到头目胀痛。

疼痛的性质和部位

另外,气属无形,气滞所致的疼痛会经常呈现出疼痛部位游走不定的特点,称之为"走窜痛"。但并不是说所有的走窜痛都是气滞所导致的,例如,西医学所讲的急性阑尾炎,最典型的特征性疼痛是右下腹的压痛和反跳痛,但一开始腹痛的部位多在上腹部、剑突下或肚脐周围,后逐渐下移于右下腹部。中医学称这个病为"肠痈",病因主要责之于热毒蕴结,张仲景在《金匮要略》中曾列专篇来讨论这个病,所用的大黄牡丹汤、薏苡附子败酱散等皆是清热解毒消痈之药,成为后世医家治疗这个病的经典方。可见,肠痈疼痛所呈现出的部位迁移游走,最重要的因素并不在气滞。刺痛是疼痛剧烈如针刺,主要是瘀血内停所导致的,与气滞疼痛相比较,疼痛部位相对固定。

冷痛是疼痛有冷感,喜暖,见于寒证。热痛是疼痛有灼热感,喜凉,见于热证。

绞痛是疼痛剧烈如刀绞,常由结石等有形之邪突然闭阻脉络所致。另外,寒邪直中脾胃等脏腑,寒凝经脉,突然闭阻气机,亦可见绞痛。

重痛是疼痛而伴有沉重的感觉,前面讲六淫时曾经说过,湿性重浊,感触湿邪所导致的疼痛往往有沉重感。

掣痛是抽掣牵扯而痛,由一处而连及它处,也称作引痛、彻痛,教材中讲肝主筋,把掣痛与肝脏相关联。其实也不既然,例如,心绞痛、心梗疼痛剧烈时疼痛可由心前区往肩背部放射,可牵扯手臂内侧和小指疼痛,古人也观察到了这种现象,称其疼痛为"心痛彻背,背痛彻心",很明显这种牵扯疼痛与肝脏无涉。

隐痛是隐隐作痛,空痛是疼痛而伴有空虚感,两者多属气血亏虚。

按陈修园的注释,病人若头痛明显,通常是邪盛所致,例如,感受六淫邪气皆可导致头痛,而且还要依据头痛的部位而分经论治,我们在前面的经络系统一部分曾经讲过。病人若头痛不甚,通常是气血亏虚的表现。

除了问头痛,还要问眩晕。眩晕也是大家生活中极易常见的,突然眩晕发作往往是肝阳上亢或肝火上炎而化风,激动体内素积之痰,风、火、痰并作而致。中医学把痰饮作为形成眩晕的重要因素之一,还是非常有特色的。早在张仲景的《伤寒论》和

中医学把痰饮作为形成眩晕的重要因素之一。

《金匮要略》中便已有所论述,例如,用苓桂术甘汤治疗水饮内停而致的"起则头眩"①,用泽泻汤治疗"心下有支饮,其人苦冒眩"②。西医学所讲的美尼尔氏综合征,有好多可辨证为痰饮内停,应用苓桂术甘汤等加减治疗,的确是有不错的疗效。如果眩晕不是突然发作,渐渐而起,迁延持续,常伴有面色无华、少气乏力、倦怠懒言等全身症状,通常是因为气血不能上荣所致。

对于全身疼痛而言,需要问疼痛的部位,以确定与之密切相关的脏腑经络。例如:

胸痛常见于心、肺病变,古人所讲的胸痹、心痛、肺痈等都可见到。

胁痛常见于肝胆病变,因为两胁是足厥阴肝经和足少阳胆经的循行部位,例如肝气郁滞、肝胆湿热等。

胃脘疼痛常见于胃的各种虚实病变,最常见的如胃火亢盛、寒邪客胃、饮食停胃、胃气郁滞、胃气虚、胃阴虚等。

腹痛可根据疼痛部位再行厘分,脐以上为大腹,属脾胃;脐以下为小腹,属肾、膀胱、大小肠、胞宫;小腹两侧为少腹,是足厥阴肝经所过之处,好多女性读者或许会有体验,来月经时往往少腹疼得会厉害一点,因为女子以肝为先天,肝主疏泄、主藏血对女性月经具有重要的调节作用。

腰痛与肾有着最为密切的联系,中医学称"腰为肾之府",这种观念时至今日依然渗透在老百姓的生活观念之中,腰痛时会经常联系到肾虚,甚至会过度恐慌肾虚。但腰痛的原因很多,不全是肾虚所引起的,例如感受风寒湿邪、瘀血阻络等都可以导致。

(2)问便

问便,包括问小便和问大便,小便和大便分属前后阴所统辖,肾开窍于前后阴,与肾关系极为密切。但小便、大便的生成排泄又是五脏共同作用的结果,五脏系统一部分我们曾经讲过,饮食物通过脾胃运化、小肠主液、大肠主津的作用才能形成二便,心神有所藏方能统领整个过程,肝主疏泄对消化过程起到重要的调节作用,所以,通过问二便可以了解五脏系统的运行情况,以及气血津液的功能是否正常。陈修园所讲的,主要是根据

通过问二便可以了解五脏系统的运行情况,以及气血津液的功能是否正常。

---

① 中医研究所编.伤寒论语译.北京:人民卫生出版社,1959.42.
② 何任主编.金匮要略校注.北京:人民卫生出版社,1990.128.

小便的量与色问其小便红白多少，以及大便质地与排便次数等，来判断疾病的寒热虚实。

首先看问小便。若小便清长量多，多属虚寒证。另外，大家都很熟悉的糖尿病也存在多尿的情况，糖尿病属于中医学所讲"消渴"的范畴，典型表现为"三多一少"，"三多"为多饮、多食、多尿，"一少"为形体消瘦。中医学将消渴分为上、中、下三消，上消责之于肺热，以多饮为主要表现，中消责之于胃热，以多食为主要表现，下消责之于肾虚失于固摄，以多尿为主要表现。肾虚有阳虚与阴虚之别，对于肾阳虚多尿，张仲景在《金匮要略》中称其为"男子消渴，小便反多，以饮一斗，小便一斗"①，主张用肾气丸进行治疗；对于肾阴虚多尿，可采用六味地黄丸加减治疗。中医学治疗糖尿病还是有其优势的，近代京城四大名医之一的施今墨，创制了黄芪配山药、苍术配元参等多个药对进行治疗，临床上的确很好用，建议感兴趣的读者拓展阅读一下施今墨的医案和临床经验集。

若尿量减少，一是津液亏虚的表现，若是热盛伤津所致，则小便短赤，若是汗、吐、下诸法损伤津液，则小便短少；二是肺、脾、肾等功能失调，津液运行输布障碍而聚为水湿痰饮所致。相比较而言，津液亏虚是津液绝对量的减少，而津液输布障碍则是因为津液停聚不能以尿液形式排出体外，是津液相对显得亏虚了，前者往往伴见口渴引饮，而后者往往是口渴却又不欲饮水。对于前者应治以滋补津液之法，对于后者则应该温化痰饮。

若尿频、尿急、尿痛，是湿热内停的表现，中医学称之为"淋证"，西医学所讲的尿路感染常常见到这些表现。中医学常应用八正散等方子来清利湿热，效果很不错，药店也有中成药出售，大家若碰到这种情况，不妨一试。借着这个话题多说一句，好多人个人生活不检点，寻花问柳后恰巧出现尿路感染等情况，便觉得自己得了性病，又不好意思通过正规渠道就诊，经常会看电线杆上贴的治淋病梅毒的野广告，乱投庸医，耗财废命。叹其无知，更叹庸医之盛行，更让我觉得作为一个学中医的人，非常有必要把中医学的基本知识告诉大家。

糖尿病属于中医学所讲"消渴"的范畴。

尿频、尿急、尿痛，是湿热内停的表现，中医学称之为"淋证"。

---

① 何任主编.金匮要略校注.北京：人民卫生出版社,1990.137.

若小便频数,量多色清,夜间尤甚,多因肾阳气不足,肾失固摄所致。肾气虚弱,失于固摄,还可见到小便失禁,或小便后点滴不尽,或癃闭。中医学将小便点滴而出称为癃,小便不通、点滴不出为闭,统称为癃闭。老年人五脏渐虚,肾虚尤为常见,所以上述情况会经常见到。除了肾气虚证可以导致癃闭,湿热下注、瘀血阻滞、结石阻塞等实证亦可导致。

> 小便点滴而出称为癃,小便不通、点滴不出为闭,统称为癃闭。

另外,生活中还可常见遗尿,睡眠中小便自行排出,俗称尿床,多属肾气虚失于固摄所致。小儿脏腑娇嫩,形气未充,肾气还不是很充盛,所以经常会出现尿床,随着年龄增长,肾气逐渐充盈后便不再尿床了。

接着看问大便。生活中大家最常见到的大便异常便是拉不下来和拉肚子,用中医学的语言来表述,前者叫作便秘,后者叫作泄泻。

便秘,是大便干结排出困难,或者是大便虽然不甚干燥,但依然排出困难。前者主要是因为热盛伤津而导致的;后者则常见于气机郁滞或气虚而无力推动大便于外、寒气凝滞气机不能传导、血虚或津液亏虚而不能濡润大肠以排出大便。

很明显,寒、热、虚、实皆可导致便秘的形成,大家如果便秘,千万不能一味儿地喝清热泻火药,也不能单纯口服蜂蜜等滑润肠道,而应该根据便秘的具体原因,或清热泻火,或驱散寒邪,或疏肝理气,或补气,或补血,或生津,重点在于辨证论治。

> 寒、热、虚、实皆可导致便秘的形成,要辨证论治。

泄泻的原因很多。例如,若感受寒湿之邪,可见泄泻清稀,甚至如水样,腹痛肠鸣,还可伴有恶寒发热、鼻塞头痛、肢体酸痛等外感症状。碰到这种情况,大家可以自己去买藿香正气水或胶囊,效果往往不错。

若感受湿热之邪,既可见暴泻如注,也可见里急后重、便溏不爽、色黄如酱、肛门灼热。里急后重是指腹痛窘迫,时时欲便,肛门重坠,便出不爽,前面讲述湿邪重浊黏滞的特性时曾经说过湿热泄泻的这种特点。大家可能听说过黄连素片,是对中药黄连提取有效成分而制成的药物,可以治疗这种湿热泄泻。好多人或许会觉得奇怪,拉肚子怎么会用泻火药呢? 之所以会有这种疑问,一是错误地认为拉肚子都是着凉的缘故,不知道湿热也可导致,二是简单地把黄连定义为清热泻火药,不知道黄连味苦寒,寒能清热,苦能燥湿,使湿热之邪得以消除。黄连这味药是治疗湿热泄泻最常见的药,例如,张仲景的葛根芩连汤、金元四大家刘完素的芍药汤这些用治湿热泄泻的代表方都含有黄连。

若伤食,可见泄泻,常夹有未消化的食物,酸腐臭秽难闻,泻后腹痛有所减轻,老百姓说的"吃饱了撑的",话糙理不糙,可从药店自购保和丸进行治疗,方中的山楂、神曲和莱菔子都是治疗伤食的常用药物,山楂的消食功能无需多说,尤其擅长消化肉食,神曲是麦粉、麸皮和多种药物混和后经发酵而成的曲剂,擅消面食,特别是外感表证又兼有饮食停滞的效果最好,莱菔子就是萝卜子,既能消食,又能降气化痰。

若木乘土,肝气犯脾,可见腹痛,泄泻,痛则欲便,便则痛减,矢气频作,常因抑郁恼怒和情绪紧张时发作。治疗此泄泻,最经典的方子是痛泻药方,由白术、陈皮、防风、白芍组成。前面讲过,肝体阴而用阳,白芍能养肝体,防风现在一般是仅作解表药用,古人对它的应用实际上是很多方面的,这里是取其辛散以疏肝气,白术、陈皮能健脾理气,总体上是一首抑木扶土的方子,非常好用。

若脾肾阳气虚弱,皆可导致泄泻,持续时间较长,大便中还常夹杂未消化的食物,中医学称为"完谷不化"。脾虚还可常见大便时干时泻。肾阳虚泄泻最有特征性的则是"五更泄",黎明前后腹痛作泻,泻后痛减。对于脾虚泄泻,大家可以从药店购买参苓白术丸进行治疗;对于五更泄泻,可选购四神丸。

肾阳虚泄泻最有特征性的则是"五更泄",黎明前后腹痛作泻,泻后痛减。

3)五问饮食六问胸

陈修园注释曰:"问饮食以察其胃气之强弱,问胸者该胃口而言也。浊气上干,则胸胀痛为结胸,不痛而胀连心下为痞气。"

(1)问饮食

饮食依赖于脾胃的运化,方能化生气血而营养全身,所以,通过问饮食,可以了解脾胃之功能是否正常。生活中常见的饮食改变主要有以下几种情况:

若食欲减退,中医学也常称作不欲食、纳少、纳呆等,多属脾胃虚弱,兼见兼有神疲乏力、倦怠懒言、面色萎黄等脾胃气虚的表现。

脾主运化,喜燥而恶湿,若湿邪困脾,可见食少纳呆,常伴有头身困重、脘闷腹胀、舌苔厚腻等湿邪内停的表现。

若厌恶食物,甚或是恶闻食味,称为厌食。如果兼见脘腹胀满、嗳气酸腐、吞酸,多为食积;如果是厌食油腻之物,多属脾胃湿热或肝胆湿热;另外,大家看新闻时经常会看到一些人过度节食后出现厌食症,这是过度节食导致脾胃久虚,虚而受损,一时难以运化食物。

若食欲过于旺盛,食后不久即感饥饿,进食量多,称为消谷善饥,是胃火炽盛的表现。

消谷善饥

若虽有饥饿感,但不欲食,或进食不多,称为饥不欲食,通常是胃阴不足的表现。阴虚则火旺,有火则易饥饿,但是虚火内扰而非实火,所以不欲食。

饥不欲食

（2）问胸

"问胸者该胃口而言","该"是包括的意思,可见,说是问胸,实则是胸腹并问。陈修园讲的是结胸和痞气。

结胸,主要是因为水或痰与热蕴结胸中所致,张仲景《伤寒论》中有大、小陷胸汤进行治疗,大陷胸汤用大黄、芒硝、甘遂以逐水泄热,可治结胸"心下痛,按之石硬者"①,小陷胸汤用黄连、半夏、瓜蒌以清热化痰,可治相对较轻之结胸"正在心下,按之则痛"②。这两个方子非常好用,大黄、芒硝是张仲景大承气汤中的主药,能清热散结,甘遂是作用较为峻猛的逐水药,现在好多医生不敢用,但张仲景却多有应用,逐水的十枣汤中便有这味药,古人认为,药物太过平和则祛邪之力弱,药性有所偏的有毒之药则祛邪之力强,通过适当的配伍、炮制等减毒控毒方法,有毒中药的确是可以收到非常好的临床疗效。小陷胸汤中的黄连、半夏和瓜蒌,黄连能清热,与半夏相合是苦辛并用,可以散结,瓜蒌能化痰,三者合用能清热、散结、化痰,现在临床上可作为基本药物广泛应用于肺病、胃病、肝胆病等,大家哪一天逛药店时不妨看看许多治疗痰热壅肺、脾胃湿热、肝胆湿热的中成药的成分里往往都含有这三味药。

当然了,结胸并不全部都是火热与水、痰互结所形成的,还有可能是寒与痰相合而形成的,可称为寒实结胸。

痞气,与结胸相比,属无形气滞所致,张仲景称其"按之自

① 中医研究所编.伤寒论语译.北京:人民卫生出版社,1959.84.
② 中医研究所编.伤寒论语译.北京:人民卫生出版社,1959.85.

濡",就是说用手按会觉得柔软,而不是结胸那么硬。《伤寒论》中列了一系列的泻心汤来治疗各种类型的痞证,例如半夏泻心汤,张仲景称:"若心下满而硬痛者,此为结胸也,大陷胸汤主之。但满而不痛者,此为痞,……宜半夏泻心汤。"①该方中干姜与黄连、黄芩并用,半夏、干姜味辛散,黄芩、黄连味苦降,搭配在一起能够辛开苦降,宣达气机,以消除痞证。

> 《伤寒论》半夏泻心汤中,半夏、干姜与芩、连配伍,辛开苦降,宣达气机,以消除痞证。

除了结胸和痞证,生活中常见的胸腹部异常感觉还有心悸、胸闷、脘腹胀满等。心悸是自觉心中跳动不安,若心跳剧烈,上至心胸,下至脐腹,称之为"怔忡",心悸与怔忡是心脏病变最为常见和具有代表性的症状,心脏气血阴阳亏虚、痰火扰心、瘀血痹阻心脉等皆可见到。例如,张仲景在《伤寒论》中所创制的桂枝甘草汤是用来治疗心阳气虚所导致的"心下悸,欲得按者"②,炙甘草汤是用来治疗心脏气血两虚的"脉结代,心动悸"③,这些方子时至今日依然被广泛应用于中医临床。

胸闷通常是心、肺功能异常的表现,例如,张仲景在《金匮要略》中曾列专篇讨论的"胸痹",其典型表现便是心中痞、胸中气塞、胸满,胸闷进一步加重还可出现胸背痛,大家经常说的冠心病大多都能见到这些表现。中医学主要是从心阳气不足、痰浊内停、瘀血阻滞这些角度来治疗的。肺主气司呼吸,肺气失于宣发肃降,呼吸不畅,自然会引起胸闷,这很好理解,生活中最为常见的慢性支气管炎、哮喘等肺病,痰湿壅肺,肺气不利,咳嗽痰多,胸闷,甚至不能平卧。

脘腹胀满,是胃脘和腹部的胀闷不舒,与气滞关系最为密切。但气滞的形成又是多方面的,比如,饮食积滞、水饮、瘀血这些有形之邪可以阻滞气机;肝郁乘脾可以阻滞气机,所以生气后会经常出现脘腹胀满,不欲饮食;气血阴阳亏虚可导致中焦运化失常,气虚而无力布散,停而为郁,这是因虚而气滞。西医学所讲的慢性胃炎、胃和十二指肠溃疡等好多都可以从中医学所讲的这些角度进行辨证治疗,临床效果也确实不错,比西医治疗更加灵活和多面,也越来越得到老百姓的认可。老百姓俗语讲胃

---

①　中医研究所编.伤寒论语译.北京:人民卫生出版社,1959.94.
②　中医研究院编.伤寒论语译.北京:人民卫生出版社,1959.40.
③　中医研究院编.伤寒论语译.北京:人民卫生出版社,1959.112.

病靠养,"养"即是综合调理,中医学的优势也恰恰在于此。

4) 七聋八渴俱当辨

陈修园注释曰:"问聋者,伤寒以辨其在少阳与厥阴,杂病以声为重,不聋为轻也。问渴者,以寒热虚实俱有渴。大抵以口中和、索水不欲饮者为寒;口中热、引饮不休者为热;大渴谵语不大便者为实;时欲饮水,饮亦不多,二便通利者为虚证。"

耳聋,还有耳鸣,外感与内伤皆可导致,陈修园的论述亦是如此。生活中常见的耳聋耳鸣,大抵可分为虚实两端。实证多是由于肝胆火盛所导致的,常见突发耳鸣,声大如蛙叫,或如潮声,按之鸣声不减,甚则耳聋;虚证多是由于肝肾阴虚,阴不制阳,肝阳上亢所致,或者是肾精亏虚,耳窍失于所养而致,通常是渐觉耳鸣,声音细小,如闻蝉鸣,渐致耳聋。

> 耳聋耳鸣可分为虚实两端

口渴与否,是了解津液代谢是否正常的重要标志,前面我们也曾经讲述过。口淡不渴,或欲饮热水,通常是寒证的表现;大热、大渴、大汗、脉洪大,是里热亢盛的表现,张仲景用白虎汤等来清泄火热;大渴、谵语、不大便,很明显是邪热内盛的表现,张仲景曾有承气汤进行治疗;渴欲饮水,饮亦不多,除了陈修园所讲的阳气虚等虚证不能运化津液上承于口可以导致,张仲景云"病痰饮者,当以温药和之",性质甘温的药物可以补助阳气以运化水液;水饮内停也可以出现,前面曾经讲述过了,大家不妨再回过头去看看,巩固一下。

> 口渴与否,是了解津液代谢是否正常的重要标志。

5) 九问旧病十问因,再兼服药参机变

陈修园注释曰:"问旧病以知其有夙疾与否,问其致病以为用药之准。表、里、寒、热、补、泻之中自有神机变化之妙。"问诊除了问现病史,还要问既往史,以前有什么病,从何而得,吃过什么药,这样有助于加深对患者体质、得病倾向性和用药大致规律性的认识,有了这样的粗略判断,就很容易对病人这次患病的性质、大致发展方向有一定的初步估计,为制订治疗方案奠定基础和提供便利,这是中西医学都非常注重的。

6) 妇人尤必问经期,迟速闭崩皆可见

陈修园注释曰:"妇人以经为主,问其有无迟速,以探病情,兼察有孕与否。"中医学把女性的诸多问题概括为经、带、胎、产四个方面,把它们作为问诊的重点。临床上碰到女性患者就诊,

> 女性的诸多问题概括为经、带、胎、产四个方面。

一定要问她月经的情况,考虑男女两性的生理差异,碰到一些常见症状时,千万不要遗漏考虑女性疾病。例如腹痛,对于女性病人来说,要逐一排除哪些妇科疾病可以导致腹痛。另外,女性患者若已怀孕,用药要有所避忌,以免影响胎儿发育和正常生产。

月经是女性有规律的、周期性的子宫出血,一般每月一次,明代医家李时珍在其《本草纲目》中讲:"女子,阴类也,以血为主。其血上应太阴,下应海潮,月有盈亏,潮有朝夕,月事一月一行,与之相符,故谓之月水、月信、月经。"[1]健康女性一般在十四岁左右月经开始来潮,称为初潮,但受社会环境改变、饮食结构变化等诸多因素的影响,初潮时间也有所提前或延后,大致在十一岁至十八岁期间。五十岁左右,月经停止,称为绝经。月经周期一般为28天左右,持续时间为3~7天。问月经应注意了解月经的周期,行经的天数,月经的量、色、质,有无闭经或行经腹痛等表现。

迟,即月经后期,月经周期经常错后七天以上。常见于以下情况:一是血虚,月经之化源不足,可见经期延后,量少色淡,妇科代表方四物汤可用治此证,平素也可食用阿胶等补血养血;二是虚寒,阳气虚弱,脏腑失于温养,影响血的生化运行,可见经期延后,量少色淡,小腹隐痛,喜暖喜按,药店出售的艾附暖宫丸便是治疗此证的;三是血寒,寒凝筋脉,血液运行涩滞,所以会月经延后,兼见月经量小,色暗有血块,小腹冷痛,得暖则减,张仲景《金匮要略》中的温经汤可用治此证;四是气滞,气能行血,气滞则血瘀,经期延后,量少,色暗或有血块,小腹胀痛,或肝经循行的两胁、乳房胀痛,治疗当行气活血。

速,即月经先期,月经周期经常提前七天以上。常见于以下情况:一是气虚,不能固摄经血,月经提前,量多,色淡,质稀,当补气摄血;二是血热,热盛动血,血液妄行而溢出脉外,月经量多,色深红或紫,质地黏稠,当清热凉血调经;三是肝郁化火,火灼血络而血溢脉外,月经的量色质与血热大致相同,但肝经火热的表现很明显,如少腹、胸胁、乳房胀痛明显,心烦易怒,口苦咽干,当清肝泻火;四是阴虚火旺,虚火灼络,月经量少或多,色红,

《本草纲目》书影
《本草纲目》为明代医家李时珍所著。本书共五十二卷,分十六纲,六十二目。收载药物一千八百九十二种,其中有三百七十四种是李时珍新增的。正文以前,先附实物图谱,次叙"百病主治药",然后依纲目分述各种药物的释名、集解、正误、气味、主治、修治、发明、附方等项。《四库全书总目提要》评价道:"《明史·方技传》极称之,盖集本草之大成者无过于此矣。"

---

① 明·李时珍著.本草纲目(校点本上、下册).北京:人民卫生出版社.2004.第二版.2952.

质稠,兼见颧赤、潮热、盗汗、五心烦热等阴虚表现,当养阴清热以调经。

　　除了月经先期、后期,还可常见月经不定期,指月经提前或延后七天以上,通常是因为肝气郁滞和肾气亏虚所导致的。肝主疏泄,又主藏血,对女子月经起到重要的调节作用。若疏泄过度则月经先期而至,若疏泄不及则月经后期而来,常兼见月经量或多或少,色紫暗或有瘀块,胸胁、少腹、乳房胀痛等,大家都很熟悉的中成药逍遥丸便可用治此证。肾开窍于前后阴,经血从前阴而出,肾气虚弱则开阖失度,经期会或前或后,常可兼见月经量小,色淡,腰膝酸软,头晕耳鸣等。临床上所见的月经先后不定期,以肝肾同病最为常见,肝肾相比较而言,肝主疏泄而主开,肾主藏精而主合,肝肾通病则开合失常。

肝主疏泄,又主藏血,对女子月经起到重要的调节作用。

　　闭,说的是月经过少和闭经。月经过少,是月经周期基本正常,经量明显减少,甚或点滴即净。闭经,是女子年逾十八周岁月经尚未初潮,或已行经而又中断达三个月以上者。妊娠期、哺乳期暂时性的停经、经绝期的绝经或有些少女初潮后一段时间内有停经现象等,均属生理现象,并不是这里我们要讲的闭经。月经过少和闭经的成因,大体上可分为不足和阻滞两个方面。不足,主要是气血亏虚,经血生化无源,还有肾精亏虚,精不化血所致;阻滞,主要是气滞血瘀和痰湿阻滞,血行不畅,经血不得按时而下。

　　崩,说的是月经过多和崩漏。月经过多,是月经周期基本正常,月经量较以往明显增多。崩漏,是不在行经期间,阴道内大量出血,或持续下血,淋漓不止。一般来势急,出血量多的称作崩,或称崩中;来势缓,出血量少的称作漏,或称漏下。月经过多和崩漏的成因大致包括三个方面:一是气虚,正常情况下气能摄血,若气虚则不能固摄经血,经来量多,色淡红,质清稀。就五脏而言,脾主运化,为气生化之源,能统血,肝气能藏血,肾能固摄前阴,所以脾、肝、肾气虚最容易见到月经量多;二是血热,无论是实热证还是虚热证,热盛动血,都可火灼脉络,使血液妄行,经血过多,色鲜红或深红,质地黏稠,甚则有小血块;三是血瘀,这一点大家可能会觉得不好理解,血瘀了应该月经量减少才对,怎么会变多呢?讲课时我都会讲一个例子,大家想想看,向小水沟中扔石头,水受到阻滞后会流量减小,这好比是月经量少;如果血瘀也可引起月经量多。

继续扔石头，水不通了，则很可能会从水沟四周溢出，这好比是月经量多。简言之，瘀血阻滞了血脉，血液不通而溢出脉外，成为离经之血，妄泄于外而使经量增多，色紫黑而有瘀块。对于血瘀引起的月经量多，如果临证水平不高，审证不精，很容易错用益气、养血、止血等药物，血越止越瘀，越瘀则经量越多。大禹治水的故事大家都听过，水宜疏导而不宜单纯堵塞，所以，要活血化瘀来止血。

需要说明的是，临床上所见月经量多通常是多种因素夹杂所造成的，疾病不同阶段的主要病理机制也有所不同，因此需要灵活治疗，而不能一个方子吃到底。例如，明代医家方约之《丹溪心法附余》中提出塞流、澄源和复旧之法，"初用止血以塞其流，中用清热凉血以澄其源，末用补血以还其旧"[①]，的确很高明，依然是今天治疗月经量多的重要法则之一，中医的灵活性就体现在这些细微的地方。

最后再说一点，中医学治疗妇科疾病还是非常有优势的，历代的妇科名著也有很多，对中医妇科感兴趣的读者，我推荐一读《傅青主女科》，虽是一本薄薄的小书，但论理条畅，方药精当，极为适合临证应用，现在的《中医妇科学》教材便选用了该书中的大量方剂。傅青主是明末清初的医家，反清复明，志不在医，但医术精湛，书法堪称大家，山东省博物馆还藏有他的书法。傅青主是颇有传奇色彩的人物，梁羽生曾将其写入武侠小说《七剑下天山》中，感兴趣的读者不妨一读。

7）再添片语告儿科，天花麻疹全占验

陈修园注释曰："小儿欲作痘疹与外感同，宜辨其手中指、足胫、耳后筋色为据。"儿科，古代又称为"哑科"，所以问小儿实际上是通过问小儿父母等来获取疾病的相关信息。

小儿疾病常见寒、食、风，寒即感受风寒外邪，好多家长觉得孩子抵抗力差，给孩子穿好多衣服，一热就容易出汗，出汗则腠理疏松，非常容易感冒，其实小儿穿衣服的厚薄与成年人大致相同即可，无须过厚；食，是说小儿容易伤食，小儿脏腑娇嫩，脾胃运化功能相比于成年人来说要差很多，所以家长爱子心切的

《傅青主女科》书影

《傅青主女科》现一般认为是明末清初傅青主所著。但也有人据此书因与陈士铎《辨证录》中相关内容相一致，而推断该书很可能是有人从《辨证录》中摘出妇科部分略加润饰后刊行，伪托傅青主之名而成。

---

① 明·方约之著.丹溪心法附余.清光绪25年(1899)古越徐氏石印本.

心情可以理解，但是千万不要给孩子吃太多，要不然真会撑得上吐下泻；风，是说小儿高热很容易出现惊风的表现，本来高热、面赤、烦躁，忽然出现四肢厥冷、抽搐等热盛动风的表现。所以询问小儿父母时要着重围绕这些疾病来问，以有所针对性。

　　陈修园在这里强调的也正是外感辨治时需要注意的一些问题，特别是与天花、麻疹等小儿常见传染病的鉴别诊断，因为这些传染病的初期表现都与外感表证非常相似。这些小儿传染病曾一度困扰古人，例如，清代宫廷曾闻天花而色变，为延续龙脉而带皇子四处避痘，据说当年顺治皇帝将皇位传于康熙帝玄烨就是因为玄烨曾经得过天花，死里逃生而具备了免疫力，因祸得福。但因为得过天花的缘故，康熙的脸上留下了麻点，当时访问中国的不少外国使者都曾在其笔记中记载过。说句玩笑的话，康熙的相貌恐怕没有大家在古装电视剧中所看的那么英俊。历代医家虽然创制了不少治疗天花的方药，但最有效的方式则属种痘术的推广。对于小儿天花麻疹与外感表证的鉴别，陈修园主张通过观察是否有手中指、足胫、耳后筋色的变化来判断是否是天花麻疹。

　　顺带着多说几句，小儿四诊以望诊为要，除了与成人望诊大致相同的内容与规律外，还有许多特征性的望诊方法，例如古人发明的察指纹便是其一，时至今日依然广泛应用于中医儿科临床。清代医家陈复正在其《幼幼集成》中专列"指纹晰义"来讨论小儿指纹变化对于疾病诊断的意义。他认为三岁以下小儿容易啼哭，呼吸先乱，脉动已失去本来之象，诊脉的意义不大，不如望指纹。

　　具体方法，令人抱小儿对立于向光之处，左手握小儿食指，将小儿食指从指端向后定义为命关、气关、风关，医生用右手拇指从命关推向风关，以察其形色变化。按陈复正的话来说，三关定轻重，指纹现于风关是病邪初入，达于气关提示疾病进一步深入加重，达于命关表示疾病危重。浮沉分表里，外感表证则指纹浮而显露，病邪在里则指纹沉而不易显露。红紫辨寒热，指纹鲜红为外感风寒，淡而兼红为虚寒，紫为热炽，紫而兼青则是伤食。淡滞定虚实，淡主虚，淡红虚寒，淡青虚风，淡紫虚热；滞为实，病邪郁阻，血液运行迟滞，所以指纹推之变涩，而无活泼流利之象，多是食滞、痰饮与风热相搏所致。

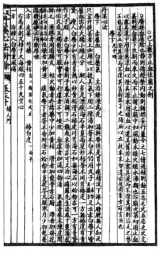

《丹溪心法附余》书影

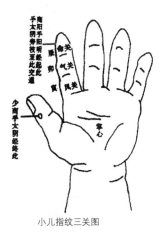

小儿指纹三关图

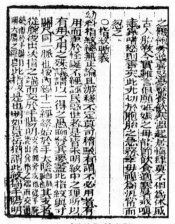

《幼幼集成》书影
《幼幼集成》为清代陈复正所著。是书取前代之说，存其精要，辨其是非，故名"集成"。书中概括总结的小儿指纹辨证"浮沉分表里，红紫辨寒热，淡滞定虚实"，被载入今天的《中医诊断学》《中医儿科学》等教科书，影响较大。

多说一句，中医儿科的历代著作非常多，感兴趣的读者可以看一下宋代钱乙所著的《小儿药证直诀》，清代纪晓岚在《四库全书总目提要》中给予该书很高的评价，说："小儿经方，千古罕见，自乙始别为专门，而其书亦为幼科之鼻祖。"该书对小儿的生理病理特点、诊断要点、常见病症均有详细论述，所设的方药不光被后世医家应用于儿科，还被广泛应用于其他各科，纪晓岚也注意到了这一点，他举例说："后人得其绪论，往往有回生之功。如六味丸方，本后汉张机《金匮要略》所载崔氏八味丸方，乙以为小儿纯阳，无烦益火，除去肉桂、附子二味，以为幼科补剂。明薛己承用其方，遂为直补真阴之圣药。其斟酌通变，动契精微，亦可以概见矣。"

4. 切诊

切，即是医生之手与病者身体的接触，脉诊、腹诊等都属于切诊，但是最具特色和影响的、能够成为中医学标签的还是脉诊。

诊脉，古代也有多种方法，例如《黄帝内经》中的三部九候法，张仲景在《伤寒论》中还取足背上的趺阳脉来诊断脾胃病，等等。现在流行的寸口诊脉法是《难经》中才明确提出来的，《难经》中明确讲："切脉而知之者，诊其寸口，视其虚实，以知其病，病在何脏腑也。"[1]

寸口的大致位置是手臂内侧近腕部的动脉搏动处，是手太阴肺经的循行部位。

寸口的大致位置是手臂内侧近腕部的动脉搏动处，是手太阴肺经的循行部位。大家可能会问，前面不是讲过十二经脉嘛，为什么要单取手太阴肺经？《难经》早就考虑到了大家的疑问，书中回答："寸口者，脉之大会，手太阴之脉动也。……寸口者，五脏六腑之所终始，故法取于寸口也。"[2]这实际上就是前面我们讲的十二经脉经气流注从手太阴肺经开始至足厥阴肝经结束后又复流于手太阴肺经，从而形成一个如环无端的圆周，正所谓"肺朝百脉"。所以，通过切按手太阴肺经的寸口部位可以诊察全身病变。

---

① 南京中医学校校释. 难经校释. 北京：人民卫生出版社，1979. 135.
② 南京中医学校校释. 难经校释. 北京：人民卫生出版社，1979. 2.

确定了切诊寸口，接下来需要马上面临的问题便是如何通过寸口来对应五脏系统。古人把寸口脉分为寸、关、尺三部，腕后凸起的高骨为关，关前为寸，关后为尺。寸关尺三部与五脏系统的对应，历代医家有不同论述，现在通行的对应是，左手寸关尺分别对应心、肝、肾系统，右手寸关尺分别对应肺、脾、肾系统。

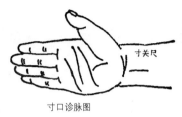

寸口诊脉图

两手的尺部都对应肾，后来命门学说盛行后，又有定为左尺候肾、右尺候命门者，明代命门学说医家常以火来定义命门之属性，所以又常有定为左尺候肾阴、右尺候肾阳者。诊脉时用医者的食指、中指和无名指三指平齐，中指定关，其余两指对应寸与尺。

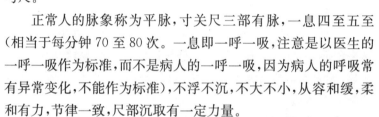

左手寸关尺分别对应心、肝、肾，右手寸关尺分别对应肺、脾、肾。

正常人的脉象称为平脉，寸关尺三部有脉，一息四至五至（相当于每分钟 70 至 80 次。一息即一呼一吸，注意是以医生的一呼一吸作为标准，而不是病人的一呼一吸，因为病人的呼吸常有异常变化，不能作为标准），不浮不沉，不大不小，从容和缓，柔和有力，节律一致，尺部沉取有一定力量。

当然了，不同季节、地域、体质、性别、年龄也会对脉象有一定影响，使不同人的脉象呈现出一定的生理差异性。例如，冬天之脉比夏天之脉要显沉缓一点；西北之人脉多沉实，东南之人脉多细软；肥胖者脉多沉细，瘦弱者脉多浮大；女性较男性脉来要弱要快；运动员常一息不足四至。这都是正常的，不能作为病脉来看待。

关于诊脉时间，《黄帝内经》强调最好早上刚起来时诊脉，"诊法常以平旦，阴气未动，阳气未散，饮食未进，经脉未盛，络脉调匀，气血未乱，故乃可诊有过之脉"。若是自己在家中诊脉倒还可以，若是去医院就诊，平旦诊脉则不好实现，所以也不能太过拘泥了。同时我也一直强调，不妨多学一点中医知识，自己在家中应用起来的确是很方便。

诊脉的手法，除了要三指齐平对应寸关尺外，还要注意轻重有度，古人概括为举、按、寻。用轻指力按在皮肤上叫举，又叫浮取或轻取；用重指力按在筋骨间，叫按，又叫沉取或重取；介于两者之间，指力不轻不重，左右推移叫寻。元代医家滑寿认为，举能应心肺，按能应肝肾，寻能候脾胃。这是脉诊时最为基本的手法。

那么,寸口脉常见哪些异常变化,分别提示什么病变呢? 历代医家描述了不同的脉象,有十六种的、有二十四种的、有二十七种的、有二十八种的,我们这里不一一讲述,仅举最为常见的几种简单说明一下。

脉位改变的,如浮脉和沉脉。浮脉是轻按即得,重按反减,举之有余,按之不足。常见于外感表证,大家感冒时不妨摸一下自己的脉试试看。另外,有些久病之人,阳气虚而浮越于外,也可以见到浮脉,但是浮而无力,与外感表证明显不同。沉脉是轻取不应,重按始得,举之不足,按之有余。常见于里证。沉而有力是邪郁于里,气血内困,是实证;沉而无力是气血亏虚的表现。

脉率改变的,如迟脉和数脉。迟脉是脉来迟慢,一息不足四至。是寒证的常见脉象,迟而有力是实寒,无力为虚寒。数脉是脉来急促,一息脉来五至以上。是热证的常见脉象,数而有力为实热,无力为虚热。大家生活中可以摸摸体质偏热和偏寒之人的脉来大体感受一下。

脉的宽度改变的,如洪脉和细脉。洪脉是脉形宽大,来盛去衰,应指浮大而有力,滔滔满指,壮若波涛汹涌。常见于邪热亢盛之证,大热、大渴、大汗、脉洪大,碰到发高烧的病人时不妨试试看。细脉是脉细如线,应指明显,切脉指感为脉道狭小,细直而软,按之不绝。常见于气血亏虚之人,许多女性能摸到这种脉,大家可以体会一下。另外,湿邪内盛之人也常见到细脉,好多脾胃虚弱,湿邪内停的人,可以摸到这种脉。

脉的力度改变的,如虚脉和实脉。虚脉是举之无力,按之空虚,常见于气血不足等虚证。实脉是三部脉举按均有力,常见于邪气亢盛而正气不虚之证,是正邪交争剧烈的表现。

脉的流利度的改变,如滑脉和涩脉。滑脉是往来流利,如盘走珠,好像是将小玻璃球放在盘子里滑动的感觉,应指圆滑。青壮年和孕妇常见到滑脉,这是正常脉象。从疾病的角度来说,滑脉常见于痰饮、食滞和实热等。就我个人的经验来说,痰热内盛之证最容易见到滑脉,生活中偏嗜肥腻、辛辣,饮酒过多之人,常见到这种脉象。古人讲"百病皆由痰作祟",痰热内盛之体质很容易导致冠心病、糖尿病等,每每见到这种脉象,我都提示他需要清淡饮食,必要时佐以清利湿热之药,常根据每个人的体质而处以清热化湿、健脾益气等中药,并制成水丸服用一段时间,效

痰热内盛之证最容易见到滑脉,生活中偏嗜肥腻、辛辣,饮酒过多之人,常见到这种脉象。

果都非常不错。涩脉是脉往来艰涩不畅,如轻刀刮竹,与滑脉相反,气滞血瘀之证最为常见。

脉的紧张度的改变,如弦脉和濡脉。弦脉是脉端直以长,如按琴弦,切脉应指有挺直和劲急感。常见于肝胆病、痛症、痰饮等,其中又尤以肝胆病最为常见。就我个人的经验来说,摸到弦脉,百分之八九十的人都存在肝气郁滞的情况,心情不爽,压力过大,郁怒伤肝的人最为常见。濡脉是脉浮而细软,应指少力,如絮浮水,轻手相得,重按不显。常见于气血亏虚诸虚和湿邪内停之证。

脉的均匀度的改变,如结脉、代脉和促脉。结脉是脉来缓慢而有不规则的歇止。代脉是指有规律的歇止脉,脉来一止,止有定数,良久复来。结脉与代脉即可见于痰饮、瘀血等有形之邪阻滞,也可因心气太虚无力推动所致,例如张仲景《伤寒论》中的炙甘草汤所治疗的"脉结、代",就是因为心脏之气血亏虚而导致的。促脉是脉来较速,间有不规则的歇止。与结脉、代脉一样都可见于有形之邪阻滞,又可见于阳盛实热之证。

最后需要简单说明的是,古人对脉的描述往往采取比喻的文学手法,喻指生活中的某个事物或现象。例如,明代医家李时珍的《濒湖脉学》中形容浮脉为"如微风吹鸟背上毛"、"如循榆荚"、"如水漂木"、"如捻葱叶";形容散脉为"散似杨花无定踪",像柳絮一般飘忽不定;形容沉脉为"如绵裹砂"、"如石投水"。乍一看会觉得很形象,但不同的人理解起来可能会存在偏差,主观随意性很大。

古人对脉的描述往往采取比喻的文学手法,不同的人理解起来可能会存在偏差。

或许正是因为这个原因,对于同样的病人,不同的医生往往会有不同的脉诊判断。清宫太医档案部分公开后,我们发现给光绪皇帝、慈禧太后诊病时,往往由三位或三位以上的太医共同进行切脉,然后说明各自的判断,互相比较后才决定哪个可能比较靠谱儿,然后才处以方药。

传统中医的传承大部分是师带徒的形式,师父摸脉后再让徒弟试,告诉他这是某某脉象,最终还得靠徒弟自己的体悟。古人常讲医者意也,非常强调医生的个人体验和心领神会,也许这些不好完全用语言所描绘的细微体悟恰恰是中医大夫水平高低的分水岭吧。有时候从这个角度想想看,中医也的确是一门艺术,如同国画一样,怎么才叫画得好? 神韵、意味儿这些东西,恐怕很难用科学来量化吧。所以,学习中国传统文化的老手艺,包括中医,得多拜名师,个人经验和体悟毕竟是很难从书本上学到的。正是因为此,我们今天一直在挽救、挖掘和继承名老中医的经验,这对于学好中医是至关重要的。

讲脉诊的中医古籍很多,这里推荐大家读读李时珍的《濒湖脉学》和明代医家李中梓《诊家正眼》中讲脉诊的部分,很简练,易于掌握。

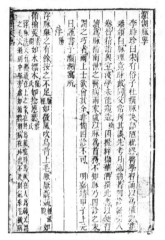

《濒湖脉学》书影

《濒湖脉学》为明代医家李时珍所著。书中以七言歌诀形式论述了二十七种常见脉象,以便习读,为脉指南。书末附有其父李言闻所著《四言举要》,系对宋代《崔氏脉诀》的删补之作。

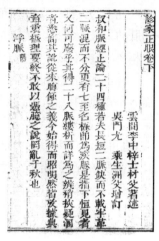

《诊家正眼》书影

《诊家正眼》为明代医家李中梓所著,门人尤乘曾对其进行增订。书中以四言歌诀形式重点论述了二十八种常见脉象,对六朝高阳生《脉诀》多有驳正。

5. 四诊的延伸

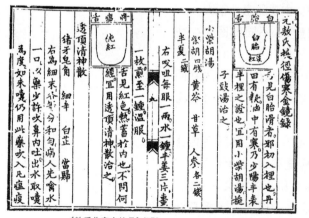

《敖氏伤寒金镜录》书影

《敖氏伤寒金镜录》原始于敖氏,后经元代杜本增订而成,明代医家薛己再加润色。全书共载舌图36幅,其中12幅为敖氏原有,24幅为杜本所增,是我国现存最早的舌诊学专著。

好多人可能会觉得中医学一直是在啃老本,创新性太差了。其实,中医学几千年的历史是不断发展和向前推进的。以四诊为例,《伤寒论》中谈脉象较多,舌象则很少,到了元代则出现了舌诊专著《敖氏伤寒金镜录》,舌诊成了伤寒辨证的重要诊断方法;再如,明清温病医家为了辨治温病的需要,传统四诊之余还尤其强调要望牙齿。每次回顾中医诊断学的发展历史,我都会想一个问题:传统中医学能否应用现代科学技术来丰富自己的诊断方法?

西医的发展在一定程度上得益于现代科学技术手段对西医学传统视野的纵深拓展和深入,化学、物理学的介入都曾经极大

地提升了西医学的诊断水平。实验室检查、X 光、CT、磁共振、B
超等等,这些技术原本不属于西医,但是它们与西医的结合却拓
宽了西医的视野。我个人感觉,现代科学技术并不是西医的专
利,传统中医学的诊断方法也应该与时俱进,随着疾病发展的需
要,用新的诊法不断补充和完善着旧有的体系。

　　用不用现代科学技术,并不是区分中医学与西医学的标志,
不是说应用了现代科学技术就不是中医了,就是中医西医化了,
关键是怎么用,用什么样的思维和逻辑来分析借助现代科学技
术而获得的疾病信息。因此,我坚信传统中医四诊一定可以借
助现代科学技术而得到延伸。比如,为什么不能将宏观的望色
与相对微观的胃镜观察相结合,为什么不能用听诊器来延伸闻
诊,为什么心电图不能用来判断心脏的气血阴阳盛衰,等等,不
一一列举,这些问题值得我们仔细想想。

不是说应用了现
代科学技术,就不
是中医了。

　　其实好多近现代医家已经试图去尝试传统与现代之间的结
合了,好多人或许会觉得他们离经叛道,我却是举双手赞成,如
果古人没有类似的尝试,古代中医学体系是如何一步步建构和
完善起来的? 如果现在的人没有这种尝试,中医学只会停滞不
前,以不变之医应万变之病,充其量是一种美好的愿景而已。

　　简单举一个例子来说明四诊的延伸。国医大师李玉奇是治
疗脾胃病的著名医家,他观察到萎缩性胃炎胃内窥镜常见胃黏
膜充血水肿,甚至糜烂、出血,恰与《黄帝内经》所讲的"热聚于胃
口而不行,故胃脘为痈也"相吻合,所以主张以痈论治慢性萎缩
性胃炎,打破了医家多视胃炎为胃脘痛、胃痞而加以施治的模
式。他临证四诊尤重舌脉,擅长通过对舌、脉的观察来判断胃痈
的发展演变过程。比如,将浅表性胃炎、萎缩性胃炎、十二指肠
球部溃疡、胃癌癌前病变等的胃镜、病理结果,与中医学的舌诊
相结合,提出了一些特征性舌象变化与疾病的对应关系。正是
因为他按照中医的思维来梳理和分析现代科学技术所获得的临床
资料,所以他将传统中医学与现代技术所作的结合不但不给人生
搬硬套的感觉,还让人觉得"很中医",这种理念是值得学习的,感
兴趣的读者可读一下他的临证经验集,这里不再一一赘述。

（三）厘分八纲

八纲，即阴阳、表里、寒热和虚实，阴阳可以用来标识对立统一的两个事物，所以，又可以用阴阳来统属其他六纲。八纲非常简练，实际上是用四组矛盾关系来从宏观上把握疾病的性质。由宏观到具体，擅长抓主要矛盾，这也是中医学给我们的重要感受之一。

八纲，即阴阳、表里、寒热和虚实。

1. 表里

表与里是从病位而言的，表即表证，里即里证。表证是感受外邪所导致的，生活中最常见的是风寒、风热、风湿之邪，大家常说的感冒也归属于表证的范畴，表证的主要矛盾是人体的正气与外感邪气交争于肌表，症状以发热、恶寒、头痛、鼻塞、流涕、咳嗽、舌淡、苔薄白或微黄等肺系不和的表现为主，病位较浅，发病较快，预后较好。里证的病位则更加深入，身体内在脏腑的异常、气血津液的生成输布障碍等等，都可归属于里证，所以，要想大体上总结一下里证的表现是不可能的，里证涉及的病证太多了。

大家看到这里可能会马上问，既然里证所涉及的病证如此多，临床表现如此复杂，那么为何要用表里两纲来区分疾病的性质呢？其实，疾病厘分表里的目的并不在于说明有哪些症状表现就可归为表证或里证，而是在于里证有时候或许会表现为与表证极为相似的症状，需要我们清晰地界定其本质是里证，不能误判。例如，张仲景《伤寒论》中的桂枝汤是治疗外感表证的代表方，桂枝汤所治表证的典型表现为"头痛发热，汗出恶风"，但是一些水饮内停的里证也可阻滞经气而出现一些类似表证的表现，如瓜蒂散治疗的里证会出现"病如桂枝证"的类似表证表现，但是"头不痛，项不强"，与外感表证的头项强痛是不同的，所以，表证与里证尽管可能会出现相似的症状，但是还是有些差别可以区分的。

里证有时候或许会表现为与表证极为相似的症状，不能误判。

再如，金元四大家之一李东垣擅长通过补益脾胃来治疗多种病证，后世尊其为"补土派"，《内外伤辨惑论》是他的代表作之一，透过书名我们就可以明白内伤（里证）与外伤（表证）是存在相似性的，所以需要"辨惑"，如发热、头痛这些外感表证常见的症状,同样可见于脾胃气虚等里证,基于此,李东垣在该书中详辨表证里证之寒热、头痛等,各叙其详细病机。感兴趣的读者可以读一下这本书和他的《脾胃论》。

2. 寒热

寒与热是从疾病的性质而言的,寒即寒证,热即热证。

寒证是因为感受寒邪或者是阳虚阴盛所导致的。感受寒邪,是实寒证,正所谓阴胜则寒;阳虚阴盛,是阳气虚弱而致阴气相对偏胜,是虚寒证。实寒证与虚寒证都可见到畏寒喜暖、肢冷蜷卧、口淡不渴或喜热饮等寒性表现,但实寒证通常是脉沉迟而有力,虚寒证则因为是虚证的缘故而沉迟无力,另外虚寒证还往往存在神疲乏力、倦怠懒言等虚证表现,实寒证则没有。

热证是因为感受热邪或者是阴虚阳盛所导致的。感受热邪,是实热证,正所谓阳盛则热;阴虚阳盛,是阴气虚弱而致阳气相对偏胜,是虚热证。实热证的临床表现是一派热、实之象,最典型的就是前面我们反复说过的四大症,大热、大渴、大汗、脉洪大,热势壮厉,满面红赤,口渴而喜冷饮,全身大汗淋漓,舌红绛苔黄燥,脉洪大有力。虚热证的临床表现也很有特色,典型表现为颧赤、潮热、盗汗、五心烦热、舌红少苔、脉细数,两颧部位泛红,发热如潮水般涨退,午后热甚,入睡后汗出,醒则汗止,手脚心、胸部烦热,舌红但少苔,脉虽数而无力。

临床除了单纯的寒证、热证,还经常见到寒热错杂之证。例如,《伤寒论》中的黄连汤用来治疗"胸中有热,胃中有邪气,腹中痛,欲呕吐者"[①],胸中有热,胃中有寒邪凝聚,上热下寒,寒热错杂,治疗时不能单纯清热或散寒,还应该温清并用,方中的黄连用以清上热,干姜用以温下寒。　　　　　　　　　　　　　寒热错杂

如果说辨别疾病的寒热属性并不算太难,那么对寒热真假的判断则相对较难。若大热积聚于内,阳气不得宣达于外,可见四肢厥冷、畏寒、脉沉等寒性症状,但用手触摸病者之胸腹,则会有灼热感,脉虽沉,但有力,这便是真热假寒。热是内在的本质,寒是外在的假象。若阴寒积聚于内,逼迫阳气浮越于外,可见发热、面色浮红如状、脉浮数等热性表现,但病者胸腹并无灼热感,　　　寒热真假

① 中医研究院编.伤寒论语译.北京:人民卫生出版社,1959.108.

面色也不是实热的满面通红,脉虽浮数,但按之无力,这便是真寒假热。寒是内在的本质,热是外在的假象。临床上最难判断的便是真假,因之而失治误治的案例太多了,历代医家的医案中也多有记载,大家可以读一下。

3. 虚实

虚与实是从正气和邪气的角度而言的,古人云,正气夺则虚,邪气盛则实,虚是正气的亏虚,实是病邪的亢盛。

虚即虚证,常见气、血、津液的亏虚,气可厘分为阳气与阴气,因此又有阳虚与阴虚之别,下一小节"释以气血津液"中还会讲到,暂不多说。实证,所包含的病证也相当广泛,外受邪气所侵,内为痰饮、瘀血等有形病理之物所扰,都可以形成实证。

虚实夹杂

临床上单纯的虚证与实证都很容易见到,但也不乏大量的虚实夹杂病证,特别是对于常见的冠心病、糖尿病等慢性疾病来说更是如此。脏腑亏虚,功能失常,气血津液运行输布障碍可形成气滞、血瘀和痰饮,这是由虚而致实,进而虚实夹杂;实证迁延不愈,久则耗伤气血津液等,这是由实致虚,进而虚实夹杂。

另外,还有上虚下实、上实下虚等多种虚实夹杂的情况。以《伤寒论》中的干姜黄芩黄连人参汤为例,患者本来就是虚寒下利,但是医生又误用吐、下之法而损伤了阳气,患者同时还有"食入口即吐"的胃热表现,因此是上实下虚、上热下寒的错杂病证,即是虚实夹杂,又是寒热错杂,所以方中用黄芩、黄连来清在上之实热,用干姜、人参来温补在下之虚寒。

虚实也可表现出真假,如古人所说"大实有羸状","至虚有盛候"。

同寒热一样,虚实也可表现出真假,临床上往往不好判断。真实假虚,也就是古人说的"大实有羸状",例如有形实邪积聚于内,大积大聚,气血不能畅达,可以表现出神情淡漠、倦怠懒言、脉象沉细等类似虚证的假象。但是,虽不欲语,但语而声高有力,积聚在内,腹满痛拒按,脉虽沉细,但按之坚实有力,本质是实,假象是虚。恰如清代医家顾松园所言,"积聚在中,按之则痛,色红气粗,脉来有力,实也。甚至嘿嘿不欲语,肢体不欲动,或眩晕昏花,或泄泻不止,是大实有羸状也"[①]。

---

① 清·顾松园著.顾松园医镜(上).郑州:河南人民出版社,1961.181.

真虚假实,也就是古人说的"至虚有盛候",常见于脏腑虚衰,气血运化无力,而出现腹部胀满、呼吸喘促、二便不通、脉浮大等类似实证的假象。但是,虽腹部胀满,却时有缓解,或内无肿块而喜按,虽喘促而气短息弱,大便虽闭而腹部不甚硬满,脉虽浮大,但按之无力,本质是虚,假象是实。恰如顾松园所说,"心下痞痛,按之则止,色悴声短,脉来无力,虚也。甚则胀极而食不得入,气不得舒,便不得利,是至虚有盛候也"。[①]

4. 阴阳

最后再说一下阴阳辨证。阴阳可以用来概括其余六纲,六纲两两比较,表证、热证、实证属阳,里证、寒证、虚证属阴。

表证、热证、实证属阳,里证、寒证、虚证属阴。

全国统编《中医基础理论》教材在阴阳辨证中谈到了阴虚证、阳虚证、亡阴、亡阳等内容,我个人感觉并不是很合适。在讲阴阳的概念时我就曾经说过,阴阳有名而无形,只有具体到对立统一的两个事物或一个事物内部的两部分时,阴阳才具备了具体的意义,才能说什么是阴阳。要不然,问你什么是阳,什么是阴,则难以回答。古人的表述中常谈论到阴阳,但在具体语境中都是有所指代的。因此,单纯说阴虚、阳虚、亡阴、亡阳是没有太大意义的。看看教材中的表述,实际上是以阳来指代阳气,以阴来指代津液精血等液体,暂不论这种指代是否正确,即使是指代正确,这部分内容也应该放在气血津液辨证中来讲。更何况这种指代也是不恰当的,若将无形之气与血、津液等有形液态物质放在一起来比较,可以说气属阳、血与津液等属阴,这是用阴阳来标识和区分对立统一的两类事物;若将气自身用阴阳进行厘分,可分为阳气与阴气,并借之以说明气的功能的双向性,如兴奋与抑制,说明气的运动的双向性,如出与入、升与降,等等。但是需要注意的是,阴阳互根互用,没有阳也就无所谓阴,没有阴也无所谓阳,所以,在谈到阳气时就必须知道是相对阴气来说的,是用阴阳来厘分气,在用阳来标识气时,就必须知道是相对于血与津液等体液而言的。因此,单独把阳气和血、津液等抽出来,认为前者属阳,后者属阴,很明显就是逻辑层次的混乱。

① 清·顾松园著.顾松园医镜(上).郑州:河南人民出版社,1961.182.

（四）释以气血津液

八纲对疾病的判断是宏观的，相对笼统一些，与气血津液等人体基本物质的结合则变得更加具体，议病的层次感更强了，更加多面了。

1. 气的失常

常见的气的失常主要有气虚、气陷、气滞、气逆、气脱等。

气对生命的维持具有重要的推动作用，气虚则是对这种推动力减弱所显现出的全身机能活动低下的概括，久病损耗、劳累过度、年老体弱等都是常见的原因。在五脏系统一部分我们曾经讲过气的生成主要源于藏于肾的先天之精所化生的元气、脾胃运化水谷所形成的水谷之气和肺所吸入的自然界清气，所以，从五脏系统而言，气虚与肺、脾、肾三脏的关系最为密切。气虚常见的表现有神疲乏力，少气懒言，头晕目眩，自汗，活动后诸症加剧，舌淡苔薄白，脉虚无力等。

气陷是在气虚的基础上所出现的无力升举而下陷的证候。前面也曾讲过，脾主升清，通过脾气的升清作用可以将水谷精微向上布散至心肺，进而化生血液，以营养全身，另外升举之力还能维持体内脏器位置的相对恒定。因此，脾气虚最容易出现气虚下陷。气陷的常见表现为头晕眼花，倦怠乏力，少气懒言，久痢久泄，腹部有坠胀感，脱肛或子宫脱垂，舌淡苔白，脉弱等。头晕眼花、倦怠乏力、少气懒言、舌淡苔白、脉弱这些都是气虚的表现，因为气陷通常是在气虚的基础上所出现的。久痢久泄则是因为脾气虚不能升清了，水谷精微不能向上布散于心肺，只能从下而出。腹部有坠胀感、脱肛或子宫脱垂则是脾气虚不能升举脏器的表现。

气滞，就是气的运行不畅，气机阻滞。就五脏系统而言，肺主呼吸之气与一身之气，其宣发和肃降对全身气机起到重要的调节作用；脾主升清，胃主降浊，脾气主升，胃气主降，一升一降，对中焦气机具有重要的调节作用；肝主疏泄，对全身之气的运行起到最为重要的调节作用。所以，肺、脾、肝功能失调最容易出现气滞，其中又尤以肝气郁滞最为常见。气滞的典型表现是胀闷，甚至疼痛，气滞在不同脏腑经络往往会有不同的表现。例

常见的气的失常主要有气虚、气陷、气滞、气逆、气脱等。

气滞以肝气郁滞最为常见。

如,肺气郁滞会出现胸闷、咳喘不能平卧等症状;中焦脾胃之气郁滞会出现脘腹胀闷,矢气后有所减轻,常伴见嗳气、肠鸣等症状;肝气郁滞,会出现胸胁、乳房等足厥阴肝经循行部位的胀满疼痛,常随情志改变而呈现出或轻或重的变化,脉象多弦。气为血、津液之帅,能推动它们的运行输布,气滞能进一步导致瘀血、痰饮的形成,当这些有形病理产物一旦形成后,又作为一种致病因素进一步阻滞气的运行,从而加重了气滞。

气逆,是气机升降失常,逆而向上。气的运动主要形式为升、降、出、入,脏腑之气皆有升降出入,但不同脏腑的气机易趋性是不一样的。肺主宣发肃降,若外邪、痰饮等犯肺,很容导致肃降不足而肺气上逆,可见咳嗽、喘息等症状;胃主降浊,若寒邪、热邪犯胃,水饮、瘀血、食积等停胃,胃的功能失常,当降不降,很容易出现胃气上逆,可见呃逆、嗳气、恶心、呕吐等症状;肝气主升,但很容易因为郁怒伤肝等因素而致肝气升发太过,可见头痛、眩晕、昏厥等症状,甚则血随气逆上涌而致呕血。

气脱,是气突然大量亡失于外,而致身体功能衰竭所出现的危重证候。讲气血津液的关系时曾经说过,血液和津液是气运行的重要载体,所以气脱常见于高热大汗,或发汗太过,或吐泻过度,失血过多的情况。气可厘分为阳气与阴气,所以气脱可有亡阳与亡阴之别。亡阳就是人体的阳气突然大量亡失于外,可见冷汗淋漓、汗质稀淡,神情淡漠,肌肤不温,手足厥冷,呼吸气微,面色苍白,脉微欲绝等症状。亡阴就是人体的阴气突然大量亡失于外,可见热汗淋漓、质黏如珠如油,身灼肢温,虚烦躁扰,脉细数疾而深按无力等症状。

2. 血的失常

最常见的血液失常是血虚和血瘀。

血虚,顾名思义就是血液的亏虚。脾胃为气血生化之源,肾藏精主骨生髓化血,所以,从血液生成的角度而言,脾胃与肾与血虚的关系最密切。血虚的常见表现为面白无华或萎黄,唇色淡白,爪甲苍白,头晕眼花,舌淡苔白,脉细无力。心主血脉,若是心血虚,还可见心悸失眠多梦;肝藏血,若是肝血虚,还可见手足发麻,妇女经血量少色淡,衍期甚或闭经。

血瘀,是血液瘀滞,成因大致有二:一是,血行不畅,壅遏于

最常见的血液失常是血虚和血瘀。

经脉或脏腑之内。就五脏而言,心主血脉,肺主气,肝主疏泄能条达气机,所以心和肺的推动力减弱很容易形成气虚血瘀,肝主疏泄的功能失常也经常引起气滞血瘀。除了气虚和气滞,寒凝血脉、血热耗津也都是形成血瘀的重要原因。二是,离经之血不能及时排出和消散,而停留于体内,最常见的原因则是外伤直接损伤血脉,当然了,热盛动血,灼伤血络,血液也可溢于脉外而成为离经之血。

不通则痛

血瘀致病常见以下特征性症状:一是,疼痛,正所谓"不通则痛"。瘀血所致的疼痛是刺痛,痛有定处,拒按,常在夜间加剧。二是,肿块。在体表者,色呈青紫;在体内者,坚硬,按之不移。三是,出血。瘀血阻塞脉络,使血液不能循经运行,而溢出脉外,色泽紫暗,常夹有血块。四是,色紫暗。可见面色黧黑,肌肤甲错,唇甲青紫,或皮下紫斑,或肤表丝状如缕,或腹部青筋外露,或下肢筋青胀痛,舌质紫暗,或见瘀斑瘀点。五是,脉象多见细涩和结代。

3. 津液的失常

最常见的津液失常是津液亏虚和痰饮内停。

最常见的津液失常是津液亏虚和津液运行输布障碍而形成的痰饮内停。

津液亏虚形成的原因大致有两个方面:一是生成不足,例如,脾胃虚弱,运化无权,致津液生化减少;二是丧失过多,例如,热盛伤津,大汗、吐泻、泄利太过导致津液大量丧失。津液亏虚可见一系列干燥的表现,例如,口燥咽干,唇燥而裂,皮肤干枯无泽,小便短少,大便干结,舌红少津,脉细数。

津液运行输布障碍可以形成湿、水、饮、痰等,四者虽有一定差别,但又没有一个确定的区分标准,我们看古人的论述,不同语境中所指也有所不同,并没有特定的内涵。而且,四者常交互为称,如水湿、痰饮、水饮、痰湿等。所以,这里我就笼统地用痰饮来概称吧。

讲津液时曾经说过,与津液代谢输布关系最密切的三个脏是肺、脾、肾,三脏功能失调则极易形成痰饮。痰饮致病极为广泛,"百病皆由痰作祟",痰饮可停留于全身各脏腑经络而形成多种病证。

例如,痰饮停肺,肺之宣降失常,可见咳嗽、气喘、咯痰,张仲景的小青龙汤,我当时读大学时方剂教材上的方歌为"小青龙汤最有功,风寒束表饮停胸,辛夏甘草和五味,姜桂麻黄芍药同",治疗的便是痰饮停于肺,而外又有寒邪侵袭,现在临床上治疗哮喘还经常用到这个方子,非常经典和好用。

痰饮停胃,胃失和降,可见脘痞纳呆、恶心呕吐;另外,张仲景经常把胃称作"心下",现在老百姓还依然会用"心口窝"来指称胃,《伤寒论》中还有许多治疗痰饮停积于胃而上泛于头目的方子,例如,苓桂术甘汤用治"心下逆满,气上冲胸,起则头眩,脉沉紧,发汗则动经,身为振振摇者"[①],头目眩晕便是痰饮上冲所致。

痰迷于心,心神受蒙,可见神志改变。诸如痰蒙心窍的表述依然见于老百姓的日常口语中,大家读中学时所学过的《范进中举》对痰蒙心窍所致的神志异常也有经典的描写。

痰停经络,气血运行不利,可见肢体麻木、半身不遂。对于脑出血后遗症的半身不遂等表现,中医学并不是像大家凭想当然所想象的那样只用活血化瘀之法,而是益气、活血、散痰等诸法并用。

痰停咽喉,可见喉中有异物梗阻感,吞之不下,吐之不出,称之为"梅核气",张仲景《金匮要略》中的半夏厚朴汤便是治疗此证的,"妇人咽中如有炙脔,半夏厚朴汤主之",我曾经用这个方子代茶饮治疗慢性咽炎,效果不错。

喉中有异物梗阻感,吞之不下,吐之不出,称之为"梅核气"。

(五) 归属脏腑经络

在中医学的身体观那一章,我们曾用了很大篇幅来讲述古人借助五脏系统和经络系统对身体结构与功能的厘分。从这个角度来看,疾病的病理机制也完全可以通过五脏系统和经络系统的异常来解释。同时,气血津液等作为构成人体和维持人体生命活动的基本物质,它们的生成、运行和输布等与脏腑经络系统密不可分。因此,脏腑经络系统失常和上一小节所述的气血津液失常可以结合在一起,共同解释疾病的形成与发展演变,而且它们之间也通常是密不可分的,临床议病时也都是两者结合

---

① 中医研究所编.伤寒论语译.北京:人民卫生出版社,1959.42.

应用。

特别是脏腑辨证,逐渐成为了议病的主流方法,现在临床上写中医诊断时也通常判断为某某脏腑的气血津液的某种失常。生活中大家就诊中医和看中医养生科普宣传时也经常听到脏腑失常的名词术语,比如,心血虚、心气虚、肺气虚、肝血虚、肾气虚等等。它们都有什么表现呢? 该如何判断?

简单地说,就是把脏腑生理功能失常所出现的特征性表现与气血津液失常的普遍性表现两两结合。比如,心气虚证,就是"心脏病变的特征性表现+气虚证";肝血虚证,就是"肝脏病变的特征性表现+血虚证"。再说简单点,就是特殊规律与一般规律的结合。前面五脏系统中,我们已经详细讲述了五脏六腑的生理功能,也说明了这些功能失常时会出现的常见症状,并通过望闻问切四诊介绍了如何掌握和解析这些症状所指示的意义,因此,掌握脏腑病变的特征性表现并不是困难的事儿。气血津液失常的常见症状和特点,我们刚刚讲述过,也不是问题。两两相合来理解脏腑辨证,自然也就不困难了。下面我们再挑重点讲述一下。

1. 脏腑辨证

1) 心脏辨证

心脏功能失常所出现的症状,常见的有心慌、心悸、心胸憋闷、胸痛等。

心慌、心悸就是心脏跳动不安而不能自主,剧烈者中医称之为怔忡,《红楼梦》第七十回"林黛玉重建桃花社,史湘云偶填柳絮词"中讲贾宝玉:"情色若痴,语言常乱,似染怔忡之疾。"[①]

心胸憋闷、胸痛常见于胸痹之证,西医学所讲的冠心病大抵与此相当,张仲景的《金匮要略》中列有专篇论述,所设的瓜蒌薤白白酒汤等方剂成为后世治疗胸痹的经典方,这些方子主要是温通胸中阳气和祛除痰浊。当然了,并不是所有的心胸憋闷和胸痛都是因为心脏功能失常所导致的,例如肺脏病变也可常见,

瓜蒌薤白白酒汤是治疗胸痹的经典方。

---

① 清·曹雪芹,高鹗著.红楼梦(第二版).北京:人民文学出版社,1996.964.

临证时需要仔细鉴别。

心主藏神，心不藏神常可见失眠多梦、健忘等表现，大家日常生活中也有体验，劳心太过，思虑过多时，经常会出现失眠健忘。

心脏的各种虚实病变通常都可见到以上所说的各种症状，因此只要是见到这些特征性的症状，就基本上可以判定是心脏的病变。就心脏的各种虚实病证而言，其临床表现除了上述各种特征性表现，同时还伴有气血津液失常所常见的全身症状。比如，心血虚证，除了心悸、失眠、多梦这些心脏的特征性表现，还可见面色淡白无华或萎黄、口唇色淡、舌色淡白、脉象细弱等血虚证的共性表现，特征性与共性表现相合便是脏腑气血津液失常的综合表现。至于其他的心气虚证、心阳虚证、心阴虚证等虚证，则相应的伴见气虚证、阳虚证和阴虚证的表现；心火亢盛证、痰浊闭阻证、瘀血阻滞证等实证，则分别伴见实热证、痰证、瘀血证的表现。

2）肺脏辨证

肺脏功能失常最常见的表现可用咳、痰、喘三个字来概括。

肺脏功能失常可用咳、痰、喘三个字来概括。

肺主气司呼吸，肺的宣发和肃降功能失常可直接影响呼吸而出现咳喘等肺气上逆的表现。同时，肺为水之上源，能通调水道，对全身津液的正常运行和输布起到重要的调节作用，因此，肺的宣降功能失常可导致津液停滞为痰饮。临床上只要见到咳、喘、痰的表现，就要首先考虑肺脏的病变。

就咳、喘而言，尽管《黄帝内经》中有"五脏六腑皆令人咳，非独肺也"的原则性表述，但即使是其他脏腑功能失常而形成的咳喘也通常是通过影响到肺的宣降才得以最终实现的。例如，肝火犯肺可以出现咳喘；肾脏亏虚不能闭藏而影响到肺的肃降，可出现咳喘无力和呼吸表浅。

就痰而言，李时珍讲："脾为生痰之源，肺为贮痰之器"[1]，另外肾主水，脾与肾都与津液代谢密切相关，脾肾功能失常也是形成痰饮的重要原因。因此，咳喘伴见的咳痰表现与肺最为密切相关，但也一定不要忽视脾肾等脏器在痰形成过程中所起到的

"脾为生痰之源，肺为贮痰之器"

---

① 明·李时珍著.本草纲目(校点本上、下册).北京:人民卫生出版社.2004.第二版.1194.

作用。例如,脾失健运而形成的咳痰,在治肺的基础上还要健脾化痰。

肺脏的虚实病变通常皆可见咳、痰、喘的表现,这是将病证归属于肺脏的最重要标志。在接下来进一步判断分属于肺的何种具体病证时,需要密切结合前面四诊部分我们所讲过的咳喘的性质和痰的量、色、质等,以及气血津液失常的表现等,进行综合判断。比如,肺气虚证,可见咳喘无力、痰液清稀,这是肺的特征性病变表现,同时还可见倦怠乏力、少气懒言、气少不足以息、动则益甚、面色淡白、舌淡苔薄白、脉沉无力等气虚证的表现。至于其他各种肺脏虚实病证的咳痰喘表现,前面四诊部分我已经讲过了,大家可以再回过头去看看,这里不再赘述。

3) 肝脏辨证

肝主疏泄是肝脏最为重要的生理功能,肝失疏泄所产生的一系列症状也是肝脏功能失常最容易见到的表现。

例如,肝失疏泄,失于对气机的正常调节,气机郁滞,不通则痛,可出现胸胁、少腹、乳房等肝经循行部位的胀闷疼痛;气为血之帅,气机失常可进一步影响到血液和津液的运行,导致血瘀和痰浊的形成,可出现梅核气、瘿病颈前喉结两旁结块肿大、月经不调、带下、睾丸胀痛等症状;肝失疏泄,不能条畅情志,可出现急躁易怒等七情失常的表现;肝主疏泄,能调节女子排卵和男子排精,女子更是以肝为先天,所以,妇科、男科病证也需要重点考虑是否是肝脏功能失常。

另外,肝脏体阴而用阳,肝气易上逆为患,出现头晕胀痛、面红目赤、耳鸣口干等症状。肝为风木之脏,无论是肝之阳气暴张或肝火亢盛等实证,还是肝之阴血亏虚,皆可导致肝风内动,从而出现眩晕欲仆、肢体震颤抽搐等风性主动的表现。

临床上只要是见到以上所说的各种症状,基本上可以将其归属为肝脏,然后再根据八纲和气血津液辨证而细分为肝血虚证、肝阴虚证、肝火上炎证、肝阳上亢证、肝胆湿热证等多种具体病证。细分的方法还是我反复讲的,特征性表现加共性表现。

4) 脾脏辨证

脾胃主运化,为气血生化之源,是后天之本,大家日常生活中所见的许多消化系统疾患大都归属于中医脾胃病证的范畴,

肝失疏泄所产生的一系列症状是肝脏功能失常最容易见到的表现。

比如,纳呆、形体消瘦、少气乏力、多饮多食、腹胀、呕吐、呃逆、便溏腹泻、便秘等等。关于这些症状所提示的病证,我在"四诊探病"中也大致讲过了。

脾胃虽同主运化,但脏腑有别,气的运动趋势不同,脾气主升,胃气主降,升降失常致使中焦气机郁滞可见脘腹胀满,但脾气失于升清则以泄泻便溏最为常见,胃失和降则以呕吐、呃逆、嗳气最为常见。

脾胃各自的生理喜恶也不同,脾喜燥而恶湿,所以常见湿邪困脾之证,或寒湿、或湿热,腹胀便溏、纳呆不爽、头身困重、口中粘腻不知滋味、舌苔厚腻等等都是最为常见的症状;胃喜润而勿燥,所以胃失濡润则常见便秘之证。

而且,饮食物由口而直接入胃,所以胃最易为饮食寒热所伤,过食生冷或为热物所灼,常见胃脘冷痛或灼痛、呕逆嗳酸等症状,生活中老百姓碰到胃不舒服时也因之常说"一口没吃着,伤着胃了"。

除了这种直接的寒热伤胃,饮食不讲究,积习不改,偏嗜寒凉则易损耗胃之阳气,胃脘冷痛、喜暖喜按、口泛清水等皆是常见表现;若嗜食辛辣,可灼伤胃阴,胃脘隐隐灼痛、吞酸、嘈杂难以名状等症状最为常见。

俗语常言民以食为天,吃饱吃好也是最起码的生活诉求,饮食失常所产生的身体不适也是日常生活中被老百姓谈论最多的,胃寒、胃热等中医学术语也常出现于老百姓的口语中,各种食疗养胃的方法也作为百姓生活经验而代代相传。但有时候恰恰是最熟悉的却最容易出问题,例如,胸痹之不典型者,其疼痛可在胃脘部,极易与胃痛相混淆,所以对于脾胃病变切不可太过大意,做一些详细的鉴别诊断还是很有必要的。

与其他脏腑的辨证方法相同,当看到上面我讲述的这些症状而将其归为脾胃病证以后,可再细分为气血津液之诸多病证,或气血阴阳亏虚,或气逆,或气陷,或寒侵,或热灼,等等。

5)肾脏辨证

肾脏病变所出现的病症,大家最熟悉的恐怕是腰痛、尿频、尿量增多等症状。

腰为肾之府,腰痛自然会让人联想到肾的病变,肾虚证也的

脾气失于升清则以泄泻便溏最为常见,胃失和降则以呕吐、呃逆、嗳气最为常见。

确容易出现腰痛。但是并不是所有的腰痛都是因为肾虚而导致的，不能一听说腰痛就断定是肾虚，比如外感寒湿或湿热之邪侵袭、跌扑闪挫而致瘀血内停等皆可导致腰痛。

不能一听说腰痛就断定是肾虚。

肾开窍于前后二阴，前后二阴主司大小二便，所以小便和大便的异常，如尿量增多或减少、大便清稀等，都需要重点考虑是否是肾脏的问题。当然了，二便之生成排泄也是多脏腑共同作用的结果，因此这还需要综合其他脏腑进行全面判断。

肾主水，与肺、脾共同调节人身的津液输布代谢，肾脏功能失常也经常见到水肿，尤其是腰以下水肿，需要重点考虑肾脏的问题。

肾除了开窍于前后二阴，还开窍于耳，所以耳鸣耳聋也常常是肾虚而外窍不得充养的结果。

肾主骨生髓，脑为髓海，因此骨质疏松、智力减退等表现也需要重点考虑是否是肾虚的表现。尤其是对于脏腑发育未全的小孩和脏腑功能衰退的老年人来说，见到这些症状时更应该考虑肾脏。

久病穷肾

另外，中医学认为久病穷肾，即大部分疾病一旦迁延不愈，时间长了，往往都累及到肾脏。而且，久病一旦穷及肾脏，那么往往不好治疗，是疾病危重的表现之一，预后较差。西医学对肾脏功能的阐发与中医学虽然完全不同，但在这一点的认识上却很相似，诸如尿毒症等病证的出现，都是很棘手的问题。所以，从疾病的发展演变来说，临床上见到的诸多慢性病和疑难病症等都需要密切考虑肾脏功能失常。

2. 经络辨证

相对于脏腑辨证来说，经络辨证的应用并不是主流，而且十二经脉本身便归属于相关的脏腑，与脏腑密切相关，因此，经络辨证常作为脏腑辨证的辅助。

经络辨证常作为脏腑辨证的辅助。

例如，见到颈部瘰疬、乳房乳癖等病证，我们会根据经络学说而想到，这些部位都是足厥阴肝经的循行部位，应该从肝论治这些病证，疏肝理气、化痰消瘀、软坚散结都是最常用的治法。如此一来，借助经络学说的帮助，疾病与脏腑失常之间的关联性更加密切了。

再举一个例子，我读大学时曾在一个县市级中医院实习过，医院很小,整个内科病房不分科,统在一块儿,虽然是中医院,但科里只有一个中医大夫,其他都是西医。有一次科里住进来一个病人,每天晚上凌晨前后发高烧,入院常规检查也没发现什么问题,病历上只能暂时下个"发热原因待查"的诊断。那时我也是初生牛犊不怕虎,主动向科里的中医带教老师请缨,咱们给病人用点中药试试吧,毕竟还是学中医的对中医有感情,带教老师允许了。我便去病房给病人查体,发现病人肝胆部位和腹部有轻微压痛,通过问诊知道病人既往有胆囊炎的病史,平素大便干燥排出困难,舌红苔黄,脉滑数。当时我懂得知识并不多,但对《伤寒论》等临床经典却背得很好,病人感到不舒服的两个部位一下子让我想起少阳与阳明合病,然后就开了治疗少阳阳明合病的经典方大柴胡汤。尽管之前我也曾给身边的亲朋开过中药,但这却是我第一次给病房患者开中药,不免有些没底气,下午给病人服用中药后,晚上我就和夜班大夫一起值班看看病人的变化,没想到当天晚上病人发烧便有所缓解。

后来我经常回过头去看这次诊疗过程,如果没有对经络系统的粗略把握,我不会把肝胆和胃与少阳、阳明相联系,如果没有熟读《伤寒论》这些经典,我不会想到治疗少阳阳明合病的大柴胡汤。所以,尽管中医院校教育和中医临床的分科越来越细化,对于学中医的人来说还必须对中医有个整体的全面了解,看看古代的医家我们就明白了,他们是"全科"。尽管中医经典课程的课时数被压缩了很多,尽管我们需要学习必要的西医知识,但是对中医经典的学习再强调也不为过,学习经典并不意味着是守旧,而是我们创新的基础。

> 要熟读《伤寒论》这些经典,中医经典的学习再强调也不为过。

另外,经络辨证在针灸治疗中的应用会相对较多一些,出现某一经循行部位的病变,可以在这条经上取穴进行针灸治疗。例如,病人若出现舌不能言,咽干,心烦热,心痛,胸胁满痛,臑臂内后廉痛或厥冷,掌中热痛等症状,可以诊断为手少阴心经的病变,可取该经穴位进行治疗。比如对于突然出现心痛的人,可以取该经腋窝最深处顶点的极泉穴进行按压,一会儿便会有所缓解。

再如,病人若出现头痛,目赤,嗌干,耳闭,颊肿,胁痛,卵缩,男子颓疝,女子少腹肿痛等症状,可以诊断为足厥阴肝经的病变,可以在这条经上取穴进行治疗。2004 年前后,我在青岛跟随张国平师兄学习太极拳,张师兄是当地中医院小有名气的针灸科大夫,有一次学拳时恰巧碰到一个找他就诊的男性患者,患者自诉头部冷痛,问他既往病史时又支支吾吾说自己是阳痿不举,感觉阴茎头发凉。张师兄判断为足厥阴肝经病变,取了患者足大趾端的足大敦穴用重力点按,患者一会儿便头部汗出,头痛立马缓解。后听师兄说,经过一段时间治疗,已经痊愈了。

类似的经络辨证和治疗,推荐大家看一下山东中医药大学高树中教授所写的《一针疗法》,对于针灸,我是中医行里的外行,不再多说了。

（六）他说相辅

除了上述最为常用的议病方法,中医学还有一些其他的辨证方法用来说明疾病的形成与发展演变。最具代表性的是张仲景《伤寒论》中所创立的六经辨证以及明清医家用以阐释温病的卫气营血辨证和三焦辨证。这些内容,相对来说专业性会强一点,大家生活中能接触到的机会也不多,但是对于学习中医的人来说却是很重要,因此我这里统称为"他说",简单介绍一下。

六经辨证
卫气营血辨证
三焦辨证

1. 六经辨证

六经即太阳、阳明、少阳、太阴、厥阴、少阴,张仲景《伤寒论》是以六经病为提纲而撰写的,每一篇命名为"辨××病脉证并治"。

具体到每一篇,先总论这一经之病的总特点,"太阳之为病,脉浮,头项强痛而恶寒","阳明之为病,胃家实是也","少阳之为病,口苦,咽干,目眩也","太阴之为病,腹满而吐,食不下,自利益甚,时腹自痛。若下之,必胸下结硬","少阴之为病,脉微细,但欲寐也","厥阴之为病,消渴,气上撞心,心中疼热,饥而不欲食,食则吐蛔。下之,利不止",这样的提纲容易让人一下子把握这个疾病的总体特征。提纲证之后再详细论述本经的各种病证类型,重点说明各证型的临床表现、脉象、治疗方药等。

其实,六经的称谓早已有之,《黄帝内经素问》中讲:"伤寒一日,巨阳受之,故头项痛,腰脊强。二日,阳明受之。阳明主肉,其脉挟鼻络于目,故身热目痛而鼻干,不得卧也。三日,少阳受之,少阳主胆,其脉循胁络于耳,故胸胁痛而耳聋。三阳经络,皆受其病,而未入于脏者,故可汗而已。四日,太阴受之,太阴脉布胃中,络于嗌,故腹满而嗌干。五日,少阴受之,少阴脉贯肾络于肺,系舌本,故口燥舌干而渴。六日,厥阴受之,厥阴脉循阴器而络于肝,故烦满而囊缩。三阴三阳,五脏六腑皆受病,荣卫不行,五脏不通,则死矣。"巨阳也就是太阳。很明显,《黄帝内经》所论述的六经病实际上是经络受病,而且皆是外感热病,但是《伤寒论》中的六经病则囊括经络、脏腑、气血等等,范围远远要比《黄帝内经》中的六经要大,而且《伤寒论》的六经病既有外感表证,也有内在的脏腑里证,疾病范围也远远要比《黄帝内经》六经病大。可见,张仲景对六经病的认识源于《黄帝内经》,但又有大的发展,这也正如张仲景在《伤寒论》序中所讲的,"勤求古训,博采众方,撰用《素问》《九卷》《八十一难》……,为《伤寒杂病论》"[①]。

"勤求古训,博采众方"

　　《伤寒论》在中医史上的地位很高,被誉为辨证论治体系之先河,张仲景因之被尊为医圣,书中之方被尊为经方,历代医家对其不断传承、发展和创新,形成了独具特色的伤寒学派。时至今日,《伤寒论》依然是经典,高等中医院校教育也一直在培养这个研究方向的硕士生和博士生,其重要性由此可窥一斑。历代医家研习《伤寒论》都会碰到的第一个问题便是——什么是六经,张仲景所论六经的实质是什么? 有从经络来解释的,有从脏腑来阐释的,有从五运六气来解读的,有从疾病之发展阶段来解释的,有把六经作为厘分身体的六个区域地面来解释的,等等。按我个人的理解,很难用单一的定义来诠释六经的内涵。实际上,六经就是概括身体变化的一种工具和符号,这种身体变化必然对应着一定的脏腑经络等身体组织,也必然与五运六气等外在时空密切相关,也必然可以用不同阶段来解说这种身体变化的历程,但若单纯执经络说、脏腑说、气化说、区域说、阶段说,则难以阐释六经的全部内涵。简言之,张仲景所论六经的实质是以上诸说的综合。

单纯执经络说、脏腑说、气化说、区域说、阶段说,则难以阐释六经的全部内涵。

---

　　① 中医研究所编.伤寒论语译.北京:人民卫生出版社,1959.3.

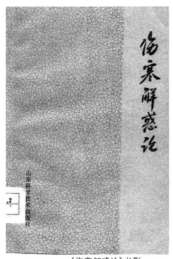

《伤寒解惑论》书影

卫气营血辨证中的卫、气、营、血代指疾病发展的四个不同阶段,可称为卫分、气分、营分和血分。

再多说一句,《伤寒论》是一本很有意思的书,书中的难点和疑点非常多,后世医家围绕它们展开的辩论也从没有停歇过。我所在的山东中医药大学讲《伤寒论》是用的学校的自编讲义,讲义的观点基本上就是学校已故八大名老中医之一李克绍的观点,李老所写的《伤寒解惑论》是一本非常好的小书,推荐大家一读。但我们学校自编讲义与全国统编教材还是有很多学术观点差异的,上课时我经常提醒学校的各位同学,不妨把全国教材拿来比对一下,兼听则明嘛。另外,近现代以来全国的伤寒名家太多了,曹颖甫、陈亦人、刘渡舟……如果真对《伤寒论》感兴趣,还是都读读吧,真是各有千秋。

2. 卫气营血辨证与三焦辨证

疾病总是在不断发展,明清医家发现,尽管《黄帝内经》和《伤寒论》等中医经典中虽曾简单涉及感受温热之邪所引发的温病,但若用《伤寒论》的六经辨证进行辨治,会存在很大局限。所以,以叶天士和吴鞠通为代表的明清温病医家创制了卫气营血辨证和三焦辨证,用于温病的辨治。

卫气营血辨证中的卫、气、营、血并不是之前我们讲述气血津液时所说过的卫气、气、营气和血,而是代指疾病发展的四个不同阶段,可称为卫分、气分、营分和血分,疾病由卫分到血分的传变,表明疾病病位的由表入里和疾病程度的加重。

卫分证的典型症状为发热,微恶风寒,头痛,无汗或少汗,咳嗽,口微渴,舌苔薄白,舌边尖红,脉浮数。大家有时候感冒会出现上述的症状,好多人曾吃过的维C银翘片就是治疗卫分证的,这个中成药是由清代医家吴鞠通的银翘散加工而成的。气分证的典型症状为大热,口渴,舌红苔黄,脉洪大。《伤寒论》中的阳明病也可出现类似的症状,《伤寒论》中的白虎汤也可以加减治疗气分证。营分证的典型症状为身热夜甚,口干,反不甚渴饮,心烦不寐,时有谵语,斑疹隐隐,舌红绛,脉细数。血分证的典型症状为身热,躁扰不安,或神昏谵狂,吐血,衄血,便血,尿血,斑疹密布,舌质深绛。

关于卫气营血各证的治疗，卫气营血辨证的创始人叶天士在其《温热论》中已有所阐明。《温热论》实际上是由叶天士讲授，门人顾景文等据笔记整理而成，初收载于《临证指南医案》中。书中有云："大凡看法，卫之后方言气，营之后方言血。在卫汗之可也，到气才可清气，入营犹可透热转气，如犀角、玄参、羚羊等物，入血就恐耗血动血，直须凉血散血，如生地、丹皮、阿胶、赤芍等物。"①

其中的发汗、清气、凉血散血都不难理解，但"入营犹可透热转气"却很难理解，后世医家多持"把入营之热邪透出气分而解"之说，叶天士讲"透热转气"可用"犀角、玄参、羚羊角等物"，可犀角、玄参、羚羊角却无宣透之用，如何将入营邪热透出气分呢？或者说，如果"入营犹可透热转气"之意果真是"把入营之热邪透出气分而解"，若不用"犀角、玄参、羚羊角等物"，应选用哪些药物？

自 1964 年南京中医学院编写《中医方剂学讲义》一直到今天高等院校的《方剂学》教材，将吴鞠通《温病条辨》中的清营汤与《温热论》中的"入营犹可透热转气"结合起来，用"入营犹可透热转气"解释方中的银花、连翘，认为"清热解毒，轻宣透邪，使营分之邪透出气分而解"，把清营汤作为透热转气的代表方剂。我对此持否定态度。我通过梳理和对比古医籍文献中叶天士的相关论述，发现"入营犹可透热转气"的内涵是热初入营，气分尚有余邪，在用"犀角、玄参、羚羊角等物"清解营分热毒的同时，佐用银花、连翘之辈以解气分之热邪。"透热转气"所用药物的范围亦不仅仅局限于银花、连翘，正如《温热论》所言："从风热陷入者，用犀角、竹叶之属；如从湿热陷入者，犀角、花露之品，参入凉血清热方中。"②应视不同情况分别处药。

清营汤便是吴鞠通在叶天士思想基础上创立的以清营为主兼清气分的代表方剂。其中银花、连翘之用，确为"透热转气"之用，但内涵并非是字面游戏上的"把入营之热邪透出气分而解"，而是清气分之余热。临床上我们应用清营汤，遇到气分热盛而营分热轻的病证时，也的确是重用银花、连翘之辈而相对减少犀

《临证指南医案》所附《温热论》书影

透热转气

① 清·叶天士著；华岫云编订.临证指南医案.北京：华夏出版社,1995.636.

② 清·叶天士著；华岫云编订.临证指南医案.北京：华夏出版社,1995.635.

角、生地黄、玄参的用量。感兴趣的读者请看我《"入营犹可透热转气"与清营汤解析》一文中的详细论述,大家可从知网等期刊库中下载。

最后再简单说一下三焦辨证。三焦,历代医家都有所论述,但作为一种辨证疾病的方法则首推清代医家吴鞠通的倡导。吴鞠通在其代表作《温病条辨》中便是用上焦篇、中焦篇和下焦篇来概括各种温病的。

关于三焦辨证的大法,吴鞠通也有明确讲述,"温病由口鼻而入,鼻气通于肺,口气通于胃,肺病逆传则为心包。上焦病不治则传中焦,胃与脾也。中焦病不治,即传下焦,肝与肾也。始上焦,终下焦"[①]。温病首先犯肺,多为温病的初期,感邪轻者,如温邪犯肺、湿热犯肺等证,可从表而解;感邪重者,肺卫温邪可内陷心包。前面说过古人认为心不受邪,受邪则死,所以是逆传心包,实质上还是心受邪。温邪传入中焦一般为温病的中期,主要关乎胃与脾,常见胃热炽盛、热结胃肠、湿热困阻脾胃等证,与阳明病和气分证有相似之处。温邪深入下焦为疾病的后期阶段,主要关乎肝与肾,常见肾精耗损、肝肾阴虚而致虚风内动等病证。

可见,三焦辨证的形成既有前述部位三焦与脏腑三焦这样的身体基础,又有脏腑辨证、六经辨证和卫气营血辨证的渗透。三焦辨证本质上是以三焦来概括和指代温病的三个发展阶段,疾病由上焦向下焦的转变,提示疾病病位的深入和程度的加重。

《温病条辨》书影

《温病条辨》为清代医家吴鞠通所著。本书引经文为纲,分注为目,以原温病之始,重点在于以上、中、下三焦分类叙述温病之证治。书中倡导的三焦辨证,以及创设的许多方剂,被写入今天的教科书,是温病学说的代表性著作。

---

① 　 清·吴鞠通原著;清·王孟英等评注.增补评注温病条辨.上海:上海卫生出版社,1958.132.

第六章

中医学的养生观

知晓了身体的结构与生理,以及疾病的病因和病理机制,最根本的其实并不在于如何治疗疾病,而重在防止疾病的发生,中医学称其为"治未病",《黄帝内经》中强调"不治已病而治未病"。

所谓治未病,并不是在没有发病之前便治病,没有病谈何治病?所以,我个人的理解是,治未病实际上就是今天被大家广为关注的养生,通过调养人体生生不息之气,以预防疾病的发生,从而达到延年益寿的最终目的。

一 养生原则

之前疾病观一章中曾经讲过,疾病是身体与外界的互动,六淫、疬气等邪从外来,或七情内伤、饮食失宜、劳逸过度、痰饮、瘀血等邪由内生,皆可导致疾病的形成。从某个角度来看,养生即是对疾病的避忌,养生就要避免内外之邪对身体的侵袭,外要避邪,内要固护正气。下面我要讲述的两个标题,实际上都源于《黄帝内经》,外避与内守依然是今天指导养生的宏观原则。

(一)虚邪贼风,避之有时

外邪常趁人体正气亏虚之时而侵袭人体,故谓之"虚"邪。另外,"不正"便是虚,生活中我们还会经常说这个人很"正"或很"虚",相比于人身正气来说,外在之邪气自然是"虚"。风为百病之长,外邪侵袭人体常挟风为患,所以常以风来指代外邪,《伤寒论》中便是如此。戕害人体正气谓之"贼",贼风就是侵害人体之外邪,与虚邪的内涵是大体一致的。时,即时间,有一日之时,有一年之时。同时,在古人的论述中时与空密不可分,所以,避之有时,不单单是说要从时间上避忌外邪侵袭,也要根据不同地域的气候特点来避忌外邪。另外,在"释病因"这一小节中我们曾经说过,六淫、疬气等外邪从外界而来,有其季节性和地域性,因此,从养生的角度来说避忌外邪就要因时因地制宜。

1. 因时养生

时有一日之时与一年之时,一日之作息要合乎一日天地阴阳之变化,一年之养生要遵循一年四时的天地变化。

就一日而言,太阳从东方升起,天地阳气渐渐升腾,人从睡梦中醒来,也要顺应初生而未盛之阳气,可以稍微舒缓一下四肢筋骨,但不要急于做剧烈的晨练。特别是对已经退休的老年人来说,更应该掌握这个原则和分寸。我在济南燕子山畔居住时,每天三四点钟就有老年人开始爬山,爬到山顶大喊,美其名曰吐故纳新,实在是不宜于养生。老年人睡觉时间短,早上或许很早就醒来,醒来后先不要急于运动,哪怕是盘腿坐在床上,双手轻轻循按拍打一下四肢也好,也可以用双手梳理按摩发根,双手轻

一日之作息要合乎一日天地阴阳之变化,一年之养生要遵循一年四时的天地变化。

抚脸面作洗脸状。这样都可以舒缓身体使人身阳气从一夜眠睡中渐渐苏醒，与外界自然之阳气相合。

　　从早晨至中午，天地阳气渐盛，人们也开始了一天的忙碌，阳气主动，但不少人却蹲坐在办公室的电脑前，有时候大家开玩笑说，猜一下这个地球上哪一种动物会长时间保持坐姿并两手前伸，答案就是人类。流水不腐，户枢不蠹，长时间坐在那里只会导致气血津液的郁滞，百病由生。所以，从顺应上午天地阳气变化的角度而言，我们也不应该久坐，即使是办公室工作，也要一个小时左右起来适当活动一下，不一定做什么运动，哪怕是上个厕所，倒一杯水，边走边扭动一下身体。哪怕这样的机会也没有，可以从座位上站起来，踮起脚尖，抬起脚后跟，两手用力上举，扯拉舒展身体，仿佛是伸懒腰状，这样对身体也有好处。

　　日中阳气最盛，重阳必阴，从这一刻开始天地阳消阴长，之前我也讲过，人身阳气开始随天地阴阳变化而由表入里，在表之阳气一减少，兴奋劲儿就少了，所以中午人们会犯困，这就需要顺势打个盹儿，即使是躺下睡觉，也不能时间太长，十五分钟至半个小时为宜，因为这毕竟不同于晚上，阳气才刚刚开始由表入里，还未完全入里，自然无需多睡，这也是顺应天地阴阳之变化。同时，阳气由表入里，阳气的防御作用就开始有所减弱，所以中午午睡和下午很容易感触外在风寒而感冒，因此有生活经验的老人都知道即使是夏天午睡也要避开家里的风口，拿东西稍微盖一下。

　　日落之后，阴气渐盛，人们完成一天的劳作也要开始休息，因为半夜阴气最盛之时，重阴必阳，阳气开始逐渐增长，阴气开始逐渐减少，阳长阴消，人体的阳气也开始随之由里出表，阳气主动，会让人兴奋，所以晚上不要过了十二点才开始睡觉。很遗憾，手机、电脑等各种电子产品让我们睡得越来越晚，夜店酒吧让我们越来越清醒，不睡、饮酒，这不正是《黄帝内经》第一篇"上古天真论"所批判的"以酒为浆，以妄为常"吗？另外，从避外邪侵袭的角度来看，夜晚入睡后人身体表之卫气由表入里，抵御外邪的作用减弱，所以一定要加衣覆被，要不然，风寒袭表则会感冒，寒邪克胃会脘腹疼痛，风中经络会头痛、颈项转动不利，等等。小时候在农村，家里的老人晚上睡觉时都会给小孩子把肚

不睡、饮酒，正是《黄帝内经》第一篇"上古天真论"所批判的"以酒为浆，以妄为常"。

脐、两肩等部位好好盖一下，还是非常有道理的，中医从生活中来，养生也要从生活经验中升华。

即使是对于已经患病的人来说，疾病也会随一日阴阳盛衰变化呈现出"旦慧昼安，夕加夜甚"的轻重变化，《黄帝内经》对此作了解释，"春生、夏长、秋收、冬藏，是气之常也，人亦应之。以一日分为四时，朝则为春，日中为夏，日入为秋，夜半为冬。朝则人气始生，病气衰，故旦慧；日中人气长，长则胜邪，故安；夕则人气始衰，邪气始生，故加；夜半人气入脏，邪气独居于身，故甚也"①。所以病中养生也要特别注意夕加夜甚之时的避忌外邪。说了这么多，简而言之，人身作息要合乎一日阴阳之盛衰变化，中午以后特别是晚上，卫阳由表入里，要特别注意避忌外邪的侵袭。

再看一年之变化。一年之时有不同节气之区别，所呈现出的阴阳变化是万物皆需要与之相和谐的，人也不例外。正如《黄帝内经》中所讲："夫四时阴阳者，万物之根本也，所以圣人春夏养阳，秋冬养阴，以从其根，故与万物沉浮于生长之门。逆其根，则伐其本，坏其真矣。故阴阳四时者，万物之终始也，死生之本也。逆之则灾害生，从之则苛疾不起，是谓得道。"②

身处不同季节就需要特别避忌相应的邪气。

前面讲过了，外感六淫具有明显的季节性，风邪以春季为显，暑邪以夏季为显，燥邪以秋季为显，寒邪以冬季为显，湿邪以夏秋之交的长夏为显，所以，身处不同季节就需要特别避忌相应的邪气。正如《黄帝内经》所讲"智者之养生也，必顺四时而适寒暑"、"动作以避寒，阴居以避暑"，否则极易为当令之邪气所伤而出现多种病证。例如，《黄帝内经》中讲："春伤于风，邪气留连，乃为洞泄。夏伤于暑，秋为痎疟。秋伤于湿，上逆而咳，发为痿厥。冬伤于寒，春必温病。"③需要说明的是，这段表述中并没有列长夏这个季节，至于原因，前面我们也说过了，长夏是为了四时与五行的配合才加上的，这里关注的焦点并不是四时与五行的配合关系。通常我们将燥邪与秋季相联系，这里把湿与之相对应，实际上是针对夏秋之交的秋初而言，这时候湿邪还是比较

---

① 河北医学院校释.灵枢经校释(下册).北京：人民卫生出版社，1982.26.

② 山东中医学院，河北医学院校释.黄帝内经素问校释.北京：人民卫生出版社，1982.25.

③ 山东中医学院，河北医学院校释.黄帝内经素问校释.北京：人民卫生出版社，1982.46.

多的。

2. 因地养生

除了单纯从时间上探讨养生与避外邪侵袭的关系,古人更多的则是将时令与地域相结合,更加全面和多维地探讨时空、外邪与养生之间的关系,《黄帝内经》中对这些问题有着非常简练和宏观的论述,成为后世医家所尊奉的经典养生原则。接下来我们就以《黄帝内经》中的相关内容为基础进行讲解。

《黄帝内经》中讲东方生风、南方生热、中央生湿、西方生燥、北方生寒,外在的邪气呈现出一定的地域偏向,五方之人自然易于被相应的邪气所侵袭,所以需要尤其注意避忌相应的外邪。《素问·异法方宜论》中则更加详细地说明了五方地域气候特点等所决定的五方之人容易出现的病证,例如,"北方者,天地所闭藏之域也,其地高陵居,风寒冰冽,其民乐野处而乳食,脏寒生满病。……南方者,天地之所长养,阳之所盛处也,其地下,水土弱,雾露之所聚也,其民嗜酸而食胕,故其民皆致理而赤色,其病挛痹。"[①]中国南北方地域气候差别很大,《黄帝内经》说得也很明白,北方风寒之邪较甚,容易得脏寒腹满之病,南方阳盛有热,雾露聚而有湿,湿热很盛,容易得湿热痹症。所以无论是居住环境,还是饮食习惯,都有很大差别,为的就是避忌邪气以养生,生活在南北方的读者肯定会有所体会。

除了依据五行、五方、四时(实际上是加上长夏而成的五时,但习惯上仍称为四时)来说明如何避忌外邪侵袭,《黄帝内经》还有一个颇具特色的依据"太一行九宫"而建立的避外邪养生方法,代表篇章是《灵枢》中的"九宫八风"。与阴阳五行学说架构起来的常规养生理念有很大不同,与《黄帝内经》中的其他篇章相比也存在很大差异,应该分属于古代不同的学术体系。《黄帝内经》是以黄帝与岐伯、鬼臾区、雷公、伯高、少俞、少师等人的对话形式编撰的,我发现与九宫八风相关的主要是黄帝和少师的对话,或许九宫八风说是《黄帝内经》众多学派中少师派的主要学术观点和立场。我简单介绍一下。

太一是中国传统文化中的一个重要术语,其内涵与作为宇

外在的邪气呈现出一定的地域偏向,需要尤其注意避忌相应的外邪。

---

① 山东中医学院,河北医学院校释.黄帝内经素问校释.北京:人民卫生出版社,1982.171-172.

宙中心的北极,以及道、太极等,是相一致的,体现了核心性、唯一性和终极性,简单说,就是宇宙万事万物的源头。太一行九宫,是太一的运作模式,需要万事万物与之相谐,人们的日常生活自然也应该如此,这是古代数术之学讨论的重点内容之一。

早期数术之学非常注重以各种方式来模拟天地所呈现出的时空规律,形成了以"式占"为代表的占卜体系,来表达时空结构和预测时空规律。所谓"式占",就是用模拟宇宙天地结构的式盘(或称"占盘")来进行占卜。式占的起源很早,据考古所见,至少在战国初期就已经风靡于当时的社会。太一行九宫的数术模型实际上就是古代式盘中的一种,其运作机制古代文献中有详细记载,而且,其形制也得到了考古发现式盘实物的证实,例如下图所示安徽阜阳双古堆 M1 出土的西汉初期"太乙九宫占盘"。

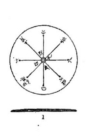 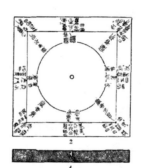 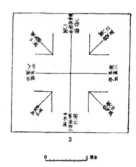

1. 天盘 2. 地盘 3. 地盘背面 4. 剖面
安徽阜阳双古堆 M1 出土的西汉"太乙九宫占盘"

观上图式盘,由天盘和地盘两部分构成,天盘形圆,地盘形方,以模拟天圆地方之象,这与先秦至两汉时期广为流行于社会上的"盖天说"相一致。天盘用四条两两正交的直线把盘面八等分,在每条直线两端分别刻有"一君"对"九百姓","二"对"八","三相"对"七将","四"对"六",我将其变化为下图:

四	九 百姓	二
三 相	(五) 吏	七 将
八	一 君	六

"太乙九宫占盘"天盘九宫示意图

　　天盘实物中心未刻有"五",是我据文理推断而自加的。"吏"居中央,其社会位置亦正好介于君与百姓之间。君一位北,像人君坐北面南。百姓位南,像臣民北事君主。相位于东,将位于西,左文右武。与社会政治秩序相类。很明显,天盘各个数字就是按照九宫数分注在各条直线两端。天盘的中央,亦即九宫的中宫,便是"北极",或称"太一",所居之处。

　　地盘的正面以冬至、夏至、春分、秋分居于四正,分别与天盘之"一君"、"九百姓"、"三相"、"七将"相对应。立春、立夏、立秋、立冬分居于四隅,分别与天盘之八、四、二、六相对应。《灵枢·九宫八风》有与之一致的论述,其云:"太一在冬至之日有变,占在君;太一在春分之日有变,占在相;太一在中宫之日有变,占在吏;太一在秋分之日有变,占在将;太一在夏至之日有变,占在百姓。"①如此,则宇宙之时间与空间概念就紧密结合在一起了。

　　另外,天盘与地盘上的文字,按天盘地盘框内、框外的次序,按顺时针方向,文曰:

　　　　一君·当者有忧·冬至冬至汁蛰卅　　六日废明日;

　　　　八·当者病·立春立春天溜卅　　六日废明日;

　　　　三相·当者有喜·春分春〔分〕苍门卅　　六日废明日;

　　　　四·当者有僇·立夏立〔夏〕阴洛卅　　五日明日;

　　　　九百姓·当者显·夏至夏至上天卅　　六日废明日;

　　　　二·当者死·立秋立〔秋〕玄委卅　　六日废明日;

　　　　七将·当者有盗争·秋分秋分仓果卅　　五日明日;

　　　　六·当者有患·立冬立冬新洛卅　　五日明日。②

　　《黄帝内经》中也有类似对数术思想的引述,例如,《灵枢·

①　河北医学院校释.灵枢经校释(下册).北京:人民卫生出版社,1982.382-383.

②　释文主要参考:《阜阳双古堆西汉汝阴侯墓发掘简报》[安徽省文物工作队,阜阳地区博物馆,阜阳县文化局.阜阳双古堆西汉汝阴侯墓发掘简报.文物,1978,(8):16.];日本·山田庆儿《九宫八风说与少师派的立场》(见:山田庆儿著.古代东亚哲学与科技文化——山田庆儿论文集.沈阳:辽宁教育出版社,1996.268-269.)

九宫八风》有云：

> 太一常以冬至之日，居叶蛰之宫四十六日，明日居天留四十六日，明日居仓门四十六日，明日居阴洛四十五日，明日居上天四十六日，明日居玄委四十六日，明日居仓果四十六日，明日居新洛四十五日，明日复居叶蛰之宫，曰冬至矣。太一日游，以冬至之日，居叶蛰之宫，数所在日，从一处至九日，复返于一。常如是无已，终而复始。[①]

为了更加形象，我将《灵枢》中的这段表述归纳如下：

立夏 阴洛	夏至 上天	立秋 玄委
春分 仓门	招摇	秋分 仓果
立春 天留	冬至 叶蛰	立冬 新洛

中医学之所以引述太一行九宫这种数术知识，其根本目的并非是为了阐发数术思想的内涵，这毕竟不是医学探讨的内容，而是在引述的基础上，把当时上至君王下至黎民，观象以知吉凶，上能占验国政大事，下能指导百姓日常生活的数术社会思潮，与医学对身体的认知相结合，强调身体需要在宇宙时空变化的不同阶段采取积极措施，以避免自然界邪气之侵扰，防止疾病的产生，这是养生的大原则。

强调身体需要在宇宙时空变化的不同阶段采取积极措施，以避免自然界邪气之侵扰，防止疾病的产生。

如果不遵循这些原则，就会被相应的时令、地域邪气所侵袭，而出现多种病证，正如《灵枢·九宫八风》中所讲：

> 是故太一入徒立于中宫，乃朝八风，以占吉凶也。
>
> 风从南方来，名曰大弱风，其伤人也，内舍于心，外在于脉，其气主为热。
>
> 风从西南方来，名曰谋风，其伤人也，内舍于脾，外在于肌，其气主为弱。
>
> 风从西方来，名曰刚风，其伤人也，内舍于肺，外在

---

①　河北医学院校释.灵枢经校释(下册).北京:人民卫生出版社,1982.376-380.

于皮肤,其气主为燥。

　　风从西北方来,名曰折风,其伤人也,内舍于小肠,外在于手太阳脉,脉绝则溢,脉闭则结不通,善暴死。

　　风从北方来,名曰大刚风,其伤人也,内舍于肾,外在于骨与肩背之膂筋,其气主为寒也。

　　风从东北方来,名曰凶风,其伤人也,内舍于大肠,外在于两胁腋骨下及肢节。

　　风从东方来,名曰婴儿风,其伤人也,内舍于肝,外在于筋纽,其气主为身湿。

　　风从东南方来,名曰弱风,其伤人也,内舍于胃,外在肌肉,其气主体重。[①]

风,也就是所说的外邪,在某一时间、地域侵袭人体会形成相应的疾病。从养生的角度来说,就应该有所针对性地避忌。我将上述内容提炼如下,方便大家理解:

东南 弱风 胃、肌肉	南 大弱风 心、脉	西南 谋风 脾、肌
东 婴儿风 肝、筋纽	中央	西 刚风 肺、皮肤
东北 凶风 大肠、两胁腋骨下及肢节	北 大刚风 肾、骨与肩背之膂筋	西北 折风 小肠、手太阳脉

　　最后要说明的是,去古已远,也许站在今天我们很难理解古人所讲的九宫八风等融合数术与医学的古代医学理论,这些理论中也的确存在一些牵强附会之处,但无论如何,古人试图掌握天地流变之规律以将自身生命与之相谐的理念却是非常正确和值得今天的人们去反思的。

　　每次读《黄帝内经》开篇"上古之人,其知道者,法于阴阳,和于术数,食饮有节,起居有常,不妄作劳,故能形与神俱,而尽终其天年,度百岁乃去"[②]之句,我都不免会想:今天的我们没有了

"法于阴阳,和于术数,食饮有节,起居有常,不妄作劳。"

　　①　河北医学院校释. 灵枢经校释(下册). 北京:人民卫生出版社,1982.385-388.
　　②　山东中医学院,河北医学院校释. 黄帝内经素问校释. 北京:人民卫生出版社,1982.1-2.

对自然和生命最起码的敬畏，破坏时空应有之和谐平衡，戕害自我身体，这些大道理和宏观认识都没有，还有何资本去评判古人，还谈何养生？大道若不在，所谓养生之小技小巧又有何用？正所谓"皮之不存，毛将安附焉？"我想，这正是这一部分我要讲这些古人养生大道理的原因所在。

（二）精神内守，病安从来

"精神内守，病安从来"是《黄帝内经》第一篇"上古天真论"中一句话，篇名中的"天真"道家色彩浓厚，篇中大部分内容也是关乎养生的。这句话之前的一句话是"恬惔虚无，真气从之"，道家味道也很重。可以说，《黄帝内经》的养生思想在一定程度上借鉴了道家的理念，同时又结合医学理论，形成了现在的面貌。

唐代医家王冰，号启玄子，从名字上也能看出道家的意味，他在注释《黄帝内经素问》的序中也明确说他自己"弱龄慕道，夙好养生"，见到《黄帝内经》后觉得"幸遇真经，式为龟镜"。王冰注释"恬惔虚无"之意为"静也"，"法道清净，精气内持，故其气从，邪不能害"。清净方能使人身精气平和调顺，恰如天地阴阳之道，风和日丽、细雨润物方能化育和滋养万物。清净并不是静止，而是强调动静相宜。有适度的动，方是清净。大家仔细体会一下南朝诗人王籍的"蝉噪林愈静，鸟鸣山更幽"，便能明白我说的意思了，古人的养生哲理便蕴含其中。

> 清净并不是静止，而是强调动静相宜。有适度的动，方是清净。

《黄帝内经》中讲："夫百病之始生也，皆生于风雨寒暑，阴阳喜怒，饮食居处，大惊卒恐。"[1]风雨寒暑是我们刚刚讲过的外感邪气；阴阳喜怒、大惊卒恐关乎七情；居处四方地域及环境与外邪发病密切相关，前面已经讲过了；同时，居处又可理解为如何居处，则关乎日常作息与劳逸。《黄帝内经》称智者之养生要"和喜怒而安居处"[2]，和、安便是清净，如果七情、饮食、作息能有节有度，气血津液之输布正常，脏腑功能动静有度，疾病便无从内生。前面在讲"病由内生"的时候，我们已经介绍过七情、饮食、劳逸等问题了，也说过它们对于养生的意义，大家可以再回过头

---

①　河北医学院校释. 灵枢经校释(上册). 北京：人民卫生出版社，1982. 470.

②　河北医学院校释. 灵枢经校释(上册). 北京：人民卫生出版社，1982. 175.

去看看前面的讲述,这里只作简单的说明。

1. 七情和合与养生

《黄帝内经》中讲:"人有五脏化五气,以生喜怒悲忧恐。"①七情由五脏之气而生,七情有节度,表明五脏之气运作正常。若七情失宜,则五脏之气乱而为病,气乱则百病由生,所以《黄帝内经》强调"百病生于气也"②。

若七情失宜,则五脏之气乱而为病,气乱则百病由生,"百病生于气也"。

怒伤肝,怒则气上,血随气并走于上,常见头目眩晕、口苦咽干、急躁易怒,高血压、脑出血都可因之而生,所以,"莫生气"这三个中国人常挂在嘴边、题于扇面的字儿的确是养生的不易法则之一。

喜伤心,大喜则气缓,心神涣散,神无所藏而常见各种精神疾患。悲伤肺,悲则气消,肺主气司呼吸,气消则不足以息,时间一长常见各种肺心疾病。《黄帝内经》中讲:"神有余则笑不休,神不足则悲。"③有余为过,不足为虚,需要在过与不足之间寻找一个平衡点。宋代范仲淹讲:"不以物喜,不以己悲。""先天下之忧而忧,后天下之乐而乐。"近代弘一大师圆寂时书"悲欣交集"四字,悲为悲悯而非悲哀,欣为平淡、去留无意之喜,这种态度用于养生定会使精神内守。

忧思伤脾,脾胃主运化,为气血生化之源,思则气结,运化失常,气血不足,身体失养,自然而然便会"为伊消得人憔悴"。另外,《黄帝内经》中讲:"思想无穷,所愿不得,意淫于外,入房太甚,宗筋弛纵,发为筋痿,及为白淫。"④思不但伤脾,还可伤肾,当今社会的诱惑越来越多,贪淫好色,纵欲无度,即使是不敢行淫乱之事,但整日去想这些乱七八糟的东西,欲望一起,频繁手淫,对身体百害而无一益,实在是养生的大忌。

惊恐伤肾,惊则气乱,恐则气下,《黄帝内经》中讲:"恐惧者,神荡惮而不收。"⑤惊恐可使神气散荡而不能内藏。现在学习和工作压力大,很多人都处在紧张的状态中,好多学生考试前会大

① 山东中医学院,河北医学院校释.黄帝内经素问校释.北京:人民卫生出版社,1982.70.
② 山东中医学院,河北医学院校释.黄帝内经素问校释.北京:人民卫生出版社,1982.505.
③ 山东中医学院,河北医学院校释.黄帝内经素问校释.北京:人民卫生出版社,1982.769.
④ 山东中医学院,河北医学院校释.黄帝内经素问校释.北京:人民卫生出版社,1982.574.
⑤ 河北医学院校释.灵枢经校释(上册).北京:人民卫生出版社,1982.177.

便泄泻,好多中青年会因肾无所藏而不孕不育。惊恐气乱,精神不得清净内守,自然会出现这些异常表现。

七情为病还得从情而治,养生也需要从七情入手,别憋着情绪,但也要适度。情志的力量是巨大的,这一点也越来越得到人们的认同,当年孔子赞颜回:"一箪食,一瓢饮,在陋巷,人不堪其忧,回也不改其乐。贤哉回也"。生活有富贵贫贱之别,人的地位有高低之别,但拥有富贵和地位并不一定拥有好的心态,若能苦中作乐,不悲不喜,不忧不惧,这便是最大的财富和最好的养生秘方。

讲到这里又让我想起《论语》中的另一段表述,孔子问他的几个学生将来有何志向,子路回答治理"千乘之国",冉求回答治理"方六七十,如五六十"的小国,公西赤回答"愿为小相",曾点则回答:"暮春者,春服既成,冠者五六人,童子六七人,浴乎沂,风乎舞雩,咏而归。"孔子叹曰:"吾与点也。"观孔圣人一生周游列国,宣传其仁义治国理念,但郁郁不得志。前几年李零写了一本书《丧家狗》,称孔子为"丧家狗",虽说得有些难听,但也有几分道理。奔波无果,心力交瘁,方知清净之重要。孔子虽然没有这样说,但之所以喜欢曾点如此洒脱的回答,或许隐约透露了他内心深处的无奈和领悟吧。

2. 饮食有节与养生

饮食是我们每天都需要面对的,对大部分人来说,吃不饱已经不是需要解决的主要问题了,而是吃得太多。《黄帝内经》中讲:"饮食自倍,肠胃乃伤。"

"饮食自倍,肠胃乃伤。"

饮食过多,特别是肥甘厚腻之味,营养过剩,损伤肠胃,运化失常则极易酿生痰湿,我们说过,百病皆由痰作祟,痰邪致病广泛,现代医学所讲的冠心病、糖尿病等都存在痰湿内生的病理因素,正是因为这个原因,中医学在高脂血症、血液黏稠度增高时,并不是一味活血化瘀,还要化痰湿。

饮食偏嗜,酸、苦、甘、辛、咸五味偏嗜各损其相对应之五脏,过食酸则伤肝,过食苦则伤心,过食甘则伤脾,过食辛则伤肺,过食咸则伤肾。另外,五味偏嗜过多,在损伤相对应五脏的基础上,依据五行生克关系,还可损伤其所胜之脏。例如,肾在五行属水,心在五行属火,水能克火,过食咸伤肾,所以泌尿系统疾病临床上强调需要限盐,同时还可伤肾所胜之心,正是因为这个原因,我们建议大家别吃得太咸,以预防高血压等心脑血管疾病。再如,过食肥甘厚腻之味可伤脾,还可伤脾所胜之肾,所以肾脏不好的病人我们需要限制蛋白的摄入,同时要保证能量和碳水化合物的摄入,可选用含蛋白较低的麦淀粉。又如,过食辛味则伤肺,又可伤肺所胜之肝脏,对于肝胆湿热等肝胆病证,更应该少食辛辣。

综合以上所说,很明显,饮食养生可以五味补益相对应之五脏,后面具体的养生方法中我们还会再讲述,但是要勿偏勿过。

3．劳逸有度与养生

劳逸失常也是形成疾病的重要原因,从养生的角度来讲,自然需要劳逸得当。不要太过劳作,也不要太过安逸,动静结合方可。

劳有劳力、劳神、房劳之别,劳力则伤气,劳神则耗血,房劳则伤精,精、血、气皆是人身最基本和重要的物质基础,一旦损伤则身无所立、无所养。但若走向另外一个极端,认为毫不劳作便能养气,一点都不动心思就能养血,一点正常男女欢爱也没有就能养精,则是过犹不及,大错特错了。这不叫养生,而叫过度安逸。安逸的身体仿佛是不流动的死水,精、气、血、津液不得正常输布以发挥其应有之功用,会郁滞下来成为死精败血、气滞痰浊,从而形成各种病证。

四肢动作而不觉累,思虑世事而不耗神,男女交合而不纵欲,这才是劳逸之度。动静相宜,张弛有度,一直是中国文化所倡导的理念,也是中医学养生的重要原则。

举例来说,大家可以看看,无论是古人创制的五禽戏等导引术势,还是后来广为流行的太极拳等中国传统武术,与散打等现代技击不同,不讲求所谓的速度、力度和暴力程度,而是寓静于动,动静相宜,通过适度之肢体运动以激发体内之气,气行血顺,则周身得养,所以时至今日这些传统导引之术依然是老百姓非常喜欢的养生运动方式。

寓静于动,
动静相宜。

养生方法

　　《汉书·艺文志》将方技之学分为医经、经方、房中和神仙，称四者为"生生之具"。生生之具，便是长养生命的工具。长养生命既需要医经、经方这样狭义医学的帮助，以祛除疾病，也需要房中、神仙中所蕴含的养生之术，以益寿延年。

　　医经、经方、房中、神仙作为方技之学的四大组成部分，它们之间相互渗透和影响。我们今天所讲的中医学，实际上已经融入了房中、神仙之学所倡导的养生理念和具体方法，是一种更为广义和多面的医学。特别是房中、神仙之学在儒家逐渐成为社会主流文化思潮后，往往有所隐讳，大部分内容被保留在道教、中医学之中，是名亡实存。

　　前面我曾经讲过，房中、神仙之学并非像我们凭想当然认为的那么简单和愚昧，而是作为重要的养生之术曾广泛流行于当时社会，它们对身体结构与功能的认识曾深刻影响了中医学理论体系的建构。所以，这一节我要结合房中、神仙之学，从源头上来说明和补充中医学的行气导引养生和房中养生方法。另外，食疗以及服用中药也是当今中医养生的热门话题，我列出来一并讲解。总体上厘分为房中损益、行气导引和食药纠偏三个小节进行讲述。

（一）房中损益

　　食、色，性也。饮食、男女，人之大欲存焉。在古人看来男女欢爱和吃饭一样普通正常，是人的天性。吃饭是为了维持自我生命，性爱则是繁衍生命所必需的，这都是人类社会得以存在和延续的基本前提和保证。越是看起来平常的事，越容易日用而不知其理，也最容易出现问题，所以，养生就要首先从这些基本问题入手。

越是看起来平常的事，越容易日用而不知其理，也最容易出现问题，养生就要首先从这些基本问题入手。

　　性是人类的本能行为，两性交媾的产生，起源之早无需多言。但以性为基础，有目的地通过一定的技术控制来完成两性交合，简言之就是"房中术"，其产生则相对较晚，或源于古代的巫术仪式中通过两性交合以达到沟通天地之目的。例如，时至今日,以两性交合为主题的祈雨活动,依然见于某些少数民族。这或许是因为两性交媾中,诸如汗出等性兴奋的表现,被比拟于自然界中雨水的形成。今天我们仍然把"云雨"作为性爱的委婉言辞,也许正是这种原始思维的遗留。

可以肯定的是,房中的发展走过了漫长的历程,透过马王堆出土的房中类文献,如《养生方》《杂疗方》《胎产书》《十问》《合阴阳》《杂禁方》《天下至道谈》,我们可以看到最迟在汉代,房中已经具备了相当完备的体系,这远比一同出土的其他医经、经方类文献所反映的狭义中医学理论体系要成熟、系统地多。

汉代以后,房中的发展,若仅从史志著录来看,似乎每况愈下,不但数量骤然减少,而且"房中"也未像《汉志》一样被单独列为专门类别,例如,《隋志》把其列入子部"五行类"和"医方类",《旧唐志》和《新唐志》都将其列入子部"医术类"。但实际上,房中术在唐代以后,以相对隐蔽的方式流传于道教内部的若干派别,部分内容散见于道家著作中。房中与流行于当时社会的阴阳、五行、八卦、九宫以及天干地支等相结合,成为道教神秘的修炼仪式。宋元以后,随着道教内丹术的盛行,房中技术与术语又被内丹修炼中的阴阳、铅汞所"包装",变得更为隐蔽。明清时期又有部分内容被民间通俗艳情小说所采用,内容虽大多低俗不堪,但依然可以看到早期房中术的部分内容。另外,荷兰汉学家高罗佩在其《秘戏图考》中所收录的明代房中写本《素女妙论》,内容与早期房中书一脉相承,包含了一些重要的解释线索。

东京国立博物馆藏《医心方》书影

《医心方》为日本丹波康赖所撰。该书成书于公元984年,其时正值日本仿行中国唐朝典章制度,并拥有大量中国图籍。该书系仿中国唐代《外台秘要》之体例,摘录中国隋唐以前两百余种古代医学典籍而编成的类书,是日本现存最早的大型综合性医学著作。该书所摘引的许多古医籍现已亡佚,借之可部分窥见这些古籍的原貌,具有重要的文献学价值。

史志所著录的房中类文献,在五代之后虽大多亡佚于中国,《千金要方》《外台秘要》中所保留的房中文献仅点滴而已。庆幸的是,因隋唐之际中日的频繁交流,许多已亡佚于中国的古代房中类文献被收入日本医家的著作中,其中又尤以日本永观二年(宋雍熙元年,公元984年)由丹波康赖所撰的《医心方》卷二十八"房内"所收最多,使我们可以一窥古代房中文献之面貌。

《汉书·艺文志·方技略》云:"方技者,皆生生之具,王官之一守也。"房中作为方技的重要组成部分,是古人常用的养生方法,"房中者,情性之极,至道之际。……乐而有节,则和平寿考"。养性命是方技之学的所有分支共同的目的。《史记·扁鹊仓公列传》载淳于意师从公乘阳庆学医时,"受其脉书上下经、五色诊、奇咳术、揆度、阴阳外变、药论、石神、接阴阳禁书"①。也说明了房中这种"接阴阳"之术,已经成为了当时医药知识系统的重要组成部分。这就说明,房中并非仅仅是性交的代名词。

方技中的房中所讨论的重点,并非是两性交媾的本身,而是在两性交合的过程中,通过各种"技术"(笔者注:其内涵远比今天所讲的以性交姿势为主体的性技巧的内涵丰富得多)来体验体内之"气"在男女两性身体中的和合运行,从而达到以房中促养生的目的。

《汉书·艺文志·方技略》著录的房中类文献,其中有"《容成阴道》二十六卷"。《列仙传》云:"容成公者,自称黄帝师,见于周穆王,能善补导之事。取精于玄牝,其要谷神不死,守生养气者也,发白更黑,齿落更生,事与老子同,亦云老子师也。"②该书托名为"容成"所作,本身就说明了房中术与"补导"、"养气"等导引行气之术的密切关联。正如李零所言:"古代房中术作为一个体系,在某种程度上可以说,是整个古代方技的一个缩影。换句话也可以说,古人常常是从方技体系的整体来理解房中术,它与方技各门均有交叉。……古代性技巧体系,自古人看来,主要就是一种与行气、导引类似的养生方法(故亦名'合气',并以导引术式名为体位术语)。"③可以说,术与气,是房中论述中两个不可分割的主题。

"气"是房中要通过一定的技巧而得以调动发挥其养生功用的对象,房中术达到养生目的的关键就在于通过各种技法使"气"聚于丹田。后世所称的脐下"丹田"这个部位是房中、神仙等方技之术行气过程中所关注的重点。行气中对"丹田"部位的感知和操控技术,起源很早。但"丹田"称谓的出现却相对较晚,是模拟外丹术的词语。在早期房中文献中还没有"丹田"的称

房中术达到养生目的的关键就在于通过各种技法使"气"聚于丹田。

① 汉·司马迁著.史记(全十册).北京:中华书局,1959.2796.
② 汉·刘向撰;钱卫释.列仙传.北京:学苑出版社,1998.9.
③ 李零著.中国方术正考.北京:中华书局,2006.361.

谓,而是常用"本"、"元"等名词来代替。

例如,《行气铭》是至今出土的最早的行
气文献,约为战国时期,原文刻于一圆柱形
十二面体的小型玉器上。铭文内容为:"行
气,吞则畜,畜则伸,伸则下,下则定,定则
固,固则萌,萌则长,长则复,复则天。天其
本在上,地其本在下,顺则生,逆则死。"好多学者已经从房中行

行气铭拓片

气的角度对这段铭文进行了解读,铭文中的"本"便是"丹田"的
早期表述,"天之本"指上丹田,即泥丸,"地之本"应指下丹田,即
脐下的丹田。整个功法应属在上下丹田之间沿任、督二脉行气
的小周天功。再如,《素女妙论》中"原始篇"所辑素女之论:"凡
男女交合之道及补精采气之法、按摩导引之义,返本还元,深根
固蒂,得其长久之情。"①

在早期称谓中除了前面所说的"本"、"元",相对较晚的医学
著作《难经》中则称其为"生气之原",如《难经》第六十六难所云:
"脐下肾间动气者,人之生命也,十二经之根本也,故名曰原。"杨
玄操注之曰:"脐下肾间动气者,丹田也。丹田者,人之根本也,
精神之所藏,五气之根元,太子之府也。男子以藏精,女子主月
水,以生养子息,合和阴阳之门户也。"②

那么,有哪些方法可以使气聚于丹田呢? 在诸多的房中技
术操作中,最有代表性的当属"八益"之法,见于《天下至道谈》,
其云:

> 治八益:旦起起坐,直脊,开尻,翕州,抑下之,曰治
> 气。饮食,垂尻,直脊,翕州,通气焉,曰致沫。先戏两
> 乐,交欲为之,曰知时。为而要脊,翕州,抑下之,曰蓄
> 气。为而勿亟、勿数,出入和治,曰和沫。出卧,令人起
> 之,怒释之,曰积气。几已,内脊,毋动,翕气,抑下之,
> 静身须之,曰待赢。已而洒之,怒而舍之,曰定倾。此
> 谓八益。③

---

① 荷·高罗佩(R. H. van Gulik)著;杨权译. 秘戏图考:附论汉代至清代的中国性生活(公元前 206
年—公元 1644 年). 广州:广东人民出版社,2005. 317.
② 吴·吕广等注;明·王九思等辑. 难经集注. 北京:人民卫生出版社,1963. 144.
③ 马继兴著. 马王堆古医书考释. 长沙:湖南科学技术出版社,1992. 1038-1039.

其中"治气"和"致沫"讲的是性爱准备阶段的养生方法。房中术所讲的性爱准备阶段，远不止性爱前戏那么短暂的时间，而是强调平日便要通过导引、行气等各种方法，来培补丹田之气。"治气"是指，每天早晨起床后正坐，伸直脊背，弛缓臀部，收缩肛门，引导体内之气下行至丹田位置。"致沫"是指，吞咽口中唾液，让臀部悬空下垂，伸直脊背，收缩肛门，使气之运行畅通无阻。房中术所倡导的这些导引行气方法影响很大，其中所讲的直脊、开尻、翕州等都是中国传统养生方法中最为基本的导引动作，常被加以丰富和改造而载于后世养生典籍之中，并不再局限于房中性爱，而是借由房中对于整个人身养生的意义，被推广用于补益人身精气或治疗疾病，成为重要的养生和治疗法门，在下一小节的"行气导引"中我们还有详细讲述。

直脊、开尻、翕州等，都是中国传统养生方法中最为基本的导引动作。

"知时"，时便是交接之时机，要通过前戏激发起男女彼此的爱欲，通过洞悉男女两性身体的变化，来观察彼此是否为性爱做好了准备。若男女彼此"气至"，则会出现一系列男女性兴奋的表现，表明可以进行交合了。

"蓄气"，是说交合时要将背部放松，收缩肛门，吸气向下导引。交合时不能急速，不能频频不止，出入要和谐有序，这便是"和沫"。

"积气"和"待赢"涉及性爱结束时的所作。"积气"是指男女两性离开床榻，站立起来，在阴茎仍然勃起的时候便离开对方的身体，为的就是积蓄体内之气。"待赢"是指，房事快结束时，收缩脊背，停止运动，同时要深吸气，并引气下行，静待精气在体内充盈。可见，"积气"与"待赢"都是防止男性精液外泄的方法，其最终目的还是为了养生，这与《黄帝内经》第一篇"上古天真论"中"持满"的内涵是一致的，该篇云："今时之人不然也，以酒为浆，以妄为常，醉以入房，以欲竭其精，以耗散其真，不知持满，不时御神，务快其心，逆于生乐，起居无节，故半百而衰也。"[①]沉迷于交合，但求放纵欲望，不知道"持满"之道，精气耗竭，所以会半百而衰。

《天下至道谈》中还有一段论述，也是表达类似的观点：

① 　山东中医学院，河北医学院校释.黄帝内经素问校释.北京:人民卫生出版社,1982.2.

> 至精将失,吾奚以止之? 虚实有常,慎用勿忘。勿
> 因勿穷,筋骨隆强。踵以玉泉,食以芬芳,微出微入,待
> 盈是常,三和气至,坚劲以强。将欲治之,必审其言,踵
> 以玉闭,可以一仙。①

性爱时如何避免精液外泄,有什么办法可以阻止呢? 天地万物皆有其虚实盈亏,人身亦是如此,因此需要把握其虚实规律,以其指导房中生活。具体而言,交合要有度,不能身体困穷,精气内守不散方能使筋骨隆强。接着再往下看,"玉泉"指唾液,吞咽唾液也是古人养生的重要方法之一,因此这里强调需要配合咽唾,辅以吐纳之法以吸食自然芬芳之气,这都是导引行气的核心方法。此时男性抽插出入的动作也要有所节度,微出微入,以待外阴之气的充盈。最后,又再一次强调"踵以玉闭,可以一仙",交合中男性要以闭藏为要,不能随意射精。

> 吞咽唾液也是古人养生的重要方法之一。

看到这里,相信大多数人多会问:不射精? 不会被憋死啊? 永远不射精怎么会孕育下一代? 其实,古人也有类似疑问,房中书也有所答复。古人认为,性的目的与意义大致有三个方面:养生、愉悦性情和繁衍。房中术的目的在于养生,而非繁衍。所以我们不能仅通过房中术对性爱养生目的的强调,就认为古人性爱的全部目的都是养生。也正是因为性爱的这三个方面并行不悖,所以《医心方》卷二十八房中文献亦夹杂求子内容。

而且,房中养生虽然强调以固护精液为要,但不是说每次性爱都要不射精,而是强调不要妄泄。例如:

> 《素女妙论》:"凡人年少之时,血气未充足,戒之在色,不可过欲暴泄。年已及壮,精气满溢,固精压欲,则生奇病,故不可不泄,但不可太过,亦不可不及。"②

> 《洞玄子》:"凡欲泄精之时,必须候女快,与精一时同泄。……节限多少,莫不由人。十分之中,只得泄二三矣。"③

---

① 马继兴著.马王堆古医书考释.长沙:湖南科学技术出版社,1992.1020.

② 荷·高罗佩(R. H. van Gulik)著;杨权译.秘戏图考:附论汉代至清代的中国性生活(公元前 206 年—公元 1644 年).广州:广东人民出版社,2005.325.

③ 日·丹波康赖编撰;沈澍农主编.医心方校释.北京:学苑出版社,2001.1736.

年少之时,血气未足,需要固护精液,所以戒之在色。年壮时体质盛强,精气满溢,溢则泄,若反其道而行之,刻意压制则生病,所以说,不可不泄,但不可太过,亦不可不及。泄精的时候,房中也强调不能只关注男性的自我感受,而要充分考虑两性的共同愉悦,要等到女性高潮的时候方可,"必须候女快,与精一时同泄",并提出大致的泄精频率,约十之二三。

不能只关注男性的自我感受,而要充分考虑两性的共同愉悦。

《千金要方》"房中补益"中有更加详细地论述,其云:

> 御女之法,能一月再泄,一岁二十四泄,皆得二百岁,有颜色,无疾病。若加以药,则可长生也。人年二十者,四日一泄;三十者,八日一泄;四十者,十六日一泄;五十者,二十日一泄;六十者,闭精勿泄,若体力犹壮者,一月一泄。凡人气力自有强盛过人者,亦不可抑忍,久而不泄,致生痈疽。若年过六十,而有数旬不得交合,意中平平者,自可闭固也。[①]

这段话表述了三个层次的内涵。首先,是房中施泄的大致原则,即每月泄精两次,一年二十四次,若能再辅以药物补益,这样既能起到房中养生的效果,又能防止不泄精所导致的痈疽等疾病。其次,要根据年龄的不同灵活把握施泄的频率,二十岁、三十岁、四十岁、五十岁皆有不同。六十岁原则上当闭精不泄,但如果其体质依然强壮,则可以每月泄精一次。再者,要充分考虑每个人的个体差异,对于"气力自有强盛过人者",就不必刻板地遵守前面所讲的施泄次数,因为过度地抑忍,不但起不到养生的效果,还会因精气内郁而导致疾病的产生。

即使是为了求子,需要泄精于外,也要有所节制,正如《素女经》(辑自《医心方·卷二十八·施泻》)中所言:

> 黄帝问素女曰:道要不欲失精,宜爱液者也。即欲求子,何可得泻?素女曰:人有强弱,年有老壮,各随其气力,不欲强快,强快即有所损。故男年十五,盛者可一日再施,瘦者可一日一施;年廿岁者,日再施,赢者可一日一施;年卅,盛者可一日一施,劣者二日一施;卌,

---

① 唐·孙思邈撰;高文柱,沈澍农校注.备急千金要方.北京:华夏出版社,2008.492.

盛者三日一施,虚者四日一施;五十,盛者可五日一施,
虚者可十日一施;六十,盛者十日一施,虚者廿日一施;
七十,盛者可卅日一施,虚者不泻。①

"道要不欲失精,宜爱液者也。即欲求子,何可得泻",房中之道
在于不欲失精,需要固护精液。即使是要求子,也要掌握一定原
则,不是不射,而是需要根据年龄和身体素质灵活掌握性爱与射
精次数。简言之,求子与房中一样,都要量力而行,切忌强快。

　按古人房中术的论述,房中各种技巧使气聚于丹田,丹田气 　气聚丹田
固则能收摄前阴欲射之精气而不外泄,这仅仅是房中养生的第
一步,接下来还需要使不外泄之精气"还精"。正如《素女经》(辑
自《医心方·卷二十八·至理》)所云:"能动而不施者,所谓还
精。还精补益,生道乃著。"②这就是《行气玉佩铭》所讲的"下则
定,定则固"。然后,再通过行气的方法使所固摄之精气从丹田
沿督脉上行至脑髓,亦即"还精补脑"之法,也就是《行气玉佩铭》
所讲的"复则天"。

　还精补脑之法是房中养生的重要方法之一,晋代葛洪《抱朴
子·释滞》中云:"房中之法十余家,或以补救伤损,或以攻治众
病,或以采阴益阳,或以增年延寿,其大要在于还精补脑之一事 　一分为二地评价
耳。"③唐代医家孙思邈《备急千金要方》"房中补益"篇中云:"凡 　"还精补脑"
欲施泻者,当闭口张目,闭气,握固两手,左右上下缩鼻取气,又
缩下部及吸腹,小偃脊膂,急以左手中两指抑屏翳穴,长吐气并
啄齿千遍,则精上补脑,使人长生。"④《医心方》卷二十八中云:
"还精补脑之道,交接,精大动欲出者,急以左手中央两指却抑阴
囊后大孔前,壮事抑之,长吐气,并啄齿数十过,勿闭气也。便施
其精,精亦不得出,但从玉茎复还,上入脑中也。"⑤

　按照古人的认识,两性交媾时,若精泄于外,男女精血相合
则繁衍子嗣,若通过房中技术的调节使精不外泄,并能使所固摄
之精气由丹田循督脉而上注于脑,则能发挥房中养生之功效,这

---

① 日·丹波康赖编撰;沈澍农主编. 医心方校释. 北京:学苑出版社,2001.1735.
② 日·丹波康赖编撰;沈澍农主编. 医心方校释. 北京:学苑出版社,2001.1712-1713.
③ 王明著. 抱朴子内篇校释. 北京:中华书局,1985.150.
④ 唐·孙思邈撰;高文柱,沈澍农校注. 备急千金要. 北京:华夏出版社,2008.492.
⑤ 日·丹波康赖编撰;沈澍农主编. 医心方校释. 北京:学苑出版社,2001.1734.

种方法简称为"还精补脑"。按照古人的理解,两性交合时,若体内之精泄于外,便是起到生殖之功用,是形成新生命的基础。若精气不泄于外,则能发挥养生之功用。所以,同样的精气,依据是否在两性交合过程中由外阴而泄,便具备了不同的内涵。

生殖之精的内涵很局限,仅为孕育新生命之用,但是不泄于外而作房中养生之用时,其内涵又被远远放大,成为培补生命之精华物质。简言之,在房中养生的语境中,生殖之精被赋予了更多的抽象内涵,成为滋养身体之精气。

从理论上来分析似乎讲得通,但是把欲射之精液强行憋住,并辅以类似于小周天循环的行气之法,试图使精能循脉上行至脑,若说无形之精气能如内丹之法一样上行至脑尚有可信之处,但欲射有形之精液只能循尿道上行至膀胱。

中医学对房中术的养生理念与方法进行了改造和发展。

中医学对上述的房中术进行了改造和发展。

首先,房中术发挥其养生功用的关键在于气聚于丹田,从而发挥丹田收摄前阴欲泄之精气的功能。在这个过程中对前阴与后阴的控制,以及在行气过程中对与丹田密切相关的肾、脑的感知,反映了当时方技之学的核心,也代表了流行于当时社会的知识思潮。这种思维和知识以及在它指导下的对身体内在脏腑的感知,成为《黄帝内经》构建其肾脏系统的重要基础。

丹田位于两肾之间,中医学把房中术对无形丹田功能的体验,慢慢归于其两侧有形的肾脏的作用。基于房中术前后二阴对于固摄丹田精气的作用,将前后二阴作为肾之外窍,由肾气所统摄。

不妄泄、不纵欲、开合有度

其次,中医学借鉴房中术的理念,但是并没有把类似还精补脑之类的东西拿过来用,而是重在阐发房中术中的不妄泄、不纵欲、开合有度等理念对于养生的重要性。

例如,《素问·阴阳应象大论》中载:"能知七损八益,则二者可调,不知用此,则早衰之节也。年四十,而阴气自半也,起居衰矣。年五十,体重,耳目不聪明矣。年六十,阴痿,气大衰,九窍不利,下虚上实,涕泣俱出矣。"[1]"二者"指阴阳,其关键在于明晓房中之七损八益。若能够用八益而去七损,亦即能够通过各种

---

① 山东中医学院,河北医学院校释.黄帝内经素问校释.北京:人民卫生出版社,1982.83.

方法收摄精气,则可以养生延年,防止早衰之变。若不能固养此生殖之精,在生命的不同阶段,如文中所列年四十、五十、六十时会出现不同的精气衰竭的表现。

(二) 行气导引

《汉书·艺文志·方技略》云:"神仙者,所以保性命之真,而游求于其外者也。聊以荡意平心,同死生之域,而无怵惕于胸中。"①"神仙"与"房中"同为方技之学的重要组成部分,通过各种方法以达到"保性命之真"的目的,是古代医药养生知识系统的重要组成部分。

《汉书·艺文志·方技略》著录"神仙"著作计有以下几种:

《宓戏杂子道》二十篇。

《上圣杂子道》二十六卷。

《道要杂子》十八卷。

《黄帝杂子步引》十二卷。

《黄帝岐伯按摩》十卷。

《黄帝杂子芝菌》十八卷。

《黄帝杂子十九家方》二十一卷。

《泰壹杂子十五家方》二十二卷。

《神农杂子技道》二十三卷。

《泰壹杂子黄冶》三十一卷。②

步引,是导引的一种,是在步行基础上兼作导引的动作,包括立式和走式的多种姿势。按摩,是以外力施于他体,亦是导引的一种。古人所讲的导引并非仅仅是一种单纯的肢体动作,而是在肢体屈伸俯仰的基础上,配合呼吸吐纳等行气方法。行气是吐纳、调息、胎息等呼吸功法的总称。导引与行气作为古代重要的养形练气之术,彼此密切相关,互为促进,正如《灵剑子·导引势》所云:"凡欲胎息服气,导引为先,开舒筋骨,调理血脉,引气臻圆,使气存至。"③芝菌,芝形如菌而大,《抱朴子·仙药》中

> 导引并非仅仅是一种单纯的肢体动作,而是在肢体屈伸俯仰的基础上,配合呼吸吐纳等行气方法。

---

① 汉·班固撰;唐·颜师古注.汉书.北京:中华书局,1962.1780.

② 汉·班固撰;唐·颜师古注.汉书.北京:中华书局,1962.1779.

③ 吕光荣主编.中国气功经典——先秦至南北朝部分(下).北京:人民体育出版社,1990.213.

云:"五芝者,有石芝,有木芝,有草芝,有肉芝,有菌芝。"①古人认为服之可以成仙,是服食的一种方法。黄冶,属于炼丹术,亦是服食的一种方法。由以上可见,《汉书·艺文志》所讲的神仙,内涵非常丰富,包括导引、行气、服食等多种养生术。

行气实际上可分为"单独的行气"和"作为辅助而存在的行气"两种类型。单独的行气,是指单纯的呼吸吐纳之术,与气之密切关系自然无需多言,在出土的《行气玉佩铭》中我们可以看到这种呼吸吐纳的行气路线和规律。作为辅助而存在的行气,是指它常常依附于其他领域中的特殊技术操作,而被赋予了不同的新价值。例如,前文所讲的房中术亦融合了行气之法,行气成为房中气聚丹田以收摄精气的关键。再如,马王堆出土文献《却谷食气》中的行气就是作为辅助"却谷"而存在的。却谷,又有称享谷、辟谷、绝谷、断谷、止谷、休粮、绝粮者,亦即停食五谷以达到养生的目的。却谷并不是什么也不吃,而是常食用石韦、枣、松、柏类、白术等替代品,并配合行气之法。如,《却谷食气》中云:"却谷者食石韦,朔日食质,日加一节,旬五而止;旬六始匡,日去一节,至晦而复质,与月进退。为首重、足轻、体疹,则呴吹之,视利止。"②当却谷出现头重、脚轻、皮疹等表现时,就应该采用"呴吹"的行气方式进行辅助和补益。

另外,"行气"的内涵,还经常被作为"导引"中的一部分而体现,例如《庄子》中云:"吹呴呼吸,吐故纳新,熊经鸟伸,为寿而已矣。此导引之士,养形之人,彭祖寿考者之所好也。"③把"吹呴呼吸"行气之术与"熊经鸟伸"一起作为导引之士、养形之人的所好。所以说,早期的行气可能仅仅是导引中必不可少的一部分,是后来才慢慢分化出来的。这就说明,行气往往是通过"术"来体验和控制"气"的,亦即是术与气的结合,正如《抱朴子》中所云:"或伸屈,或俯仰,或行卧,或倚立,或踯躅,或徐步,或吟,或息,皆导引也。"④

导引的起源很早,从古代文献记载来看,如《黄帝内经》称

① 王明著.抱朴子内篇校释.北京:中华书局,1985.197.
② 马继兴著.马王堆古医书考释.长沙:湖南科学技术出版社,1992.822.
③ 陈鼓应注译.庄子今注今译.北京:中华书局,1983.394.
④ 晋·葛洪撰.抱朴子.上海:上海古籍出版社,1990.160.

"往古人居禽兽之间,动作以避寒,阴居以避暑"①,《吕氏春秋》载"昔陶唐氏之始,阴多滞伏而湛积,水道壅塞,不行其原,民气郁阏而滞著,筋骨瑟缩不达,故作为舞而宣导之"②,早期的导引或许仅仅是为了驱寒而采取的相对被动的动作。

后来才逐渐作为一种目的性很强的养生之术或治疗手段,例如,《史记·扁鹊仓公列传》载:"臣闻上古之时,医有俞跗,治病不以汤液醴醴,镵石挢引,案扤毒熨。"司马贞《史记索隐》注释"挢"曰:"为按摩之法,夭乔引身,如熊顾鸟伸也。"注释"扤"曰:"按摩而玩弄身体使调也。"③就是以导引的手段来达到祛病养生的目的。

而且,随着导引的发展,逐渐形成了系统规律的术势,至迟在西汉初期马王堆帛书《导引图》中我们已经能够看到这种非常成熟、系统的导引术势了,如图所示。

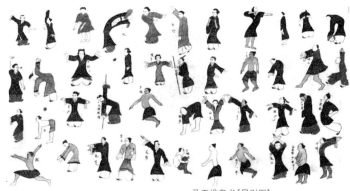

马王堆帛书《导引图》

以上图势中的一部分可见文字旁注,如"鹤□"、"龙登"、"沐猴灌引热中"、"熊经"、"鹯"等,表明古代导术势多是模仿动物姿势而创造的,其意正合《庄子》所云"熊经鸟伸"。其他导引文献中,亦可见到这种动物仿生导引术势,例如,张家山汉简《引书》中载有尺蠖、凫沃、蛇垔、虎顾等;《云笈七签》所载"宁先生导引养生法",则直接把仿生导引术势称为"某某行气",如"蛤蟆行气"、"龟鳖行气"、"雁行气"、"龙行气"等。

另外,这些仿生导引术势亦可见于房中术或武术。中国传统武术注重形气并修,也从一个侧面说明,古人对导引的认识从不孤立地认为是一种单纯的肢体动作,不是单纯的"术",而是术与气的结合。在房中术中,仿生性姿势亦是作为激发气至的重要手段,术与气经常是一并进行讨论的,例如,马王堆《合阴阳》

---

① 山东中医学院,河北医学院校释.黄帝内经素问校释.北京:人民卫生出版社,1982.175.

② 汉·高诱注.吕氏春秋.上海:上海书店出版社,1986.51.

③ 汉·司马迁著.史记(全十册).北京:中华书局,1959.2788-2789.

中载有虎游、蝉伏、尺蠖、鹰陪、蝗蹶、猿躆、蟾蜍、兔骛、蜻蛉和鱼嘬十种仿照动物的术势。

导引、行气是神仙之学的核心，也是与房中并列的重要养生方法，对当时的社会产生了巨大的影响。透过马王堆出土的房中、神仙等养生类文献，我们可以看到它们对身体脏腑的论述以及阴阳五行学说的运用，远远比《黄帝内经》要早得多。导引、行气都曾经渗透到中医学中，成为中医学养生和治疗体系的重要组成部分。例如，张仲景《金匮要略》中云："四肢才觉重滞，即导引、吐纳、针灸、膏摩，勿令九窍闭塞。"[1]隋代巢元方《诸病源候论》中所云："引之者，引此旧身内恶邪伏气，随引而出，故名导引。"[2]在《诸病源候论》中我们可以见到大量养生方导引法内容，与我们考古出土所发现的江陵张家山《引书》有很大的相似。

导引、行气是中医学养生和治疗体系的重要组成部分。

前文已述房中养生的关键在于通过各种方法使气聚于丹田以固摄精气，行气导引与之相似，通过折腰、伸小腹、缩二阴、咽唾等方法，吸精气而咽之，使精气内聚于丹田，然后通过沿任督二脉的周天循环，使精气布散于周身以发挥其养生功用。中医学借鉴了这些理念和方法，将丹田、二阴、脑、精气等等之间的密切关系与肾相关联，倡导通过导引行气之法来补肾养肾，肾得养则精气得以固摄，精气固则周身有所养，精神内守，疾病不生。

例如，宋代俞琰《席上腐谈》载病案一则，案云：

> 木渎酒肆，吴其姓者，病精滑不禁，百药不可疗。予授以一术极简易，但胁腹缩尾闾，闭光瞑目，头若带石，即引气自背后直入泥丸，而后咽归丹田，不问遍数，行住坐卧皆为之。仍教以服既效方保真丸，彼亦不服，但行此术。不半年后见之，疾已愈，而颜如桃矣。[3]

明代何良俊《四友斋丛说》载一案，与上案相类似，但记载更为详细，案云：

---

① 何任主编.金匮要略校注.北京：人民卫生出版社,1990.3.
② 南京中医学院校释.诸病源候论校释.北京：人民卫生出版社,1982.1512.
③ 元·俞琰著.席上腐谈.北京：中华书局,1985.13.

陈书林云,余司药市,仓部轮差谙君请米受筹,乡人张成之为司农远监史同坐。时冬严寒,余一二刻间两起便溺。问曰:何频数若此? 答曰:天寒自应如是。张云:某不问冬夏,只早晚两次。余谂之曰:有导引之术乎? 曰:然。余曰:旦夕当北面因暇叩请。荷其口授曰:某先为李文定公家婿,妻弟少年遇人有所得,遂教小诀。临卧时,坐于床,垂足,解衣闭气,舌拄上腭,目视顶门,乃提缩谷道,以手摩擦两肾腧穴各一百二十次,以多为妙。毕即卧,如是三十年,极得力。归禀老人,老人行之旬日,云真是奇妙。亦与亲旧中笃信者数人言之,皆得效。①

案中所述的行气导引功法一点都不复杂,相信大家都能看懂,我就不再啰嗦译为白话文了,其关键在于舌抵上腭、目视顶门、提缩肛门和手摩肾腧穴。清代徐文弼《寿世传真》中称此功法为"肾功",言这些功法"能生精、固阳,除腰疼,稀小便"。我个人平常也练习这些功法,效果的确是不错。我在拙著《中医学身体观解读——肾与命门理论的建构与演变》中曾经讲过这些补肾养生的功法,有读者向我反馈效果不错。

舌抵上腭、目视顶门、提缩肛门和手摩肾腧穴

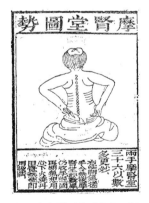

《延年却病笺》所载"摩肾堂图势"

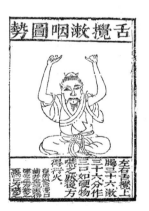

《延年却病笺》所载"舌搅漱咽图势"

另外,案中所讲的"舌拄上腭"是将舌头抵住上颚以使津液溢满口腔,然后配合行气以吞咽津液,这也是重要的养生方法,

① 明·何良俊撰.元明史料笔记丛刊——四友斋丛说.北京:中华书局,1959.294.

向来为养生家和医家所推崇。例如,《黄帝内经》"刺法论篇"中载:

> 肾有久病者,可以寅时面向南,净神不乱思,闭气不息七遍,以引颈咽气顺之,如咽甚硬物,如此七遍后,饵舌下津令无数。①

明代医家李中梓在其《内经知要》中曾对此段表述进行了注释:

> 肾为水脏,以肺金为母。肺金主气,咽气者,母来顾子之法也。咽津者,同类相亲之道也。人生于寅,寅为阳旺之会。阳极于午,午为向明之方。神不乱思者,心似太虚,静定凝一也。闭气不息者,止其呼吸,气极则微微吐出,不令闻声。七遍者,阳数也。引颈者,伸之使直,气易下也。如咽甚硬物者,极力咽之,汩汩有声,以意用力送至丹田气海。气为水母,气足则精自旺也。饵舌下津者,为命门在两肾之间,上通心肺,开窍于舌下,以生津。古人制活字,从水从舌者,言舌水可以活人也。舌字从千从口,言千口水成活也。津与肾水,原是一家,咽归下极,重来相会,既济之道也。②

李中梓以医家之脏腑知识来阐释行气咽津的养生机理,肾水上至于口而为津,咽津下至于丹田以滋肾水,为"同类相亲之道"。

再如,隋代巢元方《诸病源候论》很有特色,治疗疾病不像其他医书一样处以方药,而是以导引行气等养生方法进行治疗。无药愈病的理念在现代社会也越来越得到推崇,特别是对于内分泌疾病、免疫系统疾病等具有良好的效果。在这本书中治疗虚劳口燥渴,所用的方法便是"东向坐,仰头不息五通,以舌撩口中漱满二七,咽。愈口干"③。行气过程中含漱津液并送至丹田,有滋养肾阴之功用,可代替肾气丸。

明代医家李时珍在其《本草纲目》载有"口津唾",时珍曰:

《内经知要》书影

《内经知要》为明代医家李中梓所著,后清代医家薛雪曾对其进行校正重刊。该书将《内经》的重要内容归并厘分为道生、阴阳、色诊、脉诊、藏象、经络、治则、病能八类,并加以注释而成。历代以类编形式研读《内经》者颇多,如杨上善《太素》、张景岳《类经》等,但卷帙繁多,未有该书之简要,故后世习医者常以此书作为初学《内经》之门径。

①　山东中医学院,河北医学院校释.黄帝内经素问校释.北京:人民卫生出版社,1982.1314.
②　明·李中梓辑注.内经知要.北京:人民卫生出版社,1963.8.
③　南京中医学院校释.诸病源候论校释.北京:人民卫生出版社,1982.1441.

> 人舌下有四窍：两窍通心气，两窍通肾液。心气流
> 入舌下为神水，肾液流入舌下为灵液。道家谓之金浆
> 玉醴。溢为醴泉，聚为华池，散为津液，降为甘露，所以
> 灌溉脏腑，润泽肢体。故修养家咽津纳气，谓之清水灌
> 灵根。人能终日不唾，则精气常留，颜色不槁；若久唾，
> 则损精气，成肺病，皮肤枯涸。故曰远唾不如近唾，近
> 唾不如不唾。人有病，则心肾不交，肾水不上，故津液
> 干而真气耗也。秦越人难经云：肾主五液。入肝为泪，
> 入肺为涕，入脾为涎，入心为汗，自入为唾也。[①]

李时珍认为口津唾味甘、咸，性平，无毒。五更未语所取口津唾，
可涂擦疮肿、疥癣、皴疱，又能明目退翳、消肿解毒。他解释道：

> 唾津，乃人之精气所化。人能每旦漱口擦齿，以津
> 洗目，及常时以舌舐拇指甲，揩目，久久令人光明不昏。又
> 能退翳，凡人有云翳，但每日
> 令人以舌舐数次，久则真气熏
> 及，自然毒散翳退也。[②]

房中以及导引行气的内容就讲到这里，我之所以说这么多，最真实的想法是希望大家能明白养生的方法有很多，不要觉得古人讲的导引行气都是骗人的东西，不要一提起行气养气的功法就觉得与头脑中预设的科学不相符。受许多社会文化因素制约，我们对它们的误读太多了，也或许是为了凸显所谓的科学性，现在的中医书籍中很少去谈这些养生方法了，但只要翻看一下古人的著作就明白它们曾深刻影响了中国人的日常生活，曾经是古人重要的养生保健方法。

即使是生病了，古人也不像现在的人一样动辄就吃药。例如，清代医家吴师机《理瀹骈文》云："凡治阴虚火炎咳嗽者，二六时中，常以舌抵上腭，令华池之水充满，以意目力送至丹田，口复

《理瀹骈文》书影

《理瀹骈文》为清代吴师机所著，原名《外治医说》。书以骈体文写成，名曰"理瀹"，乃取"医者理也，药者瀹也"之意。全书详细阐发了外治法之理论源流，以及膏药之制法、用法、作用等，指出"外治之理即内治之理，外治之药亦即内治之药，所异者法耳"，使外治有法可循，是我国第一部外治学专著，被后世誉为外治之宗。

① 明·李时珍著.本草纲目(校点本上、下册).北京:人民卫生出版社.2004.第二版.2957.
② 明·李时珍著.本草纲目(校点本上、下册).北京:人民卫生出版社.2004.第二版.2957.

一口,此真水补真阴法,可代肾气丸。"[①]导引行气之法也可以用于祛病。有一次,外企医药公司的一个朋友对我说,好多抗生素仅在中国内地上市,国人太爱用抗生素了,稍有不适就吃药,动辄就挂吊瓶,在许多发达国家输液治疗会让人们觉得这个病已经很重了。我听了以后感到很震惊,为什么我们的古人讲了那么多养生方法,而大部分人却丝毫不知? 我想,原因固然很多,但缺乏对古人的最起码的尊重和敬畏是很重要的原因。若能不持先入之见,才会去接触古人所写的东西,方能体会到古人养生之奥妙。

(三) 食药纠偏

古人讲,国之大事,在祀与戎。祭祀与兵戎是国家的两件大事。祭祀不单单是祭祀祖辈,更要祭祀天地,借之与天地相沟通,诸事合乎天地之规律,以祈祷天地赐福人世。一旦遭逢洪水、地震、瘟疫等灾难,即使是帝王,也要深刻反思自我的言行是否合乎天地之理。对于普通人来说,对天地的敬畏、对天地之理的遵奉,更是渗透到日常生活的方方面面,男女交合的避忌、胎儿产后的埋胞、四时作息与饮食等等,生长壮老已皆要与天地规律相谐,这是养生的大原则。

个人之大事,食、色,性也。性爱要合乎这个原则,开阖有度,张弛有理,上一节刚刚讲过。饮食当然也要如此,人与自然万物皆禀天地之气,自然会存在千丝万缕的联系,所以自然界的农作物、树木的根茎叶与果实、花花草草等皆可以用于养生和治疗疾病,这是中医学利用食物和中药养生的基本原理。

利用食物和中药来养生

老百姓也知晓这个原理,日常生活中积累了不少食药养生的经验。比如,小米色黄性温,大米色白性凉,胃气虚弱的人会喝小米粥养胃,而不用大米。我老家所在的沂蒙山区给产后妇女喝小米粥,也是因为产后多虚多寒,小米性温而平和,特别适合产后妇女的体质。再如,葱、姜这些辛辣的东西是山东人炒菜爆锅所必需的,鲁菜必不可少,若是感受风寒所导致的感冒、脘腹冷痛等,也可以用葱姜煮水喝,或者再加上点红糖。若单纯从

① 清·吴尚先著;步如一等校注.理瀹骈文.北京:中国中医药出版社,1997.195.

化学分析来看,红糖与白糖都是蔗糖,而且白糖的纯度比红糖要高,似乎红糖的营养价值要比白糖少很多。但是老百姓却喜欢用红糖,正是因为红糖色赤性温擅长补益,这既源于老百姓日常生活经验,也源于同类相求等朴素思维的指导。

同类相求

　　所谓同类相求,就是具有相同征象和特点的事物往往具有相同的作用。这是一种相对比较原始的思维模式,但时至今日依然渗透在老百姓的生活中,中医学也把这种思维模式拿过来用以部分说明中药的作用。红糖的红色,很容易让人联想到火的炽热,会让人感觉它应该具有温热的作用。当然了,这并不是说所有红色的东西都能够温补,而只有当同类相求所获得的对事物作用的预判与生活实践相符时,这个事物的作用才会被肯定,才会一直延续在老百姓的日常生活中,作为一种经验而代代相传。中国的历史太悠久了,积累的这样的经验太多了,比如经霜打过的桑叶具有寒凉之气,桑叶质轻而上扬,所以秋天天气干燥而见鼻咽干燥时,可用霜桑叶泡水来润肺。

只有当同类相求所获得的对事物作用的预判与生活实践相符时,这个事物的作用才会被肯定。

　　《黄帝内经》则把这些生活经验上升到理论的高度,言"春夏养阳,秋冬养阴"。老百姓春天喜欢采挖野菜来食用,野菜逢春气而新生的状态正可以激发人体阳气以顺应自然,山东沿海的胶东地区喜欢采摘农历三月茵陈之幼苗,或阴干作茶,或与虾酱等炒食,对肝脏特别好。老百姓都知道夏天需要吃点苦味的东西来泻火,比如苦瓜,正所谓"苦能坚阴",阴气不被酷暑所伤,则阳气有所系而不外散,不会中暑,这便是阴中求阳的道理。秋天时天气干燥,既有梨这样的多汁水果可以用来润燥,又有野菊花这样禀秋天肃降寒凉之气的草木可以用来清热,可以清热润燥,养人身阴气。冬天天气寒冷,万物闭藏,没有其他季节那样许多可供选择的蔬菜,老百姓常食用土豆、萝卜、白菜等,土豆与萝卜皆生长于地下,恰合冬季闭藏之特性,北方人种大白菜需要用草绳将白菜叶捆扎起来以使其向内向里层层包裹生长,也合乎冬季内敛闭藏的特性。另外,冬季还常食用羊肉等温热食物,阳气得养,阴得阳升而泉源不竭,正所谓"阳中求阴"。

　　类似上述饮食和中药养生的例子在老百姓的日常生活中太多了,什么时令吃什么东西,如前面讲阴阳时我说过的"冬至饺子、夏至面",什么地域吃什么东西,如南方多湿,需要食用辛辣来温阳化湿和茯苓等健脾利湿,都是很有讲究的,这也是我们民俗文化的重要一部分。可能对于许多年轻人来说越来越陌生了,不妨问问爷爷奶奶和父母,好多还是很有道理的。感兴趣的读者,不妨看一下讲民俗和饮食文化的书。

中医学中的许多理论是对老百姓日常生活经验的总结和理论升华,例如,《黄帝内经》便主要是依据五行学说和五脏系统的对应关系来解释饮食和药物对身体的作用。《素问·脏气法时论》中讲:"毒药攻邪,五谷为养,五果为助,五畜为益,五菜为充。"①尽管有药食同源一说,日常饮食物可以作为治病之药,部分中药也可作为饮食物,但是相比较而言,饮食物的作用比较平和,所以谷、果、畜、菜这些日常饮食物通过合理搭配可以起到养生的作用。而中药相对于饮食物来说,偏性较大,作用较峻烈,可用于攻邪以治疗疾病。所以中医常说,药补不如食补。

药补不如食补

《黄帝内经》依据五味酸、苦、甘、辛、咸对五谷、五果、五畜、五菜进行了分类,并依据五脏各自的功能特点而制定了五味调补的养生方法。《黄帝内经》中讲:

> 肝色青,宜食甘。粳米、牛肉、枣、葵皆甘。
> 心色赤,宜食酸。小豆、犬肉、李、韭皆酸。
> 肺色白,宜食苦。麦、羊肉、杏、薤皆苦。
> 脾色黄,宜食咸。大豆、猪肉、栗、藿皆咸。
> 肾色黑,宜食辛。黄黍、鸡肉、桃、葱皆辛。
> 辛散、酸收、甘缓、苦坚、咸软。②

肝在志为怒,性喜急,所以食用甘味之物以宽缓;心在志为喜,主藏神,为情志所伤极易心气涣散,所以食用酸味之物以收敛;肺主气司呼吸,肺气容易上逆而生咳喘,所以食用苦味之物以降其逆气;脾主运化,喜燥而恶湿,易于被湿邪所困,可食用咸味之物以利肾气,肾气利则可使水湿从前后二阴而泄,这个道理其实并不复杂,生活中我们腌咸菜时可发现盐能使菜脱水而变软,这便是咸软。当然了,也可食用苦味之物来燥湿,清代医家张志聪解释说,食用苦味是取其燥土气以涌泄于上,食用咸味是

---

①　山东中医学院,河北医学院校释.黄帝内经素问校释.北京:人民卫生出版社,1982.327.
②　山东中医学院,河北医学院校释.黄帝内经素问校释.北京:人民卫生出版社,1982.326.

取其行土气以渗泄于下。肾主水,水少则燥,前面我们曾经讲过,津液代谢与肺脾肾密切相关,辛味之物能入肺而散肺气,肺气得宜,水道得通,肾便不苦燥。

另外,《黄帝内经》中还论述了对于五脏功能失常的病人来说,食物养生要有所宜忌。关于五脏有病之人养生的饮食所宜,《灵枢·五味》中讲: 食物养生要有所宜忌

> 五谷:粳米甘,麻酸,大豆咸,麦苦,黄黍辛。
>
> 五果:枣甘,李酸,栗咸,杏苦,桃辛。
>
> 五畜:牛甘,犬酸,猪咸,羊苦,鸡辛。
>
> 五菜:葵甘,韭酸,藿咸,薤苦,葱辛。
>
> 五色:黄色宜甘,青色宜酸,黑色宜咸,赤色宜苦,白色宜辛。
>
> 凡此五者,各有所宜。五宜:所言五宜者,脾病者,宜食粳米饭牛肉枣葵;心病者,宜食麦羊肉杏薤;肾病者,宜食大豆黄卷猪肉栗藿;肝病者,宜食麻犬肉李韭;肺病者,宜食黄黍鸡肉桃葱。[①]

五味酸、苦、甘、辛、咸各入五脏肝、心、脾、肺、肾,五脏之病各以其所对应之味的五谷、五果、五畜、五菜为养。关于五脏有病之人养生的饮食禁忌,《灵枢·五味》中讲:“五禁:肝病禁辛,心病禁咸,脾病禁酸,肾病禁甘,肺病禁苦。”[②]这是依据五行之间的相克关系而确定的。肝在五行属木,辛味在五行属金,金能克木,所以肝病的人要禁食辛味之物,比如肝胆湿热的人要禁食辛辣;心在五行属火,咸味在五行属水,水能克火,所以心病的人要禁食咸味之物,比如冠心病的人要限制盐的摄入;脾在五行属土,酸味在五行属木,木能克土,所以脾病的人要禁食酸味之物,比如胃十二指肠溃疡的人要限制酸味;肾在五行属水,甘味在五行属土,土能克水,所以肾病的人要禁食肥甘厚腻之物;肺在五行属金,苦味在五行属火,火能克金,所以肺病的人要禁食苦味之物,比如肺气虚之人要限制食用苦味以防耗散肺气。

---

① 河北医学院校释.灵枢经校释(下册).北京:人民卫生出版社,1982.137.

② 河北医学院校释.灵枢经校释(下册).北京:人民卫生出版社,1982.140.

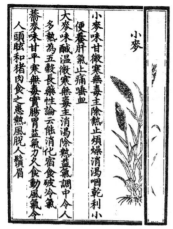

《饮膳正要》书影

《饮膳正要》为元代忽思慧所著。忽思慧曾任饮膳太医，兼通蒙汉医学，该书是其将当时宫廷侍奉所用奇珍异馔、汤膏煎造，以及诸家本草、名医方术和日常所用谷肉果菜中性味补益者，精选编集而成，具有浓郁的蒙医和宫廷医学特色。

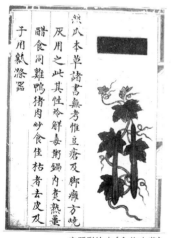

宫廷彩绘本《食物本草》书影

明代有《食物本草》多部，上图为明代宫廷彩绘本。此书文字内容与明代卢和撰《食物本草》基本相同。全书四卷，载食物三百八十六味，各品简述性味功效及主治用法，每品有彩色图一幅或多幅，共四百九十二幅。

以上《黄帝内经》中的这些经典表述，成为其后历代医家养生的法则而被转载于其他医籍而加以发挥，感兴趣的读者可以看一下《饮膳正要》《食物本草》这些书。这些书都是古人论述食疗养生的代表著作，从饮食宜忌原则到具体饮食物的性味功效，皆有详细阐发。虽然是古籍，但文字还算简易，大部分读者应该能看懂。若实在感觉读起来费劲，去买几本中医营养学的教材看看也好。我在这里就不一一介绍具体饮食物的性味功效了。

最后需要说明的是，食药养生要充分考虑每个人的体质。特别是对于中药，它远没有食物的性质那么平和，更要谨慎。中药并非是像大家想象的那样是无毒的，是药三分毒，大家一定要注意才行。虽然有体质平和的人，但大部分人的体质都存在一定的偏性，比如，我们常说瘦人多火、胖人多痰，有的人怕热，有的人怕冷。所以，养生在一定程度上就是为了纠正体质的偏差，防止这种偏差逐渐成为一种致病因素而导致疾病的产生。例如，素体气虚，容易怕冷的人，往往是阳气虚弱的体质，很容易感受寒邪而发病，如果我们能通过食物或中药来纠正阳气偏虚，那么就大大降低生病的概率。再如，素体肥胖，嗜食肥甘厚腻之味，痰湿内盛之人，若为肝风所动，很容易形成中风，如果我们能通过健脾化湿、清热化痰、清利湿热等食物或中药来纠正体质的偏颇，中风等心脑血管疾病的发病率便能大大降低。这种养生理念，实际上就是中医学常说的未病防病。

另外还有一个方面，便是已病防变。如同上文我们所引《黄帝内经》中讲的，许多疾病往往存在内在脏腑功能失常的情况，如果我们能知道这些疾病的饮食宜忌，取五脏所宜而避五脏所禁，那么既能促进疾病痊愈，又能防止疾病的进一步发展。例如，哮喘病人的缓解期往往存在肺、脾、肾亏虚和痰浊内停的情况，可以用山药粥等来补益三脏之气，用杏仁粥、川贝梨膏等来化痰，少食或忌食肥肉等厚腻之味以防痰动。

可见，对于大部分人来说，无论是未病防病，还是已病防变，食药养生实际上都是为了纠偏，所以我这一小节的题目叫作"食药纠偏"。这个问题很重要，因为我发现身边好多人缺乏这种基本的养生知识，存在滥补的情况，所食之物与自己的体质不合，不但达不到养生的目的，搞不好还会导致疾病的形成。例如，人参是补气的好东西,但如果不是气虚体质,而是热性体质,吃了会出大问题。再如,阿胶是补血的养生佳品,但如果不是血虚,而是痰湿内盛,吃多了只会厚腻碍胃,脾胃失于运化,进一步加重痰湿。

好多人缺乏基本的养生知识,存在滥补的情况。

当然了,对于体质阴阳平和之人,饮食养生不是为了纠偏,而是重在五味和谐搭配,不要五味偏嗜,以平补五脏之气,切莫跟风盲目吃所谓的保健品。

中医学的养生观这一章我们就讲完了,因为养生越来越成为人们的热门话题,但是许多人却养生不得法,也极容易被一些打中医幌子的所谓养生专家所欺骗,我这里有必要就这一章所论的原则性问题做一个总结。养生需要内强正气,外避邪气。调畅情志、合理饮食、劳逸有度等都是最基本的内强正气之方法,精神内守方能抵御邪气和防止病由内生;合乎四时阴阳变化及五方地域特点而因时因地制宜是最基本的外避邪气之原则,避之有法方能避免病由外生和邪扰正气。养生的方法有多种,不是非要吃什么东西才行,古人所讲的行气导引和房中损益之法依然有其重要的实用价值,中医学对它们也多有改造和发展,可资借鉴和应用。养生没有灵丹妙药,食物和中药虽可养生,但要因人制宜,把握宜忌原则,方能有针对性地选择食药。

只有掌握了这些大原则,才能知道时下众多的养生出版物所论是否中允,是否值得参考。也只有掌握了原则性问题,通过结合前面我们讲述的阴阳五行、五脏系统、病因病机等基本理论,才能在看了食疗医籍对具体食物和中药的性效记载后,选择适合自己情况的使用。

第七章

中医学的治疗观

中医学的治疗观，就是中医学治疗疾病的观念。通俗点讲，就是中医学是怎么看待治疗疾病这件事儿的。前面几章我们讲述了中医学的身体观和疾病观，治疗观则与这两者紧密衔接，重在阐发应该秉承什么原则来治病，如何选择中药，如何通过不同中药的搭配组成方子以整体调治等等。

需要说明的是，中医的治疗方法有多种，例如针灸、推拿、外科手法和手术整复等等，但最具规模和影响力的还是方药，古代医家也的确把方药作为最主流的治法。即使是外科疾病，也强调方药内治的重要性。针灸治疗的取穴配伍治疗在很大程度上也是对方药的模拟，金元医家张子和因此称"针之理即所谓药之理"。所以，对于方药之外的其他治疗方法，我仅在治疗原则中简单说明一下它们治病的宏观原则，还是把讲述的重点放在方药上。

另外，中医治疗具体疾病会用到不同的方药，内外妇儿各科也有各自的治疗特点，我们这里自然无法穷尽每一个疾病，也无需先去讲述这些细节问题，而是重在讲述中医学认识中药和配伍中药组方的宏观理念和方法，也只有掌握了这些宏观问题，才能为我们今后认识具体的问题奠定基础。

一　治疗原则

　　治疗原则就是治疗疾病时应该遵循的原则,主要涉及治疗的关键点、治疗方法的多样性和治疗方法的选择等问题。所谓治疗的关键点,我想阐述的是中医治疗的根本对象是疾病还是患病的身体;治疗方法的多样性,我想简要讲述方药以及其他多种历史上曾经存在的治疗方法,以及历代医家应用它们的大致原则;治疗方法的选择,我想表达的是疾病种类很多,应该会有多层次的治疗方法,治疗方法的选择应该秉承什么样的宏观原则。我厘分为三个小节进行讲述。

（一）激发身体,复归和谐

　　中医学治疗疾病的关键点不是借助中药来杀掉病邪,而是重在激发身体的正气,充分发挥正气在疾病恢复过程中的自愈能力。换句话说,中医学治疗的根本对象并不是疾病,而是患病的身体。在疾病观那一部分我曾经讲过,中医学认为疾病的形成是身体与病邪的互动,疾病并不是孤立存在的,它既然依附于身体而存在,那么治疗时就必须考虑到疾病与身体之间的关系。治疗时不要把眼光全部盯在致病因素上,而要充分考虑通过各种治疗方法调动身体和修复身体。

中医学治疗的根本对象并不是疾病,而是患病的身体。

　　中医学治疗疾病的这种理念和西医学有很大不同,即使是最普通的感冒,中医学也不是把全部注意力放到病毒引起的呼吸道感染上,不是处以千篇一律的治疗方案,而是充分考虑外邪与患病之人身体的密切关系,除了发散外邪,还要根据每个人的身体,或益气解表,或滋阴解表,或温阳解表,既要驱散外邪,又要调动身体的祛邪能力。

　　以癌症为例,中医学治疗癌症的理念并不是应用中药来杀死癌细胞,不是通过现代药理分析看哪些中药能杀死癌细胞就把它们全堆一块儿组成一个方子。如果一味使用杀死癌细胞的药物,肯定也会杀死人体的正常细胞。考虑到得癌症后身体整体功能所出现的异样,所以强调要补益气血、培根固本,激发和补益人体正气以抑制癌细胞的生长和扩散。

再以大家生活中最常见的高血压病为例，西医学关注的重点是体循环动脉压的升高，压力超过正常范围了，收缩压≥140 mmHg 和（或）舒张压≥90 mmHg 就可以诊断为高血压病了，这一点大家也都有所了解。好多患高血压病的老病人也都久病成医，知道目前西医治疗高血压病的药物主要有以下几类，即利尿剂、β受体阻滞剂、钙离子拮抗剂、血管紧张素转换酶抑制剂（ACEI）、血管紧张素Ⅱ受体拮抗剂、α受体拮抗剂。利尿剂和β受体阻滞剂可以使心排血量降低，排血量小了，血管压力自然就小了；钙离子拮抗剂可以使血管壁松弛、心肌收缩力降低，血管壁松弛了压力就降低了，心肌收缩力降低了排出的血液就相对少了，血压便下降了；血管紧张素转换酶抑制剂（ACEI）可以使血管紧张素Ⅱ的生成减少，血管紧张素少了，血管便松弛扩张了，血压便降低了；血管紧张素Ⅱ受体拮抗剂可以阻断血管紧张素对血管的收缩作用，收缩力减小，血压便会降低；α受体拮抗剂也可以使血管扩张而降压。很明显，西医治疗高血压病的重点就是通过各种药物舒缓动脉压力，让血压降下来，无非是让血管扩张了，或者是让心脏的排血量少了。中医学治疗高血压病的重点则并非如此，不是让病人吃现代药理研究证实可以舒张血管和降低心肌收缩力的中药，而是把血压升高作为身体整体功能失常后所出现的一种表现，同时还可伴见眩晕、头痛、失眠、多梦等其他全身失常的表现，主张从调理五脏系统入手，特别是肝、肾二脏，使五脏气血津液之功能复归于正常。治疗方法有多种，或清肝泻火，或平肝潜阳，或益气养血，等等。好多人对于中医学利用石决明、赭石、龙骨、牡蛎等重镇潜阳之药治疗高血压还能理解，血压高了就镇降下来嘛，但是对于应用黄芪等补气药治疗高血压却觉得难以理解，既然血压高了，怎么还能补气呢，岂不是越补越高？之所以形成这种认识，就是不知道中医学治疗高血压并不是单纯抓着血压升高不放，而是从调理身体的整体情况入手，五脏气虚，功能失调，自然会影响到对血压的调节，血压升高仅仅是气虚身体失调后所表现出的一个症状而已，把身体的功能失调纠正了，血压升高的症状自然会消除。

对于其他治疗手段而言，也同样体现出类似的特点。例如，针灸推拿借助针、艾灸等辅助工具，借助各种补泻手法，来激发

中医学治疗高血压病，是把血压升高作为身体整体功能失常后所出现的一种表现，同时还可伴见眩晕、头痛、失眠、多梦等，主张从调理五脏系统入手，特别是肝、肾二脏。

身体经络之气,既能疏通经络,又可以补益身体之气血,从整体上调整身体阴阳之平衡,阴阳平衡了则百病不生。又如,中医治疗外科疾病,即使是手术切割,也不是一切了之,而是考虑这些外科疾病与身体的密切关联,强调外治与内治相结合,常辅以行气活血、补益气血之类的方药来调理身体,身体气血得充,运行正常了,便不会凝聚为瘀血,不会郁而化热,进而血败肉腐。临床上我们也发现,外科手术后若辅以调理气血的方药,其预后要远远好得多,因为这些中药的介入充分调动了身体的自我愈合和康复能力。

　　换一个角度来说,人的身体是一个复杂的系统,系统所呈现出的整体功能往往是系统各组成要素自身所不具备的,只有当各组成要素按照某一种形式组合在一起成为一个系统时才能显现。有时候我会说笑举一个例子来说明这个道理,一个男人和一个女人组合成一个系统后可以具备孕育新生命的功能,但他们若不组成系统,则各自都不具备这个功能。解剖所见的各器官组织仿佛是系统的组成要素,当它们组合成身体这一系统时,会呈现出一加一大于二的整体功能。对于许多疾病而言,它们的症状是身体某一系统失常所表现出来的,是对系统而言的。若单纯从解剖意义上的各器官组织入手,很难获得全面而正确的认识。

　　前面我们曾经讲过,中医学的五脏实际上代表五个系统,五脏系统又有机组合为身体这一大系统。中医学治疗疾病时所说的调理某某脏之气血,也通常是指调理该脏所指代的系统功能,这一点与西医学有着本质的区别。所以,如果受西医学诊断方法及理论体系的影响而把眼光局限在具体的实验室指标上,一看到某某检验结果高了,一想到是西医学所讲哪个脏器的问题,就试图结合现代药理研究去选择可以降低该指标和纠正该脏器功能失常的中药,那么就完全背离了中医学从系统调治的理念。

　　中医学应用各种治疗方法来激发身体,无非就是发挥系统的整体自我修复能力,使系统整体功能复归正常。而系统整体功能正常了,各组成要素的功能也会因之得到改善。也正是因为这个原因,我们发现中医学治疗疾病的关注点虽然与西医不同,用药目的和靶点也不同,但是经过中医的综合调治后,西医

许多疾病的症状是身体某一系统失常所表现出来的,是对系统而言的。若单纯从解剖意义上的各器官组织入手,很难获得全面而正确的认识。

检查所见的各个局部也到了改善。再回到一开始我们所举的例子,中医学中虽然没有高血压这个称谓,更意识不到动脉管壁紧张度和心肌收缩力改变这些微观问题,但中医学从整个身体系统功能失调的角度加以论治后,这些微观问题都得到了改善。所以,应用中医治疗最重要的原则就是要按照中医的思维方式和理论来指导用药,来纠正身体和激发身体。

(二)多维调节,方法灵活

中国古代的医学分科是个很有意思的历史话题,透过医学分科我们既可以了解中医学自身理论体系的发展演变,又可以了解到多样的治疗方法。

例如,现今能见到的最早的医学分科是《周礼》所记载的,医师分为食医、疾医、疡医和兽医。至明代则逐渐细化厘分为十三科,据《明史》所载为大方脉、小方脉、妇人、疮疡、针灸、眼、口齿、接骨、伤寒、咽喉、金镞、按摩和祝由,基本上囊括了其前历代的医学分科。其中的针灸、接骨、按摩和祝由既是医学分科,也标明了它们各自的独特治疗方法,疮疡、眼、金镞三科中又涉及手术,许多相关专科古代医籍中还配有实施这些独特疗法的器具图,它们与方药一起构成了中医学治疗疾病的方法体系。

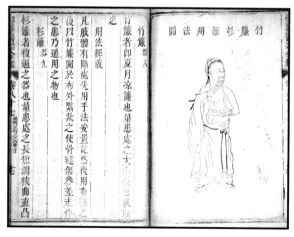

《医宗金鉴》所载骨科用具图

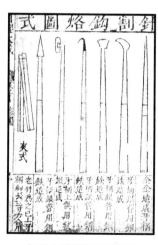

《目经大成》所载眼科器具图

不同专科的疾病有着各自的特点，可以选择相应的治疗方法。同时，只要稍微浏览一下各专科的医籍，我们就很容易发现，尽管有各种外治方法，但各科的发展都倾向于将外治和方药内治结合起来。因为在古人看来，外科手术等仅仅是一种层次较低的技工，而方药治疗则与医理紧密相连，有了理论指导才是更高层次的。而且，手术等治疗多少给人一点小暴力的感觉，使身体发肤有所损，在传统文化氛围中是不被提倡的，方药才是医家之王道。在"不为良相，便为良医"的儒医看来，医药寄托了他们许多治国平天下的政治抱负，将为医比拟为治国，以用兵之法喻说用药用方之道。清代医家徐大椿《医学源流论》中便有"用药如用兵"之文，堪称经典，大家不妨一读。同样也是因为这个原因，据清代任锡庚《太医院志》所载，针灸治疗在清代宫廷还被禁止过，认为"针刺火灸，究非奉君之所宜。太医院针灸一科，著永远停止"①。

将外治和方药内治结合起来

将为医比拟为治国，以用兵之法喻说用药用方之道。

综合以上所说，中医学有方药、针灸、按摩、正骨、手术等多种治疗方法，可以综合应用，特别是方药内服与它法外用相结合，来多维调节身体和治疗疾病，非常灵活。这是我要讲的本小节标题的第一层内涵。

我要讲的"多维调节，方法灵活"的第二层内涵，主要是针对方药来说的。固然有很多应用单味药治疗疾病的方法，民间偏方中也多有这种单味方，但占据主流的还是药与药配伍所形成的方。一首方子既然是多种药的搭配，那么方子调节身体的方式必然是多层次和多角度的。

以调补阴阳为例，阴阳互根互用，彼此对立制约，亦能互相促进和资生，所以明代医家张景岳才会说："此又阴阳相济之妙用也。故善补阳者，必于阴中求阳，则阳得阴助而生化无穷；善补阴者，必于阳中求阴，则阴得阳升而泉源不竭。"②因此，中医治疗阳虚，除了益气温阳，还要佐用养阴药以阴中求阳；治疗阴虚，除了益气养阴，还要佐用温阳药以阳中求阴。可见，中医学应用中药治疗阴阳亏虚时是基于阴阳互动关系而进行的多维调节。

---

① 《续修四库全书》编纂委员会编.续修四库全书（一〇三〇·子部·医家类）.上海：上海古籍出版社，1996.385.

② 明·张介宾著.景岳全书.北京：中国中医药出版社，1994.671.

以调治五脏为例,前面讲述五行和五脏系统时曾经详细说过,五脏之间存在相互资生和制约的生克关系,生理上密切相关,病理上互相影响。对于五脏虚证,除了应用补益该脏的药之外,还可配伍补益其"生我者"之母脏,如补脾以补肺;同时,还要考虑到其"所不胜"一脏对它的过度克制,而要配伍抑制所不胜之脏的药,如抑肝扶脾。对于五脏实证,还要考虑到它对其"所胜"一脏的过度克制,除了抑制该脏,还要配伍补益其所胜之脏的药,比如《金匮要略》中所说的"见肝之病,知肝传脾,当先实脾"。很明显,中医学依据五脏生克关系用方药来调治脏腑功能时,也是多层次调节,方法多样灵活。

另外,就每个脏腑来看,中医学对它的功能表述也是多层次的,例如,肺气主宣发和肃降,临床上治疗肺病通常搭配药性主升和主降的两类药以恢复肺气的升降;再如,脾胃同居中焦,一升一降,中医学治疗消化系统疾病,多从调理脾胃入手,用药也常是升降并用、寒热并用、润燥并用,这很明显是一种多维调节。

以调理气血为例,气为血之帅,血为气之母,补血兼以行气,益气兼以养血,这都是最常见的中药配伍方式。具体到气,补气多从肺、脾、肾入手,行气多从肝入手。具体到血,行血多从心、肺入手,摄血多从肝、脾入手。这都涉及不同作用趋向的中药互相搭配,是一种多维调节。

最后,从疾病本身来看,特别是对于一些慢性疾病,病机是非常复杂的,通常存在多脏腑的功能失常、气血津液功能的失常、虚实夹杂、寒热并存,等等,这就决定了不可能只应用某一类中药进行调治,而是需要多类多种中药相互配伍以组成方剂,多层次、多角度来调节身体,中医学的方药治法也因此显现出多维性、整体性、复杂性和灵活性。或许正是因为这个原因,老百姓才说中医能治本。

中医学的方药治法显现出多维性、整体性、复杂性和灵活性。

(三) 因势利导,多法并用

《素问·阴阳应象大论》中讲:"其高者,因而越之;其下者,引而竭之;中满者,泻之于内"[①],强调治疗疾病时需要根据疾病

---

① 山东中医学院,河北医学院校释.黄帝内经素问校释.北京:人民卫生出版社,1982.95.

的病位和性质而因势利导。比如，病位高的可采取汗法，这也就是《素问·阴阳应象大论》所讲的"因其轻而扬之"；病位低的可采取下法，亦即该篇所讲的"因其重而减之"；病位在中的实证，可消散于内；对于虚证，"因其衰而彰之"，虚则补之。

金元四大家之一张子和对《黄帝内经》中的这些治法内涵进行了丰富发展，临证擅用汗、吐、下三法攻邪，认为邪去而正气自复，后世医家尊其为攻邪派。他在其代表作《儒门事亲》中专列"汗下吐三法该尽治病诠"一篇，认为三法实则可以囊括其他治法，篇中云："如引涎、漉涎、嚏气、追泪，凡上行者，皆吐法也。灸、蒸、熏、渫、洗、熨、烙、针刺、砭射、导引、按摩，凡解表者，皆汗法也。催生下乳，磨积逐水，破经泄气，凡下行者，皆下法也。"①

除了汗、吐、下三法，中医学还有其他治法，最具影响力的则属八法，即汗、吐、下、和、温、清、补、消。这八法古已有之，在张仲景的《伤寒杂病论》中已基本囊括了这八种治疗方法，但直至清代医家程钟龄方在其《医学心悟》一种中全面概括和完整提出。在该书的"医门八法"篇中，他讲："论病之原，以内伤、外感四字括之。论病之情，则以寒、热、虚、实、表、里、阴、阳八字统之。而论治病之方，则又以汗、和、下、消、吐、清、温、补八法尽之。盖一法之中，八法备焉。八法之中，百法备焉。病变虽多，而法归于一。"②八法各有其针对的病证，各法又可根据病证的兼证以及患者体质等而兼以它法。

按程氏所论，汗者散也，风寒之邪初客于人，头痛发热而恶寒，鼻塞声重而体痛，此皮毛受病，可汗而发之。阴虚者，宜养阴发汗，如加减葳蕤汤之用玉竹。挟热者，宜清凉发汗，如银翘散之用金银花、连翘。挟寒者，宜温经发汗，如麻黄附子细辛汤之用附子。伤食者，宜消导发汗。这是汗法又兼它法。感邪重而体质壮实者，汗之宜重，如麻黄汤之用麻黄。感邪轻而体虚者，汗之宜轻，如香苏散之用苏叶。这是根据体质而掌握汗法的轻重。东南之地，与西北相比，少霜雪，草木常凌冬不凋，人的禀赋偏弱，腠理空疏，凡用汗药，只需对症，不必过重。这是根据地域不同而掌握汗法的轻重。

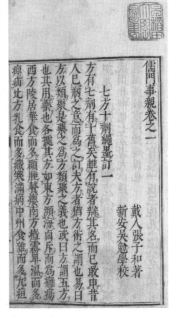

《儒门事亲》书影

《儒门事亲》为金元四大家之张子和所著。惟儒者能明其理，而事亲者当知医，故名"儒门事亲"。明代吴勉学曾对其进行校正，刊入《古今医统正脉全书》中。张子和认为邪去则正安，书中大旨主于用攻，擅长使用汗、吐、下三法治疗多种病证，后人因之称其为攻邪派。

---

① 金·张子和著.儒门事亲.上海:上海科学技术出版社,1959.52－53.

② 清·程国彭著.医学心悟.北京:人民卫生出版社,1963.12.

《医学心悟》书影

《医学心悟》为清代医家程国彭所著。书中明确提出八纲辨证之法，认为"凡病不外寒热、虚实、表里、阴阳"；将治法归类分为汗、和、下、消、吐、清、温、补八法，对后世影响很大，一直沿用至今。是一本不错的中医门径书籍。

和即和解，伤寒在表者可汗，在里者可下，在半表半里者当和解之。半表半里为寒热交界之所，偏于表者则寒多，偏于里者则热多，用药需与之相称，热多者当清而和之，寒多者当温而和之，阴阳和平而邪气顿解。这是根据寒热之多寡而兼以清法和温法。人的禀质有虚实，病亦有虚实，本虚当补正气而和解，如小柴胡汤之用人参；兼有里实者当消导而和解，如张仲景所拟柴胡加芒硝汤，芒硝便是消导之用。这是根据虚实而兼以补法和消法。

下者攻也，攻其邪也。病在表，则汗之，在半表半里，则和之。病在里，则下之。下法也可与他法相兼并用，体内热盛者可兼用清法，如防风通圣散，该方既有大黄、芒硝等攻下之药，也有石膏、黄芩等清内热之药；少阳阳明合病者可兼用和法，如大柴胡汤，既有大黄、枳实等治疗阳明病的攻下药，又有柴胡、黄芩、半夏等小柴胡汤的基本药物来和解少阳；正气亏虚不耐攻下者可兼用补法，如黄龙汤，方中既有人参、当归、甘草等补益气血之药，又有大黄、枳实、厚朴等攻下药；阳明腑实证兼有表证的可兼用汗法，如桂枝加大黄汤，大黄是治疗阳明腑实证证的攻下药，桂枝汤是治疗表证的发汗解表药。这些方子在《方剂学》教材中都有所讲述，学中医的读者可以看一下。

消者，去其壅滞也。脏腑、筋络、肌肉之间，本无此物而忽有之，如癥瘕积聚等，或行气，或活血，或化痰，或去食积，必为消散，乃得其平。消法常配合补法应用，因为积聚日久常损伤气血，且攻病之药皆损气血，在积聚的中末期常需兼补气血，如张仲景《金匮要略》中的大黄䗪虫丸便是攻补兼施。

吐者，治上焦也。胸膈之间，咽喉之地，有痰、食、痈脓，皆可吐之。程钟龄讲："近世医者，每将此法置之高阁，亦似汗下之外，并无吐法，以致病中常有自呕、自吐而为顺症者，见者惊，闻者骇，医家亦不论虚实而亟亟止之，反成坏病，害人多矣。"[1]吐法若应用得当，常获良效，但临证时尤其需要辨别病证之虚实。若老弱气衰，或体质素虚、脉息微弱者，妇人新产者，诸失血者，四肢厥冷、冷汗自出者，皆不可用吐法。

清者，清其热也，脏腑有热则清之。临证根据热证形成的原

---

[1] 清·程国彭著.医学心悟.北京:人民卫生出版社,1963.25.

因及兼夹证的不同,又当灵活佐用它法,例如,暑热伤气,当补而清之,如清暑益气汤,既用西瓜翠衣等清暑热,又用西洋参等补气;湿热之火,当清热化湿,如二妙散,用黄柏清热,用苍术化湿;燥热之火,当润而清之,如清燥救肺汤,既用石膏等清热,又用麦冬等润燥;伤食积热,当消而清之,如枳实导滞丸,既有大黄、枳实等消导,又有黄连、黄芩等清热;七情气结,郁而化火,当散郁清火,如丹栀逍遥散,既有丹皮、栀子来清火,又有逍遥散来散郁;内伤虚火,当补其虚,以补为清,如补中益气汤是用甘温补气之药来治疗气虚发热。

温者,温其中也。脏受寒侵,必须温剂。天地杀厉之气,莫甚于伤寒,其自表而入者,初时即行温散,则病自除。若不由表入,而直中于内者,名曰中寒,常见畏寒厥逆,呕吐泻利,腹中急痛,下利清谷等,法当温之。兼见它证者亦需要佐用它法,如冷食所伤,当温而消之,如温脾汤要在附子、干姜等温热药的基础上再佐用大黄、芒硝等消导药;体虚夹寒者,当温而补之,如理中丸,既有干姜之温,又有人参之补。

补者,补其虚也。精虚者补精,气虚者补气,血虚者补血,津液亏虚者补津液,等等。虚有脏腑之别,又当根据具体脏腑之气血阴阳亏虚而补。补法亦常兼它法而用,例如,补散并行,如参苏饮,人参是补,苏叶是散;消补并行,如枳术丸,枳实是消,白术是补;攻补并行,如泻心汤,黄连、黄芩是攻,人参、干姜是补;温补并行,如参附汤,附子是温,人参是补;清补并行,如人参白虎汤,白虎汤是清,人参是补。

上述治法之应用虽有一定规律可遵循,但却并无一定之法,不是说某个病证就非得用某种治法,也不是说某种治法就限定于某一病证,应用治法之关键在于灵活变通。正如清代俞震在其《古今医案按》中所讲:"若欲见病知源,投药辄效。随其寒热虚实,应以温凉补泻,不执一法,不胶一例,变化生心,进退合辙。"[①]

> "不执一法,不胶一例,变化生心,进退合辙。"

(四)遵循共性,凸显个性

以上所讲的问题都是临证治疗时的一般共性原则,但中医

① 清·俞震等辑;袁钟,图娅点校.古今医案按.沈阳:辽宁科学技术出版社,1997.90.

学治疗的重点是患病的身体,所以要充分考虑患者的个体情况,而制定个性化的治疗方案。这一点与西医有很大区别,看看病案就会明白,西医学治疗不同患者的相同疾病,往往是几乎一致的治疗方案,而中医学则往往大相径庭,同样的疾病因患者不同而往往处以不同的方药。

好多人会因此而攻击中医学,说中医学缺乏标准化和可重复性,其实中医学不是没有标准,而是它的标准通常表现为对疾病病机和治疗原则的宏观认识,在治疗同一疾病时即使有可以遵循的经验方或经典方,也要根据患者的个体情况而灵活加减。所谓重复性,这里是说西医学治疗疾病往往有一套标准方案,用哪几类药,不论是什么病人就诊,只要诊断为这个疾病,就可以把这套治疗方案拿过来应用,因为疾病是相同的,所以治疗方案可以重复操作。但是对于中医学而言,这种重复已经背离了它的治疗原则和优势,中医学可重复的不是标准治疗方案,而是认知疾病和确定治疗原则与方法的一整套思维模式。

中医学可重复的不是标准治疗方案,而是认知疾病和确定治疗原则与方法的一整套思维模式。

我们经常说,没有完全相同的两片树叶,人体又何尝不是如此?人与人虽有很多相似,却不可能完全相同。造成这种不同的,既有先天禀赋的影响,如与父母在遗传学上的相似,也有生活环境、饮食习惯等后天因素的影响。受这些因素影响,人们会表现出一定的体质差异。暂不论感受相同的邪气会因为体质的不同而形成有所差异的病证,即使是相同的病证,因为患者体质的不同,也会选择不同的方药进行治疗。比如,同样是风寒感冒,北方之人往往体质壮实,腠理密闭,所以会用麻黄这样作用相对峻烈的辛温发汗药,但是类似的中药在南方却很少应用,因为南方之人往往腠理疏松,不耐峻烈发汗。所以,同样是治疗风寒感冒的一首方子,你在北方好用,不代表在南方就适用,中医学也因之呈现出鲜明的地域特点。

将辨病与辨证结合起来

也同样是因为这个原因,我们把辨证论治作为中医学的特色来宣传,同时主张将西医学辨病与中医学辨证结合起来。辨病有利于我们从宏观上把握不同人患相同疾病时的共性,辨证则有利于我们从考察疾病与不同身体互动关系的角度来理解疾病的差异性。了解共性则能了解疾病的大致走向,能够有所预判和未雨绸缪;了解差异性则能制定更加灵活的治疗方案。

二　药从何来

在好多人心目中，中药是中医最为重要的"标签"之一，中药店里浓郁的药香、装中药的一个个药匣子、称量中药配伍方子的整个过程等等，都给人很强烈的感官冲击，让人不由觉得这就是咱们中国人一以贯之的传统和文化。说它是传统，是因为取材自然之物以入药的理念是中国人一直秉承的天人整体观；说它是文化，是因为它渗入了中国人对生命、疾病和治疗的独特文化理念。

中药理论的最终形成不是一蹴而就的，也不是某种单一因素所促成的结果，而是在漫长的历史过程中经由多种因素共同作用而形成的。这一节我们要讲述的重点便是解析这诸多因素，去了解中药身上所独有的诸多"标签"是如何形成的。

（一）尝百草与以意求之

大家都知道中医是用中药来治病，自然界的植物、矿物、动物等等皆可作为中药来使用，中药也成为中医学区别与西医学的重要标志，好多宣传中医的纪录片片头、图画以及讲述中医的书籍封面都喜欢把中药放在上面。在众多的中药中，又以植物药为多，所以古人又称中药为本草，讲述中药的古籍也多以本草为名，例如现存最早的中药学专著便名为《神农本草经》。

说起中药是从何而来的，或者说古人是如何发现植物等自然界之物的药用价值的，好多人会想起《淮南子》中所讲的神农尝百草，一日而遇七十毒。但神农尝百草的最初目的恐怕不是寻找药物，而是在寻找食物。因为在食不果腹的远古时期，日常饮食尚不能解决，又谈何寻找药物呢。一日而遇七十毒，正是在辨别植物是否可食的过程中所遭遇的中毒反应。

从人类认识活动的发展轨迹来看，不难想象对中药的认识必然经历了由被动向主动的转变。详言之，远古时期先民首先

《神农本草经》书影

《神农本草经》是我国现存最早的本草学著作，非一人一时之作，约集结成书于东汉时期。中医用药尽管会用到植物、动物、矿物等等，但最为常用的则是植物药，花草树木皆可入药，所以习惯以"本草"来指称中药，古代讲中药的书籍之多以本草命名。《神农本草经》冠以"神农"之称，原因大抵有二：一是，托远古圣人之名以显学术渊源之深、学问之博大；二是，古代讲述本草的著作很多，比如三国时期《吴普本草》中便援引记述了神农、黄帝、岐伯、扁鹊、医和、桐君、雷公、李谠之八家之说，这说明《神农本草经》很有可能是神农一派的集结之作。《神农本草经》首卷为序录，总述中药学基本理论，如四气、五味、七情、采治、真伪、陈新、剂型、煎服等等；其余三卷为各论，共载药物365味，受当时道家方术思想影响而将其厘分为上、中、下三品，分述其性、效。该书早已亡佚，现所见的乃是后人从其他本草书中辑复出来的，最早的当属明代卢复所辑，影响较大的还有清代孙星衍、孙冯翼、顾观光以及日本学者森立之所辑者。今人马继兴、尚志钧所辑亦是不错的参考。上图为日本森立之所辑《神农本草经》。

需要解决的是从大自然中寻求食物以维持生存,相比于捕获动物的困难而言,采撷植物的根、茎、皮、果实等显得方便而简单。在这个漫长的搜寻过程中,食以果腹的最简单的愿望并不会使先民趋利避害,在获得可食之物的同时,必然也会遭受到不可食之物带来的机体不良反应。但是,随着这种遭遇不良反应经验的逐渐积累,使主动地寻求可食之物以趋利避害成为可能。

因文献的缺如,我们无法直接地了解到远古时期的情况,但后世一些文献中却有部分隐约的记载。例如,西汉陆贾《新语·道基》中载:"民人食肉饮血,衣皮毛;至于神农,以为行虫走兽,难以养民,乃求可食之物,尝百草之实,察酸苦之味,教人食五谷。"①西汉刘安《淮南子·修务训》中云:"古者,民茹草饮水,采树木之实,食蠃蚌之肉,时多疾病毒伤之害,于是神农乃始教民播植五谷,相土地宜燥湿肥墝高下,尝百草之滋味,水泉之甘苦,令民知所辟就。当此之时,一日而遇七十毒。"②古人有崇圣依托之风,正如《淮南子·修务训》中所言:"世俗之人,多尊古而贱今,故为道者必托之于神农、黄帝而后能入说。"③这些文献中所讲的神农,实际上是上古先民的代名词。

长期的实践经验与逐渐形成的趋利避害的择食原则,使先民拥有了日趋相对固定的食物谱。药食同源,先民在长期食用某种食物时,或许会发现它对身体某种疾病的治疗效果。但这种效果,远远没有能给机体带来相对强烈反应的动植物明显。因此,先民在寻求食物过程中发现的使机体产生不良反应的动植物,并不一定是完全被先民抛弃,而是或许会因为某些毒物在带来不良反应的同时也产生某种治疗效果,而被保留下来。例如,可以利用引起下泄不良反应的毒物来治疗便秘。而且,逐渐成为有别于"食"的独特的"药",正如《淮南子·主术训》所云:"天下之物,莫凶于鸡毒(按:即附子之毒),然而良医汇而藏之,有所用也。"④也正是因为毒与药在中药形成之初的密切关联性,

神农"尝百草之实,察酸苦之味,教人食五谷"

神农,实际上是上古先民的代名词。

---

① 汉·陆贾著;王利器撰. 新语校注释. 北京:中华书局,1986.10.
② 张双棣撰. 淮南子校释. 北京:北京大学出版社,1997.1939.
③ 张双棣撰. 淮南子校释. 北京:北京大学出版社,1997.2008.
④ 张双棣撰. 淮南子校释. 北京:北京大学出版社,1997.954.

《尚书·说命篇》云:"若药弗瞑眩,厥疾弗瘳。"①瞑眩,是指服用某些中药治疗疾病时,在取得治疗效果的同时,也会伴随出现一些不良反应。

综合以上所论可知,药物逐渐从食物中脱离出来并形成相对独立系统的过程,必然是多方面因素共同作用的结果,但偏性较大、作用相对较强烈,甚至是给机体带来不良反应的一类药物,无疑促进和加速了这个进程。从这个角度讲,药即毒,中药之所以能够治疗疾病,正是因为其不具备日常食物所拥有的相对平和、稳定的性质。这种理念一直延续在后代的文献中,《史记·留候世家》中云:"忠言逆耳利于行,毒药苦口利于病。"②治病之药为毒药,药即毒。中医文献中也有类似的认识,例如,《素问·异法方宜论》云:"其病生于内,其治宜毒药。"王冰注曰:"辟邪安正,惟毒乃能,以其能然,故通称谓之毒药也。"③《素问·移精变气论》云:"今世治病,毒药治其内,针石治其外。"④明代张景岳在其《类经》中云:"毒药者,总括药饵而言,凡能除病者,皆可称为毒药。"⑤

当中药逐渐从食物中脱离出来作为治病之用,人们会更加意识到自然界的植物、动物和矿物等是可以用来治病的,所以会更加主动地、积极地去寻找治病之物。经过漫长的实践和不断总结,人们会逐渐认识到具体中药的治疗作用,在患有某种疾病时会主动使用某种或几种中药进行治疗。

不少读者看到这里也许会进一步问:那么古人是如何去寻找的? 难道都是尝出来的? 我在这本书的第一章便已经讲过,中医理论的形成有两种重要方式,一是实践,一是推理。中药也是如此。早期对中药功效的认识肯定是通过亲口品尝等实践方式而获得的,但当实践经验经过漫长时间的积累到达一定程度后,古人会自然而然地去思考一系列问题,比如,中药的生长环境、形态、颜色、气味等和它的功效之间有何联系? 是不是具有

对中药功效的认识,一是实践,一是推理。

① 李民,王健撰.尚书译注.上海:上海古籍出版社,2004.170.
② 汉·司马迁著.史记(全十册).北京:中华书局,1959.2037.
③ 唐·王冰撰.黄帝内经素问.北京:人民卫生出版社,1963.81.
④ 唐·王冰撰.黄帝内经素问.北京:人民卫生出版社,1963.82.
⑤ 明·张介宾编著.类经.北京:中国中医药出版社,1997.157.

类似生长环境、形态、颜色和气味的其他中药也有类似的功效呢？这实际上是一种并不复杂的联想和类比。

一旦形成这种类比思维后，当古人面对未知的中药时，会根据已有的对其他中药的认识来预判它的功效，有了预判之后再通过实践去检验它是否真的具有这种功效，目的性更强了。如果推理所作的预判与实践相符，那么就可以将其功效确定下来而加以应用；如果不相符，就会随着实践而被慢慢抛弃不用了。可以说，中药的发现与应用就是这样一个大浪淘沙的过程。我们绝不能说以意求之的类比推理预判百发百中、完全正确，只能说这些预判中与实践相符的被留了下来，不相符的都被逐渐淘汰了。所以，我们绝不能把这种以意求之的思维作为认识中药的终极思维，认为所有中药的功效都是由此而判定的，而应该客观地评价它在认识中药过程中所起到的极其重要的预判作用，以及它与实践的暗合与矛盾。

> 中药的发现与应用是一个大浪淘沙的过程。

接下来我会举个例子来说明我以上所言不虚，而非天马行空的猜想。金汁是明清医家经常用的治疗温病的中药，说起它的制作过程，不少人会觉得有点恶心，是将大便装入瓷瓶内埋于地下待化成汁后使用。一说是用棕皮棉纸，上铺黄土，淋粪滤汁，入瓷器内埋土中，待一年有余，清若泉水全无秽气时取出使用。我想大概不会有人主动去品尝大便的味道，即使是寻找治疗温病的清热解毒药，也不会漫无目的到去品尝大便。比较合理的解释是，古人对小便、大便、金汁等功效的定义源于我刚刚讲过的以意取之而获得的预判。具体说来，许多清热解毒的中药往往都是黄颜色的，例如大家经常见的连翘和金银花，大便色黄，所以可能也具有类似的功能。另外，大便从后阴而出，加工金汁时需要埋于至阴之地下，而且往往是历寒冬腊月而成，所有这些因素都决定了它与阴相类似，具有阴寒之气，热者寒之，所以应该可以用来清热解毒。经过这种推论，似乎金汁具有清热解毒的功效是理所当然，但它还必须经过临床实践的应用才能最终确定这种推论是否与实际相符。对金汁所作的推论恰巧与实践相合，所以才会被广泛应用。如若不然，早就被抛弃了。

再举一个例子，望月沙是中医学用以明目的一味药，名字很有意境，但是知道它实际上就是兔子屎时则不免会有些失望。

与金汁相似,古人对兔子屎功效的判断也是源于推理。在古人看来,嫦娥与玉兔居于月宫之中,月色明亮,兔肝、兔粪等皆禀月亮至阴之精气,人之目盲犹如夜之无月,夜得月色清辉则明,人目得阴精滋养则明。当然了,对望月沙功效的类比判断同样需要临床实践的检验,只有用之有效,才能流传下来。遗憾的是,好多人在讲中药时片面渲染以意求之的类比思维在判断中药功效过程中的作用,对临床实践对推论预判的检验作用避而不谈,很容易让人感觉中医太过玄虚和不严谨。

(二) 阐释中药的方法

无论是尝百草还是以意求之,仅仅认识了中药的功效和它治疗什么病,是远远不够的,还必须与中医理论相结合,才能成为中医学的一部分,才可以在中医理论的指导下用来治病。我们发现其他民族也往往有应用天然药物的经验,但是应用方式和对它功效的分析,却与中医学有着很大的差异。大家可以比较一下中国其他少数民族医学与中医对草药认识的不同。形成这种差异的根本原因正是不同医学体系有着不同的诠释理论和方法。

中医学主要应用四气五味、归经等理论来阐释中药发挥功效的内在机制。四气,即寒、热、温、凉。五味,即酸、苦、甘、辛、咸。《神农本草经》中已经明确提出了,"药有酸、咸、甘、苦、辛五味,又有寒、热、温、凉四气"[①]。归经是金元医家才广泛提出和应用的,用来说明中药功效对脏腑的选择性,也就是说明为什么吃了中药后会对特定的脏腑产生功效,而对其他脏腑的作用较小。

> 四气,即寒、热、温、凉。
> 五味,即酸、苦、甘、辛、咸。

那么,中药的四气五味、归经是否完全是品尝出来的呢? 答案也是否定的。如果说五味尚能用味觉来分辨,但本草文献中对好多中药五味的标识往往是兼具数味,这恐怕不是单凭味觉就能分辨出来的。大家喝中药时也会有体验,用味觉能感受到的似乎每味药都发苦,对其他味道则感知甚少,更何况还有许多中药的五味压根儿与用嘴尝到的味道不一样。至于中药的寒热温凉以及喝了以后会归哪些经络和脏腑,则更是难以通过品尝

---

① 马继兴主编.神农本草经辑注.北京:人民卫生出版社,1995.16.

而获得的。

　　其实古代医家对此也有所反思,最有代表性的当属元代医家王履,感兴趣的读者不妨读一下他《医经溯洄集》中的"神农尝百草论"。在这一篇论中,他对《淮南子》中神农尝百草日遇七十毒的记载进行了质疑。例如,神农若果是圣人,那么就不必亲尝药物而判定其有毒无毒;神农所遇之毒必是小毒,若是大毒则死而不可解;神农一人不可能俱备众疾,并通过试药而判断具体药物之功效,古人对中药功效的判定必定还有其他方法;中药之味或可通过品尝而知,但其气、其性、其归经、其畏恶反忌等,是不能通过品尝而知的,"且味固可以尝而知,其气、其性、其行经主治及畏恶反忌之类,亦可以尝而知乎"?[①]

　　所以说,对中药药性功效的判定,这其中固然有亲身实践的因素,但若完全凭品尝则难以对每味中药进行如此细致的标识,它在一定程度上得益于思维加工和理论推导。

　　比如,某中药若能治疗热性疾病则具有寒、凉之气,能治疗大热之病则具有寒性,能治疗热势不甚剧烈的则是凉性;某中药若能治疗寒性疾病则具有温、热之气,能治疗大寒之病则具有热性,能治疗微寒之病则具有温性。

　　五味的判定也是如此,《素问·脏气法时论》中讲:"辛酸甘苦咸,各有所利,或散或收,或缓或急,或坚或耎。"[②]具有发散作用的中药往往是辛味的,具有收涩作用的中药往往是酸味的,具有缓急作用的中药往往是甘味的,具有泄热坚阴作用的中药往往是苦味的,具有软坚散结作用的中药往往是咸味的。再者,五味酸、苦、甘、辛、咸与五脏肝、心、脾、肺、肾相对应,入肝的多酸味,入心的多苦味,入脾的多甘味,入肺的多辛味,入肾的多咸味。

　　就中药的归经来说,也是密切结合疾病的脏腑失常来判定的,前面我们曾经讲过,中医学依据脏腑辨证把身体失常归于相关的脏腑,如果服用中药后能治疗某种病证,那么该中药便可以归入与该病证密切相关的脏腑。例如,外感表证与肺密切相关,

《医经溯洄集》书影

《医经溯洄集》为元代医家王履所著,明代吴勉学曾将其刊入《古今医统正脉全书》。该书载医论二十余篇,上溯《内经》《难经》《伤寒》《金匮》等典籍,下及唐宋金元二十余家之说,广泛评议,对四气发病、阴阳虚实补泻等不乏独到见解。《四库全书总目提要》评价道:"观其历数诸家,俱不免有微词……然其会通研究,洞见本原,于医道中实能贯彻源流,非漫为大言以夸世也。"

---

① 　元·王履编著. 医经溯洄集. 南京:江苏科学技术出版社,1985.1.

② 　山东中医学院,河北医学院校释. 黄帝内经素问校释. 北京:人民卫生出版社,1982.326.

能够解表发汗的中药多能入肺经；消渴病与肺脾肾三脏失常密切相关，所以能够治疗消渴病的中药多入肺、脾、肾经。

上述中医基本理论对中药药性的分析作用是很强大的，借助于它的作用，许多新出现的物品也被贴上传统的中药标签而融入这个体系之中。例如，许多带有羌、胡、番字号的中药，以及香料等，都属于舶来品，由外域而传入中国，中医学很快就能借助中医理论对它们的功效进行加工，从而标识其四气、五味、归经等，俨然转变为地道的中药而使用。

即使是到了离今不远的近代，中医学还在进行这种改造。例如，近代医家张锡纯在其《医学衷中参西录》中借助中医理论来分析了部分流行于当时社会的西药，他擅长将西药阿司匹林与中药石膏等配伍应用。阿司匹林最初是被当作解热镇痛抗炎药来使用的，现在则主要利用其抑制血小板聚集的作用，来防止血栓的形成，常用于治疗多种心脑血管疾病。为了防止它对胃的损伤，现在多用肠溶阿司匹林片。阿司匹林既然能解热镇痛，这与中医的发汗解表很相似，基于这种关联和类比，张锡纯认为它性凉而能散，同时估计考虑到阿司匹林为乙酰水杨酸，而认为其味酸，从而将其定义为酸凉解肌之药。

中医学的这种包容性特征，也正是中国传统文化的重要特征之一。例如，佛教等外来文化进入中国后很快便被传统文化所同化，可以说，中国的佛教已非佛教的本来面目。即使是西医学进入中国后，也受传统文化思维方式的影响，甚至是中医学理论的影响，而作了一些调整，以易于被中国人所接受。西医与中医的影响实际上是相互的，但是我们以往经常将注意力放在西医学对中医学的影响上，而没有看看西医学的中国本土化历程，这实则是一个有意思的研究话题。例如，老百姓中有每年打点滴用西药通血管的说法，说是能够预防心脑血管意外，暂不评价其是否恰当，单说其理念，明显是受到了中医活血化瘀理论的影响。

> 中医学的包容性特征，也正是中国传统文化的重要特征之一。

解释中药的理论有很多，但很难找到一种完全普适的理论可以用来解释中药的全部问题。之所以如此，是因为我们还未曾破解有关中药的所有密码，还没有找到解释中药作用机制的终极理论，我们现在所应用的解释理论仅仅能解释某一部分问题,仅仅能说明中药的某些片段,有其可解释之处,也同时有其无法解释的地方。除了上述四气五味、归经等主流和正统方法,中医学还部分应用我们上面讲过的取象比类等方法,通过观察中药的生长环境、生长及采收季节、颜色、气味、形态等来说明它得以产生功效的原因。正因为此,清代医家徐灵胎在其《神农本草经百种录》中感叹道:"药之用,或取其气,或取其味,或取其色,或取其形,或取其质,或取其性情,或取其所生之时,或取其所成之地,各以其所偏胜而即资之疗疾,故能补偏救弊,调和脏腑。深求其理,可自得之。"①

清代医家张志聪在其《侣山堂类辩》"药性形名论"中列举了具体中药来说明这个问题,其云:"如黄连、白芷、青黛、元参之类,以色而命名也;甘草、苦参、酸枣、细辛之类,以味而命名也;寒水石,腽肭脐、火硝、香薷之类,以气而命名;桑皮、橘核、杏仁、苏子之类,以体而命名也;夏枯草、款冬花、长春、秋葵之类,因时而命名也;防风、续断、决明、益智之类,以功能而命名也;钩藤、兜铃、狗脊、乌头之类,以形象而命名也。命名之义,不能枚举,施于治道,各有功用。如五气分走五脏,五味逆治五行,皮以治皮,节以治骨,核以治丸,松节、杉节及草根之多坚节者,皆能治骨。荔核、橘核之类,治睾丸。子能明目,藤蔓者治筋脉,肉者补血肉,各从其类也。"②中药的命名反映了古人认知中药的多个角度,是个不错研究题目,感兴趣的读者可以读一下李时珍《本草纲目》中许多中药的"释名"项。

中药的命名反映了古人认知中药的多个角度。

再举几个例子,例如,被中国人尊奉到很高位置,具有大补元气功效的人参,之所以具有如此高的价值,在很大程度上是因为人参的外观与人形相似,正如清代医家徐大椿所言:"人参得天地精英纯粹之气以生,与人之气体相似,故于人身无所不补。非若他药有偏长而治病各有其能也。"③又如,治疗咳嗽的常用药款冬花,古人认为凡花皆轻清上达,所以能入肺,该花发于冬令,虽雪积冰坚,而其花独艳,所以性温,但禀寒冬之气,所以温而不燥而带阴润之气,所以既可以用于治疗寒性咳嗽,又可佐用其他

① 清·徐大椿编著.神农本草经百种录.北京:人民卫生出版社,1956.18.
② 清·张志聪著;王新华点注.侣山堂类辩.南京:江苏科学技术出版社,1982.72-73.
③ 清·徐大椿编著.神农本草经百种录.北京:人民卫生出版社,1956.26-27.

中药而治疗各种咳嗽。再如，中医学常应用阿胶来补血，阿胶是用驴皮制成的，古人认为它为血肉有情之品，与人体相宜，清代医家徐灵胎《神农本草经百种录》中谓："凡皮皆能补脾，脾为后天生血之本而统血，故又为补血药中之圣品。"古人认为制作阿胶所用之水以山东东阿县阿井之水为最佳，徐灵胎解释道："阿井为济水之伏流，济之源为沇水，自沇水以至于阿井，伏见不常。……阿井在陶邱北三百里，泉虽流而不上泛，尤为伏脉中之静而沉者，过此则其水皆上泛成川，且与他泉水乱而不纯矣。故阿井之水，较其旁诸水重十之一二不等。人之血脉，宜伏而不宜见，宜沉而不宜浮。以之成胶，真止血调经之上药也。"[1]对阿井伏流之水的认识源于古代地理之学，伏流之水的性质与人之血脉相类似，所以需要用其加工制胶更易入血。

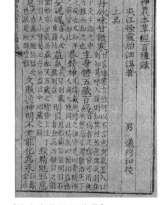

《神农本草经百种录》书影
《神农本草经百种录》为清代医家徐灵胎所著。该书从《神农本草经》中采撷一百种，各列经文以辨明药性，阐发其主治之义，以使读者深识其所以然，是学习《神农本草经》不错的辅助。书中有言"药之治病，有可解者，有不可解者"，诚为公允之论，《四库全书总目提要》也评价此说"最为圆通"。

这些取类比象的阐释也许在现代人看来似乎没什么科学道理可讲，但它却与传统文化的思维方式相吻合，是古人认知事物的重要方式之一。它的确存在很多漏洞，也的确仅能解释一部分中药的性效，但它对中药性效的预判一旦与临床实践相符，便成为一种合理的存在而延续下来。

中药经过中医理论的加工和阐释后，不但能使它的功效获得理论的支撑，更重要的是中药可以与阴阳五行学说、五脏系统、经络系统、气血津液、治则治法等中医基本理论进行对话和融合成一个体系了，也就是我们常说的中医学理、法、方、药体系。

中药经过中医理论的加工和阐释后，融入进了理、法、方、药体系。

还是举大家最常见的风寒感冒来简单说明一下。正常情况下肺主气司呼吸，外合皮毛，外在风寒之邪由皮毛而侵袭人体，在表之卫气与邪气抗争则发热恶寒，若影响到肺气之宣发和肃降，则可见咳嗽。治疗时应该祛散风寒，选用八法之汗法，可选用性温味辛之解表药，性温则能散寒，味辛则能发散，如麻黄、桂枝。对于肺气上逆之咳嗽，可选用性温味苦之止咳药，性温能驱寒，味苦能降泻，如杏仁。麻黄、桂枝、杏仁合在一起，再加上能调和诸药的甘草，正是《伤寒论》中治疗外感风寒的经典方麻黄汤。生理、病理、治疗环环相扣，中药的融入显得非常自然和协调。

---

[1] 清·徐大椿编著.神农本草经百种录.北京:人民卫生出版社,1956.55-56.

遗憾的是,好多人并不知晓上面所讲的道理,不知道古人对中药药性的认识在很大程度上得益于上述多种方式的推理,而试图单纯通过现代药理研究去寻找与中药药性相对应的标识物,比如检测到某种成分就可以定义为寒性,检测到某种成分便可以定义为辛味,检测到某种成分就可以定义为归肺经,等等,实践证明这是徒劳的。中药的药性必然有一定的物质基础与其相对应,现代药理研究便是基于此,但是物质与药性的对应性不是药性得以形成的唯一渊源,还需要综合考虑古人依据中药表现出的功效并结合中医基本理论对其所作的反向推断,以及依据中药的自然性状对其所作的类比和推理。

（三）医学与人文的双重塑造

中医学植根于传统文化的沃土,吸收和借鉴传统文化思想用来架构对人体生理病理现象的观察以及医疗实践经验,形成了独特的医学人文理论体系。换言之,中医学理论中既有医学自然科学知识,又有人文思想的渗透。传统中药学理论亦不例外。古代医家对中药性味及功效的论述,既有前述中医学基本理论对临床实践经验的总结和加工,又有不同时期主流文化思潮的修饰和加工。

> 古代医家对中药性味及功效的论述,既有前述中医学基本理论对临床实践经验的总结和加工,又有不同时期主流文化思潮的修饰和加工。

以《神农本草经》为例,该书把365种中药分为上、中、下三品,上品120种,无毒,主养生,轻身益气,不老延年,多服久服不伤人;中品120种,有的无毒,有的有毒,无毒者可养生,有毒者可治病;下品125味,有毒,主治病,不可久服。365种中药的数目本身便是传统文化天人合一思想的渗透。《神农本草经》所谈的上品药"主养命",能"轻身益气,不老延年",中品药"主养性",这些术语也是道家方士所常用的。

中医学与道家的渊源是很深的,唐代杨上善注释《黄帝内经》之著作名为《黄帝内经太素》,"上善"语出《老子》"上善若水","太素"的道家味道很重。注释《黄帝内经素问》的王冰,号启玄子,"玄"为道家之表述,王冰整理《黄帝内经素问》将"上古天真论"作为第一篇,无论是篇名,还是该篇所述内容,都有浓厚的道家色彩。再如,我在书中经常说起的清代医家徐大椿,有时候讲课提起他,好多学生都会笑,感觉这个名字太奇怪了,怎么会起这么一个名字。每次我都会和学生说，之所以我们不理解，之所以感觉好笑，恰恰说明我们对传统文化知之甚少，"大椿"一词出于《庄子·逍遥游》："上古有大椿者，以八千岁为春，八千岁为秋。"①庄子将"大椿"比拟为道家所言之道。

《神农本草经》中把丹砂、云母、玉泉、石钟乳、矾石等列为上品，认为服用它们能够"通神明不老"、"轻身延年"、"不老神仙"、"安五脏"、"轻身不老增年"，这种阐释很明显受到了流行于当时社会的服食丹药以求长生思想的影响。这些金石类中药非但不是没有毒性，而是毒性很大，久服会让人中毒。至于《神农本草经》记载的服用这些中药后会轻身、通神明、耐寒暑，我个人的观点是，都是一种慢性中毒反应的表现，而非真有这种疗效。轻身、不老神仙，我个人感觉这是中毒后精神恍惚的表现，是一种"飘飘然"的自我感觉和幻想而已，而非真是疗效。魏晋时期有服食五石散等丹药之社会风气，服用这些金石药后会使热毒积聚于内，燥热难耐，脱衣裸奔是经常之事，甚则寒冬之时还需卧冰之上以解热，不明其理的人还将其作为一种展现魏晋风度的洒脱不羁之行，实则是一种中毒反应后的不自主表现。想拓展阅读的读者，可以看一下鲁迅的《魏晋风度及文章与药及酒之关系》一文以及余嘉锡《寒食散考》一文。特别是后文，遍考张仲景、皇甫谧、巢元方、孙思邈、王焘等诸家之说，兼及史志所载，条理清晰，丝丝入扣，由此可概览中国历史上的服石之风。

再如，宋代之后受理学思想影响，医家开始寻找人体生命之本原所在，将命门作为人身之太极以与理学之太极相比拟。受这种文化思潮影响，明代命门学说医家将许多中药的归经定义为无形之命门，认为服用它们后会补益人身本原，而激发其他脏腑。从表面上看，这种文化包装推动了新的中药药性理论的产生，但实则没有带来质的飞跃，在该章的最后一节"医药离合"中我还会具体谈到这个问题。

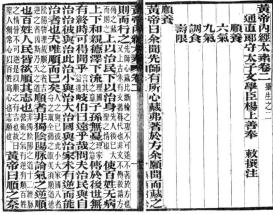

《黄帝内经太素》书影

《黄帝内经太素》为唐初（一说隋代）杨上善所著。该书按摄生、阴阳、人合、脏腑、经脉、腧穴、营卫气、身度、诊候、证候、设方、九针、补泻、伤寒、寒热、邪论、风、气论、杂病等对《黄帝内经》进行分类，并加以注释，是现存最早将《黄帝内经》重新分类改编的一种传本。原书30卷北宋犹存，南宋时亡27卷，后仅存之3卷亡佚。此书于唐中期东传至日本，后在日本亦失传，19世纪20年代，日本于仁和寺发现古抄本。19世纪末，中国学者杨惺吾从日本携归仁和寺抄本23卷，国内学者方开始进行整理研究，光绪二十三年（1897）袁昶通隐堂率先加以刊行，上图即该刻本书影。

---

① 陈鼓应注译. 庄子今注今译. 北京：中华书局，1983. 10.

《本草崇原》书影

《本草崇原》为清代医家张志聪晚年之作，未成而卒，后由弟子高世栻续成。张氏在序中讲："后人篡集药性，不明《本经》，但言某药治某病，某病须某药，不探其原，只言其治，是药用也，非药性也。知其性而用之，则用之有本，神变无方。袭其用而用之，则用之无本，窒碍难通。余故诠释《本经》，阐明药性，端本五运六气之理，解释详备。"全书系选录《神农本草经》药物加以注释而成，可作为研读《神农本草经》之门径。

除了这种直接的文化加工，前述取象比类等传统文化思维对中药性效的判断和阐释，也是一种相对间接的文化加工。其实不单中药如此，整个中医理论体系的构建在很大程度也得益于传统文化思维方式对医疗实践经验的加工和重塑，仰观天象，俯察地理，将外在时空的自然规律与人体生理病理以及治疗紧密结合在了一起。无论是时空之理与人体生命活动的比拟，还是中药自然性状与中药药性和功效之间的类比，皆是一种朴素的传统思维，是古人试图解释自身与外在自然诸多复杂现象所作的尝试，它虽然可以解释一些复杂问题的局部，但并不能阐释一切。因此，当我们面对古代医家的论述时，尤其需要注意这一点，尊重传统并不意味着是要尽信古人。清代张志聪曾在其《本草崇原》"羊踯躅花"条中云："闹羊花羊食之则死，缘此花有毒故也，谓同气相感而受毒，此说似属蛇足，不必参究至此。"[1]张志聪认为羊食用闹羊花后死亡，并不是因为羊与闹羊花两者"同气相感"，而是闹羊花本身就有毒。我读到这一条时就想，古人并非像我们想象的那样保守和墨守成规，他们也一直在反思他们之前的古人，这种态度依然值得今天的我们去保持和发扬，这应该也是中医现代化所应有的一种基本态度。

三 用药之法

使用中药时要遵循一定的基本法则，让中药之应用能与前述中医理论相合，能最终借由中药来实现对生命与疾病的理解，这样既能保证最大程度地发挥中药的功效，也能延续中医的自身特色所在。具体而言，大致有以下几个主要方面。

（一）与病相合

中医学的理、法、方、药是一个彼此密切相关的完整体系，有了中医基本理论才能阐释人体的生理病理变化，进而识病议病，因势利导确定治疗原则和方法后，随之选药用方以治疗疾病。简言之，用药需要与疾病之病机密切相合，此所谓"与病相合"。

---

① 明·张志聪著；刘小平点校.本草崇原.北京：中国中医药出版社，1992.125.

清代医家王士雄在其《随息居重订霍乱论》中讲："凡一病有一病之宜忌，先议病后议药，中病即是良药，故投之而当，硝黄即是补药，投而不当，参术皆为毒药。譬如酒色财气，庸人以之杀生，而英雄或以之展抱，负礼乐文章，圣人以之经世，而竖儒反以之误苍生。药之于医也亦然。补偏救弊随时而中，病无定情，药无定性，顾可舍病而徒以药之纯驳为良毒哉。"①郑寿全在《医法圆通》中亦云："病之当服，附子、大黄、砒霜，皆是至宝。病不当服，参、芪、鹿茸、枸杞，都是砒霜。无奈今人之不讲理何，故谚云：参、芪、归、地，治死人无过；桂、附、大黄，治好人无功。"②没有病，则无所谓药，先议病方能议药，药与病相合是用药的最起码原则。药无所谓贵贱，只要能与病机相合，能治疗疾病，便是良药。芒硝和大黄是中医常用的清热泻火药，作用峻猛，用之不当常有伐伤正气之虞，但如果用之治疗热实结聚之证，则能荡涤病邪而固护正气，正所谓邪去则正安，张仲景《伤寒论》中常用此二药治疗阳明病实热与燥屎结聚胃肠之证。与此相反，如果所投之药与疾病病机不合，人参与白术皆是补气之药，如寒证而处以寒凉药，则无异于雪上加霜，如热证而处以温热之药，则无异于火上浇油。人参能大补人身元气，白术能健脾益气，两药与茯苓、甘草相合，则是中医补气名方四君子汤，临证应用极其广泛。两药虽能补益人身正气，但若与病不合，比如用之治疗实证，则愈补愈实，只会加重疾病。

清代医家徐大椿在其《医学源流论》"人参论"中对此也有详细论述："盖愚人之心，皆以价贵为良药，价贱为劣药。而常人之情，无不好补而恶攻。故服参而死，即使明知其误，然以为服人参而死，则医者之力已竭，而人子之心已尽，此命数使然，可以无恨矣。若服攻削之药而死，即使用药不误，病实难治，而医者之罪，已不可胜诛矣。"③价格贵的便是好药，价格便宜的便是劣药，能补益的便是好药，能攻邪的便是劣药，徐大椿批判的这种错误认识至今依然存在。部分医家知晓病人的这种心理，又加之审病不精，所以经常会妄用人参等大补之药，徐大椿《神农本草经

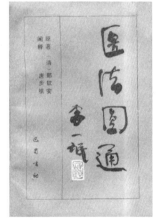

《随息居重订霍乱论》书影
《随息居重订霍乱论》为清代医家王士雄晚年对其《霍乱论》重订而成。该书采《内经》《伤寒论》及历代诸家之说，分热证、寒证论霍乱之病情，次及治法、医案、方药，是中医学论述霍乱病的专书。

《医法圆通》书影
《医法圆通》为清末医家郑钦安所著。郑氏从元阴、元阳立论，而以阳为主导，故其治病立法，重在扶助真阳，常用大剂量干姜、肉桂、附子等辛温燥烈之药。该书与郑氏所著《医理真传》和《伤寒恒论》，被今人作为"火神派"开山之作。

① 清·王士雄纂；陈明见点校.随息居重订霍乱论.北京：人民卫生出版社，1993.29.
② 清·郑寿全著；于永敏，刘小平校注.医法圆通.北京：中国中医药出版社，1993.2.
③ 清·徐灵胎著；刘洋校注.医学源流论.北京：中国中医药出版社，2008.37.

《医学源流论》书影

《医学源流论》为清代医家徐大椿所著。该书为徐大椿之医学集，涉及脏腑经络、脉、病、药、治法、书论、古今医事等。书中持论多精凿有据，例如谓诊脉必以望闻问三者参之，方百不一失，尤切中庸医之弊。所论简短精要，多发前人未发之处，值得细阅。

百种录》中称人参："力大而峻，用之失宜，其害亦甚于他药也。今医家之用参，救人者少，杀人者多。盖人之死于虚者，十之一二，死于病者，十之八九。人参长于补虚，而短于攻疾。医家不论病之已去未去，于病久或体弱或富贵之人，皆必用参。一则过为谨慎，一则借以塞责，而病家亦以用参为尽慈孝之道。不知病未去而用参，则非独元气不充，而病根遂固，诸药罔效，终无愈期。故曰杀人者多也。"①

《红楼梦》中贾瑞的死也有误服人参的因素，《红楼梦》第十一回"庆寿辰宁府排家宴　见熙凤贾瑞起淫心"和第十二回"王熙凤毒设相思局　贾天祥正照风月鉴"，详细描写了贾瑞见王熙凤淫心辄起，行欲不成反被王熙凤捉弄的事儿。事后贾瑞依然欲火难耐，"他二十来岁人，尚未娶亲，迩来想着凤姐，未免有那指头告了消乏等事；更兼两回冻恼奔波，因此三五下里夹攻，不觉就得了一病。心内发膨胀，口中无滋味，脚下如绵，眼中似醋，黑夜作烧，白昼常倦，下溺连精，嗽痰带血。"②"指头告了消乏等事"便是手淫，手淫无度，精气大亏于下，所以会出现脚下如绵、眼中似醋、黑夜作烧、白昼常倦、下溺连精，贪欲动神，心火妄动于上，则会出现心内发膨胀、口中无滋味、嗽痰带血，上盛下虚，治疗当上清心火，下补肾虚。"倏又腊尽春回，这病更又沉重。代儒也着了忙，各处请医疗治，皆不见效。因后来吃独参汤，代儒如何有这力量，只得往荣府来寻。"③很遗憾，投医不效后，贾瑞的爷爷贾代儒往荣国府寻人参来治病。人参补气而性燥，服后会加重原本亢盛之心火，其性燥又能销铄肾精而加重下虚，其后果可想而知。

中药若应用不当，不但不能治疗疾病，还能引起身体的不良反应。古代中医文献除了以有毒、无毒、大毒、小毒等相对模糊的表述来谈论中药的毒性，大部分是在结合具体的病证及用药规范与否来谈论中药的毒性，而且在这种语境中所述药物之毒性，既有中药本有之毒性，也有应用不当、药证不符等情况下而产生的不良反应。

---

① 　清·徐大椿编著.神农本草经百种录.北京：人民卫生出版社，1956.27.
② 　清·曹雪芹，高鹗著.红楼梦（第二版）.北京：人民文学出版社，1996.165.
③ 　清·曹雪芹，高鹗著.红楼梦（第二版）.北京：人民文学出版社，1996.165.

例如,金元医家张子和在其《儒门事亲》中云:"凡药有毒也,非止大毒、小毒谓之毒,虽甘草、苦参,不可不谓之毒,久服必有偏胜。"[1]即使是无毒之药,久服也会引起人体损害,正所谓"是药三分毒"。中药取材于自然界之物,与西药相比,虽然对身体的不良反应要小很多,但绝对不是没有毒性,有什么病就用什么药,这是最起码的准则,切不可乱用,这一点大家尤其需要注意。清代医家喻昌因此而强调中药的良毒、善恶需从药与病的对应关系来界定,在其《寓意草》中云:"病经议明,则有是病,即有是药。病千变,药亦千变。且勿论造化生心之妙,即某病之以某药为良,某药为劫者,至是始有定名。若不论病,则药之良毒善恶,何从定之哉?"[2]与病相合便是良药,用之得当便是善,与病不合便是毒药,用之不当便是恶。

与有毒中药相比,性效较为缓和的无毒之药用之不当后所产生的危害更容易被人们所忽略,正如清代医家黄宫绣在其《本草求真》中所云,"即其性非毒烈,而审证不真,辨脉不实,则其为毒最大,而不可以救矣。况毒人之药,人所共知,人尚知禁,若属非毒,视为有益,每不及防,故余窃见人病,常有朝服无毒之药,而夕见其即毙者"[3]。对于中药的使用如果不能与病相合,那么即使是药性平和之药也会给人体带来危害。这个问题尤其需要大家注意。

我个人非常喜欢《吴医汇讲》中所载周省吾的"中道说",他讲:"医之中道,非不寒、不热,不补、不泻之谓,中病即是中,中病而毫无偏倚,毫无过不及,即是至中。"[4]医家的中和之道,并不是指用药平和,若治不好病,再怎么追求用药平和也没有用,即使是峻猛之药,若能与病相合,这也是中和。学医之人贵在胆大心细,药无贵贱,关键在于与病相合,不偏不倚。无论任何中药,皆能因病而设,这才是大医之智慧。

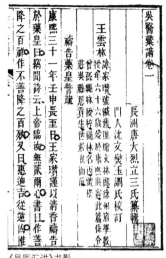

《吴医汇讲》书影

《吴医汇讲》是清代医家唐大烈汇集吴中名医之论与己作而成,唐氏门人沈文燮参与校订。陆续刊于清乾隆五十七年(1792)至清嘉庆六年(1801)间,共刊十一卷,后人因之称其为我国最早的医学杂志。今所传《吴医汇讲》乃十一卷之合集。唐氏收辑诸家论述之原则,据其凡例所云,凡属医门佳话,发前人所未发,可以益人学问者,不拘内、外、女、幼各科,无不辑入。诸家立论之趋向不同,集众说以成书,不免或有互异,唐氏不因己见而存此去彼,两说并采,惟在阅者之取舍。

① 金·张子和著.儒门事亲.上海:上海科学技术出版社,1959.71.
② 清·喻嘉言著.寓意草.上海:上海科学技术出版社,1959.1-2.
③ 清·黄宫绣纂.本草求真.北京:人民卫生出版社,1987.249.
④ 清·唐笠山纂辑;丁光迪点校.吴医汇讲.上海:上海科学技术出版社,1983.138.

（二）与体相宜

临证治病用药首先要掌握大原则，然后才能去把握具体的细节问题。就大原则而言，与病相符是其一，是基本的宏观总则；与病人相符是其二，是相对更为灵活的基本原则。相比较而言，后者却经常被忽视。特别是当把注意力全部聚集在疾病上，而忽略中医学认知疾病的重点是身体与疾病的互动，是患病的身体，而非孤立的疾病，这样就很容易将中医治疗等同于疗病，而非中医学一贯强调的疗养身体。前面我们曾反复讲过，中医学的特色之一便是依据患者的体质而制定个性化的治疗方案，从治则治法的选择，到具体的选药组方，都要充分考虑患者的差异，将辨病论治与灵活个性的辨证论治结合起来，这就是我这里要说的"与体相宜"。相关内容我在该章第一节所谈治疗原则中已经讲了很多了，大家可以再回顾一下，不再赘述。这里仅举《红楼梦》中的一个例子，方便大家进一步理解。

将辨病论治与灵活个性的辨证论治结合起来

《红楼梦》第五十一回"薛小妹新编怀古诗 胡庸医乱用虎狼药"记载了晴雯风寒感冒一事，该回中云：

> 麝月便开了后门，揭起毡帘一看，果然好月色。晴雯等他出去，便欲唬他玩耍。仗着素日比别人气壮，不畏寒冷，也不披衣，只穿着小袄，便蹑手蹑脚的下了熏笼，随后出来。宝玉笑劝道："看冻着，不是顽的。"晴雯只摆手，随后出了房门。只见月光如水，忽然一阵微风，只觉侵肌透骨，不禁毛骨森然。心下自思道："怪道人说热身子不可被风吹，这一冷果然利害。"……晴雯因方才一冷，如今又一暖，不觉打了两个喷嚏。……至次日起来，晴雯果觉有些鼻塞声重，懒怠动弹。
>
> ……只见两三个后门口的老嬷嬷带了一个大夫进来。这里的丫鬟都回避了，有三四个老嬷嬷放下暖阁上的大红绣幔，晴雯从幔中单伸出手去。那大夫见这只手上有两根指甲，足有三寸长，尚有金凤花染的通红的痕迹，便忙回过头来。有一个老嬷嬷忙拿了一块手帕掩了。那大夫方诊了一回脉，起身到外间，向嬷嬷们说道："小姐的症是外感内滞，近日时气不好，竟算是个

小伤寒。幸亏是小姐素日饮食有限,风寒也不大,不过是血气原弱,偶然沾带了些,吃两剂药疏散疏散就好了。"说着,便又随婆子们出去……

宝玉看时,上面有紫苏、桔梗、防风、荆芥等药,后面又有枳实、麻黄。宝玉道:"该死,该死,他拿着女孩儿们也像我们一样的治,如何使得!凭他有什么内滞,这枳实、麻黄如何禁得。谁请了来的?快打发他去罢!再请一个熟的来。"……

一时茗烟果请了王太医来,诊了脉后,说的病症与前相仿,只是方上果没有枳实、麻黄等药,倒有当归、陈皮、白芍等,药之分量较先也减了些。宝玉喜道:"这才是女孩儿们的药,虽然疏散,也不可太过。旧年我病了,却是伤寒内里饮食停滞,他瞧了,还说我禁不起麻黄、石膏、枳实等狼虎药。我和你们一比,我就如那野坟圈子里长的几十年的一棵老杨树,你们就如秋天芸儿进我的那才开的白海棠,连我禁不起的药,你们如何禁得起。"[①]

天气凉的时候,屋子里很暖和,腠理舒散,所以如果穿衣不多,一下子到屋子外面就很容易感受风寒,冷热交替,最容易引起感冒,这是大家都知道的生活常识。但是晴雯是个很要强的人,觉得比别人体质强,就没有在意,一阵凉风袭来,觉得侵肌透骨,打喷嚏,鼻塞声重,所以才感叹"热身子不可被风吹"。第一次请的大夫认为晴雯是素有饮食停滞于内,现在又感受风寒,即外感内滞,治疗当外散风寒、内消饮食,所开的方药中麻黄、紫苏、桔梗、防风、荆芥等药能疏散风寒,枳实能消导饮食积滞。麻黄与枳实都是作用相对较强的中药,第一位大夫既然已经判断晴雯血气原弱,体质不强,那么就不太适合开这一类的中药,张仲景在《伤寒论》中也强调了这一点。所以当贾宝玉看到这首方子时,连说该死。当然了,贾宝玉未必是从晴雯疾病的本身来说这首方子是否合适,依他性格看来,仅仅是从疼爱身边女孩子的角度来说的,他感觉女人的体质要比男人娇柔得多,所以才会将

① 清·曹雪芹,高鹗著.红楼梦(第二版).北京:人民文学出版社,1996.695-700.

其比拟为秋天初开的白海棠。而后请来的王太医没有用枳实、麻黄等药,而是加上了当归、白芍等养血之药,用陈皮理气以去里滞,综合来看是一首药性平和、攻补兼施的方子,特别适合女子血虚之体质,所以贾宝玉看了后才会说"这才是女孩儿们的药"。

综合而言,四时更替,地域有异,天人相应而体质有别,中医学向来讲求因时、因地、因人制宜,用药得与体相宜便是这种原则在治疗中的体现。

最后需要提醒的一点是,要更加灵活和全面地理解与体相宜。全面考虑患者的体质而用药,并非是说要让一首方子面面俱到,并非是让一首方子里的中药要兼顾患者的所有问题。比如,一糖尿病患者感受风寒而感冒了,若开解表散寒的方子时一并加上调补肺、脾、肾等治疗消渴的中药,这是一种分不清主次的表现,而非与体相宜。临证时我们需要充分考虑疾病的标本轻重缓急,急则治标,缓则治本,需要首先解决最困扰患者的当下症状,在这个过程中我们固然需要考虑患者的体质,但当体质因素此时并不是影响和决定疾病的主要因素时,就暂时无需考虑太多,待解决主要矛盾后再行缓图,这也是与体相宜。

> 全面考虑患者的体质而用药,并非是说要让一首方子面面俱到,兼顾患者的所有问题。

比如,《黄帝内经》中有如下一段表述:"黄帝问曰:妇人重身,毒之何如? 岐伯曰:有故无殒,亦无殒也。帝曰:愿闻其故何谓也? 岐伯曰:大积大聚,其可犯也,衰其大半而止,过者死。"①重身,是身中有身,也就是怀孕的意思。黄帝问岐伯妇人怀孕后是否可以使用作用峻烈的中药,岐伯回答说,若孕妇积聚在内,当用药以消积聚,病去则孕妇得安,孕妇安全则其子不死,此即"有故无殒,亦无殒也",这句话也成为中医妇科治疗中的重要原则之一。但孕妇用药毕竟有所禁忌,更何况是应用破坚消积的行气活血化瘀药,所以要衰其大半而停止用药,过则伤正,并影响胎儿。既不能受限于孕妇的特殊体质而不敢用药,又要考虑其体质而掌握用药度,这是一种灵活的与体相宜。

再举一个例子,我在西医心内科实习时,病房里一位八十多岁患心绞痛的老太太排大便困难,对于心绞痛的病人来说,如果

---

① 山东中医学院,河北医学院校释.黄帝内经素问校释.北京:人民卫生出版社,1982.1146.

大便不通畅，用力排便时很容易诱发心绞痛，当时给她用番泻叶和开塞露的效果都不好，后来我就想用中医试试看。脉诊时洪数有力，而且沉按有根，提示是邪热积聚于内，法当清热泻火以通便，就想让她用少量大黄开水冲泡后饮服，以暂缓热结。当时我考虑到老太太年事已高，怕大黄作用太强，就让她用冲泡大黄后的水再加蜂蜜兑服，以甘缓大黄之急，但是效果并不好。当时我想，辨证并没有错，但是没有效果，或许是因我顾

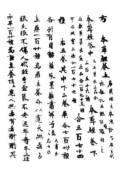
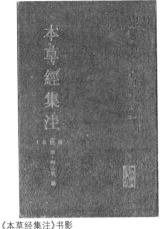

虑太多所致，遂让病人不再加蜜兑服，喝了以后效果就很明显。后来我反思这件事，我太胶泥于与体相宜，对它的理解太僵化了，认为老人体质较弱，用药当轻之再轻，而不知道病有缓急，用大黄急去热结则心痛不发，邪去则正安，这也是一种与体相宜，与"有故无殒亦无殒"的道理是一样的。

（三）依病煎服

中药有水煎、膏、丹、丸、散等各种剂型，《神农本草经》中讲："药有宜丸者，宜散者，宜水煮者，宜酒渍者，宜膏煎者，亦有一物兼宜者，亦有不可入汤酒者，并随药性，不得违越。"[1]选择剂型时除了要考虑中药的自身特性外，例如具有清心安神功效的朱砂不适合水煎，最宜制丸散使用；还要充分考虑疾病的性质来选择剂型，这也正是陶弘景《本草经集注》中所讲的"疾有宜服丸者，宜服散者，宜服汤者，宜服酒者，宜服膏煎者，亦兼参用，察病之源，以为其制耳"[2]。例如，古人讲汤者荡也，作用较为迅速，作用力强，而丸剂则作用持久，作用力缓和，临证对于慢性疾病需长期服用中药者，经常会制作水丸或蜜丸让病人服用，既宜于缓图，又省去了长期煎中药的麻烦，应用起来很方便。再如，外科疾病常用膏药外敷；活血化瘀药常制成酒剂，制备简易，易于保存，老百姓也经常用高度粮食酒来泡药酒，治疗风湿痹证等。

《本草经集注》书影

《本草经集注》为梁代陶弘景所撰。该书药物部分取《神农本草经》365种，并据魏晋及其以前名医文献增入365种，共计730种，加以注释而成，是《神农本草经》最早的注释本。书中对药物之分类，并不取《神农本草经》之三品分类法，而是依药物天然来源进行分类，分为玉石、草木、虫兽、果菜、米食等，为后世本草学所沿用和发展。原书至北宋末年亡佚，但其内容保存在《新修本草》《证类本草》等有关医籍中，成为后世医家辑佚之依据。上图左侧之图为敦煌出土的《本草经集注》手抄本书影，右侧之图为今人尚志钧所辑注的《本草经集注》的书影。

---

① 马继兴主编.神农本草经辑注.北京：人民卫生出版社，1995.22.

② 梁·陶弘景编；尚志钧，尚元胜辑校.本草经集注（辑校本）.北京：人民卫生出版社，1994.14.

黄帝三部鍼灸甲乙經序

晋玄晏先生皇甫謐

《针灸甲乙经》书影

《针灸甲乙经》为魏晋时期皇甫谧所著，全名《黄帝三部针灸甲乙经》。全书主要由《素问》《灵枢》《明堂孔穴针灸治要》三部古医经类集改编而成，是我国现存最早的一部针灸学专著，也是《黄帝内经》的早期传本之一。

尽管有这么多剂型可供选择，但相对而言应用最多的还是水煎中药的汤剂，所以我这一小节主要讲述中药汤液的煎服原则和方法。从药食同源的角度来看，药和药搭配水煎做成汤剂与烹饪食物相类似，汤剂要比其他剂型出现得早、应用得广泛，古人将商汤时期以烹饪喻说治国之理的伊尹作为烹饪的鼻祖，医家则将伊尹作为制作汤液的祖师，例如，晋代皇甫谧《针灸甲乙经》中称"伊尹以亚圣之才撰用《神农本草》，以为《汤液》"。[①] 另外，在《黄帝内经》中有专篇"汤液醪醴论"来讨论汤液的问题，篇中有云："黄帝问曰：为五谷汤液及醪醴奈何？岐伯对曰：必以稻米，炊之稻薪，稻米者完，稻薪者坚。"[②]汤液是由五谷加工而成，也说明了早期中药汤液制剂与食物的渊源。

首先看一下煎中药的大致方法。清代医家徐大椿《医学源流论》中列有"煎药法论"，他认为"煎药之法，最宜深讲，药之效不效，全在乎此"[③]，煎药方法是否得当关系到药效能否正常发挥，意义非常大，"故方药虽中病，而煎法失度，其药必无效"[④]。

就我们日常生活中的煎药而言，一般以砂锅、瓦罐为好，古人还讲究长流水、井水、雨水、泉水、甘澜水、米泔水等不同用水方法，现在一般用自来水。煎药火候有文火、武火之分，文火也就是大家通常说的小火慢火，武火则是大火急火，急煎取其生而疏荡，久煎取其熟而停留。煎药时一般需要先将药材浸泡半小时左右，用水量以高出药面一指为度，通常是先武火后文火，一般需要煎煮两次，第二煎加水量为第一煎的二分之一左右，两次煎液去渣滤净混合后分作两份，早晚各服用一份。两次煎好的中药混合后能盛一大碗即可，不需要太多，特别是对于肠胃不好、甚至是呕吐的病人，更不宜过多，小孩儿喝中药也是个麻烦事儿，我建议还是浓煎药汁为好。有一次，给病人开中药后，病人第二次就诊时说喝了药后偶尔有想恶心的感觉，仔细看看所开的方子感觉不应该出现这个问题，经询问才知病人自以为多

① 黄龙祥校注.黄帝针灸甲乙经.北京：中国医药科技出版社，1990.6.

② 山东中医学院，河北医学院校释.黄帝内经素问校释.北京：人民卫生出版社，1982.182－183.

③ 清·徐灵胎著；刘洋校注.医学源流论.北京：中国中医药出版社，2008.43.

④ 清·徐灵胎著；刘洋校注.医学源流论.北京：中国中医药出版社，2008.44.

喝点中药能康复得快,一副中药煎一暖瓶,每次喝半暖瓶。我笑说:就是一口气喝这么多水也会让人恶心,更何况是味道苦涩的中药呢!

　　还有,好多人会觉得煎两遍中药太麻烦了,感觉第二遍似乎煎不出多少东西来,其实不然,近代医家张锡纯曾说明了其中深意:"富贵之家服药,多不用次煎,不知次煎原不可废。慎柔和尚治阴虚劳热,专用次煎。取次煎味淡,善能养脾阴也。"①第二遍煎取的中药,相对于第一遍来说,性味要更加清淡一些,甘淡入脾而养脾阴。

　　不同性质的中药煎服时间有所不同,徐灵胎讲:"发散之药,及芳香之药,不宜多煎,取其生而疏荡。补益滋腻之药,宜多煎,取其熟而停蓄。"②清代赵晴初《存存斋医话稿》中也有类似论述,"古人煎药各有法度,表药以气胜,武火骤煎,补药以味胜,文火慢煎"。③ 解表之药当以武火快煎,煮沸后约三五分钟,特别是像薄荷这一类的芳香解表药,煎煮时间若长了,香气全无,便无治病作用。补益之药当以文火慢煎,煮沸后再续煎半小时至一小时。

　　某些药物因其质地不同,煎法比较特殊,例如,金石、矿物、介壳类中药的有效成分相对难溶于水一些,应打碎先煎,先煮沸20～30分钟后,再下其他药物同煎。此外,附子等有毒中药宜先煎45～60分钟以降低毒性,然后再下他药;气味芳香的中药,如薄荷、香薷、砂仁等,其有效成分易于挥发,一般需要在其他药物煎沸5～10分钟后再放入;一些黏性强、粉末状及带有绒毛的药物,如蛤粉、滑石、青黛、旋覆花、车前子等,宜先用纱布袋装好,再与其他药物同煎,以防止药液混浊或刺激咽喉引起咳嗽,及沉于锅底,加热时引起焦化或糊化;某些贵重药材,如人参、西洋参、羚羊角、麝香、鹿茸等,为了更好地煎出有效成分,还应单独另煎,然后与其他煎液混合服;某些胶类药物及黏性大而易溶的药物,如阿胶等,为避免入煎粘锅或黏附其他药物影响煎煮,可用煎好的药液冲服,也可将其放入其他药物煎好的药液中加

"发散之药,及芳香之药,不宜多煎,取其生而疏荡。补益滋腻之药,宜多煎,取其熟而停蓄。"

---

① 张锡纯著.医学衷中参西录(上).石家庄:河北科学技术出版社,1985.11.
② 清·徐灵胎著;刘洋校注.医学源流论.北京:中国中医药出版社,2008.44.
③ 清·赵晴初著.存存斋医话稿.上海:上海科学技术出版社,1986.27.

热烊化后服用。某些贵重药,如麝香、牛黄、珍珠、羚羊角等,用量较轻,为防止散失,常需要研成细末制成散剂,用温开水或复方其他药物煎液冲服。

中药煎好后,服药的方法也很重要。

　　煎好了中药接下来就要服用,服药的方法也很重要,徐大椿《医学源流论》"服药法论"中讲:"病之愈不愈,不但方必中病,方虽中病,而服之不得其法,则非特无功,而反有害,此不可不知也。"①服用得法则能最大程度上发挥药效,若服用不得法,即便是药与病合,也不会发挥最大的药效,甚至还会对身体产生新的危害。一般而言,服用汤剂一般每日 1 剂,煎 2 次早晚分服,服丸、散、膏、酒者也大致如此。但是,不同的病证、不同的中药,都关系到服用方法的差异,需要灵活变通。

　　对于不同病证的大致服药方法,《神农本草经》中讲:"病在胸膈以上者,先食后服药。病在心腹以下者,先服药而后食。病在四肢、血脉者,宜空腹而在旦。病在骨髓者,宜饱满而在夜。"②病在胸膈以上,当食后服药,可使药物留恋于上,在上部能多停留一段时间,充分发挥其药效,不致于很快便越过患病之处了。说通俗点,古人感觉吃饭以后食物填满胃肠,再喝中药便不会流于下,而能更多地停留于上。例如,《金匮要略》中的赤石脂丸可用治心痛彻背,心痛是膈上之证,食后服一丸,可令药力暂驻胸府恋滞不下;病在胸膈以下,当食前服药,胃腑空虚则药物易达下部病位而发挥药效。四肢血脉与骨髓就部位深浅而言,前者部位偏表而属阳,后者部位偏里而属阴,就一日阴阳而言,旦为阳,而夜为阴,就胃肠而言,饮食空虚则其气得通,通则为阳,饮食饱满则气行缓慢而属阴,所以四肢血脉之病宜清晨空服,骨髓之病宜夜晚食后服。

　　当然了,这仅仅是一种大致原则,具体操作时切不可太过执泥。例如,对于急性病证要不拘时服,需频频服用,以去病为止,正如张锡纯所言:"愚治伤寒、瘟疫与一切急证,必用此法。盖治此等证,势如救火,以水泼之,火势稍减。若不连番泼之,则火势复炽,而前功尽弃。"③

① 清·徐灵胎著;刘洋校注.医学源流论.北京:中国中医药出版社,2008.44.
② 马继兴主编.神农本草经辑注.北京:人民卫生出版社,1995.30.
③ 清·张锡纯著.医学衷中参西录(上册).石家庄:河北科学技术出版社,1985.11.

另外,空腹食前服药可能是古来之通例,张仲景《伤寒论》和《金匮要略》中仅有几个方子特意说明需要"先食"然后再服药,《抱朴子》中也讲:"欲以药攻病,既宜及未食,内虚,令药力势易行,若以食后服之,则药但攻谷而力尽矣;若欲养性,而以食前服药,则力未行,而被谷驱之下去不得止,无益也。"①认为服养生药当在食后,治病之药当在食前。

对于不同中药,也常有不同的服用方法,徐灵胎讲:"发散之剂,欲驱风寒出之于外,必热服而暖覆其体,令药气行于荣卫,热气周遍,挟风寒而从汗解。若半温而饮之,仍当风坐立,或仅寂然安卧,则药留肠胃,不能得汗,风寒无暗消之理,而荣气反为风药所伤矣。通利之药,欲其化积滞而达之于下也,必空腹顿服,使药性鼓动,推其垢浊从大便解。若与饮食杂投,则新旧混杂,而药气与食物相乱,则气性不专,而食积愈顽矣。"②解表药需要热服以发汗,为了辅助解表药取汗,有时还可服用热粥和加衣覆被,例如,《伤寒论》中的桂枝汤,"服已,须臾,啜热稀粥一升余,以助药力。温覆令一时许"③。通利大便泻下之药需要空腹顿服,这样才能充分发挥其鼓动之效。

除此之外,大家在生活中也积累了不少经验,例如,某些对胃肠有刺激的中药宜饭后服用;补益药多滋腻碍胃,宜空腹服;治疗失眠的安神中药宜睡前服;冲泡中药代茶饮者,可不定时服,等等。

(四) 守变有则

守,即守持一基本方来治病。所谓基本方,是指一首方子的核心与主旨不变,也就是说方子的组方大意和精华不变,临证时可以围绕这个基本方对其中的中药进行适当的加减。之所以如此,是因为疾病不是静止的,而是不断发展变化,治病之方药也因之需要灵活变动。某一病证即使没有发生质的改变,亦即病证的主要矛盾依然存在,但其兼证和次要矛盾在一定时期可能会有所变化。如果我们起初所开的方药与病证相符,当面对这

守,即守持一基本方来治病。临证时可以围绕这个基本方对其中的中药进行适当的加减。

① 王明著.抱朴子内篇校释.北京:中华书局,1985.208.
② 清·徐灵胎著;刘洋校注.医学源流论.北京:中国中医药出版社,2008.44-45.
③ 中医研究所编.伤寒论语译.北京:人民卫生出版社,1959.7.

些小变化时，就不应该完全抛弃最初所开的方药，而应该在其基础上进行适当的微调。

很明显，守持一基本方，与完全用一个固定的方子来治疗疾病，其内涵是完全不同的。大家就诊中医时也许会发现，初诊服用三至六副中药后，如果病证有所减轻，那么第二次复诊时医生通常会在原来的方子上再加减几味药，初诊所开方子的主体没有变动，仅仅是根据此次复诊时的感觉再进行稍微的调整。

变，即变易方药来治病。这种变易与上述守持基本方基础上的微调完全不同，通常是因为药不对症，需要重新调整治病思路，对疾病的病因病机作出新的判断，确定相应的治则治法，然后再依据调整后的思路来选药组方。可见，变易方药后新开的方药与之前所开的方药有着质的不同，两者要解决的病证主要矛盾也不同。

变易方药也是临证过程中经常发生的，相对于疾病的复杂程度而言，我们认知疾病的能力还是有限的，不可能做到百发百中，不可能一下子就开出与病证相符的方药。好多老百姓也知晓这个道理，在我老家，老人们常说前三副中药是"试药"，意思是先开三副中药探探路，看看对病证的判断是否准确，喝了以后如果有所减轻，那么可以守持此方而加减，如果没有效果，那么就该全盘考虑一下自己的思路是否出问题了，需要重新调整。对于慢性病而言，这种以药试病的思路是普遍存在的。老百姓通常也很理解这一点，知道病来如山倒和病去如抽丝的道理，会很耐心地看这个问题。

守与变，说起来简单，在临证实践中要比想象的远远复杂得多。对于一些慢性病，尤其是疑难杂症，病证迁延时间很长了，病情又很复杂，所以即使能把握住这个病证的主要矛盾，能开出与病证相符、与体质相宜的方药来，病人的煎服也没问题，但是三五副药喝完后经常会一点变化也没有，病人毫无起色。这个时候，医者就很容易动摇，会不自觉地去想："是不是我对病证的判断是错误的？是不是应该另起炉灶，另用它法来组方治疗？"与临证经验丰富的老中医相比，审证尚不精准的年轻中医大夫尤其容易动摇。此时的坚守的确是一种胆大心细的智慧表现，这与一根筋的守株待兔完全不同。所以说，对守与变的权衡和

变，即变易方药来治病。通常是因为药不对症，需要重新调整治病思路，再选药组方。

选择，最终考察的并不是你敢不敢的问题，而是一个人的综合临证水平。审证精准则会因病之变而变，会因病证之本质未变而守。

守与变既是对医者临证水平的综合考验，也是对患者求医心态的审视。清代医家陆以湉的《冷庐医话》中如下一段记载，值得医患双方共同体会其中的深意，文曰："治痼病、宿病有不能速愈者。如朱丹溪治虚损瘦甚，右胁下痛，四肢软弱，用二陈汤加白芥子、枳实、姜炒黄连、竹沥，八十贴而安。祝仲宁治脚膝痹痛，服清燥汤百剂而愈。此类甚多，当初服数剂时必不见效，非信任之深，谁能耐久乎？吁！世之延医治病，往往求其速效。更易医者，杂投方药而病转增剧。盖比比然矣。"[1]治疗痼病、宿病等久病难病，往往不能速愈，而且初服数剂时还常不见效，即使是名医也难以效如桴鼓，不可能一两副药就能立竿见影，审证精准也常需要数十剂而愈。陆以湉举例说，金元四大家之一朱丹溪用八十副中药方治愈虚损胁痛之证，明代医家祝仲宁用百余副中药才治好患者的脚膝痹痛。如果不是医者能辨证施治准确而懂得坚守，如果不是患者能充分信任就诊之医者，那么疾病就难以最终痊愈。

透过守与变，也更让我们明白和谐的医患关系是至关重要的，医生要不断提升自我的临证水平，还要提高与患者沟通的能力，尤其是对于慢性疾病，更需要医生耐心地向患者介绍疾病的大概和说明治疗的复杂性和长期性，让患者有个心理准备。临证时我们也的确发现医生的耐心和解释对患者而言至关重要，会让患者感觉医生很关心他，也会更加积极地配合医生的治疗，医患双方共同促使疾病痊愈。

（五）趋利避害

中药相对于食物来说本身便具有偏性，而且，中药治病是以药物之偏性来纠正和调节机体生理失常所致之偏，比如，热者寒之、寒者热之、虚者补之、实者泻之。性味有所偏厚则其药力一般要强于性味平淡者，古人常用"毒"来概括中药的这种偏性。

例如，汉代许慎《说文解字》云："毒，厚也。害人之艸，往往

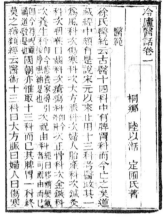

《冷庐医话》书影
《冷庐医话》乃清代陆以湉于读书涉猎之余，随笔载录而成。共五卷，卷一为医范、医鉴、慎疾、保生、慎药、求医、诊法、脉、用药；卷二评述古今医家、医书；卷三至卷五列述多种病症之辨证施治。是书虽以评述他家所论为主，但针砭取舍之际，亦不乏陆氏精妙之论。

---

① 清·陆以湉撰；吕志连点校.冷庐医话.北京：中医古籍出版社，1999.33.

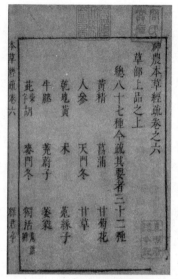

《神农本草经疏》书影

《神农本草经疏》为明代医家缪希雍所撰。该书载药近500种,多取《神农本草经》《名医别录》所引诸家之说,书中论药各分列三项:疏,阐发药性及证治之理;主治参互,列述配伍及实用方;简误,提示用药易误之处。除阐发各味中药功用外,书中总论病证施治之原则也常有新见,如提出治吐血三要"宜降气不宜降火""宜行血不宜止血""宜补肝不宜伐肝",被后世作为治疗血证的重要法则。该书内容精博,是明代学术价值仅次于李时珍《本草纲目》的一部临床用药专著,明末至清代众多以阐释《神农本草经》为主旨的本草,大多受其影响。

而生。"①气味厚,实际上是在表达一种偏性。反言之,气味平淡之品不能用厚来定义。正如明代医家张景岳《类经》中所云:"药以治病,因毒为能,所谓毒者,以气味之有偏也。"②临证实践中我们也的确发现,一些药效突出的中药往往都是性味有大偏者,如大寒、大热、味大辛、大苦等,作用比较强烈,往往也都是被历代本草文献标志为有毒者。例如,清代医家缪希雍《神农本草经疏》谓附子"全禀地中火土燥烈之气,而兼得乎天之热气,故其气味皆大辛大热,微兼甘苦,而有大毒"③。清代陈修园《神农本草经读》"附子"中云:"凡物性之偏处则毒,偏而至无可加处则大毒。因大毒二字,知附子之温为至极,辛为至极也。"④清代杨时泰《本草述钩元》中谓巴豆:"生于盛夏六阳之令,而成于秋金之月,禀火性之急速及坚金之刚猛,故性有大毒。"⑤

对于一些急症、疑难重症和顽疾,古代医家也经常使用这些具有大偏之性、作用峻烈的毒药进行治疗,明代医家陈嘉谟《本草蒙筌》中云:"有药毒治病之急方者,盖药有毒,攻击自速,服后上涌下泻,夺其病之大势者是也。"⑥有毒中药虽有毒,但其作用迅速和强烈,特别适合治疗疾病之急者。

当然了,毒的内涵是多方面的,我们这里说过的中药之偏性仅仅是其中的一个方面,除此之外,古人还认为凡药皆毒,例如,《神农本草经》列下品药一百二十五种,谓其"多毒","主治病",用以治病愈疾。清代张志聪《本草崇原》解释说:"《本经》下品之药,大毒、有毒者居多,《素问》所谓毒药攻邪也"⑦;古人还用毒来说明中药作用峻猛者,例如,明代张景岳《类经》中云:"毒药,为药之峻利者"⑧;还有些则是中药本身确实存在某些毒性成分,可以引起身体的不良反应,这一点与现代毒理学所讲的有毒中药内涵相似。

对于这些有毒中药,古人不是弃之不用,而是通过一定的方

① 汉·许慎撰.说文解字.北京:中华书局,1963.15.
② 明·张介宾编著.类经(附:类经图翼　类经附翼).北京:中国中医药出版社,1997.210.
③ 明·缪希雍著;郑金生校注.神农本草经疏.北京:中医古籍出版社,2002.372.
④ 清·陈修园著.神农本草经读.北京:人民卫生出版社,1959.45.
⑤ 清·杨时泰辑.本草述钩元.上海:科技卫生出版社,1958.508.
⑥ 明·陈嘉谟撰;王淑民等点校.本草蒙筌.北京:人民卫生出版社,1988.11.
⑦ 明·张志聪著;刘小平点校.本草崇原.北京:中国中医药出版社,1992.108.
⑧ 明·张介宾编著.类经(附:类经图翼　类经附翼).北京:中国中医药出版社,1997.37.

法来制其毒用其效，趋利避害，清代程杏轩《程杏轩医案》中云："用之得当，即有毒亦化为无毒。"[1]例如，清代医家冯兆张《冯氏锦囊秘录》"附子"条中云："善用兵者天下无弱卒，善用药者天下无毒味。"[2]附子本为有毒之药，但可以通过医家之合理应用使其毒性不外显。

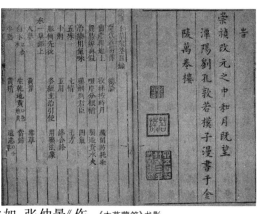

《本草蒙筌》书影
《本草蒙筌》为明代陈嘉谟所著，又名《撮要本草蒙筌》，是《本草纲目》之前的一部重要本草专著，李时珍评价曰："创成对语以便记诵，间附己意于后，颇有发明，便于初学，名曰蒙筌，诚称其实。"明崇祯元年刘孔敦将明代熊宗立《历代名医图姓氏》增补入书中，上图即是该版本之书影。

既然这些有毒中药具有如此好的临床疗效，那么我们就不应该避而不用。实际上，如果我们真的抛弃了这些中药，便会发现古代流传下来的相当一大部分经典方剂会无法应用了，比如，张仲景《伤寒论》《金匮要略》中就有许多应用附子、乌头、甘遂等有毒中药的名方，时至今日依然被广泛应用于中医临床。所以，古代的名医家不是不用这些药，而是通过各种方法趋利避害，用其利以治病，避其害以防伤正。

应用有毒中药，既要遵循我们前面讲过的应用中药的一般原则，比如与病相合、与体相宜等等，首先，炮制减毒。同时还需要充分借鉴古人的控毒用毒经验，大致而言有如下三个方面。

炮制是中医学中的一种重要传统技法和老手艺，是重要的非物质文化遗产。从大自然所获得的植物、动物、矿物等很少有直接拿过来就作为中药使用的，必须要经过一定的加工才可入药。现在的中医大夫通常是开好方药后让病人拿着处方去药房拿药便万事大吉，好多能开方的中医因此认识中药并不多，中药对于他们来说和西药没有大的差别，就仿佛是一个治病的符号而已。古人则与此截然不同，大部分医家都需要亲历中药的采集、加工炮制，需要自己先把它们加工好了，然后开方处药时才可以应用。所以，古代医家对中药的生长环境、颜色、气味、形态、采集、加工、炮制等等诸多细节都有最为直接的体会，而这些细节恰恰是理解中药性效和应用中药的关键所在。也正是因为今天的我们对中药缺乏如此直接的亲力亲为和体悟，所以很难像古人一样于细微之处来理解本草经典著述中对中药性效的记载，也很难提出自己对中药性效的独特认识，而这些内容都是古

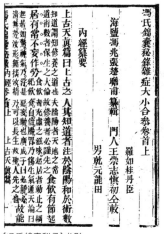

《冯氏锦囊秘录》书影
《冯氏锦囊秘录》是清代医家冯兆张所撰的一部医学丛书，收入其论述内、外、妇、儿各科疾病证治的8部著作。该书于清末传入越南，被视为重要医籍，冯氏也被越南尊称为中国名医中的上位者。

① 清·程杏轩著；李济仁，胡剑北校.杏轩医案并按.合肥:安徽科学技术出版社,1986.195.
② 清·冯兆张纂辑；田思胜等校注.冯氏锦囊秘录.北京:中国中医药出版社,1996.750.

代本草著述中最精彩的部分。我们今天应用中药的整体水平还停留在继承古人经验这一步,缺乏突破性的创新和发展。

　　就中药炮制而言,古人也没有千篇一律的固定认识,大多是根据自己临床中应用某中药的体会而不断发明和改进对此中药的炮制方法,以使其更加合乎自己的临床使用习惯和达到最终的治疗目的。从临床应用的角度来看,中药炮制的目的无非是两个大方面,一是,最大程度发挥中药的效能。比如,山药、白术等补脾胃之药同灶心土拌炒,能增强其固脾止泄的功效;当归、川芎等活血化瘀药同酒拌炒,能借酒力之行散而增强疗效;柴胡、香附、青皮等疏肝理气之药同米醋拌炒,可引药入肝而增强其疏肝理气止痛之效;杜仲、巴戟天、补骨脂等补肾药同食盐水拌炒,可引药入肾经而增强其补益功效。二是,去其毒性,防止其弊端。比如,可以直接除去无用的有毒部位,例如巴豆去膜可防伤胃,去心可免作呕;通过高温可使有毒成分遭到分解或破坏,例如附子可用火炮炙;水煮可消除或降低中药的毒性,例如乌头水煮4~6小时,可使所含剧毒性的乌头碱水解;还可用鲜姜、白矾、甘草、黑豆、米醋等辅料拌炒或同煮而解毒,例如,取生姜切片煎汤,加入白矾,与半夏共煮,可制半夏之毒。川乌可与甘草、黑豆同煮而减毒。大戟、甘遂、芫花、商陆等同米醋拌炒可降低毒性,缓和峻下作用。

　　其次,配伍减毒。《神农本草经》中讲:"若有毒宜制,可用相畏、相杀者。"①相畏、相杀是《神农本草经》中所讲的七种中药配伍方法种的两种,在后面的"组方之法"小节中我还会详细讲述,简单地讲,这两种方法是利用药物之间的相互克制作用,通过一种中药来减轻另一种中药的毒性,也就是老百姓俗语中的"一物降一物"。其实我们刚刚讲过的炮制减毒,特别是与辅料相拌炒或同煮的减毒方法,便是利用了药与药的配伍减毒来完成的。

　　除此之外,好多方剂中则直接把相互制约的两味药放在一起作为方剂的组成成分来应用,例如,半夏具有降逆和胃止呕之功效,张仲景常将其与生姜配伍应用以治呕逆之证,如小半夏

中药炮制的目的:一是,最大程度发挥中药的效能。二是,去其毒性,防止其弊端。

---

　　①　马继兴主编.神农本草经辑注.北京:人民卫生出版社,1995.13.

汤,生姜为呕家之圣药,而且又可制半夏之毒性。再如,张仲景善用附子,但附子有毒,与甘草配伍应用则能制其毒,《伤寒论》中回阳救逆的四逆汤,《金匮要略》中治疗风寒湿痹的甘草附子汤、桂枝附子汤、白术附子汤等,皆是如此搭配应用。又如,乌头也是张仲景喜用的温阳散寒之药,《金匮要略》中的大乌头煎便是用白蜜和乌头同煎来治疗寒疝腹痛,乌头辛热有大毒,与白蜜同煎可制其毒性。

最后,中病即止。药是为病而设,无病则无需服药,即使有病,也不应该过服方药以伤人身正气。对于有毒中药而言,药性更加峻烈,作用较一般中药更加迅猛,稍微过量便容易引发不良反应,古人很早就注意到了这一点,例如《神农本草经》在言毒药治病的同时,也记载了某些药物中毒后的症状表现,如莨菪子"多食令人狂走"①,所以更应该严格把握用量,中病即止。

而且,现代药理研究也证实,好多有毒中药能发挥功效的有效成分同时也是其引发不良反应和中毒反应的成分,好多有毒中药的起效剂量与中毒剂量很接近。古人在这些方面也积累了丰富的经验,比如,《尚书·说命篇》云:"药弗瞑眩,厥疾弗瘳。"又如,《神农本草经》中云:"若用毒药疗病,先起如黍粟,病去即止。"②再如,张仲景《金匮要略》"乌头桂枝汤方"方后注云:"乌头上一味,以蜜二斤,煎减半,去滓,以桂枝汤五合解之,得一升后,初服二合,不知,即服三合,又不知,复加至五合。其知者,如醉状,得吐者,为中病。"③"瞑眩"、"先起如黍粟"、"如醉状,得吐者"都是指服用某些中药治疗疾病时,在取得治疗效果的同时,也会伴随出现一些不良反应。或者说,当看到患者出现这些反应时,表明药已起效,不可再用,以防伤正。

总而言之,应用有毒中药时需要我们密切观察病人的服药反应,以判断该中药是否已经起效了,未见服药反应则不见效,此时应继续加量,一旦见到服药反应则应该停药。我这样讲,可能好多人觉得很玄虚,其实西医药理学中也有类似的用毒控毒原理。比如,抢救有机磷农药中毒的阿托品,虽然能解毒,但一

应用有毒中药时需要密切观察病人的服药反应。

---

① 马继兴主编. 神农本草经辑注. 北京:人民卫生出版社,1995.253.
② 马继兴主编. 神农本草经辑注. 北京:人民卫生出版社,1995.27.
③ 何任主编. 金匮要略校注. 北京:人民卫生出版社,1990.104.

　　且使用过量则会引起阿托品中毒,这与中医学讲的有毒中药很相似,所以在应用阿托品时要密切观察病人服药反应,一旦出现瞳孔较前散大、口干、皮肤干燥、颜面潮红、肺部啰音减少或消失、心率加快等"阿托品化"的表现时,应该立即减药。

　　中医学中的有毒中药因其突出的临床疗效而获得越来越多的关注,甚至是国际上的广泛关注。比如砒霜,老百姓都知道它有剧毒,文学作品的描述更是加深了人们对它的恐惧,《金瓶梅》中的武大郎便是被砒霜毒害致死,但是古代医家却将其作为中药使用,来治疗许多疑难病症,现在国际上也在研究传统中药砒霜的有效成分砷剂用来治疗癌症、白血病等。我们国家的重点基础研究发展计划 973 计划也曾列过有毒中药的研究专项"确有疗效的有毒中药科学应用关键问题的基础研究"。前几年我曾与老师们一起参与过其中的子课题"有毒中药的毒性与功效、证候关系的基础研究",感触很多,最大的感触便是有毒中药具有巨大的药用价值,只要能因病证而设药,同时辅以多种减毒增效手段,那么一定能够变毒为利。

变毒为利

（六）知常达变

　　自上个世纪 50 年代开始,全国各地先后建立中医高等院校,高等院校教育成为新时期中医教育的主体,学中医的人对中医的了解便是从中医院校的统编教材开始的。这些教材的编写对全面梳理和总结古代中医药经验起到了重要的推动作用,也为中医院校教育的开展奠定了最起码的基础,对中医的传承发展功不可没。

　　但是我们也必须承认,这些教材的编写在很大程度上借鉴和模仿了西医学的课程设置和教材编写理念,教材内容也常常参考西医学理论来重新筛选和重组古代中医药文献,经过这样的重塑,教材在多大程度上能真正反映传统中医学的原本内涵和古人的真实意思,就很难下简单的结论了。正因为此,越来越多的人也开始反思以教材为代表的现行中医理论体系的利弊。

　　这些问题说来就话长了。就中药学而言,《中药学》教材是按照中药的功效进行分类编排的,例如,解表药、清热药、泻下药、温里药、理气药、活血化瘀药、补益药等等,在每一类之下再列相关的中药。这种分类方法与古代按照中药的自然属性分类是有很大不同的,例如,《本草纲目》将 1892 种中药分类为水部、火部、土部、金石部、草部、谷部、菜部、木部、果部、服器部、虫部、鳞部、介部、禽部、兽部和人部 16 部。《中药学》教材中每味中药虽然列有来源、形态、产地、性味、归经、功效、主治、用法等多项内容,但占大部分的却是功效和主治,老师们讲授的重点和考试重点也在这里,学生的学习记忆重点也就自然在功效主治上了。

这种据效而用的思维,与西医是完全一致的,但却与传统的据性而用相差很大。所谓据性而用,强调的是通过熟谙中药之药性来理解中药的功效,将药性、功效与病证三者有机结合在一起,才能更加全面地认识和应用中药。只要翻看一下古人的本草著述,就很容易发现古人认知中药与现在的《中药学》教材是有很大区别的。即使是就功效而言,古人的阐发也远比教材上要多。所以,如果要真正地掌握中药,在学完教材之后,还必须去读古人的原著,这就是我所谓的"知常达变"。受本书篇幅所限,我在这里仅以《中药学》教材的前两位中药麻黄和桂枝为例进行说明。

麻黄是《中药学》所载的第一味中药,但凡是学过中医的人,你问他麻黄有何功效,他都会马上背出来:发汗解表、宣肺平喘和利水消肿。你若再接着问麻黄的四气、五味和归经是什么,那么至少会有一半以上的人回答不出来。这种记忆重点与记忆西药的功效有何区别?按照这种记忆模式,碰到疾病时只会根据所背的某某中药具有治疗这个病的效果,然后再把这些中药罗列在一起去治病,比如感冒了就得把解表药都堆在那里,这还是中医的方剂吗?如此一来,中医的本色与特色全无,又怎能期望有好的疗效呢?通过阅读古人著述,我发现古人结合麻黄的味辛苦、性温之性对其功效的论述,除了教材上讲的这三条,至少还有以下三个方面。

一是,辛温性散用治外科诸疾。其实早在《神农本草经》中便已经记载麻黄具有"破癥坚积聚"的功效,只是我们不知道应用罢了。麻黄味辛则能散,性温则能温通,活血通络,消散壅滞,所以可以治疗外科痈疽,尤其是阴疽。最具代表性的方子是清代王维德《外科症治全生集》中所载的阳和汤,该方由熟地黄、麻黄、鹿角胶、白芥子、肉桂、生甘草、炮姜炭组成,王氏谓阴疽"初

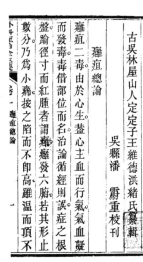

《外科症治全生集》书影
《外科症治全生集》为清代医家王维德所著。该书以阴阳为纲阐释外科病证,强调八纲辨证在外科证治中的应用。书中所创阳和汤等方剂,一向为后世医家所推崇。《清史稿》评曰:"其论为前人所未发。凡治初起以消为贵,以托为畏,尤戒刀针毒药,与大椿说略同,医者宗之。"

起之形,阔大平塌,根盘散漫,不肿不痛,色不明亮,此疽中最险之症。……治之之法,非麻黄不能开其腠理,非肉桂、炮姜不能解其寒凝。……腠理一开,寒凝一解,气血乃行,毒亦随之消矣。"①这首方子也被收入现在的《方剂学》教材,如果你只是依据《中药学》教材而试图从解表药的角度来理解麻黄,则无法解释这首方子里为何会用解表药。正如清代喻昌《医门法律》中所讲:"古方多有用麻黄、白芷者,以麻黄能通阳气,白芷能行营卫,然已入在四物、四君子等药之内,非颛发表明矣。"②当将麻黄与益气养血等中药配伍应用时,是取其温通之性,而不是解表之用。

二是,通达阳气用治心腹疼痛。明代医家虞抟《医学正传》中讲:"治心痛,轻者以麻黄、桂枝之类散之。"③明代医家王肯堂《肯堂医论》中载医案一则:"真心痛症,曾治一人,证势危,不忍坐视,用麻黄、附子、干姜、桂心各二钱,猪肝煎汤,频灌,渐次转温,死中求生之一法也。"④用麻黄来治疗心腹疼痛,当然也不是用其解表之功效,而是用其性辛温可通达,正如明代医家周慎斋所言虚弱之人"诸作痛者,皆中气不足,阳气不通所致也。……诸痛,法宜温中,佐以升发,如麻黄之属。……腹痛温中药不愈者,用生附子、干姜、肉桂、麻黄即愈。"⑤

三是,温通阳气用治水饮内停。清代医家喻昌在其《医门法律》中对张仲景《金匮要略》中治疗水饮内停的桂枝去芍药加麻黄附子汤进行了阐释,"其用桂枝去芍药,加麻黄、附子,以通胸中阳气者,阳主开,阳盛则有开无塞,而水饮之阴可见睍耳。"⑥也是利用麻黄的辛温之性来通胸中阳气,而非发汗解表。清代医家陈修园《时方妙用》中载消水圣愈汤来治水,方中用到了麻黄,"取麻黄之走而不守者以鼓之"⑦,鼓动人身阳气以温阳化饮。清代《王旭高临证医案》中有则医案治疗痰饮伏留于心下,治疗当祛寒饮而逐阴邪,斡旋阳气,如离照当空,阴邪尽扫,所处方药中

《医学正传》书影

《医学正传》为明代医家虞抟所著。本书系采《内经》《难经》之要旨,综合诸家之说,乘承家传,旁通己意而成。收载各科病证近百种,每病之下有论、有脉、有法、有方、有案。虞氏伤寒宗张仲景,内伤宗李东垣,小儿科多本于钱乙,但所学以朱丹溪为宗,故书中之病多以丹溪语及所著诸方冠于其首,次以刘完素、张子和、李东垣三家之方,间或采入他说,或后辅以虞氏祖传方。

① 清·王洪绪原著;夏羽秋校注.外科症治全生集.北京:中国中医药出版社,1996.7.
② 清·喻昌著;徐复霖点校.医门法律.上海:上海科学技术出版社,1983.99.
③ 明·虞抟编.医学正传.北京:人民卫生出版社,1965.181.
④ 裘庆元辑;张年顺等主校.三三医书(第二集).北京:中国中医药出版社,1998.535.
⑤ 明·周子干著;孟景春点注.慎斋遗书.南京:江苏科学技术出版社,1987.201-202.
⑥ 清·喻昌著;徐复霖点校.医门法律.上海:上海科学技术出版社,1959.7.
⑦ 清·陈修园著.时方妙用.福州:福建科学技术出版社,1986.36.

的甘草需要"麻黄一分炒"①,是个很具个性的炮制方法,之所以如此炮制,应用的也是麻黄的辛温之性,而非解表之用。

通过上面的讲述,大家便可发现,除了教材上讲的发汗解表、宣肺平喘和利水消肿,我们发现麻黄辛温性散用治外科诸疾、通达阳气用治心腹疼痛、温通阳气用治水饮内停。当然了,古人的对麻黄的应用还不止如此,例如,《杂病广要》中记载:"治多睡方,有麻黄、白术、甘草为散服。"②麻黄还能治疗多睡,这或许也是应用其辛温通达之性吧。

接下来,我们再看一下《中药学》教材讲的第二味中药桂枝,除了教材所讲的发汗解肌、温通经脉和助阳化气,古人对它性效的表述,至少还包括以下两个方面。

第一,畅达肝气治肝病诸疾。清代叶桂《本草经解》(按:该书题为叶桂所著,清代曹禾《医学读书志》谓该书乃托名叶桂,作者实为姚球。当以此说为是。)认为桂枝能入足厥阴肝经,"辛温则畅达肝气"③。《卫生易简方》和《普济方》中都载有桂枝与枳壳相合来治疗因惊伤肝,两胁疼痛。《续名医类案》中载张路玉治肝郁脾虚案,以加味逍遥散,"加桂枝于土中达木"④。近代医家张锡纯在其《医学衷中参西录》中也阐发了桂枝舒肝的功效,而且与柴胡等常用的舒肝药相比,桂枝在舒肝的同时还能制约肝气乘脾,其云:"柴胡能舒肝气之郁,而不能平肝木之横恣,桂枝其气温升,温升为木气,能舒肝气之郁结则胁疼可愈,其味辛辣,辛辣为金味,更能平肝木横恣则胃疼亦可愈也。"⑤所拟的培脾舒肝汤,可用治因肝气不舒,木郁克土,致脾胃之气不能升降,胸中满闷,常常短气,方中的"桂枝、柴胡与麦芽,又皆为舒肝之妙品乎"⑥。

第二,性能升降可升阳降逆。《神农本草经》中载桂枝具有"治上气"⑦之用,清代吴仪洛《本草从新》中云:"桂枝能平肝。"⑧

桂枝入足厥阴肝经,"畅达肝气"

① 清·王旭高撰.王旭高临证医案.北京:人民卫生出版社,1987.132.
② 日·丹波元坚编.杂病广要.北京:人民卫生出版社,1965.482.
③ 清·叶桂著.本草经解.上海:上海卫生出版社,1958.71.
④ 清·魏之琇编著.续名医类案.北京:人民卫生出版社,1957.228.
⑤ 清·张锡纯著.医学衷中参西录(下册).石家庄:河北科学技术出版社,1985.68.
⑥ 清·张锡纯著.医学衷中参西录(上册).石家庄:河北科学技术出版社,1985.183.
⑦ 马继兴主编.神农本草经辑注.北京:人民卫生出版社,1995.117.
⑧ 清·吴仪洛辑;曲京峰,窦钦鸿点校.本草从新.北京:人民卫生出版社,1990.116.

张仲景在《伤寒杂病论》中记载了奔豚病，豚就是小野猪，奔跑很快，患者一旦发病，感觉气从少腹上冲心胸，非常难受，甚至会有濒死感。治疗该病的主方是桂枝加桂汤，应用大剂量桂枝的目的就是为了沉降上逆之气。除了降逆，桂枝还能辛温升散，张锡纯认为"桂枝性本条达，能引脏腑之真气上行"，"仲景苓桂术甘汤用之治短气，是取其能升真气也"①。在其《医学衷中参西录》中曾载用桂枝尖代替升麻、柴胡、桔梗，再配伍黄芪等补气之药，用来治疗胸中之气下陷所致的咳喘，想深入阅读的读者可看一下该书升陷汤方后注释之中的医案。

《中药学》教材对中药功效的记载远远不能囊括古代医家的论述。

对于其他中药来说，《中药学》教材对其功效的记载也远远不能囊括古代医家的论述。例如，你若不明白《神农本草经》中就已记载芍药有利水之功效，而是单凭《中药学》教材对芍药功效的描述，便很难理解张仲景所用真武汤等利水方剂中为何会应用芍药。我在大学开设《神农本草经选读》的选修课，学校限定选课人数为 127 人，但每个学期都有好多学生去旁听，因为根据《中药学》教材你不能读懂《伤寒杂病论》，但是读了《神农本草经》，会发现它们拥有几近一致的用药规律，学习经典就要以古人之言解古人之书。我一直有个想法，不局限于《神农本草经》这一门课，通过重新阅读古代医家对中药性效的阐发，来补充和完善现行中药教材的内容。

另外，现在好多硕士、博士研究生作毕业论文时，或者好多科研项目，都会选择通过统计学来分析历代中医文献治疗某个疾病的药物频次，比如把历代中医文献中治疗咳嗽的方子都放到一起，然后去统计分析高频的药物。但是当统计结果出来以后，又往往会完全根据《中药学》教材中对这些中药功效的定位来分析统计结果。这只能说是把今天的理解强加到了古人身上，而并不能说明古人在这方子中应用某味药的本来目的就是如此。以我们刚刚讲过的麻黄为例，假如你统计的治疗阴疽的方子中麻黄是高频药，如果你完全依据《中药学》教材而得出"治疗阴疽需要用发汗解表药"的结论，那么已经远离古人的本意了，因为你不知道古人在这里是用麻黄辛温之性，而不是用其发

汗之效。因此,比较审慎的办法是,当我们通过统计学分析出高频药物以后,最好再回到古人自己的论述中去看看他们是如何定义和认知这些药物的。

最后需要说明的是,就方药的关系来说,方是系统,药是系统的组成要素,不同的中药组合成一个方子便意味着形成一个新系统,这个系统所展现的整体效能,并不是每味中药各自功效的总和,往往是系统的整体效能要大于它们的总和。因此,我们不能简单地把一首方子的功效定义为该方中中药的功效,正如清代徐灵胎《医学源流论》中所言:"或古方治某病,其药不止一品,而误以方中此药为专治此病者有之。更有以己意推测而知者。又或偶愈一病,实非此药之功,而强著其效者。"[①]这一点尤其需要大家在阅读古代本草书时所注意。从古人的论述中知常达变来认识中药的新性效是个好习惯,也是极有必要去做的,但是需要审慎和严谨,若不是古人对其功效有所明言,不能凭想当然把一首方子的功效嫁接到方中的中药上。

> 知常达变来认识
> 中药的新性效。

四 方何以成

中药搭配在一起便组成了方子,既然是搭配,那么就要遵循一定的搭配原则和方法,而不是毫无章法地把许多中药堆在一起,这就是我这一节要重点探讨的"方何以成"。

(一)组方原则

组方最根本的原则是要围绕病机选药组方,正如清代医家赵晴初在其《存存斋医话稿》中所讲:"古人随证以立方,非立方以待病。熟察病情,详审用药,味味与病针锋相对。"[②]要根据每一个疾病的具体病机,综合前面我们讲过的脏腑辨证、气血津液辨证等辨证方法,看看是哪些脏腑功能失常了,气血津液等身体基本物质的生成、运行和输布如何失常了,确定治疗原则和治疗方法,汗、吐、下、和、温、清、补、消八法或选其一,或数法搭配,然后选择中药,通过我们下一小节要讲的组方方法有机组合在一

---

① 清·徐灵胎著;刘洋校注. 医学源流论. 北京:中国中医药出版社,2008.41.
② 清·赵晴初著. 存存斋医话稿. 上海:上海科学技术出版社,1986.24.

起来治疗疾病。

很明显,在上述组方过程中,有三个关键点:一是,识病议病要准,若不能抓住疾病的主要矛盾,不能用中医理论来分析它,则无从谈接下来的一切;二是,选药要精当;三是,要按照常用的组方方法将药与药搭配起来。以上三点,第一点我已经在疾病观一章中详细讲过了,不再重复;第三点会在该节的第二个小节"组方之法"中进行讲述,暂且不表。下面着重谈一下选药需要注意的几个问题。

第一,要从大处着眼,需要根据疾病的病机从宏观上大致划定用来组方中药的范围。比如,寒者热之,表寒证需要选用辛温解表药,里寒证需要选用温里药;热者寒之,表热证需要选用辛凉解表药,实热证需要选用寒凉药,虚热证需要选用滋阴清热之药;虚则补之,气、血、津液亏虚,分别选用益气、养血和滋补津液之药;实则泻之,可根据病证相应选用清热、散寒、行气解郁、活血化瘀、化痰祛湿等药。

经过这一步筛选的中药还不能堆积在一起用来治病,这不叫组方,而仅仅是放在一起而已。组方是药与药组成一个系统,而非堆积。我们现在的《中药学》教材是按照功效来分类中药的,学生记忆的重点也是功效,可治病组方却不是病人是什么病,就把具有治疗此疾病功效的中药堆在一起,这种据效而用的思维是西医所采用的,但却不是中医组方的思维。

比如,病人有血瘀,你若把教材中的活血化瘀药拼凑在一起让病人喝,且不说这个方子有多大,药量会有多重,病人需要用多么大的锅来煮,病人喝了后也不会有好的疗效。若试图根据现代药理分析哪些中药具有活血化瘀的化学成分,就选择哪些药,那么离中医就更远了。因为你完全没有考虑到中医学是如何认识血瘀的,气滞可以血瘀,气虚可以血瘀,寒凝可以血瘀,血热可以血瘀,外伤可以血瘀,组方时需要根据血瘀形成的不同原因来选择中药。

第二,要熟谙中药之药性。中药不能单纯据效而用,而要密切结合四气五味,四气寒热温凉与疾病之寒热相对应,五味既与五脏相应,又表明了作用趋势,如《黄帝内经》所言"辛甘发散为阳,酸苦涌泄为阴"。中医学认识中药除了性味还有归经,十二条经脉与脏腑相络属,归经实际上也就是表达中药对哪些脏腑的选择性更强,表述的是中药的作用趋向和靶点,这比四气五味对中药作用机理的界定更加细致和深入。前面讲过,中医学利用五脏系统对身体的生理病理变化进行了梳理和厘分,不同疾病对应着不同五脏系统的功能改变,那么组方时就要选择可以入这些脏腑的中药。

比如,补气药太多了,若是一听说病人气虚就把所有的气虚药都写上,那么这个方子恐怕一张处方笺也写不完。而是需要根据疾病的脏腑病机,若表气虚者常选用黄芪,就是因为黄芪可入肺,肺外合皮毛,所以能补一表之气;若是久病肾虚,常选用山药补气,就是因为山药入肺、脾、肾;若是心气虚导致的脉结代、心动悸,张仲景以炙甘草为主药进行治疗,就是因为炙甘草能入心补气。再如,肺热我们常选用入肺经的黄芩,胃热我们常选用入脾胃的黄连,肾火我们常选用入肾经的黄柏。由此可见,学习中药切莫只去记忆功效,还要重点记忆每味中药的性味归经。

第三,要学会继承先贤的用药经验。中医古代文献浩如烟海,是历代医家的经验总结和理论集结,特别是部分经典医籍,一直是历代医家学习中医的必由之路。就中药而言,古代医家的论述非常细腻,即使是对于具有类似功效和药性的中药,历代医家也阐发了它们各自的独特性和相互之间细微之处的差别,比如某药特别擅长治疗某种病证,某药与某药配伍治疗某种病证会有奇效。正如清代医家徐灵胎在其《医学源流论》中所赞叹的,古人"推药理之本原,识药性之专能,察气味之从逆,审脏腑之好恶,合君臣之配偶"[1],若不能体会这些细微之处,便不会从性效相类似的中药中再精选出更加适合某病证的中药来组方。

> 学会继承先贤的用药经验。

(二) 组方之法

相比于单味药组成的方子,两种及两种以上中药组成的方子最为常见。张仲景《伤寒杂病论》中的方子大都十味药之内,方小力宏,被后世医家奉为经方,应用极其广泛;方之大者能达到好几十味中药,历代方书中载有许多这样的大方,特别是膏方

---

① 清·徐灵胎著;刘洋校注.医学源流论.北京:中国中医药出版社,2008.29.

中最为常见。但无论方大还是方小,组方都要合乎一定的法则,否则只能是中药的罗列和堆砌,而不能称作方,正如徐大椿《医学源流论》中所讲:"故方之既成,能使药各全其性,亦能使药各失其性。操纵之法,有大权焉。此方之妙也。若夫按病用药,药虽切中,而立方无法,谓之有药无方。"①徐大椿还以书法为喻说明这个问题,"譬之作书之法,用笔已工,而配合颠倒",这称不上是好的书法。

1. 七情

中药配伍最经典的便是"七情"。

所谓组方之法,就是在前述组方原则的宏观指导下,药与药搭配以组成方剂的方法。中药配伍最经典的方法便是早在《神农本草经》中便已经提出的"七情","有单行者,有相须者,有相使者,有相畏者,有相恶者,有相反者,有相杀者。凡此七情,合和时视之,当用相须、相使者良,勿用相恶、相反者。若有毒宜制,可用相畏、相杀者"②。后世医家的论述也基本上是对它的复述和阐释。

单行,即单方,方中只有一味药,例如独参汤。另外,民间应用的许多验方也经常是取中草药单独应用。小时候和父亲一起到地里干农活,有时一不小心会把手割破或腿划破,父亲都会从采蓟蓟菜(学名小蓟)用手揉搓一下,然后敷到我的伤口上,一会儿就不流血了,现在想来是满满的幸福。

相须,须,需也,是两种以上的药物配伍使用时,其作用相互补充,相得为宜,更好地发挥疗效。或者说,性能功效相类似的药物配合使用,增强其原有疗效。例如,中医有"附子无姜不热"一说,附子与干姜放在一起应用,可增强温阳之效;麻黄和桂枝一起应用可增强发汗解表之功效,张仲景所创的麻黄汤便是以两者为主药。

相使,能辅助加强主药功效的药物谓之使,明代医家李时珍《本草纲目》中称"相使者,我之佐使也"③,就是以一种药物为主,另一种药物为辅,两药合用,辅药可以提高主药的功效。相使配伍的药可以是同类药,例如,张仲景创制的调胃承气汤,治疗阳

---

① 清·徐灵胎著;刘洋校注.医学源流论.北京:中国中医药出版社,2008.27.
② 马继兴主编.神农本草经辑注.北京:人民卫生出版社,1995.13.
③ 明·李时珍著.本草纲目(校点本上、下册).北京:人民卫生出版社.2004.第二版.46.

明腑实证,方中的大黄能通便泄热为主药,芒硝清热润燥为之使;相使配伍的药也可以是不同类的,比如,明代医家张景岳创制的玉女煎,可清胃养阴,方中的石膏清胃降火为主药,牛膝引火下行为之使。

另外,明代陈嘉谟的《本草蒙筌》中讲:"有相使者,能为使卒,引达诸经也。"①方中的引经之药也是主药的使药。引经药也是中医学中很有特色的,设置引经药的目的无非是让主药能够更好地到达患病的部位,套用句现代的话说就是使主药的作用靶点更加准确。例如,金元四大家之一李东垣创制的经典名方补中益气汤,现在药店有中成药补中益气丸出售,方中除了补气药,还加了引药上行的升麻和柴胡,这两味药就是补气主药之使。再如,"巅高之上,惟风可到",再高的山峰,风都可以吹到,类比于人体,头为诸阳之会,为人体的最高点,所以,治疗头面部疾病可以用防风等风药为引经药。李东垣的老师张元素在其《洁古珍珠囊》中谈中药的引经问题比较多,李时珍在其《本草纲目》中对其进行了引用,名为"引经报使"。引经药是中药学中很有特色的一部分内容,与民间所谓故弄玄虚的药引子有很多不同,这一点需要大家注意。

相畏,是一种药物的毒副作用被其所畏之药减轻或消除。例如,半夏有毒,常与生姜同用,是取其所畏以相制。相恶,一种药物能使另一种药物原有功效降低,甚至丧失。例如,莱菔子能削弱人参的补气作用,即人参恶莱菔子。

相反,药物合用后,能产生毒副反应者。最有名的例子是中药"十八反",张子和《儒门事亲》中云:"本草名言十八反,半蒌贝蔹及攻乌,藻戟遂芫俱战草,诸参辛芍叛藜芦。"②具体而言,乌头(乌头类的中药,如川乌、草乌、附子等)反半夏、瓜蒌、贝母、白蔹、白及;甘草反海藻、大戟、甘遂、芫花;藜芦反人参、丹参、沙参、苦参、细辛、芍药等。临床上中药配伍时要避忌十八反,如果所开方中含有十八反的药物,那么患者去药房拿药时,药房通常会让病人再回医生那里在十八反的药物旁边签字。当然了,十八反也不是绝对的用药禁忌,好多名医家也多突破十八反的限

引经药是中药学中很有特色的一部分内容,与民间所谓故弄玄虚的药引子有很多不同。

① 明·陈嘉谟撰;王淑民等点校.本草蒙筌.北京:人民卫生出版社,1988.9.

② 金·张子和著.儒门事亲.上海:上海科学技术出版社,1959.398.

制而用药，例如张仲景就用过十八反的药物，《金匮要略》中的附子粳米汤是附子反半夏、赤丸是乌头反半夏、甘遂半夏汤是甘草反甘遂。

相杀，是一种药物能够消除另一种药物的毒副作用。例如，白蜜能杀乌头毒，所以张仲景《金匮要略》中的大乌头煎才会用白蜜煎煮乌头。大家可以看到，相杀与我们刚讲过的相畏并没有质的区别，是同一配伍关系的两种不同说法。相杀表述的是主动关系，是自身能消除对方的毒副作用；相畏则是被动关系，是自身的毒副作用受到对方的抑制。

2. 君臣佐使

除了七情，中医学还用君臣佐使来说明方中之药各自的作用和在方中的主次位置，以及药与药之间的配伍关系。《素问·至真要大论》云："帝曰：方制君臣何谓也？岐伯对曰：主病之谓君，佐君之谓臣，应臣之谓使。"[1]这是按照不同中药在方中所起到的主辅作用不同来定义君臣佐使。《神农本草经》以上药为君、中药为臣、下药为佐使，实则是以君、臣、佐使的地位高低来表明上品为贵、中品次之、下品最低的药物分类思想，与后世所说的方药配伍关系并无多大关系。《黄帝内经》对君臣佐使的定义对后世医家的影响远远比《神农本草经》要大。金代山东医家成无己是注解《伤寒论》的第一人，所作《注解伤寒论》以《黄帝内经》之理论来分析《伤寒论》组方之大义，是以经解经之典范。他所作的《伤寒明理论》则直接以君臣佐使来分析《伤寒论》中的部分经典方剂。金元之后的医家在阐释组方大义时，也多秉承此法。我们现在的《方剂学》教材也基本上是延续和发展了历代医家对君臣佐使的表述，以其来解析方药组成也成为主流方法。

君药，即针对主病或主证起主要治疗作用的药物，是方剂组成中不可缺少的主药。通常情况下，以某味或几味药命名的方子，该药通常是方中的君药，比如桂枝汤的君药是桂枝，炙甘草汤的君药便是炙甘草。

臣药，有两层含义，一是辅助君药加强治疗主病或主证的药物，例如，《伤寒论》中的麻黄汤，麻黄是君药，桂枝是臣药，两者

《注解伤寒论》书影

《注解伤寒论》为金代医家成无己所著。宋代校正医书局林亿等校正的《伤寒论》以后复刻并不多，影响更大的当属成无己的《注解伤寒论》，成为宋以后《伤寒论》广泛流行的主要传本，也是既知最早的《伤寒论》全文注解本。成无己释原文，以《内经》《难经》为依据，旁牵众说，又引《伤寒论》前后条文以为论证，成为后世注释《伤寒论》之典范，为后人所推崇。

《伤寒明理论》书影

《伤寒明理论》亦为成无己所著。该书选取《伤寒论》的50个病症详加分析，又选取20首代表方阐明其方义，于君臣佐使之义，阐发尤明，以作为《注解伤寒论》之补充发挥。

① 山东中医学院，河北医学院校释.黄帝内经素问校释.北京：人民卫生出版社,1982.1230.

皆为辛温解表,君臣配合以发散风寒;二是对兼病或兼证起主要治疗作用的药物,疾病是很复杂的,除了作为疾病主要矛盾的主证,还有作为次要矛盾的兼证,君药负责处理主要矛盾和宏观问题,无法兼顾一切,所以需要臣药来辅佐处理。例如,大家经常听说的逍遥丸,方中的柴胡用来疏肝解郁是君药,肝脏体阴而用阳,对于肝气郁滞而言,不能单纯疏肝,还需要补养肝血以养其体,而且肝气郁滞日久也易耗伤肝血,方中的当归和白芍便是为养肝血而设,两药共为臣药。

　　佐药,有三层内涵,一是佐助药,即配合君、臣药以加强治疗作用,例如,逍遥丸中的薄荷不是用来解表的,而是取其芳香之气来疏散肝郁,是作为佐药来辅助君臣药。或直接治疗次要症状的药物,例如,外感表证有时会影响到肺气之宣发肃降而出现咳嗽,麻黄汤中的杏仁可降肺止咳而为佐药;二是佐制药,即用以消除或减弱君、臣药的毒性,或能制约君、臣药峻烈之性的药物,例如,《伤寒论》中的十枣汤是治疗水饮停于胸胁的代表方,现在临床上常用于治疗胸水,方中的君药甘遂以及臣药大戟、芫花作用峻烈且有毒,所以张仲景才强调先煮大枣十枚,去滓后才将三味药末放入其中服用,以缓和诸药的毒性。这个方子也很有意思,大枣是佐药,但却以其命名方名,从中可以窥见张仲景组方之妙及命名之深意;三是反佐药,即病重邪甚,可能拒药时,配用与君药性味相反而又能在治疗中起相成作用的药物。例如,《伤寒论》中有一首温补脾肾的名方白通汤,方中的附子、干姜皆是大热之药,但是有些病人体内阴寒太盛,服用白通汤这样的大热之药后,大寒与大热势不两立,相互排斥和格据,药不得下,所以病人会出现呕吐。碰到这种情况,张仲景没有抛弃白通汤不用,而是很巧妙地在白通汤的基础上加了一味寒性的猪胆汁,将性热之白通汤引达病所,以消除格据,这正如《吴医汇讲》中傅学渊所言:"用寒可以治热,反用可以入寒。"①古人常以兵法喻指用药,正所谓"用药如用兵",应用反佐药的思维好比是三十六计中的反间计。战争中的双方如果力量相差悬殊,则不至于出现剧烈的战斗,具有绝对优势的一方很快就能消灭对方。若

所谓"用药如用兵",用反佐药的思维好比是三十六计中的反间计。

① 清·唐笠山纂辑;丁光迪点校.吴医汇讲.上海:上海科学技术出版社,1983.32.

双方势力都很强,战斗就会很激烈,大热之药与大寒之病便仿佛是这势均力敌的战争双方。这时候在大热之药中加入反佐的寒性药,仿佛是将敌人之兵反间为我方所用,寒性药在城门口大喊一声"兄弟们,都是自己人,快开城门吧",热性药便顺利侵入了。

再看一下使药,它有两种意义,一是引经药,即能引方中诸药至病所的药物,刚刚在七情部分已经讲过了,不再赘述;二是调和药,即具有调和方中诸药作用的药物,最通常用的便是甘草,看过中医的人通常都有体会,大夫开方的最后一味药往往是甘草,为的就是调和诸药。

3. 成方加减

最后再说一下现代人常用的成方加减。古代医家制拟了许多经典之方可供今人使用,我们今天的中医临床也大都是使用这些方剂进行治病,完全自拟的新方并不是很多。对于古人的成方该如何使用,观点也不尽相同,有些人感觉古人之方,特别是张仲景的经方,不能随意改动,要原方应用才好;有些人则感觉古方与今病不合,要加加减减才能使用。

改与不改,动与不动,不能下一个硬性的标准,而要根据疾病的具体情况而言,正如清代徐大椿《医学源流论》中所言:"欲用古方,必先审病者所患之症,悉与古方前所陈列之症皆合。更检方中所用之药,无一不与所现之症相合,然后施用,否则必须加减。无可加减,则另择一方。断不可道听途说,闻某方可以治某病,不论其因之异同,症之出入,而冒昧施治。虽所用悉本于古方,而害益大矣。"[1]若病者所患之病症与古方所治之病症完全一致,则可以直接拿古方来应用。如果两者有所差异,则必须根据现在的病症而对古方进行灵活的加减,否则"守一方以治病,方虽良善,而其药有一二味与病不相关者,谓之有方无药"[2]。

我个人感觉,古人所拟的每个经典之方都有其经典的配伍,这是一首方子的核心和灵魂。比如张仲景的半夏泻心汤,其经典之处便是辛开苦降和寒热并用,半夏、干姜味辛而性温,黄芩、黄连味苦而性寒,辛则开散,苦则降泻,此即辛开苦降,温能补,

古人所拟的每个经典之方都有其经典的配伍,这是一首方子的核心和灵魂。

---

① 清·徐灵胎著;刘洋校注. 医学源流论. 北京:中国中医药出版社,2008.39.
② 清·徐灵胎著;刘洋校注. 医学源流论. 北京:中国中医药出版社,2008.27.

寒能清,此即寒热并用。即使是要对古方进行加减,这些经典的配伍不要改易,否则便已失去应用古方的意义了。从这个角度来说,重点掌握经典古方的经典配伍是学习组方之法的捷径。因此,大家以后背方子时不要觉得背过方歌,知道这首方子有什么药,治疗什么病证,就万事大吉了,要吃透一首方子的经典之处才行。

五 医药离合

就中医基础理论与中药的关系来说,医是药的指导,是医赋予了药浓郁的中医味道;而药则既是医的体现,又是中医理论得以最终实现临床疗效的重要载体。此所谓两者之合。同时我们又必须看到,药物在经由中医理论的加工时被赋予了许多它原本所不具有的性效,或者说,中药有时候并不能完全承载得起中医理论对疾病的全部认识,医与药之间又呈现出一定的离散。此所谓两者之离。医药离合之间的得失,有许多值得我们去深思的地方,这是这一节我要讲述的重点。

医药之合

医药之离

(一) 药:载不动许多愁

古人并不将中医看作是多么高深和专业的学问,中医仅仅是经史子集四部中子部的一小部分而已。遍览四部以示学问之广博,也是古代文人之风尚,医书同其他诸子之书一样,都是读书之人经常涉猎到的。正因为此,文人笔下常不乏以医论事,诸如以中药名入诗也是很常见的,时至今时金庸还在其《倚天屠龙记》等小说中讲了很多医理,让人不由感叹文人所涉之广。更何况医乃自我养生和奉养长亲之术,读医书以知晓医药也是古代文人中的普遍现象。历史上很多有名的文人都曾搜集和编纂过方书,例如唐代刘禹锡著有《传信方》,又如宋代苏轼著有《苏学士方》,沈括著有《沈存中良方》,后人将二书合编为《苏沈良方》。

文人学医是古代很普遍的社会现象,俗语言"秀才学医,笼中捉鸡",文人的传统文化知识储备让他们学起中医来相对简单一些,功名不成时学医以谋生也成为不少文人的选择,"儒医"也因之成为古代中医从业人员中比较有特色的一个群体。在儒医看来,不为良相,便为良医,为医也试图寄托他们未得实现的齐家治国平天下的宏大抱负。以医理比拟治国之理,以方药治病喻指治国之法,都是古代医籍中很常见的表述。从古代医学著述的名称,如《儒门事亲》《格致余论》等,也能很鲜明地看出古代医家的所思所想。

在这种社会文化思潮的影响下,我们看到古代医家寄情于本草,将治国之抱负与方药之布置相类比,就不觉得是一种奇怪的个别现象了。例如,明代卢复《诸医论》中以诸子百家之名人喻指古代医家,如汉代张仲景"如汤武之师,无非王道,其攻守奇正,不以敌之大小皆可制胜";东汉华佗"医如庖丁解牛,挥刃而肯綮无碍,其造诣自当有神,虽欲师之而不可得";宋代钱乙"医如李靖用兵,度越纵舍,卒与法会";金元四大家张子和"医如老将对敌,或陈兵背水,或济河焚舟,置之死地而后生"。①

又如,清代徐大椿《医学源流论》中的"用药如用兵论"将中医用药比拟为兵家用兵,论述地很经典,文句也不古奥难懂,相信大家通过之前我所讲的中医知识很容易就看懂,我征引于下,方便大家阅读:

> 圣人之所以全民生也,五谷为养,五果为助,五畜为益,五菜为充,而毒药则以之攻邪。故虽甘草、人参,误用致害,皆毒药之类也。古人好服食者,必生奇疾,犹之好战胜者,必有奇殃。是故兵之设也以除暴,不得已而后兴。药之设也以攻疾,亦不得已而后用,其道同也。故病之为患也,小则耗精,大能伤命,隐然一敌国也。以草木偏性,攻脏腑之偏胜,必能知彼知己,多方以制之,而后无丧身殒命之忧。是故传经之邪,而先夺其未至,则所以断敌之要道也。横暴之疾,而急保其未病,则所以守我之岩疆也。挟宿食而病者,先除其食,则敌之资粮已焚。合旧疾而发者,必防其并,则敌之内应既绝。辨经络而无泛用之药,此之谓向导之师。因寒热而有反用之方,此之谓行间之术。一病而分治之,则用寡可以胜众,使前后不相救,而势自衰。数病而合

① 清·陈梦雷等编.古今图书集成医部全录(第12册).北京:人民卫生出版社,1962.34.

治之,则并力捣其中坚,使离散无所统,而众悉溃。病
方进,则不治其太甚,固守元气所以老其师。病方衰,
则必穷其所之,更益精锐,所以捣其穴。若夫虚邪之体
攻不可过,本和平之药而以峻药补之,衰敝之日不可穷
民力也。实邪之伤攻不可缓,用峻厉之药而以常药和
之,富强之国可以振威武也。然而选材必当,器械必
良,克期不惩,布阵有方,此又不可更仆数也。孙武子
十三篇,治病之法尽之矣。①

　　需要引起大家注意的是,古代医家对方药的阐释融入了他
们对于国家政治理想和天地宇宙规律的理解,使得中药疗效或
许未必真的是如文献中所记载的一样。关于这个问题,我在"药
从何来"一节中曾以《神农本草经》为例讲述过医学与人文对中
药的双重塑造,《神农本草经》对许多金石药功效的记载很明显
是受到了盛行于先秦两汉时期的神仙方术思想的影响,这些药
物非但不是没有毒性,相反许多毒性还很大。可以说,中药本就
是为治病而设,它不可能承载太多的文化寄托。传统文化对中
医学理论的构建所起到的作用是双方向的,既有积极的一面,也
有仅仅是一种文化的比附而起到的不利影响。以文入医的医理
构建模式固然促使了好多中医理论的形成,但当过多的文化思
想被援引入医之后,这样的医理或许根本就与临床实践相脱节,
更无法指导中药的临证应用。美好设想与真实现实之间总会存
在不对称性,这就是我要讲的"载不动许多愁"。这里再以命门
学说为例说明这个问题。

<blockquote>当过多的文化思想被援引入医之后,有些医理或许根本就与临床实践相脱节。</blockquote>

　　"命门"首见于《黄帝内经》,指的是眼睛。《难经》将右肾定
义为命门。明代医家受理学太极思想的影响,比拟于天地之理,
想寻求人身之太极,也就是要寻求人身之本原,把肾间动气作为
人身之太极,而称之为命门,认为人之始生先生命门,然后再生
其他脏腑组织,正如明代医家孙一奎所言:"命门乃两肾中间之
动气,非火非水,乃造化之枢纽,阴阳之根蒂,即先天之太极。五
行由此而生,脏腑以继而成。"②

① 清·徐灵胎著;刘洋校注. 医学源流论. 北京:中国中医药出版社,2008.38－39.
② 明·孙一奎著. 医旨绪余. 南京:江苏科学技术出版社,1983.9.

对于生命的形成,《黄帝内经》云:"以母为基,以父为楯"①,"生之来谓之精。"②生命是由父母精气的结合而形成的。明代命门学说开始在这个基础上,进一步追问父母精血结合后形成新生命的原动力在何处,这都不单单是刨根问底般的知识的深化,更孕育了新理论的萌芽。无疑明代命门学说所探讨的身体理论,已经比其前的传统医学身体理论更为深入和细腻。其实,如此般类似的对生命的深入探讨和追问,在西医学的发展历史进程中,也是存在的。正是因为这种探索,西医学才形成了更加高级的生命科学理论体系。所以说,明代命门学说的形成激发了新的生命理论得以形成的火花,给传统中医学理论体系注入了新的内涵,蕴含了给传统中医学理法方药体系带来新发展和突破的可能性。这一点是非常值得肯定的。

但需要思考的问题是,这种依附于理学思想构建的医学理论是否能够担当起丰富和创新临床辨治体系的重任。换言之,明代命门学说所体现的医学与人文的结合是否实质性地推进了中医学的前进。

遗憾的是,在以太极为宇宙根本的理学本体论思想影响下,医家去寻找人体的太极,仿照理学太极思想去构建了虚空的命门理论,虽然从医文相结合的中医学理论创新模式来看有其一定的价值和意义,但对于中医临床实际上并无实质性的突破发展。命门学说的形成具有理论上革新的外表,但是在实际应用时,命门之辨治几乎全部是围绕肾而言的,并未形成特有的完备的理法方药体系。

例如,赵献可在其《医贯》中云:"医家不悟先天太极之真体,不穷无形水火之妙用,而不能用六味、八味之神剂者,其于医理尚欠大半"③。八味丸,也就是《金匮要略》中讲的肾气丸,由熟地黄、山药、山茱萸、泽泻、丹皮、茯苓、桂枝和附子八味药组成,又称八味肾气丸,能温补肾之阳气。后来宋代医家钱乙将方中辛热的桂枝和附子去掉,而成为滋补肾阴的六味地黄丸。对于六

> 命门学说的形成虽然具有理论上革新的外表,但是命门之辨治几乎全部是围绕肾而言的。

---

① 河北医学院校释.灵枢经校释(下册).北京:人民卫生出版社,1982.123.
② 河北医学院校释.灵枢经校释(上册).北京:人民卫生出版社,1982.174.
③ 明·赵献可著.医贯.北京:人民卫生出版社,1959.44-45.

味丸的主治,赵献可认为"肾虚不能制火者,此方主之"①;对于八味丸的主治,他认为"水火得其养,则肾气复其天矣。益火之原,以消阴翳,即此方也"②。从赵献可推崇的六味、八味来看,他所说的命门、先天水火等,在临床应用中不过是肾的代名词而已,理论上独特新颖,但未形成相应的理法方药体系。

　　一些学者对古代命门方药证治的统计学研究,也证实了我所讲的这种现象。例如,林殷等进行的命门证治规律研究,首先制定了从古代中医文献中选取药物列入研究范围的三条标准。一是在书中明确表示此药系"入命门"或"归命门经"。二是注明此药是"治命门诸不足"等病证。三是写明该药可补"真阴""真阳"或补"命门相火"之类。而后,查阅了自元代至清代的 51 本医学(包括本草学)著作,其中有 41 本记载了命门用药。研究发现,命门用药的分布频度出现较大的离散度,说明历史上对于何者属于命门用药,不同年代和学术背景的医家见解分歧,并未形成共识。从统计的命门医案用方中可见,排在前 10 位的,除桂附理中丸外,其他 9 首都是补益剂。位于头两位的方剂为六味地黄丸和肾气丸③。

　　再如,明代医家薛己的《内科摘要》卷上"命门火衰不能生土等症"中共载有八个医案,皆是脾胃虚寒而出现的各种病证,薛己责之于命门火衰不能温补脾胃。八个医案中,有六个医案,薛氏皆以八味丸为主方进行加减治疗。一案处以参附汤。另有一案薛氏仅分析了病机,但病人不信薛氏之言,故未处以方药。八个医案中,七个医案为薛氏本人所记,另有一案为朱佐记述。朱佐所记述之案是朱佐夏天醉酒后睡觉,起而饮水后复睡,遂致右腹痞结,腹间沥漉有声。这种临床表现,实际上就是《金匮要略》中所述的"痰饮"的表现,"水走肠间,沥沥有声,谓之痰饮"④。《金匮要略》提出了治疗痰饮的用药原则,"病痰饮者,当以温药和之"⑤,可处以肾气丸。朱佐所记医案中,薛己亦处以肾气丸进

《内科摘要》书影

《内科摘要》为明代医家薛己所著。该书是我国第一部以内科命名的医书。书中所论以补益脾肾为主,临证多用六味丸壮水之主,用八味丸益火之源。薛己力主温补,以防寒凉攻伐之弊,其后赵献可、张景岳等医家多承其说而善用温补之剂,后世称他们为温补学派。

　　①　明·赵献可著.医贯.北京:人民卫生出版社,1959.45.
　　②　明·赵献可著.医贯.北京:人民卫生出版社,1959.46.
　　③　林殷等.命门用药之特点初探(一)——命门用药概述.北京中医药大学学报,2008,31(3):162-163.
林殷等.命门医案使用方剂及其应用特点探讨.北京中医药大学学报,2008,31(8):527.
　　④　何任主编.金匮要略校注.北京:人民卫生出版社,1990.120.
　　⑤　何任主编.金匮要略校注.北京:人民卫生出版社,1990.123.

行治疗。但受命门学说影响，已经很明显地把病机阐发由肾转移至命门了，认为此病"乃命门火衰不能生土，土虚寒使之然也"①。以命门学说来重新表达其前临床辨治的内涵，可谓是"新瓶旧酒"，本质并没有发生改变，传统的临证辨治体系并未有实质性的突破和发展。

命门作为人身之太极，凌驾于其他脏腑之上，这种近似虚空的位置，也使得命门在一定上程度上被架空，就如同道、太极等无形质可把握的宇宙本原一样，不可能把具体的实物与之相配属。同时，正是因为这个原因，我们可以发现命门的辨治几乎全部等同于肾之辨治，命门在用药上成为肾的代名词，两者互换。古代部分医家对这个问题也有所反思。

例如，陈修园很明确地讲古人标此命门名目之原因："欲养生家知所专重，医者若遇元气虚脱之证，或速灸关元、气海，或速投肉桂、附子，以为起死回生之计，非以命门平列脏腑之中也。"②命门之提出，是为了让养生家"知所专重"，"非以命门平列脏腑之中也"。可谓一针见血。命门学说的形成，并没有实质性地丰富脏腑辨治体系，仅仅是依据理学思想，对肾阴阳理论的另一种阐发而已。

又如，徐灵胎所作《医贯砭》，虽然其中对赵献可之批评不乏言过之处，但其对于命门学说理论与临证价值的评判确有不少值得反思之处，如书中讲："人之元气藏于肾中，肾之阴阳必宜保护，不宜戕贼，比诸脏为尤重，何等明白。乃幻成真假无形有形，根源太极等语，其说愈微妙，愈俚鄙荒唐。"③"如此说，则八味、六味之能补真阳、真阴，竟是补太极类。嗟乎！五脏六腑，孰非有形之体，草根木皮，亦孰非有形之物，不过气性各殊，借以补偏救弊耳，何必过高其论"④。

综上所论，明代的命门学说似乎同样具有明清温病学说那样的创新勇气，但最终还是回到了过去，仿佛是做了一番文字游戏。命门学说依据医学之外的理学太极思想而重新建构的身体

《医贯砭》书影

《医贯砭》乃清代医家徐灵胎为批驳赵献可之《医贯》而作，择其以为谬误之处，逐条辨析，眉批四十余处，行批三百八十余处。徐氏之品评，以今时视之，不乏公允之见，然考之于赵氏生活的明季时境，因时因地而思之，或不免偏激，正如近代谢观《中国医学大辞典》中所云："夫偏补之说固大过，然人之疾病随时运为变迁，乱世民苦而多劳，故体质多虚，用药宜偏于培补。盛世民乐而身逸，故体质多实，用药宜偏于攻泻。赵著《医贯》于明末世乱之时，徐著《医贯砭》于清运方隆之际，故立说不同，而各有其是也。"

① 明·薛己著；陈松育点校.内科摘要.南京：江苏科学技术出版社,1985.16-17.
② 清·陈修园著；林朗晖校注.医学实在易.福州：福建科学技术出版社,1982.16-17.
③ 清·徐灵胎著；刘洋主编.徐灵胎医学全书.北京：中国中医药出版社,1999.85.
④ 清·徐灵胎著；刘洋主编.徐灵胎医学全书.北京：中国中医药出版社,1999.85-86.

理论,其目的最初似乎并非是为了落实到最终的医学经验上,也就是说其建立并非是为了分析和归纳新的临床经验事实。而是在比附理学思想建立起医学理论后,又试图去阐释传统的身体理论,这样难免会显得生硬晦涩,甚至是矛盾。这也是中医理论现代化研究必须要思考和引以为鉴的一个重要问题。

(二) 医:剪不断理还乱

固然如前所说,中药承载不了太多附加的中医学理论,但药与医却不能分家。中药一旦离开中医理论的指导,便不是中药了。本草一旦离开中医理论,或许就和天然植物疗法等同了。医药之间的关系密不可分,无论是植物、动物、矿物等试图成为名符其实的中药,必须经过中医理论的加工和诠释,这样才能与中医的病证相符,才能与中医的治法相合,才能与它药相配合而组成方剂。

中药一旦离开中医理论的指导,便不是中药了。

现在我们见到的中药系统,也是历代不断充实和丰富的结果,其中融入了许多别具特色的外来药。传统中医学的伟大之处,恰恰是紧合时代发展,将这些外来之品及时纳入到中医中来,并用中医理论来解释它们的性、味、归经、疗效等。经由这样的加工,外来之品摇身一变成为与本土之品毫无差异的中药。这就是我想要表达的医与药"剪不断"的意思。近代时期曾有人提出"存药废医"的观点,认为中药的确是可以治病的,有确切疗效,是可以保留的,但是中医理论完全是玄虚的、不科学的,应该废除,可以借助西医理论来指导用药。乍听起来似乎有道理,但是离开中医理论指导的中药,最终只会成为西药的附庸品和替代品。

医与药剪不断,但如果不按照一定的章法来理解和解析这种关联性,那么会越理越乱。前面我曾经反复讲述过,中医基础理论的形成在很大程度上借鉴了当时社会的主流传统文化思想工具来总结和升华医疗实践,其中渗透着中国古人独特的观察视角和思维方式,这些偏人文意蕴的东西是不好完全借助科学手段就能解读的。所以,如果不了解中医学理论的这种特点,试图完全通过现代科学技术手段来分析中医学理论,然后再去理解古人所讲的中药性效,那么肯定是行不通的。

比如,中医学既利用阴阳学说来说明人体的大致结构和生理病理变化,又利用五行学说将身体厘分为五脏系统以更加多维地说明人体的生理功能和病理变化,任何药物若想被拿来治病,就必须首先经过阴阳五行学说等基本理论的加工,才能融入中医学这个体系。用阴阳厘分中药属性为寒凉、温热四气后,才能属阳之热证疗以属阴之寒凉药,属阴之寒证疗以属阳之温热药。用五行学说解析中药的酸苦甘辛咸五味后,中药方可与脏腑经络相对应,中药五味对五脏系统的补泻作用才能得到解释。可以说,中医学中的这些基本理论是将中医学理法与方药紧密结合在一起的桥梁,没有这个桥梁,中医学便不是一个完整的、有机的、环环相扣的体系。

> 用五行学说解析中药的酸苦甘辛咸五味后,中药方可与脏腑经络相对应,中药五味对五脏系统的补泻作用才能得到解释。

中药的四气五味药性和功效一定有相应的中药物质成分基础,比如国家 973 计划"基于四性的中药性—效—物质关系研究"证实热性药中含萜类化合物、苯丙素类化合物和生物碱类化合物频数高于寒性药,寒性药中含甾体类化合物和醌类化合物频数高于热性药。很显然,这种频数分析仅仅能说明某种关联性,还远远未达到解析本质的层面。随着时代的发展,对这些物质基础的研究也一定能够通过日趋发展和多样化的现代科学技术手段进行分析,尽管我们不太可能找出一一对应的物质成分标志物,不是说只要能分析出含有哪种物质或哪几种物质,就能表明这味中药是寒热温凉中的哪一种,是酸苦甘辛咸五味中的哪一味。因为古人对中药性效的界定是通过多种渠道得以实现的,并非是完全基于中药的物质成分而完成的。

比如,古人借助传统文化学说和思维方式综合考虑中药的生长环境、形状、颜色等反向推论出的中药性效等等,则具有明显的人文意蕴。而且,古人对许多中药的认识顺序,不是先认识其药性,再去表述其功效,而是通过几代人的实践了解其确实能治疗什么疾病之后,再借助中医基本理论回过头去标识其四气五味和归经,这样的标识便因中医基本理论的文化色彩而显得传统文化气息浓厚,这些文化层面的东西是不好完全借助科学手段就能解读的,我在前面曾有反复论述。概括成一句话来说,如果不从医学与人文的双重层面来理解中医基本理论对中药性效的标识,既无法理解医药之间的关联,也无法真正解读古人对中药的认识,片面地全盘科学化或人文化都是不行的,否则会越理越乱,这就是我所说的"理还乱"。

其实古人并没有像我们今天一样将中医与中药割裂为两个学科,现在将中药学与中医学并列,中医院校称呼中医药大学,撰写学科史和搞科研如果不称呼中医药学而称中医学,学中药的人就有意见,这的确是一个有意思的社会现象。退一步讲,称呼倒也是其次,将中药单独列出来以彰显自身独特性的想法也可以理解,但切莫忘了中药是中医学中的一部分,对它的研究切莫背离了中医。

对中药的研究切莫背离了中医。

■ 第八章

我思故我在

　　我始终感觉，无论是科班学习中医，还是作为一种爱好而学习中医，对中医的态度至关重要。从一定意义上讲，拥有一种客观公正的宏观态度，比学习具体的中医知识更有价值。给学生讲中医课时我经常会说，你若能把对中医的合理评价传递给身边的人，让他们得以尊重中医、喜爱中医和使用中医，或许比你开几首方子治病的意义更大，这也正是这一章我要重点传递的理念。

　　这一章的大多内容都是我针对曾经关乎中医的热门话题所作的思考，其中的许多还是与他人的学术争辩而刊载于《中国中医药报》等报纸，为人不争，学术不让，唯有思考才能让我们更加清楚地认知自我，我思故我在。

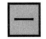 **中医本不神秘**

中医并不神秘,同任何医学一样,有其利,亦有其弊。言其利,又不避讳其弊,实事求是,这才是对中医应有的态度。遗憾的是,不少人感觉只言中医之利便是热爱中医,听不得别人说中医一点不是,似乎把中医说得玄妙无比就会让人心生崇拜,这种故弄玄虚只会害了中医。当然了,认为中医一无是处,将中医一棍子打死的人也不乏少数,大家也无须只顾对骂,中医几千年的临床实践和疗效就摆在那里,这是不争的事实。我们要做的就是客观地评价中医和讲解中医,揭开中医所谓的神秘面纱,让更多的人了解了中医之后,大家自然会对其利弊有所正确的评判。

> 言其利,又不避讳其弊,实事求是,这才是对中医应有的态度。

(一) 中医学不能故弄玄虚

鲁迅先生在其《父亲的病》曾写了一段与中医有关的事儿,文中讲:

> 陈莲河的诊金也是一元四角。但前回的名医的脸是圆而胖的,他却长而胖了:这一点颇不同。还有用药也不同,前回的名医是一个人还可以办的,这一回却是一个人有些办不妥帖了,因为他一张药方上,总兼有一种特别的丸散和一种奇特的药引。芦根和经霜三年的甘蔗,他就从来没有用过。最平常的是"蟋蟀一对",旁注小字道:"要原配,即本在一窠中者。"似乎昆虫也要贞节,续弦或再醮,连做药资格也丧失了。但这差使在我并不为难,走进百草园,十对也容易得,将它们用线一缚,活活地掷入沸汤中完事。然而还有"平地木十株"呢,这可谁也不知道是什么东西了,问药店,问乡下人,问卖草药的,问老年人,问读书人,问木匠,都只是摇摇头,临末才记起了那远房的叔祖,爱种一点花木的老人,跑去一问,他果然知道,是生在山中树下的一种小树,能结红子如小珊瑚珠的,俗称为"老弗大"。"踏破铁鞋无觅处,得来全不费工夫。"药引寻到了,然而还有一种特别的丸药:败鼓皮丸。这"败鼓皮丸"就是用

打破的旧鼓皮做成;水肿一名鼓胀,一用打破的鼓皮自然就可以克伏他。清朝的刚毅因为憎恨"洋鬼子",预备打他们,练了些兵称作"虎神营",取虎能食羊,神能伏鬼的意思,也就是这道理。可惜这一种神药,全城中只有一家出售的,离我家就有五里,但这却不像平地木那样,必须暗中摸索了,陈莲河先生开方之后,就恳切详细地给我们说明。①

文中的"陈莲河"正是绍派伤寒名门之后的一代名医"何廉臣"名字的谐音倒写,伤寒名家在鲁迅的笔记中被嘲弄了一番,嘲弄的原因倒不是他疗效的好坏,而是他用药之玄,这玄妙劲儿非但没有让人感觉到中医的伟大与奥妙,倒是让人觉得中医故弄玄虚,有意无意之中都是个骗子。鲁迅在文中讽刺的败鼓皮丸听来虽然荒唐,但类似的用药和治病思维,也就是取象比类的思维,却一直延续在中医学中。对于这种思维,乃至整个传统中医学理论,我始终认为要一分为二地看待,既要理解它在特定历史环境下对医学发展的贡献,又要明白在很多时候它未曾洞悉事物间的本质联系,要客观地评价它的弊端,切莫把一些原本该批判的东西当做是宣传中医的神奇之事。

接着《父亲的病》中所谈中药的事儿继续讲,《中国中医药报》曾先后刊载《试谈中药药象学研究的必要性》(总第 2605 期)、《中药药象学研究的可行性》(总第 2724 期)等文章,认为中药药象学秉承传统中医思维,倡导以"药象"来概括说明中药的功用及其应用规律。我曾撰文建议应采取审慎的研究态度,切莫让中医学给人玄虚之感。其实,中药药象学的思维方法与取象比类相似,是一种朴素原始的类比法,是根据被研究对象与已知对象表现于外的特征在某些方面的相似或相同,从而认为两者在其他方面也有可能相似或类同。

中药药象学的实质无非两端,一是把药物表现于外的"象"通过阴阳五行等思维模式工具进行比类,从而判定其可能具有某种功用,如花生外衣色赤,依五行归心,从而具有补血宁心之用。二是不通过阴阳五行等思维模式逻辑加工,单在天人相应

切莫让中医给人玄虚之感

---

① 鲁迅著. 朝花夕拾. 天津:天津人民出版社,2010.58.

观念指导下,依自然界之理而判定某种药物可能具有某种功用,把"象"即药物的外部特征作为药物具有某种功用的依据或原理,某种药物与人体某一部分形状、颜色相同,部位、功能相似,便具有某种功用。如牛膝其节如膝故能治膝胫之疾、续断多筋而续绝伤、杜仲多筋坚韧能坚筋骨、伸筋草似筋而能舒筋通络、穿山甲具有通络之效,还有我们老百姓常说的"吃哪补哪"等等。仔细揣摩便可见,此两者的随意性较大,尤其是后者不乏荒谬之说,从而使中药药象学的应用范围相对狭窄。

《中药药象学研究的可行性》一文中曾介绍了近代名医范文甫的两则医案,我查阅了原书,原书载案如下:

> 黄振声 苦不寐,百药不能治,召余处方。以川百合3克,紫苏9克,二味煎服,三帖而安。问曰:此不治不寐而见效,出于何本?余曰:我常种百合花,见其朝开暮合。又种紫苏,见其叶朝仰而暮垂,取其意而用之,不意其得效之速也。[①]

> 一绍兴人 患秋燥大热,百药不能退,延余到绍兴。查前医皆用白虎、苇茎、清燥救肺汤类,无懈可击,亦无别法可想。适彼处多栽荷花,叶上露珠可爱,乃嘱备毛巾四块蒸透,绞极燥。第二天一早,撑竹竿上,于稻田中收取露水,用绞出之露水煎前药。一服见效,二日而热退,余返甬。此方法从气运中悟出,亦医方中所不见。[②]

治疗不寐时用百合花因其朝开暮合、用紫苏因其叶朝仰暮垂,治疗秋温大热用荷叶上之露水,这些诚然是妙案,但拍案叫绝的同时我们不免要思考:朝开暮合、朝仰暮垂的药物不光是百合和紫苏两味,这种用药的方法究竟有没有普遍性?或者说,何时应该取象用药,何时不能机械地取象用药,我们并没有一个基本的准则,因此说中药药象学充其量是目前主流中药理论的一个补充。如果不明此理,想以其一统中药理论而大谈取象比类的用药模式,实在是勉强,在临床实际应用中亦难以落实到实

这种用药的方法究竟有没有普遍性?或者说,何时应该取象用药,何时不能机械地取象用药,我们并没有一个基本的准则。

① 浙江省中医药研究所,浙江省宁波市中医学会编.范文甫专辑.北京:人民卫生出版社,1986.130.
② 浙江省中医药研究所,浙江省宁波市中医学会编.范文甫专辑.北京:人民卫生出版社,1986.81.

处。时下越来越多的学者都认识到了取象比类这种朴素类比法存在的局限,通过各种方法来弥补修正。以五行为例,相对于古代,我们把其应用范围缩小了很多,这并非是一种倒退,而是我们更加科学地审视中医学思维模式工具应用范围的体现。张岱年在其《中国哲学大纲》中论述"天人合一"时就曾批判董仲舒:"天人相类是一种牵强附会的思想,认为天人在形体性质上皆相似。……天人相类非即天人相通"①,意义便在于此。

再者,如果试图以中药的自然物象来阐释中药的性味功用等问题,那么必须要明白药物的气味、形态、颜色、生长环境等因素与中药的性味功用之间并不存在普遍的因果关系,并不是所有的红色药物都补心,并不是所有的柔软有汁的药物都是润药。

因此,中药药象学研究的确有其必要性,但更要明白其可应用的范围和尺度,要摈弃其中的机械成分、探讨中药药象理论与现行主流中药理论相互补充的"度",这才是研究的必要,不能故弄玄虚。中医学虽与传统文化密切相关,但别因文化的无限遐想来破坏医学本身的严谨与科学性。

弘扬中医药这自然是每个中医人都要肩负的责任,除了不能故弄玄虚,更需平静的心态。经常在网上发现好多文章只言中医之利,不言其弊,甚至不乏用奇案哗众取宠想唤起人们对中医的兴趣,此种做法实在可怕。当我们看到太多的中医科普文章或是专业书籍依旧把诸如清代沈源《奇症汇》中记载的"一儿初生无皮,俱是赤肉,乃因母自怀胎十月,楼居不得地气故也。取儿安泥地卧一宿,皮即长"②作为中医的验案奇案来大肆宣扬中医优势的时候,我觉得更有必要告诉我自己、告诉我的同行,弘扬中医药文化使之具有更广泛的群众基础需要平静的心态,需要实事求是的态度,需要在自我批判的基础上去叙说中医学的优势,一个对错误认识不充分的人永远不会有更大的发展,中医学亦是如此。《奇症汇》中记载的小儿初生无皮案,这无非是五行的机械推论,肺在五行中属金,土能生金,而肺又主皮毛,所以把无皮之儿安卧于地会借土气而生皮。

刘力红先生曾在《思考中医》中记载廖炳真老中医用棺材上

别因文化的无限遐想来破坏医学本身的严谨与科学性。

只言中医之利,不言其弊,甚至不乏用奇案哗众取宠想唤起人们对中医的兴趣,此种做法实在可怕。

---

① 张岱年著.中国哲学大纲.北京:中国社会科学出版社,1982.174-175.

② 清·沈源撰;魏淑敏,于枫点校.奇症汇.北京:中医古籍出版社,1991.93.

的腐苔治疗骨癌疼痛,据说效果很好,而"廖老也说不出所以然,这个方法既没有传承,也没有理论的依据,廖老只是觉得骨癌是个怪病,而上述这个东西也是个非常的东西,那就以怪治怪吧,可万没想到有这样好的效果"①,我不知道一本畅销书记载这样的奇案来宣传中医文化的魅力会有多大的效果,也许会适得其反,正像网络上好多人说的:"这类以意用药的例子还少么,一旦病人不期治好了,医生还沾沾自喜,矜夸己术,堂而皇之地继续'巫'下去。"这样的例子只会让人们相信鲁迅笔下的陈莲河还大有人在,在学校、在医院、在民间,无处不在,只会加深人们的恐惧,只会加深人们对中医的误解,当这种误解更加根深蒂固时,即使中医有再多的优势也难以赢得民众的信赖。

　　古代有识之士对类似之事早有批判。例如,清代俞震《古今医案按》中收载了张子和的一则医案,案中云:"余昔过夏邑西,有妇人腹胀如鼓,饮食乍进乍退,寒热更作,而时呕吐,且三载矣,师觋符咒,无所不至,惟俟一死。会十月农隙,田夫聚猎,一犬役死,斫于大树下。遗腥在根上,病妇偶至树根,顿觉昏愦,眩瞀不知人。枕于根侧,口中虫出,其状如蛇,口眼皆具,以舌舐其遗腥,其人惊见,以两袖裹其手,按虫头极力出之,且二尺许,重几斤。剖而示人,其妇遂愈。此正与华元化治法同,盖偶得吐法耳。"俞震评按此案说:"此妄言也,蛇长二尺,重几斤,何以不啮破肠胃耶!子和不过引为偶得吐法耳,然荒唐无证。所谓吐下之神功,大率类此。"②

古代有识之士对所谓奇案早有批判。

　　再如,清代陆以湉《冷庐医话》"质正"中批判类似文献记载的例子很多,例如,"《夷坚志》谓:台州狱囚遭讯拷,肺伤呕血,用白及为末,米饮日服。后因囚凌迟,刽者剖其胸,见肺间窍穴数十处皆白及填补,色犹不变。此说李东璧采入《本草纲目》,医家皆信之,独进贤舒驰远《伤寒集注》谓:隔诸脊骨不得伤肺,何肺拷坏而骨不坏耶?且白及由食管入胃,不得由气管入肺,其诬显然云云。因思古方催生,用鼠肾丸、兔脑丸,云其药从儿手中出,由舒氏之说推之,则胎在肠外,药入胃中,何以得入儿手乎?"③喝

---

① 刘力红著.思考中医.桂林:广西师范大学出版社,2003.48-49.
② 清·俞震等辑;袁钟,图娅点校.古今医案按.沈阳:辽宁科学技术出版社,1997.93.
③ 清·陆以湉撰;吕志连点校.冷庐医话.北京:中医古籍出版社,1999.165.

了中药后会到胃中,怎么会到了肺里,怎么会到了胎儿的手中?这样的质正无疑给故弄玄虚者当头一棒。感兴趣的读者不妨拿来读一读。

弘扬中医药文化,彰显中医药的魅力,其最终目的还是要服务于临床,发挥中医学的临床优势和特色。以往我们宣传中医药文化,要么是钻进了学术的象牙塔,在传统文化与中医学之间做太多的比附,自设神秘,故弄玄虚,要么是从历代的医案医话中摘取不少奇案,不明精华糟粕,兼收并蓄,哗众取宠。我相信但凡是思维正常的人都知道武侠小说中的武功是天马行空骗人的把戏,自己是不会拿生命开玩笑亲身试验的,这些东西充其量是老百姓茶余饭后的消磨打趣之用。难道中医也要去走这条路?用其神秘博得百姓一叹,别无他用?我想那时候更多人的疑问会是:中医能治病吗?敢用中医吗?或许,我们应该再重温一下每个中医人都知道的扁鹊诊桓公的故事,讳疾忌医只会贻患无穷,当废止中医的口号几次喊起的时候,当我们在一个劲说中医优势的时候,当我们在极力辩解时,也许我们更需要拥有平静的心态。

> 当我们在一个劲说中医优势的时候,当我们在极力辩解时,也许我们更需要拥有平静的心态。

(二) 中医学的优势与不足

发展中医不能故弄玄虚,需要平静的心态,这无非是要说明中医本不神秘,它就是一门医学而已,只不过是它与传统文化的密切关联,使它在传统文化发展出现断层的今天,显得古朴和不好理解。而且,部分理论因古代认识所限而有所不足。因此,在现代学习和发展中医学,既要发挥它的优势,又要正视它的不足。

谈到中医的优势,它在宏观视野下对生命整体性能的阐发,是我们一直引以为骄傲的。如果把中医学放置到其形成发展的具体历史背景中便会发现,对人体生命更加入微的观察,不光是西医学要层层深入,其实传统中医学也曾有过类似的努力,通过中医解剖学的发展便很容易明白这个道理。就我个人理解而言,传统中医学整体观念的形成也是实出于无奈,传统中医学在当时的历史条件下,不可能将认识的观察点深入到更加细微的层次上,只能根据生命现象中偏外在和宏观的部分来推测人体的生命机制。再加之传统文化对天、地、人三者整体协调性的反复强调，传统中医学不得不采用我们现在所强调的整体观念。

　　因为人体是一个复杂的系统，即使是应用现在最先进的科学技术，由微观到宏观、由拆分再到综合的研究方式还不足以完全阐发其系统运作机制，所以，传统中医学在一定程度上或许因为它对人体复杂生命规律的粗线条整体式把握，无意中更适合解释人体生命系统。也正是因为这个原因，我们发现中医学在治疗内分泌系统疾病、免疫系统疾病、功能性病变时，往往存在很大的优势。这样看来，开个玩笑，传统中医学在某些方面类似"隔皮猜瓜"式的观察和思考方式，在面对人体这一复杂系统时，不免会有些歪打正着的优势。从这层意义上讲，中医的优势之中也往往同时伴随着不足和先天缺陷。

> 对人体复杂生命规律的粗线条整体式把握，或许更适合解释人体生命系统。

　　还是以中医学的整体观念为例，它对人体整体性及整体各部密切相关性的阐发，往往是在生命简单表象基础上，又结合阴阳五行学说、精气学说等传统文化思想，经过推理加工而形成的。表面上看起来顺理成章，但不少地方不免有些随意和粗枝大叶。也正是因为这个原因，好多人会觉得中医没有说不通的理儿，说来说去总能绕过去，解释疾病时头头是道，但临证未必会有效果。所以，传统中医学相比于其他医学的一些优势也需要重新审视、深入解读和取真去伪。这好比是一块璞玉，是好东西，但是也得需要雕琢才会更有价值。

> 但中医学的整体观念，不少地方也不免有些随意和粗枝大叶。

　　如何雕琢？其中重要的一条便是，中医学要想在新时期获得长足发展，必须要借助各种手段和多种方式讲明白自己是怎么一回事儿。其实，传统文化的其他学科，京剧、国画等等，早已经在很积极地探索与现代相结合的问题了。很长一段时间我们试图借助西医学赖之以建立的生理病理理论等来说明中医学是怎么一回事儿，碰壁之后，原本理应及时调整并另寻他路，但好多人却由此产生了"中医学无法说清楚"、"中医学只有传统文化才能解读"、"中医学无须解读，只要能用就行"之类的想法。其实路可以有好多条，除非是要把中医学当作一个陈年旧器摆放在那里观赏，除非是想只知其然而不知其所以然，除非是想把中医学当作少数人的东西，那么就必须借助其他方式用适合现代社会理解的方式来解读中医学，这样才有利于中医的推广和可持续发展。

《看针灸》书影

读医案医话是学习中医很好的途径。

而且,如果真的是优势的话,那么中医学的这些优势就一定能给现代医学的发展提供借鉴和思考,这就更需要中医讲清楚自身是怎么一回事儿。我很喜欢黄龙祥所著《看针灸》一书,他通过触摸式调光灯对针灸作用机制的阐释,既新颖又通俗易懂,而且还很贴合人体系统控制论原则。这种阐释也是一种解读,也是与现代技术的密切结合,不一定只有解剖说、体液说、神经说等医学论述才是解读。借用他在该书中的一段话,"针灸的美在于她的简单,在于简单背后的深刻,在于她独具的特质中所蕴涵的对于未来医学发展的最大启迪与推动力"①,其实整个传统中医学又何尝不是如此,它"被迫无奈"的简单却有其背后的深刻与优势,它需要我们积极的探索和不断修正发展,也只有这样,它才能成为未来医学发展的最大启迪和推动。

(三)实事求是,惟真是妙

中医学发展历经千年,积累了大量诊疗经验,其中很多都保留在医案、医话类文献中。所以,读医案医话是学习中医很好的途径,也是继承历代名医辨治经验的必由之路。透过好的医案医话,能给人身临其境的感觉,仿佛与历代医家作了一次面对面的交流,能更为直接地感受到历代医家辨治疾病时的思考。读医案时若能就医家对患者病情的描述,先自行判断其病因病机如何,尝试处以方药,再将自处之方药与医家作对比,两者区别之处正是值得推敲体会之处,也是向名医学习之处,对临证水平的提高大有裨益。

谈到读医案,必然涉及对医案的选择问题,什么样的医案才是好的医案,值得花大力气去研读? 就我个人而言,我是喜欢平实可靠、娓娓道来的那一类,不喜欢描述神秘的那一类。"神秘"类医案多是寥寥数字,未曾详言患者病情之曲折,未曾详议疾病之病机与施治原则,整书之医案皆是"一剂而愈"、"三剂而愈"之类,这样的医案著作读起来多少会觉得医者有自我炫技之嫌,最主要的是言语未详,不利于后人学习和借鉴应用。不是我不相信名医的高超诊治水平,而是强调名医也是"人"而不是"神",即

---

① 黄龙祥编著.黄龙祥看针灸.北京:人民卫生出版社,2008.6.

使是医圣张仲景,我们在读他的《伤寒杂病论》时也会发现他也有误诊的时候,也有随证加减不断调整方药的时候。

我读博士时班里有一个伤寒论专业的博士,大家给他起了一个外号叫作"三剂而愈",就是因为他谈任何他治的病永远都是疗效有多少,永远都是没有任何曲折,永远都是一箭中的,永远都是"三剂而愈"。所以,大家读到满篇毫无曲折的医案类著作时,最好能冷静地想一想。

与此相反,另一些医家的医案著作,"不厌其烦"地详细记载患者疾病之始末,对于他医或自己之误治失治,毫不避讳地记载在案中,处方用药之斟酌加减过程详记在案,读来平实可信,毫无神秘之感,仿佛一位师者在面对面给我们讲授临证之得失,对我们临证水平的提高很有帮助。正如赵守真在其《治验回忆录》"自序"中所讲:"医案,乃临床经验之纪实,非借以逞才华尚浮夸也。盖病情变化,隐微曲折,错综复杂,全资医者慎思、明辨、审问之精详,曲体共情,洞悉病服何药而剧,更何药而轻,终以何方而获安全,叙之方案,揆合法度。俾读之者俨然身临其证,可以启灵机、资参证,融化以为己用,如是始谓医案之良。"①就我个人而言,中医水平很低,太过玄妙和简练的医案领会不了,所以我推荐大家多读一些这样的医案。

就医案和中医无需神秘这个话题,再简单谈一下中医误诊学。每当讲课之余与学生们一起闲聊,听他们不时说起某某书某某医家真神之类的话题,我都会做一个不讨大家喜欢的人,往往会给大家的激情浇一盆冷水,建议大家去读点讲中医误诊的书。正因为此,造就了我在很多人眼中是个不爱中医的人的感觉。其实不是我不热爱中医,恰恰是因为爱得深切,所以才反复强调要爱得理智。神秘的东西也许的确存在,但毕竟离我们太远了,中医的发展与宣传不是诉说中医的神秘,对大部分人而言,切实继承、保证和发展中医的临证疗效才是最现实和急需解决的问题。从这个角度讲,中医误诊学的建设和发展相对于其他课程还是稍显不足的。好在越来越多的人开始重视它的意义,《中医误诊学》也已经作为新世纪全国高等中医药院校教材

因为爱得深切,所以才反复强调要爱得理智。

中医误诊学的建设和发展

① 赵守真著.治验回忆录.北京:人民卫生出版社,1962.1.

逐渐纳入高等中医药院校教育。前车之覆,后车之鉴,对于年轻人而言,在他很年轻的时候也许会听你吹嘘自己曾经有多风光,真正成熟了的他则更想听到的是你曾经的失败、困惑和走出失败与困惑的经历。我想,中医误诊学的意义也正在于此吧。

最后推荐我读过的两本小册子供大家阅读,赵守真《治验回忆录》和冷方南编著的《近代著名中医误诊挽治百案析》,无需啰嗦太多,其中之妙须大家自己体会。

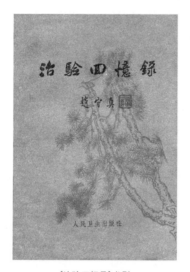 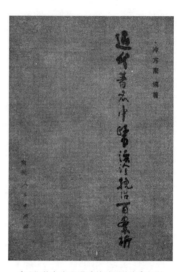

《治验回忆录》书影 　　　　　　　　《近代著名中医误诊挽治百案析》书影

尊重中医、反思中医

前几年讲中医的书很多,让人们去思考中医、回归中医等等,但我感觉最需要首先去做的是传递给大家一个合理的评价态度,对传统要有所敬畏和尊重,对中医应该有最起码的尊重,这样才能平心静气地去了解中医和思考中医。对于学中医的人来说,大家尊重中医了,是因为大家期盼传统文化和中医能够有所作为,我们就更应该去反思一下自我,想想如何在新的历史时期把中医传承好。

（一）尊重中医

经常从《中国中医药报》和中医论坛上看到关于中医传承与发展的文章,或许在一些人看来此类文章似乎是于实事无补的争论而已,我却不这么看。新时期中医的发展遇到新问题,太多的困惑与疑问让我们不得不摸着石头过河,在这个过程中就更需要我们就某些问题作一番思考甚或是争论,只有这样我们才能在摸索前进中不断总结经验,明白什么样的路子会更适合中医的发展。谈到中医的发展,方方面面涉及的问题固然很多,但必须首先要明白我们对中医应该持有怎样的态度,这是做各项工作的基础。对于中医的评价,最终结果无论是肯定还是否定,在评价之前总应该首先持有最起码的尊重,因为中医学毕竟在过去的几千年中为国人的健康作出了巨大的贡献。

谈到尊重中医,我又想起了前段时间甘肃省卫生厅组织的全省医务人员真气运行学骨干培训一事,报道说培训班中共有41名学员打通了任督二脉,引来了网上一阵恶评。有网友评论说:"任脉起于小腹内,下出会阴穴(人体肛门和生殖器的中间凹陷处),一路向上止于舌下;督脉是从长强穴(尾骨尖与肛门的中点)开始一路到达上唇系带处。为了打通任督二脉,这41名学员到底经历了什么……"身为中医院校的一名教师,我不由一身冷汗。不知道我在讲述任督二脉的经气循环时,学生们会不会按这种逻辑在背后说我口味太重。

近代以来,传统文化饱受诟病,中医学因其与传统文化的密切关联性,自然也逃不脱被批判的命运,骂传统、骂中医以表明革新之立场曾是"时尚"之举,"废止中医"的呼声时至今日依然未停。若说当年的新文化运动为时势所限,对待传统不乏激进与盲目之举,诚有可谅之处,但时至今日我们对待传统若依然缺乏一种相对理智与稳健的评价态度,则未免是一种文化贫瘠与不自信的表现。打通任督二脉,调节任督二脉的经气周天循环,是古人最重要的养生方法之一,在前面"中医学的养生观"一章中我也已经详细讲述过了。只要稍稍翻阅古人的养生书籍,便会明晓其原理,倒不至于乱评一番,甚至是往借养生之名行男女性事之实的重口味上联系。怀疑精神固然可贵,若凡事不作深

> 时至今日我们对待传统若依然缺乏一种相对理智与稳健的评价态度,则未免是一种文化贫瘠与不自信的表现。

究，上来就一气评论，实在是可怕得很。

对于中医这门"老学问"，若不加仔细研究，不光是打通任督二脉是无稽之谈，延续了二千余年、写入今日高等院校中医教科书的经络学说，那更是扯淡。解剖难以发现经络之实体，看不到、摸不着，这不是最大的迷信吗？可基于经络学说的针灸疗法，其疗效却是不容否定的事实。看不到的不一定不存在，不了解的不一定没道理，这种最起码的科学精神，却往往是我们在口口声声要追求科学、以科学评判一切时经常丧失的。对于传统，我们缺失的恰恰是这份理智和最起码的敬畏与尊重。

看不到的不一定不存在，不了解的不一定没道理，这是最起码的科学精神。

当然了，尊重中医并不是说要无原则的迷信古人，事实上中医古籍中也有大量值得批判的论述。例如，前面提到的清代沈源《奇症汇》中所记载的小儿初生无皮一案，还有鲁迅先生在《父亲的病》中对名医陈莲河的描述。谁要是盲目崇古，甚至拿这些玩意儿来炫耀中医之妙，那中医总会让人觉得是"有意或无意的骗子"，只会落得完蛋的结局。因此，对待中医，乃至中国传统文化，不轻易否定也不盲目信古的老调子，还是很有必要重弹的。这种理性和从容，也是我们当下分析和处理各种社会问题时尤其需要具备的。

中医时常不让人待见，固然有文化断层后所形成的思维定式的影响，在很大程度上与中医专业人士的不作为也有密切关系。社会上充斥着大量借中医之名行敛财之实的"中医大家"，从养生到疾病诊治无所不能，待一日"闹大了"，原形毕现，中医专业人士才开始出来进行批判，并对中医进行例行的程式化解读。如此想来，反倒也不觉得骂中医之人可恨。为什么中医专业人士不能未雨绸缪，以积极、正确、灵活多样的方式向大众宣传中医、介绍中医，使大家能理解、相信、应用中医，给大家一个尊重中医、尊重传统的理由和信心呢？

以积极、正确、灵活多样的方式向大众宣传中医、介绍中医。

（二）对传统中医教育热的冷思考

通过对近现代中医理论模式和中医教育体制的反思，越来越多的有识之士都认识到中医的发展应该遵循自身的规律。中医作为一门医学，与中国的传统文化有着千丝万缕的联系，随着国学热的再度升温，传统中医的呼声也越来越高，传统中医班教育也在多地作为试点应运而生,加大传统文化的学习,培养传统中医的思维,似乎成为时下培养纯中医、挽救中医的大趋势。

毋庸置疑,历史上传统文化的大环境氛围对中医理论的形成和发展产生了重大影响,其本身的某些理论常被中医借鉴发展,形成了中医理论的基本思维模式框架,诸如阴阳五行学说,而且传统文化的某些深层次思维特点,比如重整体、重类比等,都对业医者思维模式的形成起到了重要作用。时过境迁,传统文化更像是一种符号被束之高阁,只可远观,传统文化的思维模式和话语系统在今日变得难以理解,就更谈不上是传统思维模式的培养了。此种窘态是中医,也是一切与传统文化密切相关的"老手艺"难以有效传承发展和处处碰壁的根本原因。从这层意义上讲,加大对传统文化的学习,并借以形成适合中医的传统思维,是无奈中的必行之举。

但不能避讳的是,老中医们在大声疾呼的同时,却面对的是被现代西学思维全副武装的 80、90 后中医学生,隔阂、差异、困惑、迷茫、选择,是我们以往在关注整个中医整体的同时很少去分析的问题,我们常常单方面地去思考问题、制定政策,却很少把眼光聚焦到他们身上,去因时、因人制宜地制定更为可行的中医传承发展方案。在缺乏可借鉴经验和不乏带些冲动的前提下,现在的试点式传统中医教育似乎要让他们完全沉浸于四书五经之中,似乎大有以传统来取代现代教育的想法及尝试,这恐怕是难以适应现代社会生活的,值得警惕。简言之,传统中医教育不能是借尸还魂的复古式教育。

> 因时、因人制宜地制定更为可行的中医传承发展方案。

中西医学理论的比较研究已经是很老的话题了,曾经做过的工作也不少,但两者在学习方法和传承上的不同,虽引起过注意,但就目前的情况来看却很少能把更适合中医传承的师带徒教育落到实处。很长一段时间,曾寄希望于研究生教育能在传承体制上有所作用,但现在看来效果并不遂人初愿。时下作为试点的传统中医班教育,把"学国学、读经典、重师承"作为重点来抓,但从学士到硕士乃至到博士的一条龙学院式教育真能培养出众人期待的国学医学两相兼备的大师吗?如果仅想借此如此简单地再像过去一样把握传统文化的精髓,并在此基础上得以弘扬中医,恐怕可行性不高。而且,更仔细地去看一下所谓传统中医班的课程设置,往往是国学加中医的简单拼盘式教育,如此就更不能不提出疑问,如果仅是简单地让中医院校教育中的80、90后,甚至是之后的学生,去背诵四书五经,其实际功效究竟如何呢?此种传统中医教育尤其值得思之再思。

如果真要解决此类问题,最彻底的莫过于把国学纳入国民教育体系,真正从娃娃抓起了,但就目前来说可行性太低,几乎不可能实现,因此我觉得时下传统中医教育的当务之急不妨要做到少一些,精一些,灵活一些。具体讲就是传统中医班的学生在入学招生时不妨多一些限制,多吸收一些有基础的人,同时要灵活一些,吸收各层次的、热爱中医的、传统素养高的、基础素质高的人。更重要的是,不能为了传统而传统,不能与实际问题相脱节。传统中医班的国学课程设置不能是国学加中医的简单组合,诸如某些学者建议要把《周易》作为中医院校的基础课程或者要选讲经史子集等等,不免太过盲目冲动、太感情用事了,这样的传统中医教育恐怕得不到实效。我们要有的放矢,要首先在梳理传统文化与中医学相互渗透影响的整个历史过程中,明辨主次,重点讲述与中医密切相关的传统文化知识,使他们得以理解中医理论的建构方式,并在此基础上得以合理评价中医学独特的医学哲学模式。

> 不能为了传统而传统

再者,纵览中国医学史,中医的发展是理论和临床得以创新发展的历史,遗憾的是温病学说以降,中医学鲜有新的理论出现,难以应对日趋复杂化的疾病谱系。我觉得其中一个基础原因便是文化的断层,使我们难以理解中医、尊重中医,我们常讲继承是发展的基础,但如果连起码的理解中医、尊重中医的能力都没有,还谈何继承发展?我们不能把传统文化作为中医的救世主,借此解决中医的一切问题,而要把传统文化作为理解、还原和重新梳理建构中医理论模式的有效工具,如此方能真正在理解、尊重中医的基础上继承中医。

> 时代的发展要求一个名中医必须是中西医学兼通的医生。

同时,还要注意的是要打破"五四"以后形成的"非此即彼"的思维囹圄,传统中医设置的初衷是为了更好地传承发展中医,因此切不可让传统中医成为复古中医、纯中医和排斥西医的代名词,弘扬中医更需要认识到中医自己的不足,时代的发展要求一个名中医必须是中西医学兼通的医生。我们反对中医西化,反对以西医学为框架来匡正中医学,但并不是要让传统中医走上狭窄的极端,而要在学好中医的基础上学好西医,最起码基本的西医常识要具备,否则在临床上是很容易出差错的,这亦是老中医们常对我们晚辈的教导。

（三）异中求全

曾经一段时间,在我执教的山东中医药大学有一个很奇怪的现象,好多学生很崇拜和迷信清代医家黄元御,不知道他们是从哪里接受了这样片面的信息。2011年第一学期讲授《神农本草经选读》,课程结束时一位听课的同学给我发短信,说自己以前只崇拜黄元御,所以起初听我讲课介绍清代名医徐灵胎时有些抵触,后来看了徐灵胎的书觉得原来他也很牛。

中医院校的学生相对于综合大学的学生来说经常显得有点保守和固执,甚至我所接触的不少研究生对《伤寒论》就不乏过度和盲目的迷信,认为一本《伤寒论》在手就无需看其他书了。

学生永远是这么可爱,常常会不乏偏激地爱着一样东西,也会很快抛却他曾经的所爱,同时也恰恰是在这样的过程中,让他们变得更加成熟和理智。在这个过程中,老师所起到的作用是很关键的,作为高校教师,更应该引领学生逐渐养成独立思考和公正看待问题的态度,从一定意义上,这比传授一些更为具体的知识显得更为重要。想想陈寅恪对王国维所作的评价"独立之精神,自由之思想",还是非常有必要传递给学生们的。

中医学在其发展的不同历史时期,随着社会文化背景的变迁和疾病谱系的变化,形成了不同的医学流派。以伤寒学派、金元四大家、温病学派等为代表,各个流派对某些特定疾病的阐发与辨治别具特色,丰富和发展了中医学理论体系。必须要强调的是,这些流派的形成对于今人而言,并不是让我们执泥于其中的某个流派而故步自封。曾有段时间关于"火神派"的讨论充斥网络论坛,在狂热地全盘接受或否定之后,也许我们更应该思考

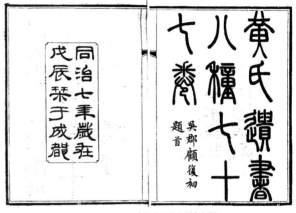

《黄氏医书八种》书影

《黄氏医书八种》系由清代医家黄元御所撰的八种医学书所组成的丛书,包括《四圣心源》十卷、《素灵微蕴》四卷、《四圣悬枢》五卷、《伤寒悬解》十四卷、《伤寒说意》十卷、《金匮悬解》二十二卷、《长沙药解》四卷、《玉楸药解》八卷,共计七十七卷。《四库全书总目提要》评曰:"元御,字坤载,号研农,昌邑人。早为诸生,因庸医误药损其目,遂发愤学医,于《素问》《灵枢》《难经》《伤寒论》《金匮玉函经》皆有注释,凡数十万言,别别著于医家类中。大抵自命甚高,欲驾出魏晋以来诸者。上自黄帝、岐伯、秦越人、张机外,罕能免其诋诃者,未免师心太过,求名太急。"

一下：流派研究的目的到底是什么？

中医学术流派的学术争鸣对中医理论体系有何影响，学者多有论述，或言通过学术争鸣促进了中医理论的创新发展，或言中医学术流派的学术争鸣多是具体历史局限下的门户之见，其中不乏偏激之言，但常是泛泛而谈，未触及问题的核心。我认为中医学术流派的学术争鸣对今日中医学核心的积极作用便是：通过争鸣、通过不同角度的阐发，使中医学对某一问题的认识更趋全面、完整，使辨证论治体系更趋完善，正所谓因"异"而"全"，使我们站在前人的肩上更能多角度、全面地看问题。所以说，如果时至今日在对待诸如"火神派"之类问题上，我们依然不冷静的盲从的话，那实在是泯灭了流派研究的最终目的所在。

纵览中国医学史，无论是对人体生理病理的认识，还是对疾病的诊断及其治疗方法，都是由不完善到完善，由片面到综合，这个过程诚然受到诸多因素的影响，但中医学术流派的学术争鸣无疑是其中很重要的一个方面。无论是从一个学术流派其本身的发展还是从不同历史时期不同医学流派间的争鸣来看，都能得出这样的结论。以河间系统为例，刘河间倡六气皆从火化，用药多秉寒凉；私淑者张从正受河间影响，主张"能治火者一言可了"，喜用善用河间之方，却能不单拘于火化之病，认为六淫之邪不必都言兼化，强调攻逐六邪，善用汗吐下三法，并扩大了三法的内涵及其应用范围；朱丹溪受业于罗知悌，罗知悌为河间之徒荆山浮屠的弟子，于刘完素、张子和、李杲三家之说颇多融汇发展，其于外感尤重视湿热为病，发展了河间学派的理论，其于内伤则指出李杲补中益气之法于阴虚火亢之证无所发明，倡"阳常有余，阴常不足"之说，主张滋阴降火；其后私淑丹溪者，如王纶，以外感法仲景、内伤法东垣、热病用河间、杂病用丹溪。

任应秋先生对于河间学派的发展曾用"二歧三变"加以概括："河间之学，实以五运六气之讳说立，而以火热之显学用；以火热之一说倡，而以阴阳虚实、气血痰郁诸法成。凡二歧而三变。二歧者，一歧于张从正，再歧于罗知悌也。以完素六气从火说，并非纯主乎攻者，而从正则唯攻是务，此一歧也；完素主乎清散，从正主乎攻破，罗知悌既承于刘张之学，又兼采东垣，法乎温补，此二歧也。三变者，一变于罗知悌，再变于朱震亨，三变于王

通过争鸣、通过不同角度的阐发，使中医学对某一问题的认识更趋全面、完整，使辨证论治体系更趋完善。

纶、虞抟、汪机诸子也。罗知悌攻补兼用,是为一变;朱震亨倡言阳有余阴不足,是为二变;王纶、虞抟、汪机诸子兼采仲景、钱乙、东垣之说,一断乎丹溪,是为三变"①,中医学的理论体系也正是在这种演变中日趋全面。

　　言不同学术流派间对同一问题的争鸣更是举不胜举,如伤寒学派与温病学派的争鸣,使中医外感病诊治体系更趋完备,达到了新的高度。尤其是金元以降,明代医家对金元医学流派之间的争鸣颇多议论,褒贬不一,但正是在这种争鸣辩驳中,我们可以发现明代医家对其前不同学术流派学术思想的融汇整合和发展,可谓是集其前医家之大成。

　　要之,学术流派之间的学术争鸣,在各倡己见的过程中,无形之中亦使对某一问题的论述日趋完善,极大丰富了中医理论体系的完整性。今日我们研究学术流派,其根本目的并不是"求异",更不是要有目的地去发扬某个流派,而是合理地兼收并蓄,是要做到异中求全,使中医理论体系更加完备。

> 今日我们研究学术流派,其根本目的并不是"求异",更不是要有目的地去发扬某个流派,而是合理地兼收并蓄,做到异中求全。

---

① 任应秋著.任应秋论医集.北京:人民卫生出版社,1984.403-404.

后 记

撰写书稿的 2013 年是让我记忆极为深刻的一年。

这一年，我和爱人终于有了自己的小家，就在泉城济南的雪山脚下，凭窗便能望见一年的春夏秋冬，让我和大自然有了更多可以亲近的机会，对生命有了更多的感悟。家住济南东，单位新校在济南最西，来回虽要 4 小时的车程，但也给了我充足的思考时间，这本书的大体架构和其中的不少内容，都是在来回的班车上想出来的。多年求学在外，与父母聚少离多，最让我幸福的是，我终于可以把父母接来身边一起生活了。从我与爱人相识，她便给了我极大的鼓励、支持和包容，岳父岳母也一直在尽他们的所能帮助我们。亲人们的爱让我有了更多的时间可以专注于自己的研究和写作。相比于他们的付出，我给他们的还太少太少。

这一年，我的第一本专著《中医学身体观解读——肾与命门理论的建构与演变》由东南大学出版社出版，我要借这个机会再次谢谢我身边的老师们，没有他们的批评、宽容和帮助，这一切都不可能顺利实现。专著出版后，中华中医药学会的温长路教授百忙之中为拙著撰写书评《正眼流动着的生命》，中国中医科学院的王振瑞研究员在《中华医史杂志》上为拙著刊载出版消息，上海中医药大学《中医药文化》编辑部的李海英博士给了我许多有益的建议和帮助，感谢大家的厚爱。当然了，我要特别感谢出版社的褚蔚编辑，正是有了出版第一本专著时的愉快合作，才让我非常乐意和放心地把这本新书交给她来编辑，她给我了许多建设性的撰写意见，从全书撰写之初的章节安排和内容设置，到最后的排版，都凝聚了她大量的心血，谢谢她的热情、认真和细心，但愿这本新书能最终实现我的中医梦和她的图书梦。

最后，我要谢谢我的学生们，正是因为你们，才让我能够满含激情地站在讲台上；正是因为你们，才让我敢于把所思所想写出来。

此刻正是济南樱花盛开的季节，窗外的樱花被风吹过，像极了冬日里的飘雪，冬去春来，又是一年。合上这本书，我也要重新开始。

刘　鹏

2014 年 3 月于泉城济南望雪山房